Practice in Diagnosis and Treatment
of Common Diseases in Internal Medicine

内科常见病
诊疗实践

邓煦　王雁　张聪　主编

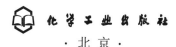
化学工业出版社
·北京·

内容简介

本书将理论与实践相结合，主要对内科常见疾病的病因及发病机制、临床表现、诊断和鉴别诊断、治疗等进行了详细阐述，并根据临床的发展动态，相应增加了内科治疗领域的新理念、新技术等。

本书内容通俗易懂、深入浅出、生动形象、简明扼要，具有科学性、实用性。适合从事内科专业的临床医师参考阅读。

图书在版编目（CIP）数据

内科常见病诊疗实践/邓煦，王雁，张聪主编. —北京：
化学工业出版社，2023.8
ISBN 978-7-122-44512-4

Ⅰ.①内… Ⅱ.①邓… ②王… ③张… Ⅲ.①内科-常见病-诊疗 Ⅳ①R5

中国国家版本馆 CIP 数据核字（2023）第 226599 号

责任编辑：张　蕾　　　　　　　　文字编辑：何　芳
责任校对：李露洁　　　　　　　　装帧设计：史利平

出版发行：化学工业出版社
　　　　　（北京市东城区青年湖南街 13 号　邮政编码 100011）
印　　装：三河市延风印装有限公司
710mm×1000mm　1/16　印张 24　字数 461 千字
2024 年 3 月北京第 1 版第 1 次印刷

购书咨询：010-64518888　　　　售后服务：010-64518899
网　　址：http://www.cip.com.cn
凡购买本书，如有缺损质量问题，本社销售中心负责调换。

定　　价：128.00 元　　　　　　版权所有　违者必究

编写人员名单

主　编

　　邓　煦　中南大学湘雅三医院

　　王　雁　烟台市中医医院

　　张　聪　中国人民解放军联勤保障部队第九六〇医院

副 主 编

　　陈龙振　菏泽医学专科学校附属医院

　　刘占术　重庆医科大学附属永川医院

　　孙　欣　吉林省肿瘤医院

　　陈　熙　重庆医科大学附属第一医院

　　段智慧　内蒙古医科大学附属医院

　　严志民　赣南医学院第一附属医院

　　潘鹏吉　重庆医科大学附属永川医院

编　　者

　　马建飞　沧州市中心医院

　　王　雁　烟台市中医医院

　　王灿飞　中南大学湘雅二医院

　　邓　煦　中南大学湘雅三医院

　　庄志江　郑州大学第五附属医院

　　刘占术　重庆医科大学附属永川医院

　　孙　欣　吉林省肿瘤医院

　　严志民　赣南医学院第一附属医院

　　张　聪　中国人民解放军联勤保障部队第九六〇医院

　　陈　熙　重庆医科大学附属第一医院

　　陈龙振　菏泽医学专科学校附属医院

　　段智慧　内蒙古医科大学附属医院

　　高　璨　贵州省普定县人民医院

　　潘鹏吉　重庆医科大学附属永川医院

前 言

　　内科学是现代医学的基础，随着科学技术的飞速发展和知识理论的不断更新，内科疾病的诊疗手段也在日益进步。内科临床医师在工作中，不仅要根据患者的病情和各种检查结果及时做出正确的诊断，还要尽快提出治疗方案，这些都对临床医师的工作提出了更高的要求。为顺应医学事业的发展，提高内科临床医师的专业水平，特编写本书。

　　本书以实用性为原则，将理论与实践相结合，主要对内科常见疾病的病因与发病机制、临床表现、诊断与鉴别诊断、治疗等进行了详细阐述，并根据临床的发展动态，相应增加了内科治疗领域的新理念、新技术等。本书内容通俗易懂、深入浅出、生动形象、简明扼要，具有科学性、实用性。适合从事内科专业的临床医师参考阅读。

　　由于本书编写时间有限，疏漏或不足之处恐在所难免，恳请各位专家、医学界同仁批评指正，以期再版时修正完善。

编者
2023 年 5 月

目录

第一章

呼吸系统疾病

第一节　急性上呼吸道感染

急性上呼吸道感染简称上感，是呼吸道常见病。主要病原体是病毒，少数由细菌引起。患者不分年龄、性别、职业和地区，免疫功能低下者易感。本病全年皆可发病，冬春季节多发，多为散发，常在气候突变时小规模流行。人体对其感染后产生的免疫力较弱且短暂，病原体间也无交叉免疫，故可反复发病。主要通过患者打喷嚏和含有病原体的飞沫经空气传播或经污染的手和用具接触传播。通常病情较轻、病程短，可自愈，预后良好。本病具有较强的传染性，病情迁延或起病急剧者可能引起严重并发症。

急性上呼吸道感染通常分为普通感冒、流行性感冒、急性鼻窦炎、急性咽炎、急性咽结膜炎、急性扁桃体炎、急性喉炎、急性疱疹性咽峡炎和急性中耳炎等，其中急性鼻窦炎和急性中耳炎临床通常归入耳鼻喉科处理。

一、病因及发病机制

急性上呼吸道感染 70％～80％ 由病毒引起，主要有鼻病毒、腺病毒、呼吸道合胞病毒、流感病毒、副流感病毒、冠状病毒等；另有 20％～30％ 由细菌引起，细菌感染可以是原发的，也可以继发于病毒感染，以溶血性链球菌最常见，其次是流感嗜血杆菌、金黄色葡萄球菌、肺炎链球菌、卡他莫拉菌等，偶见革兰氏阴性杆菌。肺炎支原体和肺炎衣原体较少见。

接触病原体后是否发病，取决于传播途径和人群易感性。各种可导致全身或呼吸道局部防御功能降低的因素，如受凉、疲劳等，致使原已存在于上呼吸道的病毒或细菌迅速繁殖或者直接接触含有病原体的患者分泌物、空气以及污染的手和用具诱发本病。老幼体弱以及免疫功能低下或有慢性呼吸道疾病如鼻窦炎、扁桃体炎者更易发病。

二、病理生理

组织学上可无明显病理改变，亦可出现上皮细胞破坏。当病毒到达咽喉部腺体区时，病毒与气道上皮细胞特异性结合。病毒在呼吸道的上皮细胞及局部淋巴组织中复制，引起细胞病变及炎症反应。病毒感染后释放的炎性介质包括激肽、白三烯、IL-1、IL-6、IL-8 和 TNF-α 等，导致血管通透性增加，使鼻腔及咽黏膜充血、水肿，上皮细胞破坏，伴单核细胞浸润，有浆液性及黏液性渗出。临床上出现流清涕、鼻塞等呼吸道症状，并产生发热、全身疼痛等全身症状。症状往往在病毒感染机体后的 16h 内出现，并在 24～48h 达高峰，在 2～3 天内达到病毒排出高峰。继发细菌感染者可有中性粒细胞浸润及脓性分泌物。

三、临床表现

根据病因不同，临床表现可有不同的类型，主要有以下类型。

1. 普通感冒

普通感冒多为病毒感染引起，俗称"伤风"，又称急性上呼吸道卡他。起病较急，早期主要表现为鼻部卡他症状，如打喷嚏、鼻塞、流清水样鼻涕，也可表现为咳嗽、咽干、咽痒或烧灼感甚至鼻后滴漏感。咽干、咳嗽和鼻后滴漏感与病毒诱发的炎症介质导致的上呼吸道传入神经高敏状态有关。2～3 天后鼻涕变稠，可伴咽痛、头痛、流泪、味觉迟钝、呼吸不畅、声嘶等，有时由于咽鼓管炎致听力减退。严重者有发热、畏寒、四肢酸痛、头痛及食欲缺乏等全身症状。无并发症的普通感冒一般 5～7 天后可痊愈。老年人和儿童容易出现感冒并发症。若伴有基础疾病的普通感冒患者则临床症状较重且易迁延，容易出现并发症，使病程延长。体检可见鼻黏膜充血、水肿，有分泌物，咽部可为轻度充血，胸部体检多无异常。伴有基础疾病或出现并发症者可以查到相应体征。

2. 急性咽炎和急性喉炎

急性咽炎多由鼻病毒、腺病毒、流感病毒、副流感病毒、肠病毒、呼吸道合胞病毒等引起。临床表现为咽痒和灼热感，咽痛不明显。咳嗽少见。急性喉炎多为流感病毒、副流感病毒及腺病毒等引起，临床表现为明显声嘶、讲话困难，可有发热、咽痛或咳嗽，咳嗽时咽喉疼痛加重。体检可见喉部充血、水肿，局部淋巴结轻度肿大和触痛，有时可闻及喉部的喘息声。

3. 急性疱疹性咽峡炎

多由柯萨奇病毒 A 型引起，表现为明显咽痛、发热，病程约为 1 周。查体可见咽部充血，软腭、腭垂、咽及扁桃体表面有灰白色疱疹及浅表溃疡，周围伴红晕。多发于夏季，多见于儿童，偶见于成人。

4. 急性咽结膜炎

急性咽结膜炎主要由腺病毒、柯萨奇病毒等引起。表现为发热、咽痛、畏光、流泪、咽及结膜明显充血。病程 4～6 天，多发于夏季，多由游泳传播，儿童多见。

5. 急性扁桃体炎

病原体多为溶血性链球菌，其次为流感嗜血杆菌、肺炎链球菌、葡萄球菌等。起病急，咽痛明显，伴发热、畏寒，体温可达 39℃ 以上。查体可发现咽部明显充血，扁桃体肥大、充血，表面有黄色脓性分泌物。有时伴有颌下淋巴结肿大、压痛，而肺部查体多无异常体征。

四、诊断和鉴别诊断

(一) 诊断

1. 危险因素

各种可导致全身或呼吸道局部防御功能降低的因素均可诱发本病。如受凉、疲劳、人群拥挤的环境、久坐的生活方式、与高危人群接触或营养不良等。

2. 症状

以鼻部卡他症状为主，如鼻塞、流鼻涕、打喷嚏。根据病毒或细菌侵犯的部位不同，症状有所不同。如鼻黏膜受刺激后可有鼻塞、流清水样鼻涕、打喷嚏等；咽部干燥、灼热感、咽痛等；喉部声音嘶哑、咳嗽咳痰、喉部不适等；急性扁桃体炎的症状主要为咽痛、发热、吞咽困难等；急性上呼吸道感染时可伴有不同程度的全身症状，如发热、畏寒、头痛、四肢酸痛、咳嗽和疲乏等。

3. 体征

普通感冒时鼻黏膜充血、水肿、有分泌物，咽部轻度充血；急性咽炎时可见咽部明显充血、水肿；急性扁桃体炎时可见扁桃体肥大、充血，表面有或无脓性分泌物；急性喉炎时可见喉部充血、水肿、有黏液性分泌物或黏膜溃疡。

具备上述危险因素并根据鼻咽部的症状和体征，结合周围血常规和阴性胸部 X 线检查可做出临床诊断。一般无须病因诊断，特殊情况下可进行细菌培养和病毒分离或病毒血清学检查等确定病原体。但需与初期表现为感冒样症状的其他疾病鉴别。

4. 辅助检查

（1）血液检查　因多为病毒性感染，白细胞计数常正常或偏低，伴淋巴细胞比例升高，严重病毒感染时淋巴细胞比例可以降低。细菌感染时血白细胞计数与中性粒细胞比例升高，出现核左移现象。

（2）病原学检查　因病毒类型繁多，且明确类型对治疗无明显帮助，一般无须明确病原学检查。需要时可用免疫荧光法、酶联免疫吸附法、血清学诊断或病毒分离鉴定等方法确定病毒的类型。脓性分泌物可做细菌培养和药物敏感试验，有助于判断细菌类型，指导临床用药。

（二）鉴别诊断

1. 流行性感冒（以下简称流感）

起病急，具有较强的传染性，以全身中毒症状为主，呼吸道症状较轻。老年人及伴有慢性呼吸道疾病、心脏病者易并发肺炎。普通感冒与流感的鉴别诊断如表 1-1 所示。

表 1-1　普通感冒与流感的鉴别诊断

症状	普通感冒	流感
发热	少见	常见
鼻塞	很常见,且通常在 1 周内症状自然缓解	常见
打喷嚏	常见	常见
咽痛	常见	常见
头痛	少见	非常常见
咳嗽	通常为间断的、排痰性(有黏液产生)咳嗽	通常为间断性干咳
寒战	少见	有轻中度恶寒症状
疲倦	较轻微	通常为中度疲倦,且常伴有乏力
胸部不适	轻中度	中度

2. 急性鼻窦炎

致病菌多为肺炎链球菌、流感嗜血杆菌、葡萄球菌、大肠埃希菌及变形杆菌等，临床多见混合感染。多在病毒性上呼吸道感染后症状加重。主要症状为鼻塞、脓性鼻涕增多、嗅觉减退和头痛。急性鼻窦炎患者可伴有发热和全身不适症状。

3. 过敏性鼻炎

分为季节性和常年性，多于接触过敏原后（如花粉等）出现症状，主要症状为阵发性喷嚏、流清水样鼻涕，发作过后如健康人。仅表现为鼻部症状或感疲劳，一般无发热等全身症状，且病程较长，常年反复发作或季节性加重。普通感冒与急性鼻窦炎、过敏性鼻炎的鉴别诊断如表 1-2 所示。

表 1-2　普通感冒与急性鼻窦炎、过敏性鼻炎的鉴别诊断

病种	鉴别要点
普通感冒	1. 以鼻部卡他症状为主，初期也可有咽部不适或咽干、咽痒或烧灼感
	2. 四肢酸痛和头痛等全身症状较轻
	3. 诊断主要依据典型的临床症状
急性鼻窦炎	1. 致病菌多为肺炎链球菌、流感嗜血杆菌、葡萄球菌等，临床多见混合感染
	2. 多于病毒性上呼吸道感染后症状无改善或加重
	3. 主要症状为鼻塞、脓性鼻涕增多、嗅觉减退和头痛
	4. 急性鼻窦炎患者可伴发热及全身不适症状
过敏性鼻炎	1. 分为季节性和常年性，多于接触过敏原后（如花粉等）出现症状，主要症状为阵发性喷嚏、流清水样鼻涕，发作过后如正常人
	2. 仅表现为鼻部症状或感到疲劳，一般无发热等症状，且病程较长，常年反复发作或季节加重

4. 链球菌性咽炎

链球菌性咽炎主要致病菌为 A 组溶血性链球菌。其症状与病毒性咽炎相似，发热可持续 3～5 天，所有症状将在 1 周内缓解。好发于冬春季节；以咽部炎症为主，可有咽部不适、发痒、灼热感、疼痛等，可伴有发热、乏力等；检查时有咽部明显充血、水肿，颌下淋巴结肿大并有触痛。链球菌性咽炎的诊断主要靠咽拭子培养或抗原快速检测。

5. 急性传染病前驱症状

如麻疹、脊髓灰质炎、脑炎、肝炎等，患病初期可有鼻塞、头痛等相似症状，应予重视。如果在上呼吸道症状 1 周内，呼吸道症状减轻但出现新的症状，需进行必要的实验室检查，以免误诊。

五、治疗

（一）一般治疗

应卧床休息，多饮水，室内保持适当的温度和湿度。注意增强体质，劳逸结合，生活有规律，这些是预防上呼吸道感染的理想方法。

（二）对症治疗

可选用含有解热镇痛及减少鼻咽部充血和分泌物的抗感冒复合剂或中成药，

如对乙酰氨基酚（扑热息痛）、双酚伪麻片、银翘解毒片等。

（三）病因治疗

1. 抗菌药物治疗

如有细菌感染，可根据病原菌选用敏感的抗菌药物，常选青霉素、头孢菌素类、大环内酯类或喹诺酮类。

2. 抗病毒药物治疗

早期应用抗病毒药有一定效果。利巴韦林有较广的抗病毒谱，对流感病毒、副流感病毒和呼吸道合胞病毒等有较强的抑制作用。奥司他韦对甲型、乙型流感病毒的神经氨酸酶有较强的抑制作用，可缩短病程。金刚烷胺、吗啉胍和抗病毒中成药也可选用。

第二节　支气管哮喘

支气管哮喘是由多种细胞包括气道的炎症细胞和结构细胞及细胞组分参与的气道慢性炎症性疾病。炎症导致气道高反应性，通常出现广泛多变的可逆性气流受限，并引起反复发作的喘息、气急、胸闷或咳嗽等症状，常在夜间和（或）清晨发作或加剧，多数患者可自行缓解或经治疗缓解。

一、病因及发病机制

（一）病因

哮喘发病的因素包括宿主因素和环境因素两个方面。

1. 宿主因素

宿主因素主要包括遗传易感性。

2. 环境因素

室内外过敏原（如尘螨、花粉、真菌、动物毛屑等）、呼吸道感染、职业致敏物、吸烟、某些特殊的食物和药物。

（二）发病机制

哮喘的发病机制主要涉及以下几个方面。

1. 变态反应

当过敏原进入具有过敏体质的人体后，激发抗原抗体反应。根据过敏原吸入后哮喘发生的时间，可分为速发型哮喘反应（IAR）、迟发型哮喘反应（LAR）和双相型哮喘反应（OAR）。

2. 气道炎症

气道慢性炎症是哮喘的基本病理改变和反复发作的主要病理生理机制。

3. 气道高反应性

表现为气道对各种刺激因子出现过强或过早的收缩反应，是哮喘患者发生发展的重要因素之一，气道炎症是导致气道高反应性的重要机制之一。

4. 神经机制

与 β_2 受体功能低下和迷走神经张力亢进有关。支气管受自主神经支配，除胆碱能神经、肾上腺素能神经外，非肾上腺素能非胆碱能（NANC）神经系统释放舒张和收缩支气管平滑肌的介质失衡可引起支气管平滑肌收缩。

5. 其他因素

感染、某些特殊药物、运动、遗传、胃-食管反流和心理因素等也参与了哮喘的发病机制。

二、临床表现

（一）症状与体征

1. 症状

典型的支气管哮喘，发作前有先兆症状如打喷嚏、流涕、咳嗽、胸闷等，如不及时处理，可因支气管阻塞加重而出现呼吸困难，严重者被迫采取坐位或呈端坐呼吸；干咳或咳大量白色泡沫痰，甚至出现发绀等。一般可自行缓解或用平喘药物等治疗后缓解。某些患者在缓解数小时后可再次发作，甚至导致重度急性发作。

此外，在临床上还存在非典型表现的哮喘。如咳嗽变异型哮喘，患者在无明显诱因下咳嗽 2 个月以上，常于夜间及凌晨发作，运动、冷空气等诱发加重，气道反应性测定存在高反应性，抗生素或止咳药、祛痰药治疗无效，使用支气管解痉药或皮质激素有效，但需排除引起咳嗽的其他疾病。

2. 体征

发作时，可见患者取坐位，双手前撑，双肩耸起，鼻翼扇动，辅助呼吸肌参与活动，颈静脉压力呼气相升高（由于呼气相用力，使胸腔内压升高），胸部呈过度充气状态，双肺可闻及哮鸣音，呼气延长。

重度或危重型哮喘时，患者在静息时气促，取前倾坐位，讲话断续或不能讲话，常有焦虑或烦躁。危重时则嗜睡或意识模糊，大汗淋漓，呼吸增快，多大于30次/分，心率增快，达120次/分，胸部下部凹陷或出现胸腹矛盾运动，喘鸣危重时哮鸣音反而减轻或消失。也可出现心动过缓，有奇脉。

（二）辅助检查

1. 血常规

红细胞及血红蛋白大都在正常范围内，如伴有较长期而严重的肺气肿或肺源性心脏病者，则二者均可增高。白细胞总数及中性粒细胞一般均正常，如有感染时则相应增高，嗜酸粒细胞一般在6%以上，可高至30%。

2. 痰液检查

多呈白色泡沫状，大都含有水晶样的哮喘珠，质较坚，呈颗粒样。并发感染时痰呈黄色或绿色，较浓厚而黏稠。咳嗽较剧时，支气管壁的毛细血管可破裂，有痰中带血。显微镜检查可发现库什曼螺旋体及夏科-莱登晶体。如痰经染色，则可发现多量的嗜酸粒细胞，对哮喘的诊断帮助较大。并发感染时，则嗜酸粒细胞数量降低，而代之以中性粒细胞增多。脱落法细胞学检查可发现有大量柱状纤毛上皮细胞。一般哮喘患者的痰液中并无致病菌发现，普通细菌以卡他细菌及草绿色链球菌为最多见。同一患者在不同时间培养，可得不同细菌。

3. 血生化

哮喘患者血液中电解质都在正常范围之内，即使长期应用促皮质激素或皮质激素后，亦无明显细胞外液的电解质紊乱现象。血中的空腹血糖、非蛋白氮、钠、钾、氯、钙、磷及碱性磷酸酶等均在正常范围内。

4. X线检查

在无并发症的支气管哮喘患者中，胸部X线片都无特殊发现。有X线变化者多见于经常性发作的外源性儿童哮喘患者，如肺野透亮度增强，支气管壁增厚，肺主动脉弓突出，膈下降，心影窄长，中部及周围肺野心血管直径均匀性缩小，肺门阴影增深等。在中部和周围肺野可见散在小块浓密阴影，在短期内出现提示肺段短暂的黏液栓阻塞引起的继发性局限性肺不张。

5. 肺功能检查

（1）通气功能

① 哮喘患者呼气流速、气道阻力和静态肺容量测定：喘息症状发作时累及大气道、小气道，但最主要的病变部位在小支气管，而且是弥散性的。小支气

的横截面积又远远大于大气道，再加上吸气过程是主动的，呼气过程是被动的，因此呼气阻力一般大于吸气阻力，第1秒用力呼气容积（FEV_1）、最大呼气流速（PEF）、用力肺活量（FVC）均明显下降。正常人第1秒用力呼气容积和用力肺活量之比（FEV_1/FVC）应大于75％，而哮喘患者在哮喘发作时一般小于70％。

用简易峰流速仪测定PEF也可以评估气流阻塞的程度，其值越低，气流阻塞就越严重，根据每日监测并计算出的最大呼气流速的变异率估计哮喘病情的稳定性。一般来说，变异率越小，病情越稳定。

② 支气管激发试验：对有症状的患者，无明显体征，如诊断哮喘病可做支气管激发试验，了解气道是否存在高反应性。用过敏原吸入后的气道阻力指标 FEV_1 或 PEF 与基础值比较，降低20％为阳性，表明存在气道高反应性，可做出诊断。

③ 支气管舒张试验：有哮喘体征，为了鉴别诊断，反映气道病变的可逆性，吸入支气管扩张药（沙丁胺醇 $200\sim400\mu g$）后测定的气道阻力指标 FEV_1 或 PEF 与基础值比较。阳性判断标准要求第1秒用力呼气容积（FEV_1）增加≥12％，且 FEV_1 增加绝对值≥200mL。如果测最大呼气峰流速（PEF），吸入支气管舒张药后每分钟 PEF 增加 60L 或比治疗前增加≥20％或昼夜变异率>20％（每日2次测定>10％）有助于确诊哮喘。

（2）弥散功能：常用一氧化碳弥散量来表示。单纯哮喘、无并发症的患者的肺弥散功能一般是正常的，但严重哮喘患者可降低。

（3）动脉血气分析：哮喘严重发作时可有缺氧，PaO_2 和 SaO_2 降低，由于过度通气可使 $PaCO_2$ 下降，pH 上升，表现呼吸性碱中毒。如重症哮喘，病情发展，气道阻塞严重，可有缺氧及 CO_2 潴留，$PaCO_2$ 上升，表现呼吸性酸中毒。如缺氧明显，可合并代谢性酸中毒。

6. 血压、脉搏及心电图检查

极严重的哮喘发作患者可有血压减低和奇脉。心电图显示心动过速，电轴偏右，P 波高尖等。其他患者上述检查一般正常。

三、诊断和鉴别诊断

（一）诊断要点

① 喘息反复发作，呼吸困难，胸闷或咳嗽。发作与接触过敏原、病毒感染、运动或某些刺激物有关。

② 发作时双肺可闻及散在或弥散性以呼气期为主的哮鸣音。

③ 上述症状可经治疗缓解或自行缓解。

④ 排除可能引起喘息或呼吸困难的其他疾病。

⑤ 对症状不典型者（如无明显喘息或体征），应最少具备以下一项试验阳性。a. 若基础 FEV_1（或 PEF）＜80％ 正常值，吸入 β_2 受体激动药后 FEV_1（或 PEF）增加 15％ 以上；b. PEF 变异率（用呼气峰流速仪清晨及夜间各测一次）≥20％；c. 支气管激发试验或运动激发试验阳性。

有些患者主要表现为咳嗽，称为咳嗽变异性哮喘或过敏性咳嗽，其诊断标准（小儿年龄不分大小）：①咳嗽持续或反复发作＞1 个月，常在夜间（或清晨）发作，痰少，运动后加重；②没有发热和其他感染表现或经较长期抗生素治疗无效；③用支气管扩张药可使咳嗽发作缓解；④肺功能检查确认有气道高反应性；⑤个人过敏史或家族过敏史和（或）变应原皮试阳性等可作为辅助诊断。

（二）鉴别诊断

哮喘急性发作时，患者都会有不同程度的呼吸困难。呼吸困难的第一个症状就是气促，患者的主诉通常为胸闷、憋气、胸部压迫感。症状的出现常与接触过敏原或激发因素（如冷空气、异味等）有关，也常发生于劳作后或继发于呼吸道感染（如气管炎）之后。但任何原因引起的缺氧也可出现类似症状。由此可见，胸闷、憋气不是哮喘所特有的，应该注意区别，以免导致误诊和误治。非哮喘所致的呼吸困难可见于下列几种情况。

1. 慢性支气管炎和肺气肿

慢性支气管炎常发生于吸烟或接触粉尘及其他刺激性烟雾的人，其中尤以长期吸烟为最常见的病因。因此，患者多为中老年人，大多有长期咳嗽、咳痰史，每年在寒冷季节时症状加剧。一个人如果每年持续咳嗽 3 个月以上，连续 2 年，并排除其他可引起咳嗽、咳痰的原因者，即可诊断为慢性支气管炎。病程较长的慢性支气管炎患者的气管也可造成气流受限，可并发肺气肿，发生通气功能障碍，而且常易发生急性呼吸道细菌或病毒感染。慢性阻塞性肺疾病（COPD）的患者与哮喘患者一样，运动常常引起症状的发作，但两者有区别。COPD 患者一般是在运动或劳动后发生喘息和呼吸困难，而哮喘患者通常是在运动过程中症状发作或加重。

2. 心源性哮喘

心源性哮喘大多数发生于老年人，特别是原有高血压病、冠心病者，也常见于风湿性心脏病、心肌病的患者。其心功能太差，肺循环淤血。这时，即使肺通气功能正常，也会因肺循环障碍、肺泡与其周围的毛细血管的气体交换不足而缺氧。急性左心功能不全（常见于急性广泛心肌梗死）还可出现喘息症状，称为心源性哮喘。其特点为夜间出现阵发性呼吸困难，不能平卧，咳嗽频繁，且有多量血性泡沫痰，与哮喘有别。心源性哮喘是非常严重的病症，如治疗延误，往往危及患者的生命，应紧急诊治。

3. 肺癌

大部分肺癌发生于支气管腔内，肿瘤的生长增大必将导致支气管腔狭窄，造成通气功能障碍。位于气管腔内的癌症，对气流的影响更为严重，可以引起缺氧，使患者喘息，甚至误诊为哮喘。发生于大气管的肺癌常常引起阻塞性肺炎。当感染或肺炎形成以后，患者的气促、咳嗽、喘鸣等症状更加明显，有时还会造成混淆。但是，肺癌引起的咳嗽、喘息症状往往是逐渐形成并进行性加重的，常有咳血丝痰或少量血痰的现象，平喘药物治疗无效。此外，发生于气管内的支气管癌也可引起呼吸困难，但这时的呼吸困难为吸气性呼吸困难，即空气吸不进肺；而哮喘的呼吸困难是呼气性呼吸困难，即肺里的气体不容易排出。

4. 胸腔积液

胸腔积液常常由结核病引起，液体积存于肺外一侧或双侧的胸膜腔内。少量的积液不会引起呼吸困难，但如果积液量较多，就可能使肺受压迫，因而出现通气和换气障碍。患者得不到足够的氧气，从而出现胸闷、气短、憋气等症状。胸腔积液与哮喘的鉴别诊断比较容易，胸部透视或摄胸部 X 线片就可区分。当然，两者的症状也不同。结核性胸膜炎的患者一般有发热、胸痛的症状，而哮喘患者除非并发感染，通常无发热，除非伴有气胸，否则无胸痛。胸腔积液引起的呼吸困难经胸腔穿刺、积液引流以后症状很快缓解，而平喘药无效。

5. 自发性气胸

病程长的哮喘患者，由于肺气肿和肺大疱的形成，偶可在哮喘急性发作时并发气胸，使呼吸困难的症状突然加重。患者和医师如果忽略了并发气胸的可能性，误认为是哮喘发作加剧，而反复使用平喘药物，必将延误治疗。并发气胸时的特征是出现胸部重压感，大多为单侧性，吸气性呼吸困难，且平喘药物治疗无效。通过医师仔细地检查或者胸部 X 线检查即可及时做出诊断，关键在于不失时机地检查和治疗。

6. 肺栓塞

肺栓塞是肺动脉被某种栓子堵住以致血流不通的严重病症。肺栓塞的早期症状是显著的胸闷、憋气、呼吸困难，这些症状可使患者坐卧不安，极为难忍。血气分析显示明显的低氧血症，但一般肺部听不到哮鸣音，平喘药无效，这些都是与哮喘明显不同之处。确诊需借助于核素的肺通气/灌注扫描和肺动脉造影等。

7. 弥散性肺间质纤维化

这是一组病因极其复杂的疾病综合征，大部分患者病因不清楚，如所谓特发性肺间质纤维化，少数患者的病因较清楚，最常见为系统性红斑狼疮、类风湿关节炎、系统性进行性硬皮病、皮肌炎、干燥综合征等。弥散性肺间质纤维化患者的病情变化可急可缓，突出症状是进行性呼吸困难。因此，多数患者主诉胸闷、憋气，也可表现刺激性干咳。但这些症状一般无季节性，其发作性的特点也不突出，除非并发感染。肺部无哮鸣音，但有时肺部可听到爆裂音。肺功能检查显示限制性通气功能障碍。这些特点均与哮喘不同。

8. 高通气综合征

这是一组由于通气过度，超过生理代谢所需要的病症，通常可由焦虑和某种应激反应所引起。因此，过度通气激发试验也可引起同样的临床症状。过度通气的结果是呼吸性碱中毒，从而表现呼吸深或快、呼吸困难、气短、胸闷、憋气、心悸、头昏、视物模糊、手指麻木等症状。严重者可出现手指甚至上肢强直、口周麻木发紧、晕厥、精神紧张、焦虑、恐惧等症状。这组综合征不同于哮喘，它并非由器质性疾病所引起。因此，各种内脏的功能检查一般都正常，也无过敏原。症状的发作无季节性，肺部无哮鸣音，只有过度通气激发试验才能做出本病的诊断，乙酰胆碱或组胺吸入均不能诱发本病。吸入皮质激素和支气管扩张药均不适用于本综合征的治疗。

四、治疗

（一）哮喘急性发作时的治疗

哮喘急性发作的治疗取决于发作的严重程度以及对治疗的反应。治疗的目的在于尽快缓解症状、解除气流受限和低氧血症，同时还需要制定长期治疗方案以预防再次急性发作。

对于具有哮喘相关死亡高危因素的患者，需要给予高度重视，这些患者应当尽早到医疗机构就诊。高危患者包括以下几类。

（1）曾经有过气管插管和机械通气的濒于致死性哮喘的病史。

（2）在过去 1 年中因为哮喘而住院或到急诊就诊。

（3）正在使用或最近刚刚停用口服剂型激素。

（4）目前未使用吸入剂型激素。

（5）过分依赖速效 β_2 受体激动药（SABA），特别是每月使用沙丁胺醇（或等效药物）超过 1 支的患者。

（6）有心理疾病或社会心理问题，包括使用镇静药。

（7）有对哮喘治疗计划不依从的历史。

轻度和部分中度急性发作可以在家庭或社区治疗。家庭或社区的治疗措施主要为重复吸入速效 β_2 受体激动药，在第 1 小时每 20min 吸入 2～4 喷。随后根据治疗反应，轻度急性发作可调整为每 3～4h 2～4 喷，中度急性发作每 1～2h 6～10 喷。如果对吸入性 β_2 受体激动药反应良好（呼吸困难显著缓解，PEF 占预计值>80％或个人最佳值，且疗效维持 3～4h），通常不需要使用其他的药物。如果治疗反应不完全，尤其是在控制性治疗的基础上发生的急性发作，应尽早口服激素（泼尼松龙 0.5～1mg/kg 或等效剂量的其他激素），必要时到医院就诊。

部分中度和所有重度急性发作均应到急诊室或医院治疗。除氧疗外，应重复使用速效 β_2 受体激动药，可通过压力定量气雾剂的储雾器给药，也可通过射流雾化装置给药。推荐在初始治疗时连续雾化给药，随后根据需要间断给药（每 4h 1 次）。联合使用 β_2 受体激动药和抗胆碱能制剂（如异丙托溴铵）能够取得更好的支气管扩张作用。茶碱的支气管扩张作用弱于 SABA，且不良反应较大应谨慎使用。对规则服用茶碱缓释制剂的患者，静脉使用茶碱应尽可能监测茶碱血药浓度。中重度哮喘急性发作应尽早使用全身激素，特别是对速效 β_2 受体激动药初始治疗反应不完全或疗效不能维持以及在口服激素基础上仍然出现急性发作的患者。口服激素与静脉给药疗效相当，不良反应小。推荐用法：泼尼松龙 30～50mg 或等效的其他激素，每日单次给药。严重的急性发作或口服激素不能耐受时，可采用静脉注射或滴注，如甲泼尼龙 80～160mg 或氢化可的松 400～1000mg 分次给药。地塞米松因半衰期较长，对肾上腺皮质功能抑制作用较强，一般不推荐使用。静脉给药和口服给药的序贯疗法有可能减少激素用量和不良反应，如静脉使用激素 2～3 天，继之以口服激素 3～5 天。不推荐常规使用镁制剂，可用于重度急性发作（FEV_1 25％～30％）或对初始治疗反应不良者。

重度和危重哮喘急性发作经过上述药物治疗，临床症状和肺功能无改善甚至继续恶化，应及时给予机械通气治疗，其指征主要包括：意识改变、呼吸肌疲劳、$PaCO_2 \geq 45mmHg$（$1mmHg=0.133kPa$）等。可先采用经鼻（面）罩无创机械通气，若无效应及早行气管插管机械通气。哮喘急性发作机械通气需要较高的吸气压，可使用适当水平的呼气末正压（PEEP）治疗。如果需要过高的气道峰压和平台压才能维持正常通气容积，可试用允许性高碳酸血症通气策略以减少呼吸机相关肺损伤。

初始治疗症状显著改善，PEF 或 FEV_1 占预计值百分比恢复到个人最佳值 60％者以上可回到家庭继续治疗，PEF 或 FEV_1 为 40％～60％者应在监护下回到家庭或社区继续治疗，治疗前 PEF 或 FEV_1<25％或治疗后<40％者应入院治疗。在出院时或近期的随访时，应当为患者制订一个详细的行动计划，审核患者是否正确使用药物、吸入装置和峰流速仪，找到急性发作的诱因并制订避免接触的措施，调整控制性治疗方案。严重的哮喘急性发作意味着哮喘管理的失败，这些患者应当给予密切监护、长期随访，并进行长期哮喘教育。

大多数哮喘急性发作并非由细菌感染引起，应严格控制抗菌药物的使用指征，除非有细菌感染的证据或属于重度或危重哮喘急性发作。

（二）慢性哮喘治疗

学者提出了哮喘总体控制的概念，包括两个方面：实现日常控制和降低未来风险。对于慢性哮喘患者应当根据患者的病情严重程度，特别是哮喘控制水平制订长期治疗方案，之后进行评估、随访，根据控制水平调整治疗方案。哮喘药物的选择既要考虑药物的疗效及其安全性，也要考虑患者的实际情况，如经济收入和当地的医疗资源等。

对以往未经规范治疗的初诊哮喘患者可选择第 2 步治疗方案，若哮喘患者病情较重，应直接选择第 3 步治疗方案。从第 2 步到第 5 步的治疗方案中都有不同的哮喘控制药物可供选择。而在每一步中都应该按需使用缓解药物，以迅速缓解哮喘症状。

如果使用的该治疗方案不能够使哮喘得到有效控制，应该升级治疗直至达到哮喘控制为止。当哮喘控制并维持至少 3 个月后，治疗方案可以降级。推荐的减量方案如下。

（1）单独吸入中高剂量吸入糖皮质激素的患者，将吸入糖皮质激素剂量减少 50%。

（2）吸入糖皮质激素和长效 β_2 受体激动药联合用药的患者，先将吸入激素剂量减少 50%，长效 β_2 受体激动药剂量不变，当达到最低剂量联合治疗水平时，可选择改为每日 1 次联合用药或停用长效 β_2 受体激动药，单用吸入激素治疗。

若患者使用最低剂量控制药物达到哮喘控制 1 年，并且哮喘症状不再发作，可考虑停用药物治疗。通常情况下，患者在初诊后 1～3 个月随访，以后每 3 个月随访 1 次。如出现哮喘发作时，应在 2 周至 1 个月内进行随访。

第三节　慢性阻塞性肺疾病

慢性阻塞性肺疾病（COPD）是一种具有气流受限特征的疾病，气流受限不完全可逆，呈进行性发展，与肺部对有害气体或有害颗粒的异常炎性反应有关。COPD 与慢性支气管炎和肺气肿密切相关。通常，慢性支气管炎是指患者不存在慢性咳嗽的其他已知原因，每年咳嗽、咳痰 3 个月以上，并连续 2 年及以上者。肺气肿则指肺部终末细支气管远端气腔出现异常持久的扩张，并伴有肺泡壁和细支气管的破坏而无明显的肺纤维化。当慢性支气管炎、肺气肿患者肺功能检查出现气流受限并且不能完全可逆时，则能诊断 COPD。如患者只有慢性支气管炎和（或）肺气肿而无气流受限，则不能诊断为 COPD。

一、临床表现

（一）症状与体征

1. 症状

临床主要症状为咳嗽、咳痰、气短、喘息等。随着疾病进展，急性加重变得越来越频繁。上述症状常有昼夜节律，晨起咳嗽、咳痰重和季节性（冬春）发作等特点。吸烟、接触有害气体（SO_2、NO_2、Cl_2）、过度劳累、气候突然变化、上呼吸道感染等经常是上述症状的诱因。后期可存在活动后气短，如跑步、上楼或平地快行，甚者洗脸、穿衣或静息时也有气短症状。经休息、吸氧、吸入药物等气短可缓解。长期患病有乏力、体重下降等表现。急性发作期可存在神志改变、睡眠倒错等。

2. 体征

早期多无异常或可在肺底部闻及散在的干湿啰音，咳嗽排痰后啰音可消失，急性发作期肺部啰音可增多。后期体位呈前倾坐位或端坐呼吸。辅助呼吸肌参与呼吸运动，出现三凹征。眼球结膜充血、水肿。甲床、口唇发绀。胸廓外形前后径增宽，肋间隙宽度增宽，剑突下胸骨下角（腹上角）增大。呼吸运动速率加快，幅度增大，语颤减弱。叩诊肺肝界下移，肺底移动度减小，心浊音界缩小。听诊肺部呼吸音减弱，呼气相延长，可闻及干湿啰音。剑突下心音清晰、心率加快、心律不规则等。如并发气胸、肺源性心脏病等可存在相应体征。

（二）辅助检查

1. 实验室检查

（1）血常规　缓解期患者白细胞总数及分类多正常；急性发作期，尤其是并发细菌感染时，白细胞总数和中性粒细胞可升高，伴核左移。

（2）血气分析　对于晚期 COPD 患者，动脉血气分析测定非常重要，可以确定患者是否并发有呼吸衰竭和酸碱失衡：在海平面及呼吸室内空气的条件下，$PaO_2 < 60mmHg$，伴或不伴 $PaCO_2 > 45mmHg$，诊断为呼吸衰竭。

（3）痰培养　可检出病原菌，常见的病原菌有肺炎链球菌、流感嗜血杆菌、卡他莫拉菌、肺炎克雷伯杆菌、白色念珠菌等。同时做药物敏感试验可指导临床合理应用药物治疗。

（4）α_1-抗胰蛋白酶（α_1-AT）　α_1-AT 是肝脏合成的急性期蛋白，其主要作

用是抗蛋白水解酶特别是对中性粒细胞释放的弹力酶的抑制作用。目前有一种学说认为肺气肿的发生是由于蛋白酶和抗蛋白水解酶之间不平衡所致，α_1-AT 是人体最重要的抗蛋白水解酶，α_1-AT 缺乏的纯合子易患肺气肿，但我国极少有此型遗传缺陷。

2. 肺功能检查

肺功能检查是判断气流受限的主要客观指标，对 COPD 诊断、严重程度评价、疾病进展、预后及治疗反应等有重要意义。检查可见 FEV_1 或 FEV_1/FVC、最大通气量（MVV）下降，残气量（RV）/肺总量（TLC）上升。

3. 胸部 X 线检查

COPD 早期胸部 X 线片可无变化，以后可出现肺纹理增粗、紊乱等非特异性改变，也可出现肺气肿改变。胸部 X 线片改变对 COPD 诊断特异性不高，主要作为确定肺部并发症及与其他肺疾病鉴别之用。

4. 胸部 CT 检查

CT 检查不作为 COPD 的常规检查。高分辨 CT 对有疑问病例的鉴别诊断有一定意义。

二、诊断和鉴别诊断

（一）诊断要点

（1）长期吸烟或长期吸入有害气体、粉尘史。

（2）慢性咳嗽、咳痰，每年超过 3 个月并连续 2 年及以上和（或）活动后气短。

（3）$FEV_1 < 80\%$ 预计值和（或）$FEV_1/FVC < 70\%$。

（4）无其他慢性心肺疾病如支气管哮喘、支气管扩张症、肺间质纤维化、左心充血性心力衰竭等。

符合以上 4 条或（2）、（3）、（4）条者可确定诊断。

另外，COPD 根据严重程度分为 3 级，即轻度、中度和重度。①轻度：$FEV_1/FVC < 70\%$，$FEV_1 \geqslant 80\%$ 预计值，有或无慢性症状（咳嗽、咳痰）。②中度：$FEV_1/FVC < 70\%$，$30\% \leqslant FEV_1 < 80\%$ 预计值。ⅡA：$50\% \leqslant FEV_1 < 80\%$ 预计值，ⅡB：$30\% \leqslant FEV_1 < 50\%$ 预计值，有或无慢性症状（咳嗽、咳痰、气短）。③重度：$FEV_1/FVC < 70\%$，$FEV_1 < 30\%$ 预计值或有呼吸衰竭/心力衰竭表现。

（二）鉴别诊断

1. 支气管哮喘

COPD 多于中年后起病，哮喘则多在儿童或青少年期起病；COPD 症状缓慢进展，逐渐加重，哮喘则症状起伏大；COPD 多有长期吸烟史和（或）有害气体、颗粒接触史，哮喘则常伴过敏体质、过敏性鼻炎和（或）湿疹等，部分患者有哮喘家族史；COPD 时气流受限基本为不可逆性，哮喘时则多为可逆性。病程长的哮喘患者可发生气道重构，气流受限不能完全逆转；而少数 COPD 患者伴有气道高反应性，气流受限部分可逆。此时应根据临床及实验室所见全面分析，必要时做支气管激发试验、支气管舒张试验和（或）最大呼气量（PEF）昼夜变异率来进行鉴别，但需注意，有时两种疾病可重叠存在。

2. 支气管扩张症

常于儿童期和青少年期发病并反复发作迁延，主要表现为慢性咳嗽、咳痰，痰的量和性质不等，部分有咯血，肺部听诊有固定部位的细湿啰音，咳嗽后性质不变是本病的特征性体征；胸部 CT 或支气管造影有助于鉴别。

3. 肺结核

可有午后低热、乏力、盗汗等结核中毒症状，痰检可发现结核杆菌，胸部 X 线片检查可发现病灶。

4. 肺癌

有慢性咳嗽、咳痰，近期痰中可带血丝，并反复发作，胸部 X 线片及 CT 可发现占位病变或阻塞性肺不张或肺炎。痰细胞学检查、纤维支气管镜检查以及肺活检有助于明确诊断。

三、治疗

（一）稳定期的治疗

1. 稳定期的治疗策略

（1）稳定期治疗的策略主要基于个体化的症状评估和今后急性加重的风险。

（2）所有吸烟者都应该积极鼓励并帮助其戒烟。

（3）主要治疗目标是减少症状和降低日后急性加重的风险。

（4）治疗策略不应仅限于药物治疗，还应该辅以非药物干预。

2. 稳定期治疗的目标

（1）缓解症状　减轻症状，提高活动耐力，改善生活状态。

（2）减少风险　阻止疾病进展，预防和治疗急性加重，降低死亡率。

3. 减少风险因素

（1）戒烟是基础，也是唯一能改变慢阻肺长期预后的措施。

（2）康复训练，鼓励患者参加肺康复计划。

（3）合理的药物治疗可以改善患者症状，提高患者活动耐力，减少急性发作。

（4）以支气管扩张药为基础的对症治疗。

（5）流感疫苗和肺炎球菌疫苗接种。

药物的选择需要依据患者症状的严重程度、急性加重的风险、药物的不良反应、并发症、药物的可及性和治疗费用、患者对药物的治疗反应、患者对吸入装置的偏好。

4. 支气管扩张药治疗策略

（1）推荐长效支气管扩张药［如长效 β 受体激动药（LABA）和长效抗胆碱能药物（LAMA）］而不是短效制剂，除非患者仅偶尔有症状。

（2）患者应该以单一的长效支气管扩张药或是双重长效支气管扩张药治疗作为起始治疗。对于使用一种支气管扩张药仍然有持续气短症状的患者可以升级到两种药物。

（3）吸入支气管扩张药优于口服支气管扩张药。

（4）除非无法获得或是不能支付其他类型的支气管扩张药，否则不推荐使用茶碱。

5. 抗炎药物的使用策略

（1）不推荐单药使用吸入糖皮质激素（ICS）。

（2）对于已经恰当使用了长效支气管扩张药仍有反复急性加重的患者可以考虑长期联合使用 LABA 加 ICS。

（3）不推荐长期口服糖皮质激素。

（4）即使使用了 LABA/ICS 或是 LABA/LAMA/ICS，仍有反复急性加重的患者以及慢性支气管炎和极重度气流受限的患者，可以考虑加用磷酸二酯酶-4（PDE-4）抑制药。

（5）即使得到适当的治疗仍有急性加重的既往吸烟者，可以考虑使用大环内酯类药物治疗。

（6）不推荐使用他汀类药物预防急性加重。

6. 慢阻肺稳定期患者的其他治疗

（1）严重遗传性 α_1-抗胰蛋白酶缺乏并确诊肺气肿的患者可以考虑使用抗胰蛋白酶增强药治疗。

（2）不推荐使用镇咳药。

（3）原发性肺动脉高压推荐的药物不推荐用于慢阻肺继发的肺动脉高压患者。

（4）存在气短的严重慢阻肺患者可以考虑使用低剂量长效口服或肠外阿片类

药物。

（5）对于 $PaO_2 < 55mmHg$ 或 $SpO_2 < 88\%$ 或者 PaO_2 $55\sim60mmHg$ 伴有右心功能不全或红细胞增多者推荐氧疗，使 $SpO_2 \geqslant 90\%$。

（6）康复锻炼。

（7）营养治疗。

（8）肺减容手术对部分患者（非均匀分布、以上肺气肿为主的患者）有效。

（9）部分患者可考虑肺移植。

（10）终末期患者可选择舒缓治疗。

（二）慢性阻塞性肺疾病急性加重期（AECOPD）的诊断评估与治疗

1. AECOPD 住院指征

（1）突发的静息时呼吸困难，高呼吸频率，氧饱和度降低，意识丧失，嗜睡。

（2）急性呼吸衰竭。

（3）新发的体格检查异常（如发绀、外周水肿）。

（4）初始治疗失败。

（5）出现严重的并发症（例如心力衰竭、新发的心律失常等）。

2. AECOPD 入住 ICU 指征

（1）严重呼吸困难且对初始治疗反应差。

（2）意识状态改变（意识丧失、嗜睡、昏迷）。

（3）经氧疗或是无创机械通气后，低氧血症仍持续或呈进行性恶化（PaO_2 $< 40mmHg$），严重呼吸性酸中毒（$pH < 7.25$）。

（4）需要有创机械通气。

（5）血流动力学不稳定，需要使用升压药。

3. AECOPD 支气管扩张药的使用策略

（1）优先选择吸入短效 β 受体激动药（SABA）或联合吸入 SABA＋短效抗胆碱能药物（SAMA）。

（2）使用压力式定量吸入器（MDI）和雾化吸入没有区别，但后者更适合于较重的患者。

（3）长效支气管扩张药合并/不合并吸入糖皮质激素的效果不确定。

（4）茶碱仅适用于短效支气管扩张药效果不好的患者。

（5）长效吸入支气管扩张药应该在患者出院之前尽早使用。

4. AECOPD 糖皮质激素的使用策略

全身应用糖皮质激素能够改善肺功能（FEV_1），改善氧合，缩短康复时间，并降低早期复发的风险，减少治疗失败的概率和缩短住院时间。目前推荐短疗程方案，即泼尼松或相当于泼尼松 40mg/d（口服或静脉），推荐使用 5 天。

激素剂量提高，并不能提高疗效，不良反应可能会增多。

对轻症患者也可选用雾化吸入布地奈德替代口服激素治疗，剂量为 6～8mg/d。

5. AECOPD 使用抗生素的指征

① 同时出现呼吸困难、痰量增加、脓性痰；②上述三个症状出现两个，且其中一个是脓性痰；③病情危重需要机械通气者。

抗生素的使用能缩短康复时间，减少早期复发风险，减少治疗失败，缩短住院时间。治疗疗程一般在 5～7 天。

6. AECOPD 使用无创机械通气的指征（至少以下其一）

（1）呼吸性酸中毒（$PaCO_2 \geqslant 45mmHg$ 和动脉血 $pH \leqslant 7.35$）。

（2）严重的呼吸困难且临床体征提示呼吸肌疲劳、呼吸功增加，例如使用辅助呼吸肌、腹部矛盾性运动或是肋间区域收缩。

（3）氧疗后仍有持续低氧。

7. AECOPD 使用有创机械通气的指征

（1）不能耐受无创机械通气或是无创机械通气失败。

（2）呼吸或是心搏骤停后。

（3）意识逐渐减弱，镇静药不能控制的躁动。

（4）大量误吸或是持续呕吐。

（5）持续的气道分泌物不能清除。

（6）对液体复苏或血管活性药无反应的严重血流动力学不稳定。

（7）严重的室性或室上性心律失常。

（8）不能耐受无创机械通气的危及生命的低氧。

8. AECOPD 并发症

病情严重的 AECOPD 患者常常有多种并发症，加强对并发症的早期诊断和治疗可以改善患者的预后。常见并发症包括心力衰竭和心律失常以及并发深静脉血栓或肺栓塞。AECOPD 住院患者（血栓高风险者）应预防性抗血栓。

9. AECOPD 的预防

（1）戒烟。

（2）流感疫苗接种和细菌疫苗接种。

（3）掌握药物吸入技术等现有治疗的相关知识。

（4）吸入糖皮质激素/支气管扩张药治疗。

（5）应用 N-乙酰半胱氨酸。

（6）应用免疫调节药（大环内酯类药物）。

（7）出院后尽早进行肺康复。

第四节　肺　炎

一、细菌性肺炎

细菌性肺炎是感染性肺炎中最常见的类型之一，也是最常见的感染性疾病之一。在抗生素发明之前的年代，细菌性肺炎曾是人类健康的主要威胁之一。抗生素问世后使得细菌性肺炎的病死率下降，预后显著改善。然而，随着人口老龄化的发展以及细菌耐药率的升高，即使有大量广谱或超广谱抗生素投入临床，但肺炎的发病率及病死率并没有持续下降。甚至一些研究显示由于后续新型抗菌药物开发和临床应用严重不足甚至匮乏，细菌性肺炎死亡率出现了回升趋势。此外，在呼吸机相关肺炎的研究中发现对常用抗生素全部耐药的细菌时有发生，甚至出现小范围暴发。根据世界卫生组织（WHO）发布的全球疾病负担报告显示，在全球范围内，下呼吸道感染占人口死因第三位，而在低收入国家则位居首位。老年人或免疫功能低下人群（如肿瘤、应用免疫抑制药、糖尿病、尿毒症、艾滋病、器官移植、药瘾、嗜酒或是久病卧床者）并发肺炎时，易感染耐药菌、非典型病原菌，治疗困难，病死率高。

在不同因素导致机体免疫防御功能损伤后，病原菌侵入下呼吸道，引起肺毛细血管充血、水肿，肺泡腔内纤维蛋白渗出及细胞浸润。细菌性肺炎临床可表现为咳嗽、咳痰、发热、气促、胸痛、咯血等，肺部可出现呼吸音粗、湿啰音等体征以及出现相应的胸部影像学改变。病情严重者可出现气体交换障碍，并发呼吸衰竭。大多类型的细菌性肺炎治愈后不遗留瘢痕，结构以及功能均可恢复如前。肺炎临床症状多样化、病原谱复杂化以及细菌耐药普遍化是目前细菌性肺炎的主要特点。合理运用抗生素、提高病原学诊断水平、避免或延缓耐药菌的产生是细菌性肺炎临床诊治中迫切需要解决的问题。

（一）病因及发病机制

因宿主年龄、基础疾病、免疫功能状态、流行区域、获得方式（社区获得性肺炎、医院获得肺炎）不同，肺炎的病原体也有较大差异。如社区获得性肺炎常见病原体包括肺炎链球菌、肺炎支原体、流血嗜血杆菌、肺炎衣原体、金黄色葡萄球菌、肺炎克雷伯杆菌、流感病毒等，少见致病菌包括铜绿假单胞菌或其他革兰氏阴性杆菌、厌氧菌等。而医院获得性肺炎常见致病菌为革兰氏阴性杆菌，包括铜绿假单胞杆菌、大肠埃希菌、肺炎克雷伯菌、不动杆菌等。此外，吸入性肺炎中厌氧菌感染较为多见。而骨髓移植、粒细胞缺乏、免疫功能缺陷等人群，曲霉菌、巨细胞病毒感染比例明显升高。

通常正常的免疫防御机制可使下呼吸道保持相对无菌状态。免疫功能短暂性或持续性受损（如受凉、饥饿、吸烟、疲劳、酗酒、昏迷、低氧血症、慢性结构性肺病、肺水肿、尿毒症、糖尿病、营养不良、吸入有毒物质、肿瘤放化疗、病毒感染以及应用糖皮质激素、人工气道、鼻胃管等）或进入下呼吸道的病原菌载量较多或毒力较强时，病菌可在下呼吸道大量繁殖，突破机体的免疫防御机制，引起肺炎。在整个病理生理过程中，病原菌及其代谢产物激活免疫防御系统，机体借助固有免疫、体液免疫、细胞免疫等通过吞噬作用、募集炎性细胞、产生中和抗体、释放炎性介质、补体调理等作用，消灭病原菌。但在这一过程中，常有炎性介质大量释放，并引起炎症性肺损伤。不同病原菌导致的细菌性肺炎发病机制基本一致，但又各具特点。

细菌的入侵方式主要包括口咽部定植菌误吸和带菌气溶胶吸入，前者在肺炎发病机制中占最重要的地位，特别是在医院获得性肺炎中，主要引起革兰氏阴性杆菌肺炎。一般情况下，细菌直接种植、邻近部位感染扩散或其他部位经血道播散者较为少见。

（二）病理生理

肺炎链球菌肺炎典型的病理变化分为四期：早期主要为水肿液和浆液渗出；中期为红细胞渗出；后期有大量白细胞和吞噬细胞聚集，肺组织实变；最后为肺炎吸收消散。

在抗菌药物的及时应用后，典型的大叶性肺炎已经不多见，而代之以肺段性炎症，病理特点为整个病变过程中没有肺泡壁和其他肺结构的破坏或坏死，炎症消散后肺组织可以完全恢复正常结构而不留纤维化等肺损伤。

有的细菌性肺炎虽也有上述类似的病理变化和过程，但大多数都伴有不同程度的肺泡壁损伤。例如，金黄色葡萄球菌肺炎中，以细支气管为中心的化脓性炎症是其主要的病理学特点。细菌产生的凝固酶还可以在菌体外形成保护膜以拮抗吞噬细胞的杀灭作用，且各种酶和代谢产物的释放可导致肺组织坏死和脓肿形成。革兰氏阴性菌肺炎则多为双侧小叶性肺炎，常有多发坏死性空洞或脓腔，部分患者可出现脓胸。炎症消散吸收往往不完全，可引起纤维增生或支气管扩张等。

（三）临床表现

1. 临床表现

（1）起病多急骤，部分老年性肺炎、革兰氏阴性杆菌肺炎、医院获得性感染者起病可较隐匿，常有受凉、劳累等诱因或伴慢性结构性肺疾病、心血管疾病、糖尿病、免疫缺陷或不全等基础疾病。

（2）部分患者有上呼吸道感染史。

（3）以呼吸道症状为主，可表现为发热（高热多见）、寒战、咳嗽、咳痰、胸痛、气促等，痰液量不一，多为脓性，少许患者痰中可见血丝或少量咯血。

（4）金黄色葡萄球菌肺炎的痰液一般为黄色脓痰，肺炎链球菌常为铁锈色痰，肺炎克雷伯菌肺炎为砖红色黏冻样，铜绿假单胞菌痰可为绿色，厌氧菌感染常伴有恶臭。

（5）可出现全身中毒症状，如乏力、头痛、肌肉酸痛、恶心、呕吐、腹泻等症状，严重者可出现嗜睡、意识障碍、精神异常等，也可出现休克、低血压甚至多器官功能损害。

体格检查患者一般为急性面容，呼吸浅快，常有不同程度的发绀和心动过速，部分患者出现鼻翼扇动。早期肺部体征可无或仅有少许湿啰音。随着疾病的进展，可以出现较典型的体征。可见患侧呼吸运动减弱、叩诊浊音或实音，肺部听诊患侧呼吸音降低，可闻及湿啰音，部分患儿可出现肺部哮鸣音。实变体征常常提示为细菌性感染。免疫损害宿主肺炎、老年性肺炎、革兰氏阴性杆菌肺炎等多同时累及双侧，体格检查时可发现双下肺湿啰音。

2. 辅助检查

常规血检查见白细胞总数升高、中性粒细胞比例增高、核左移并有中毒颗粒，可有血沉增快，C反应蛋白增高、降钙素原（PCT）等炎性指标升高。老年体弱、免疫缺陷者白细胞计数可无明显变化。症状、肺部体征显著，但白细胞计数不增高常提示严重感染。动脉血气分析常提示氧分压下降，也可见肝肾功能、凝血功能异常等。

胸部影像学：①早期胸部X线片可正常，局部纹理增多或肺野透亮度降低，病情进展可表现为非特异性的斑片状肺实质浸润影。②CT可表现为密度不均的条纹状、斑片状、絮片状阴影，也可见磨玻璃影。病情进展一般出现均匀实变，部分可见支气管气象，可合并胸腔积液、肺不张等，通常治疗后实变影渐渐吸收消散，往往影像学消散晚于临床症状改善。

3. 肺炎病原学诊断

病原学诊断非常重要，有利于指导临床用药和判断预后。但是，由于经口咽部的咳痰常受到正常菌群污染，未经筛选的单次普通痰培养并不可靠。痰涂片镜检有助早期初步判断病原学类型，并可借此剔除口咽部菌群污染严重的"不合格"痰标本而选取"合格"标本（每低倍视野鳞状上皮细胞<10 个、白细胞>25 个或鳞状上皮细胞：白细胞<1：2.5）进行检查。涂片上见呈短链状或双个排列的革兰氏阳性球菌（肺炎链球菌）或多形短小革兰氏阴性杆菌（流感嗜血杆菌可能）极具诊断意义。此外，痰定量或半定量培养是提高痰培养结果正确率的有效方法，若痰中浓度超过 10^7 CFU/mL 或（＋＋＋＋），则培养到的细菌多为肺炎的病原菌，而低于 10^4 CFU/mL 或（＋），则可能为污染菌。普通咳痰标本分离到的表皮葡萄球菌、除流感嗜血杆菌外的嗜血杆菌属细菌、除诺卡菌外的其他革兰氏阳性杆菌、肠球菌、微球菌、厌氧菌、念珠菌属，通常均无临床意义。对于建立人工气道的患者，可以经气管插管吸引物（ETA）送检，最大限度避免污染。为了取得精确的病原学结果，可权衡利弊采用下呼吸道直接采样，如防污染样本毛刷采样（PSB）、支气管肺泡灌洗液（BALF）等。一般认为，上述采样的标本培养分离到细菌浓度 ETA≥10^6 CFU/mL，PSB≥10^3 CFU/mL，BALF≥10^5 CFU/mL，具有临床意义。血、胸腔积液污染机会较小，在病原学诊断方法中不可忽略。近年来，免疫学和分子生物学方法可用于部分感染病原学的诊断，特别是传统培养方法烦琐又不能在短期内检测出的病原菌，如肺炎支原体、肺炎衣原体、军团菌等。

（四）诊断和鉴别诊断

1. 诊断标准

（1）满足肺炎的诊断，即具备下述前 4 项中任何 1 项加上第 5 项，无肺结核、肺部肿瘤、非感染性肺间质性疾病、肺水肿、肺不张、肺栓塞等：①新近出现的咳嗽、咳痰或原有呼吸道疾病症状加重，伴或不伴脓痰、胸痛、呼吸困难及咯血；②发热；③肺实变体征和（或）闻及湿性啰音；④外周血白细胞>$10×10^9$/L 或<$4×10^9$/L，伴或不伴细胞核左移；⑤胸部影像学检查显示新出现的斑片状浸润影、叶或段实变影、磨玻璃影或间质性改变，伴或不伴胸腔积液。

（2）病原学检查结果支持细菌感染。

2. 鉴别诊断

少数非感染性疾病可有肺炎类似的症状和影像学表现，如急性呼吸窘迫综合征（ARDS）、肺栓塞、充血性心力衰竭、过敏性肺泡炎、肺泡蛋白沉积症、结缔组织疾病累及肺部、放射性肺炎、肿瘤性疾病肺部浸润或转移等。因细菌性肺炎临床症状、体征及辅助检查结果缺乏特异性，在治疗过程中应反复评估诊断和治疗效果，避免漏诊、误诊。

（五）治疗及预后

1. 治疗原则

（1）抗菌治疗是决定细菌性肺炎预后的关键，正确选择并及时使用抗菌药物可以有效降低病死率、致残率。

（2）抗生素的选择需要结合当地流行病学、细菌耐药情况以及不同人群、药物的药动学/药效学差异、肺炎获得场所和严重程度等。

（3）可采用吸氧、止咳、祛痰、解痉等药物对症治疗。

（4）除了积极治疗肺炎、控制感染外，还要针对并发症采用相应的对症处理方法。

2. 治疗方法及具体措施

在起始治疗阶段，通常抗菌药物选择缺乏病原学资料，多根据临床症状、体征和影像学检查结果做出临床推断，及时送检病原学标本后，即可予以经验性抗生素治疗。随后，往往需要根据病原学检查及药敏试验结果选择针对性的窄谱抗生素。

抗感染治疗后48～72h应该对病情和诊断进行评价。若治疗有效，机体反应首先表现为精神好转、体温下降，呼吸道症状可以有改善，咳嗽、痰量减少，痰色由脓性转为非脓性，气促好转，肺部啰音减少或消失，提示方案正确，维持治疗不变。若症状改善显著，可选择静脉制剂同类或相似的口服药物或根据病原学药敏试验选择口服制剂。

初始治疗72h后症状无改善或一度改善又再次恶化，视为治疗无效，可能原因和处理如下：①药物未能覆盖致病菌或细菌耐药，需根据药敏试验调整抗生素。无病原学依据时，应该再次分析症状、体征及辅助检查，重新审视肺炎可能的病原菌，进行新一轮经验性抗感染治疗。②特殊病原菌感染，如病毒、结核杆菌、真菌等。应该进行更深入的检查，必要时采用有创检查以获得更多临床信息。③出现并发症如脓胸、迁徙性病灶或存在影响疗效的宿主因素如糖尿病、免疫功能不全、慢性结构性肺病等。在抗感染治疗的同时，及时治疗并发症或去除宿主因素，并予以对症支持治疗，必要时采用联合抗生素治疗。④非感染性疾病被误诊为肺炎。应详细询问病史，完善检查，重新评估诊断及鉴别诊断。

轻中度肺炎总疗程可于症状控制如体温转为正常后3～7天结束，病情较严重的总疗程为10～14天；易引起组织坏死的金黄色葡萄球菌、肺炎克雷伯菌等病原菌所致肺炎，可以延长到2～3周，免疫抑制患者肺炎需要适当延长抗生素治疗时间；吸入性肺炎或肺脓肿总疗程应该为数周至数月，肺脓肿疗程常推荐为6～8周。

3. 预后

抗菌药物应用后，细菌性肺炎的死亡率有了明显改善，但在老年、伴有基础疾病、存在免疫抑制的患者中，肺炎预后较差。并且，随着耐药菌的增多，如耐甲氧西林金黄色葡萄球菌（MRSA）、广泛耐药的铜绿假单胞菌和不动杆菌、产β-内酰胺酶（ESBL）或碳青霉烯类耐药的肺炎克雷伯杆菌等所致的肺炎增多，死亡率仍居高不下，特别是近年来产金属酶等"超级细菌"的产生，给抗感染领域带来了更大的挑战。因此，在肺炎治疗中，应尽可能避免过度使用抗生素或滥用。合理地使用抗生素，采用有效覆盖、非广谱的个体化的抗感染治疗策略。

4. 预防

戒烟、增强体质、保持口腔健康、避免上呼吸道感染、尽量采用无创通气而少用人工气道等，是预防肺炎的重要方法。此外，预防接种肺炎链球菌疫苗可以减少特定人群罹患肺炎的风险。建议接种人群：①年龄≥65岁；②年龄＜65岁，但伴有慢性肺部疾病、慢性心血管疾病、糖尿病、肾功能不全、慢性肝病、免疫功能低下等；③长期居住在养老院或其他医疗机构；④长期吸烟者。除了可接种肺炎链球菌疫苗外，还可接种流感疫苗。其不仅可预防流感发生或减轻流感相关症状，还对流感病毒肺炎和流感继发细菌性肺炎有一定预防作用。联合应用肺炎链球菌疫苗和流感疫苗可降低老年性肺炎死亡率。

二、病毒性肺炎

病毒性肺炎是由上呼吸道病毒感染，向下蔓延所致的肺部炎症，也可继发于出疹性病毒性感染。

呼吸道病毒感染是引起肺炎的重要因素之一，特别是流感流行季节。门诊肺炎患儿中大约16%由病毒引起，新生儿住院患儿中可达49%。我国免疫功能正常的成人社区获得性肺炎（CAP）患者中病毒检出率为15.0%～34.9%。

在发展为病毒性肺炎之前，大多数患者常出现非特异性上呼吸道感染症状，例如卡他症状、咽部充血、皮疹等。病毒性肺炎往往不具备特异性的临床特征及影像学表现，通常起病较急，主要表现为发热、头痛、全身酸痛、倦怠等全身症状。轻者多可以自限，重者则迅速加重，可发生低氧血症，甚至出现休克、心力衰竭及呼吸衰竭等并发症。患者可同时受两种或以上病毒感染，继发细菌感染可使病情严重化、复杂化。

儿童、孕妇、老年人及免疫缺陷人群感染病毒后易发生重症病毒性肺炎。近年来，随着环境、压力、人口老龄化和免疫低下人群数量增加等因素，尤其是糖尿病和艾滋病患者的增多，病毒性肺炎的发病率有逐渐增多的趋势。免疫抑制药广泛应用于肿瘤及器官移植患者也是诱发严重病毒性肺炎的重要因素。因此，临床医生应当对病毒性肺炎有足够的重视并掌握其诊治措施。

（一）临床表现

1. 症状与体征

各种病毒感染起始症状各异。起病缓慢，症状较轻，有头痛、乏力、发热、咳嗽，并咳少量黏痰或血痰。少数可急性起病，肺炎进展迅速，体征往往缺如。病程一般为 1~2 周。在免疫缺损的患者，病毒性肺炎常比较严重，有持续性高热、心悸、气急、发绀，可伴休克、心力衰竭和氮质血症。由于肺泡间质和肺泡内水肿，严重者会发生呼吸窘迫综合征。体检可闻及湿啰音。

2. 辅助检查

（1）实验室检查

① 血常规：白细胞计数一般正常，也可稍高或偏低。继发细菌感染时白细胞计数和中性粒细胞均增高。痰培养常无致病菌生长。

② 病毒学检查：鼻咽拭子、鼻咽部冲洗液、痰或肺部活检标本病毒分离阳性。

③ 血清学检查：补体结合试验、中和试验和血凝集抑制试验等急性期和恢复期的双份血清抗体效价升高 4 倍或以上，对诊断有重要价值。

（2）X 线检查　胸部 X 线片可见肺纹理增多，小片状浸润或广泛浸润，病情严重者呈现弥散性浸润，胸腔积液少见。

（二）诊断和鉴别诊断

1. 诊断要点

（1）起病缓慢，潜伏期一般为 2~5 周。有寒战、高热（常为弛张热）、头痛及全身乏力，尚可引起消化道症状，无皮疹，热程一般为 1~3 周。个别病例呈慢性过程，发热数月甚至 1 年以上。于发热第 2 周出现干咳，少数有黏痰，偶有痰中带血丝，可有胸痛以及肌痛、水肿、大汗、衰竭等。肺部体征多不明显，可有呼吸音减低及细小湿啰音，数日后即可消失。还可有相对缓脉、肝脾大等。

（2）实验室检查　白细胞计数多正常，也可增高或降低。血沉轻度增快，发热期有轻度蛋白尿，可有血清谷丙转氨酶（GPT）增高。

（3）X 线检查　胸部 X 线片表现为大小不等的斑片状模糊影或肺叶实变，常局限于一侧或两侧肺下叶，吸收期可呈圆形阴影，消散较慢，常于 3~4 周吸收，甚至可延至 10 周以上方能完全吸收。

（4）血清免疫学检查和病原体分离是确诊病毒性肺炎的检测手段。如补体结合试验、凝集试验、酶联免疫吸附试验（ELISA）及间接荧光抗体试验等均具有特异性诊断价值。DNA 探针技术和 PCR 技术正在临床试用中。

2. 鉴别诊断

（1）传染性非典型肺炎　也称严重呼吸窘迫综合征，本病是由冠状病毒的一种变异体引起的以肺炎为特征的急性传染病，起病急，表现为发热（＞38℃）、头痛、关节酸痛、乏力、腹泻、干咳、少痰，无上呼吸道卡他症状；肺部体征不明显，严重者出现呼吸加速、明显呼吸窘迫；白细胞计数正常或减低，淋巴细胞计数减低；肺部影像学检查表现为片状、斑片状浸润性阴影或呈网状改变。

（2）流行性感冒　冬春季高发，急性起病，上呼吸道卡他症状较为明显，体检可见面颊潮红、眼结膜充血和眼球压痛、咽充血、口腔黏膜可有疱疹。实验室检查白细胞正常、减少或略增加，淋巴细胞可增加。肺部影像学多无明显病变。

（3）禽流感　大量家禽、飞鸟病死为先兆，患者有家禽、飞鸟的密切接触史，通过飞沫和胃肠道传播，潜伏期一般在 7 日以内，早期症状类似普通流感，少数患者病情进展迅速，可出现重症肺炎、急性呼吸窘迫综合征、肺出血、肾衰竭、败血症、休克等。实验室检查白细胞（2～18.3）$\times 10^9$/L，淋巴细胞大多减少，血小板正常。影像学显示半数患者单侧或双侧肺炎，少数伴胸腔积液。

（4）支原体肺炎　一般占社区获得性肺炎的 5%～30%，由口、鼻分泌物经空气传播，散发和小流行，秋冬季多发，主要见于儿童和青少年。潜伏期 7～28 日，起病缓，主要表现为发作性干咳，夜间重，可咳出少量黏液，可有乏力。血冷凝集试验、支原体抗体升高等有助于本病诊断。

（5）军团菌肺炎　军团菌存在于水和土壤中，常经供水系统、空调和雾化吸入传播，引起呼吸道感染，中老年人及原有基础疾病和接受免疫抑制药治疗者易感染发病，起病缓慢，也有急性起病者。病初表现为乏力、肌痛、头痛和高热寒战，痰量少，黏性可带血，一般不呈脓性；也可有恶心、呕吐和水样腹泻，严重的有气急、呼吸困难和精神症状。死亡率约为 15%。血液检查白细胞多超过 10×10^9/L，核左移，可伴有低钠、肾功能损害；胸部 X 线片显示肺炎早期为外周性斑片状肺泡内浸润，继而肺实变，下叶较多见，单侧或双侧，病变进展迅速，还可伴有胸腔积液。支气管抽吸物、胸腔积液中可见细胞内有军团菌即可确诊。

（6）细菌性肺炎　以成人多见，无流行性和明显的前驱症状，白细胞计数及中性粒细胞均明显升高。胸部 X 线片检查多以某一肺叶或肺段病变为主，呈密度均匀的片状阴影。中性粒细胞碱性磷酸酶试验、四唑氮蓝（NBT）还原试验、C 反应蛋白以及痰细菌培养和病毒学检查可帮助两者的鉴别。

（三）治疗

1. 一般治疗

应嘱患者注意休息、适量饮水、清淡饮食，注意预防交叉感染，保持呼吸道通畅。

2. 药物治疗

抗病毒药物如金刚烷胺、利巴韦林、阿糖腺苷等可试用，某些中草药也有一定疗效，除非并发细菌性感染，抗生素一般无须使用。对呼吸道合胞病毒、腺病毒、副流感病毒、流感病毒等可用利巴韦林，每日 0.8～1.0g，分次口服，或用利巴韦林 10～15mg，每日 2 次，肌内注射。对感染疱疹病毒、水痘-带状疱疹病毒及免疫缺陷者可用阿昔洛韦，每次 5mg/kg，静脉注射，每日 3 次，连续用 7日。对感染流感病毒者，亦可用金刚烷胺，每次 100mg，每口 2 次，口服。

三、支原体肺炎

支原体肺炎是由支原体引起的呼吸道感染，也称原发性非典型性肺炎。支原体是一类缺乏细胞壁的原核细胞型微生物，它不同于细胞，也不同于病毒。从人体分离的 16 种支原体中，5 种对人有致病性，即肺炎支原体、解脲支原体、人型支原体、生殖支原体及发酵支原体，与人类关系最密切的是前三种。人型支原体、解脲支原体一般被认为是机会性感染病原体。支原体肺炎常于秋冬季节发病，儿童和青年人居多。主要由飞沫经呼吸道吸入传播，可散发或小流行。主要病变为间质性肺炎，可累及胸膜。

（一）临床表现

1. 症状与体征

（1）症状　潜伏期 2～3 周，一般起病缓慢，约 1/3 病例无症状。以气管炎、支气管炎、肺炎、鼓膜炎等形式出现，以肺炎最重。发病初期有乏力、头痛、咽痛、发冷、发热、肌肉酸痛、食欲减退、恶心、呕吐等，头痛显著。热度高低不一，可高达 39℃，2～3 日后出现明显的呼吸道症状，如阵发性刺激性咳嗽、干咳或少量黏痰或黏液脓性痰，有时痰中带血。

因支原体可长期生存于气管黏膜上皮细胞间而影响纤毛运动，故咳嗽常持续较久。发热可持续 2～3 周。热度恢复正常后尚可遗有咳嗽，伴胸骨下疼痛。颈淋巴结可肿大。

病情一般轻微，有时也可以相当严重，可有肺脓肿、气胸、肺气囊肿、支气管扩张、闭塞性细支气管炎甚至急性呼吸窘迫综合征（ARDS）、弥散性血管内凝血（DIC）等并发症。支原体肺炎较细菌性肺炎肺外症状相对多见。皮肤损害见于25％的患者，表现为斑丘疹、结节性红斑、多形红斑、水疱疹和中毒性表皮坏死溶解症。少数病例可伴发中枢神经症状。

（2）体征　体检无重要发现，与患者的主诉和X线改变不一致。可见轻度鼻塞、流涕，咽中度充血。鼓膜常有充血，约15％有鼓膜炎。颈淋巴结可肿大。有10％～20％患者出现斑丘疹，此为重要线索，少数患者出现多形性红斑或Stevens-Johnson综合征。胸部一般无明显异常体征，约半数可闻干性或湿性啰音，10％～15％病例发生少量胸腔积液。

2. 辅助检查

（1）一般检查　血常规白细胞总数可高、可低，多数正常。血沉和C反应蛋白增高。

（2）X线检查　初期双肺纹理增多模糊与网状阴影，以间质性病变为主，与病毒性肺炎、机会性肺炎等无法区别。双下肺呈较低密度斑片状阴影，密度不均，常呈单侧。单个肺叶或肺段实变，但边缘模糊呈网状结节状，无清晰分界，常伴肺门淋巴结肿大，并随症状的缓解而缩小或消失。并发症较多，尤其胸膜炎的发生率高，主要表现为胸腔积液和胸膜反应性增厚。一般2周左右开始吸收，1～2个月可明显吸收或完全吸收。

（3）支原体的特异性实验室检查

① 支原体特异性血清学检测方法：最常用的是补体结合试验，另有间接免疫荧光染色检查法、生长抑制试验、代谢抑制试验、间接血凝试验、酶免疫法和酶联免疫吸附试验等。补体结合试验检测支原体脂多糖，双份血清效价4倍及4倍以上升高用于肺炎支原体感染的诊断。但对早期诊断和治疗缺乏指导意义，且与细菌抗体存在交叉反应。

② 支原体非特异血清学检测方法：有肺炎支原体冷凝集试验与MG链球菌凝集试验，对支原体肺炎能起辅助诊断的作用。冷凝集试验在支原体感染时仅有30％～40％的阳性率，其他微生物也可诱导产生冷凝集素。检测特异性抗体IgG的方法尚不能达到早期快速诊断的目的，抗原的检测为今后研究的发展方向。目前已有用酶联免疫吸附试验、荧光标记抗体、肺炎支原体膜蛋白单克隆抗体和反向间接血凝法直接检测分泌物和体液中支原体抗原的报道，具有很高的特异度和灵敏度。人体感染肺炎支原体后，能产生特异性IgM和IgG类抗体。IgM类抗体出现早，一般在感染后1周出现，3～4周达高峰，以后逐渐降低。由于肺炎支原体感染的潜伏期为2～3周，当患者出现症状而就诊时，IgM抗体已达到相当高的水平，因此IgM抗体阳性可作为急性期感染的诊断指标。如IgM抗体阴性，仍不能否定肺炎支原体感染，必须检测IgG抗体。IgG较IgM出现晚，需动态观察，如显著升高提示近期感染，显著降低说明处于感染后期。由此提示

IgG 与 IgM 同时测定，可提高诊断率，达到指导用药、提高疗效之目的。

③ 肺炎支原体培养方法：肺炎支原体培养较为困难，需特殊培养基，且生长比一般细菌缓慢。标本来源于鼻拭子、咽拭子、痰、胸腔积液、支气管肺泡灌洗物、气管吸液、肺组织等，取标本时拭子应用力擦下尽可能多的细胞，因为支原体与细胞相伴。

④ 肺炎支原体非培养方法：支原体分子生物学检测方法有基因探针和聚合酶链反应（PCR）等方法。基因探针的核酸杂交法，虽然敏感性和特异性都很高，但基因探针常用同位素标记，放射性危害大，设备要求高且烦琐难以推广，近年来发展的 PCR 技术，使得支原体检测变得简便、快速、敏感、特异，为支原体的检测和实验研究开辟了一个广阔的前景。

（二）诊断和鉴别诊断

1. 诊断要点

（1）持续咳嗽，较频繁，肺部无明显阳性体征，但 X 线检查有斑状或大片状阴影，X 线的病变明显，这是本病最主要特征。总之，支原体肺炎的特点是 X 线表现与临床体征不一致，多为 X 线表现严重，而肺部体征轻微，甚至无阳性体征发现。

（2）白细胞计数大多正常或稍减低。

（3）使用青霉素、链霉素、磺胺药无效，但红霉素能明显减轻症状或缩短病程。

（4）血清冷凝集滴定度增高，呈 1∶32 以上，阳性率为 50%～70%，冷凝集素多于起病后第 1 周末开始出现，至 3～4 周达高峰，2～4 个月才消失。而细菌（包括结核杆菌）及病毒感染都呈阴性反应，故可借此排除肺结核、细菌性肺炎、病毒性肺炎。

（5）分离病原体，从患者痰、鼻拭子、咽拭子中培养支原体，但需 10 日以上，因此，临床意义不大。

（6）血清特异性抗体测定，包括荧光抗体、补体结合及血凝抑制等，均有助于确诊，但不作为常规检查内容。

2. 鉴别诊断

（1）传染性非典型肺炎　本病是由冠状病毒的一种变异体引起的以肺炎为特征的急性传染病，起病急。一旦发现并确定为传染性非典型肺炎或疑似病例，必须在 6h 内报告当地县、市卫生行政部门和疾病预防控制机构。

（2）细菌性肺炎　如肺炎链球菌肺炎、葡萄球菌肺炎、肺炎克雷伯菌肺炎、军团菌肺炎、厌氧菌肺炎等，细菌培养和血清学检测结果有助于鉴别。

（3）病毒性肺炎 本病抗生素治疗无效；病毒分离、血清学检测有助于鉴别。

（4）过敏性肺炎 外周血嗜酸粒细胞明显增高和胸部病灶多变是诊断本病的主要依据。

（5）风湿性肺炎 有急性风湿热的表现，糖皮质激素疗效好而抗生素治疗无效。

（三）治疗

1. 一般治疗

卧床休息，多饮水，注意保暖，摄入足够蛋白质、热量、维生素，保持呼吸道湿化与通畅，必要时给氧。

2. 药物治疗

红霉素、交沙霉素和四环素类治疗有效，可缩短病程。治疗需持续 2～3 周，以免复发。咳嗽剧烈时可用可待因 15～30mg，每日 3 次。

（1）红霉素

① 用法及用量：口服，成人每日 1～2g，分 3～4 次服。小儿每日按体重 30～50mg/kg，分 3～4 次服。静脉滴注，每 6h 1 次，3.75～5mg/kg。必要时 1 次可增至 10mg/kg。用时，将乳糖酸红霉素溶于 10mL 灭菌注射用水中，再添加到氯化钠注射液 500mL 中，缓慢滴入（最后稀释浓度一般为≥0.1％）。

② 不良反应：胃肠道反应有腹泻、恶心、呕吐、胃绞痛、口舌疼痛、胃纳减退等，其发生率与剂量大小有关。变态反应表现为药物热、皮疹、嗜酸粒细胞增多等，发生率为 0.5％～1％。

③ 注意事项：本品可阻挠性激素类的肝肠循环，与口服避孕药合用可降低避孕药药效。孕妇及哺乳期妇女慎用。

（2）四环素

① 用法及用量：口服，成人，每次 0.5g，每日 3～4 次；8 岁以上小儿每日按体重 30～40mg/kg，分 3～4 次服用。静脉滴注，临前加灭菌注射用水适量使溶解，每日 1g，分 1～2 次稀释后滴注。

② 不良反应：可致牙齿产生不同程度的变色黄染，并可致骨发育不良。口服可引起胃肠道症状，如恶心、呕吐、上腹不适、腹胀、腹泻等。还可使人体内正常菌群减少，导致维生素缺乏、真菌繁殖，出现口干、咽痛、口角炎、舌炎、致舌色暗或变色等。长期应用四环素类可诱发耐药金黄色葡萄球菌、革兰氏阴性杆菌和真菌等的消化道、呼吸道和尿路感染，严重者可致败血症。较大剂量四环素静脉给药或长期口服后可引起肝脏损害。变态反应较青霉素类少见。静脉应用

时，局部可产生疼痛等刺激症状，严重者发生血栓性静脉炎。

③ 注意事项：孕妇、哺乳期妇女及 8 岁以下儿童禁用。

（3）交沙霉素

① 用法及用量：口服，成人 0.8～1.2g/d，严重感染可增至 1.6g/d；小儿按体重每日 30mg/kg，分 3～4 次服用。

② 不良反应：a. 胃肠道反应有腹泻、恶心、呕吐、中上腹痛、口舌疼痛、胃纳减退等，发生率与剂量有关，本品的胃肠道反应发生率明显低于红霉素；b. 乏力、恶心、呕吐、腹痛、发热及肝功能异常等肝毒性症状少见，偶见黄疸等；c. 大剂量服用本品，可能引起听力减退，停药后大多可恢复；d. 偶见变态反应，表现为药物热、皮疹、嗜酸粒细胞增多等；e. 偶有心律失常、口腔或阴道念珠菌感染。

③ 注意事项：a. 患者对大环内酯类中一种药物（如红霉素）过敏或不能耐受时，对其他大环内酯类药物（如本品）也可过敏或不能耐受；b. 肾功能减退患者一般无须减少用量；c. 服用本品期间宜定期随访肝功能，肝病患者和严重肾功能损害者的剂量应适当减少；d. 对实验室检查指标的干扰，本品可干扰 Higerty 法的荧光测定，使尿儿茶酚胺的测定值出现假性增高，血清碱性磷酸酶、胆红素、丙氨酸氨基转移酶和门冬氨酸氨基转移酶的测定值均可能增高。

四、衣原体肺炎

衣原体肺炎是由衣原体引起的肺部炎症，可引起肺炎的衣原体主要是肺炎衣原体和鹦鹉热衣原体两种。肺炎衣原体是一种人类病原体，尚未发现动物作为肺炎衣原体的宿主，感染途径可能是飞沫传播，因此人口密集区域如家庭、学校、军队等可有小范围流行；占社区获得性肺炎的 6%～10%。鹦鹉热衣原体寄生于鹦鹉、鸽和鸡等 100 余种家禽和野生鸟类体内，人通过与携带病原体的禽类接触或吸入鸟粪或被分泌物污染的羽毛而得病。病原体吸入后首先在呼吸道局部的单核-巨噬细胞系统中繁殖，之后经血液循环播散到肺内及其他器官，故本病可累及肝、脾、心、肾、消化道、脑和脑膜；急性期患者也可通过飞沫传染给他人。本病多为散发性，发病与季节无关。

（一）临床表现

1. 症状与体征

（1）症状 肺炎衣原体肺炎起病缓慢，逐渐出现声嘶、咽痛、发热、干咳、头痛、胸痛、倦怠和乏力，很少出现血痰。鹦鹉热肺炎临床表现与肺炎衣原体肺炎相似，但常与有鹦鹉等鸟类接触史，潜伏期 1～2 周，表现为发热、寒战、头痛、出汗、全身不适、关节痛、肌痛和咽喉疼痛，严重者咳嗽、咳少量黏痰或痰中带血，尚可出现恶心、呕吐、腹痛等消化道症状及嗜睡、谵妄、木僵或抽搐等精神症状。

(2) 体征

① 可为低热或高热。

② 肺部听诊可闻及湿啰音。

③ 可有皮肤环形斑、甲状腺炎等肺外表现。

④ 如有脑部受累者，可表现为脑炎和急性炎症脱髓鞘性多发性神经病等表现。

2. 辅助检查

(1) 一般检查　白细胞计数正常，有80%患者血沉加快。

(2) X线检查　胸部X线片无特异性，多为单侧下叶浸润，表现为节段性肺炎，严重者呈广泛双侧肺炎。肺门淋巴结肿大、肺叶实变、胸膜炎及胸腔积液少见。

(3) 细胞培养　鼻咽部或咽喉壁拭子是最常用的标本，从气管或支气管、支气管肺泡灌洗液吸取分泌物做培养最为理想，标本中病原菌含量较多。采集拭子标本应用力尽量擦下更多细胞，因为衣原体与细胞相伴。阳性标本接种后72～96h可见包涵体。

(4) 微量免疫荧光试验　为国际上最常用的肺炎衣原体血清学方法。血清学诊断标准为：①特异性IgG抗体≥1∶16但<1∶512且IgM抗体阴性提示既往感染；②特异性IgG抗体≥1∶512和（或）IgM≥1∶32，排除RF所致的假阳性后可诊断近期感染；③双份血清抗体效价4倍以上增高为近期感染。

(5) PCR技术　PCR检测肺炎衣原体DNA较培养更敏感，敏感性高25%，但用咽拭子标本检测似不够理想，不如血清学检测肺炎衣原体特异性抗体。

(二) 诊断和鉴别诊断

1. 诊断要点

(1) 有与鸟类或家禽接触史。

(2) 发病隐匿，发热、缓脉、肌痛、咳嗽、咳黏痰等症状，严重者可有呼吸困难和黄疸等。

(3) 外周血白细胞计数多正常，亦可低下或增多。

(4) 胸部X线表现为肺部炎症，从肺门向外辐射或两肺粟粒样结节影。

(5) 特异性抗体IgM≥1∶32或IgG≥1∶512或升高4倍以上。

(6) 若从痰、支气管吸出物或血中检测到衣原体DNA，可确诊。

临床表现与其他非典型肺炎不易区分，必须依靠实验室诊断。目前尚无既敏感又简易便于推广的确诊方法。咽拭子或痰液能分离到肺炎衣原体，但临床标本做细胞培养不易分离到该衣原体，且所需时间较长。急性期和恢复期血清补体结合试验可作为回顾性诊断，但不能与其他衣原体相区别。微量免疫荧光试验（MIF）双份血清效价 4 倍升高，IgM 1∶32 或更高或单次 IgG 滴度 1∶512 或更高；且排除类风湿因子所致假阳性后均有助于诊断。PGR 技术已用于 CP 的检测，若能进行质量控制，可防止出现假阳性结果。

2. 鉴别诊断

（1）病毒性肺炎　与衣原体肺炎的表现相似，但本病抗生素治疗无效；病毒的分离、血清学检测有助于鉴别。

（2）支原体肺炎　与衣原体肺炎的表现相似，但血冷凝试验可阳性，疾病恢复期血清肺炎支原体特异性抗体升高，大环内酯类治疗有效。

（3）肺透明膜病　由于缺乏肺表面活性物质，呼吸困难发生在出生后 12h 以内，逐渐加重，病情进展较产前肺炎稍慢。但这两种病常不易从临床、X 线片及病理上鉴别，因此对肺透明膜病也可试做产前感染性肺炎治疗。采用较大剂量青霉素。

（4）巨细胞病毒引起的肺炎　起病缓慢，症状有发热、干咳、气促，胸部 X 线片为典型的间质性肺炎，这些和衣原体肺炎相似，但巨细胞病毒感染患儿肝脾大明显，有时伴黄疸。

（三）治疗

四环素和红霉素为首选抗生素。疗程 2～3 周。存在治疗失败的情况，尤其是使用红霉素治疗。治疗失败后改用四环素或多西环素，通常治疗效果仍然良好。阿奇霉素在细胞内半衰期更长，且胃肠道不良反应少，有逐步取代红霉素的趋势。对病情较重、病程较长、体弱或营养不良者应输鲜血或血浆或应用丙种球蛋白治疗，以提高机体抵抗力。

1. 一般治疗

卧床休息，多饮水，注意保暖，摄入足够蛋白质、热量、维生素，保持呼吸道湿化与通畅，必要时给氧。

2. 用药常规

（1）红霉素　①口服，成人每日 1～2g，分 3～4 次服；小儿每日 30～50mg/kg，分 3～4 次服。②静脉滴注：每 6h 1 次，按体重用 3.75～5mg/kg。必要时 1 次可增至 10mg/kg。应用时，将乳糖酸红霉素溶于 10mL 灭菌注射用水中，再添加到输液 500mL 中，缓慢滴入（最后稀释浓度一般为≥0.1%）。

（2）阿奇霉素　每日只需服 1 次，成人 500mg；儿童 10mg/kg。连服 5 日，作用至少持续 10 日。不良反应及注意事项同红霉素。

（3）四环素　①口服，成人，每次 0.5g，每日 3～4 次；8 岁以上小儿每日按体重 30～40mg/kg，分 3～4 次服用。②静脉滴注，临用前加灭菌注射用水适量使溶解。每日 1g，分 1～2 次稀释后滴注。

不良反应及注意事项同红霉素。

第五节　肺结核

肺结核是由结核杆菌复合群［主要包括结核杆菌（Mtb）、牛分枝杆菌、非洲分枝杆菌］引起的一种以慢性肉芽肿性炎（尤其是干酪坏死性肉芽肿性炎）为病理特征的慢性传染病，约占所有结核病例的 80%。根据 2016 年世界卫生组织（WHO）全球结核报告估计，世界上 20 亿～30 亿人感染了 Mtb。2015 年有约1040 万新发病例，其中有 48 万新发耐多药结核（MDR-TB，感染的病原菌至少对异烟肼和利福平耐药），尚有要按照 MDR-TB 治疗的 10 万新发耐利福平结核。我国 2015 年发病率为 67/10 万，新发病例 91.8 万，位于印度及印度尼西亚之后名列第三位；耐药结核达 7 万余例。

持续不缓解的咳嗽是肺结核最常见症状，高达 95%；其他主要症状包括发热、体重下降及盗汗三联征，分别占有症状者的 75%、55% 及 45%，大约 20%活动性肺结核无明显症状。

肺结核是可治愈性疾病，如果不给予治疗，涂阳患者 10 年死亡率为 70%，培阳（涂阴）患者则为 20%。根据 WHO 全球报告，初发结核成功治疗率为83%，我国高于全球水平，达 94%；利福平耐药结核（RR-TB）及 MDR-TB 成功治疗率仅 55%，与全球水平 55% 持平；广泛耐药结核（XDR-TB，感染的病原菌至少对异烟肼和利福平耐药，同时对任何一个喹诺酮类药物耐药，以及至少对一个可注射性二线抗结核药物耐药）预后极差，全球成功完成治疗者为 28%，我国较低为 22%。

一、病因及发病机制

（一）病因

结核病由结核杆菌复合群（包括 Mtb、牛分枝杆菌、非洲分枝杆菌）所引起，复合群的其他成员田鼠分枝杆菌、海豹分枝杆菌和羊分枝杆菌很少引起人类疾病。确定分枝杆菌属的主要表型特征是"抗酸性"，即苯酚品红或碱性槐黄着色后抵抗酸-醇混合物脱色作用的能力。

1. 传染源

痰涂片阳性患者每毫升痰中含有 5000～10000 个 Mtb，是主要传染源；痰涂片阴性者也造成约 25％ 的人群感染。传染源的传染性与下列因素有关。

① 呼出气中可培养病原体的存在，呼出气中病原体的变化极大，与痰涂片结果不相关。

② 肺中所含病原体的数目，这可以从疾病的严重程度和影像学形态来推断，可更直接地从痰液显微镜检查估计。

③ 抗结核联合化疗的使用，2 周有效化疗可以降低痰中 Mtb 99％ 以上，甚至高达 99.9％。

④ 菌株差异，例如耐异烟肼的菌株比完全敏感的菌株致病力弱。

2. 传播途径

Mtb 通过含该菌的气溶胶传播。咳嗽是产生气溶胶的最有效机制，并由此产生飞沫，非咳嗽的其他用力呼气动作，如打喷嚏、大喊大叫、唱歌、大声说话，或多或少都涉及气流突然加速，扰乱液体表面或黏液丝，可产生气溶胶粒子。简单的动作，如咳嗽时盖住口，可以通过改变气流中液滴的方向而减少飞沫核的形成。Mtb 的传播受下列因素的影响：传染源的特征，特别是细菌负荷；传染源与潜在受者的接近程度以及他们所共享空气的情况；病原体的传染性，即在新宿主肺或其他部位生存的能力。

3. 易感人群

获得 Mtb 感染的易感性是高度可变的。多数结核接触者调查报告显示，40％～60％ 的结核病例密切接触者受到感染，可通过结核菌素皮肤试验（TST）的转阳，或干扰素（IFN）-γ 释放试验由阴转阳证实。但有研究表明，足够长的暴露时间，可使所有被暴露者感染。

4. 环境因素

除了 Mtb 自然死亡，正常情况下影响飞沫核中 Mtb 传染性的唯一因素是通过通风或过滤移除 Mtb，以及使其暴露于紫外线而杀灭。

（二）发病机制

结核病的病理反应与宿主对入侵 Mtb 的反应密切相关。大多数感染 Mtb 者，宿主固有免疫或适应性免疫机制限制病原体的生长，从而限制感染。有两个阶段：感染的获得和随后结核病的后续发展。结核病可从感染到疾病的早期直接进展而来（感染后第一年内有 3％～10％ 的发病概率），也可能在感染多年后晚期进展而发病（感染一年之后有近5％的人在今后一生中某个时点可能进展为活动性结核病）。HIV感染人群的结核发病概率更是远高于普通人群，感染结核者发生结核病的风险如表1-3所示。

表1-3 结核感染人群进展到活跃结核的危险因素

危险因素	相对危险度/风险比[①]
新近感染（<1年）	12.9
纤维性病变（自然愈合）	2~20
合并症及医源性原因	
HIV感染	21~30
硅肺	30
慢性肾衰竭及血透	10~25
糖尿病	2~4
静脉使用成瘾药物	10~30
免疫抑制治疗	10
肿瘤坏死因子α抑制剂	4~5
胃切除术	2~5
空肠回肠改道术	30~60
移植后期（心、肾）	20~70
吸烟	2~3
营养不良、重度体重下降	2

① 陈旧感染=1。

1. Mtb 的胞内运输

研究揭示致病性分枝杆菌得以在宿主体内吞噬细胞（包括巨噬细胞）生存和复制的机制在于干扰吞噬体的成熟过程，而后者可与溶酶体发生融合从而杀灭和消化病原菌。

2. 早期分泌抗原 6kD 分泌系统 1（ESX-1 蛋白分泌系统）

早期分泌抗原6kD（ESAT-6）分泌系统1（ESX-1）是首先被发现的细菌Ⅶ型分泌系统，也是Mtb的重要毒力因素。Mtb ESX-1系统分泌的所有蛋白中，ESAT-6和培养滤液蛋白10kD（CFP-10）是目前研究得最为完善的。BCG中不含这些蛋白，因而使用这些蛋白作为刺激物可增加IFN-γ释放实验诊断潜伏性结核感染的特异性。ESX-1分泌蛋白具有多种功能，而最具特征性的功能在于它们可破坏宿主细胞内膜的完整性。

3. Ⅰ型干扰素的诱导

结核病发病的一个重要机制是诱导Ⅰ型干扰素［IFN-α 和（或）IFN-β］的分泌。研究结核病差异表达基因的全血转录组发现了干扰素应答基因为主导的转录标签，并且另外的队列验证了上述结论。干扰素转录标签的表达强度与疾病的严重程度相关，且在有效的化疗开始后得到迅速逆转。

4. 具有生物活性的分枝杆菌脂质

Mtb 长期以来被认为富含脂质，其中包括具有多达 90 个碳原子的酰基链的分枝菌酸。然而，分枝杆菌脂质并非仅仅是作为"蜡状涂层"发挥对药物和其他极性分子的屏障作用，它还能与宿主相互作用参与致病过程。

5. 调节凋亡

作为兼性胞内病原体，Mtb 能改变周围环境从而利于其生存和生长。机制之一为抑制细胞凋亡（程序性细胞死亡），延长感染细胞的寿命，使感染细胞胞内细菌在传播到相邻区域的细胞之前数量增多。

二、病理生理和病理

（一）肉芽肿

由巨噬细胞聚集体构成，通常包含多核巨细胞和"上皮样"巨噬细胞以及不同数量的淋巴细胞，是结核病的典型病理表现之一。肉芽肿有时也包含不同数量的坏死细胞和显微镜及肉眼可见的坏死中心；有的还呈现出干酪样坏死（特征地表现为组织结构的完全丧失和类似奶酪样的纹理），并可发生钙化。中央坏死伴周围多核巨细胞、上皮样细胞及淋巴细胞，抗酸染色阳性。肉芽肿传统上被认为是对宿主具有保护意义的结构，隔离细菌，防止播散。然而上述保护性的作用适用于后期发生纤维化和钙化的肉芽肿，早期肉芽肿实际上是通过易化巨噬细胞聚集体内细胞之间的传播，导致细菌数量剧增，从而促进感染。此外，活体显微镜显示肉芽肿内的巨噬细胞和淋巴细胞是动态的，表现为淋巴细胞自由游走于密切排列的巨噬细胞之间。总之，研究提示肉芽肿是一种动态结构，随着感染阶段的不同既可能促进病原体传播，也可能对宿主发挥保护作用。

（二）潜伏/休眠与复燃

潜伏感染的状态是结核病最重要特征之一，大多数感染后的人都会呈现潜伏感染状态，并具有在某个时间点发生复燃，进展为活动性结核病的可能。宿主因素会影响潜伏状态的建立和维持，细菌同样具有高度进化的机制影响潜伏和复燃。近来有大量的研究聚焦于 Mtb 内存在的低氧诱导表达并影响潜伏状态的基因（以细菌的休眠状态作为潜伏感染的研究模型，在这种状态下大部分的细菌群体均未呈分裂活跃状态）。某些 Mtb 的基因表达由转录因子 dosR 调控，在低氧时可被迅速诱导而表达，而其他基因统称为持久性缺氧应答（EHR）元件，被选择性调节。连同复氧可逆转基因表达的证据，以上这些发现为了解 Mtb 如何能可逆地适应环境并改变其代谢和生长状态提供了范例。此外，证据表明 T 细胞对这些"休眠"基因编码的蛋白质的应答在潜伏性感染而非活动性结核病的个体更为常见，这提示前面所阐述的机制是潜伏性结核感染时才发挥作用的。

相比影响潜伏感染状态，细菌因素对潜伏感染后复燃的影响目前了解得较少。Mtb 基因组可编码 5 种蛋白，这类蛋白与"复苏促进因子"（RPF）家族具有同源性，后者可促进培养时处于生长停滞状态的细菌的生长。尽管 RPF 在其他细菌中的作用主要是参与细胞间通信，迄今为止 Mtb 特征性的 RPF-肽聚糖糖苷酶则似乎仅仅参与细胞壁重塑。

（三）免疫

宿主延缓结核从感染到发病进程的一系列反应是其对抗 Mtb 的高度进化的致病机制的重要环节。尽管决定受暴露个体是否会发生感染的机制尚未明确，但影响结核感染后结局的机制日益清晰。

1. 对抗 Mtb 的固有免疫机制

固有免疫应答在结核病中起重要作用，有关 HIV 个体的研究以及基于动物模型的研究均提示仅仅依赖固有免疫不足以控制 Mtb 的感染。参与结核病的固有免疫细胞包括单核巨噬细胞、中性粒细胞、树突状细胞、天然杀伤 T 细胞（NKT）和固有 T 淋巴细胞等。结核病固有免疫的分子介质：Mtb 诱发生成的细胞因子中，肿瘤坏死因子（TNF）在人类结核病的免疫应答中是必不可少的。类风湿关节炎和其他需要阻断 TNF 活性进行治疗的患者相较于对照人群，其发生结核病的风险增高达 25 倍，且也更易发生播散性感染。IFN-γ 在结核病的免疫控制中具有重要作用。IFN-γ 缺陷或 IFN-γ 受体缺陷小鼠更易死于快速进展的 Mtb 感染。而在 IFN-γ 受体突变的患者中结核病的临床症状尤其严重［播散型和（或）复发］。白介素-12（IL-12）为另一个参与结核病固有免疫反应的细胞因子。IL-12 最具特征性的作用为介导 CD4$^+$ T 细胞分化为可分泌 IFN-γ 且有助于控制结核病的 1 型 T 辅助细胞（Th1）。维生素 D 可促进人对结核的免疫。一项前瞻性研究发现，家庭中接触了传染性肺结核患者的人，维生素 D 基线水平较低者更易进展为活动性疾病。

2. 对抗 Mtb 的适应性免疫机制

（1）CD4$^+$ T 细胞是结核免疫的关键细胞。在小鼠中，去除 CD4$^+$ T 细胞或干扰其发育（去除 MHC Ⅱ型分子，因为其可结合抗原肽，是 CD4$^+$T 细胞的发育过程的关键分子）显著加速感染的致死进程。合并感染 HIV 的患者中，CD4$^+$T 细胞的进行性消耗常伴随结核发病风险增加，且抗反转录病毒治疗在恢复 CD4$^+$T 细胞的同时也降低了结核病的风险。除了增加结核病本身风险，HIV 感染所造成的 CD4$^+$T 细胞的大量消耗也会改变结核病的临床特点，表现为肺外疾病的频率较高而空洞肺部病变的频率较低。

（2）CD8$^+$T 细胞在人类结核病中的作用尚不明确，但其在实验感染的牛和小鼠中被证明能一定程度控制 Mtb 生长。使用抗 TNF 抗体即英夫利西单抗治疗类风湿关节炎会增加结核病的风险，并减少 CD8$^+$T 细胞一个特定亚群的数量，而后者在体外试验中被证实对 Mtb 具有杀菌作用。除了具有对活动性疾病的保护作用，T 细胞对 Mtb 抗原的应答反应也是 TST 和 IFN-γ 的释放实验（IGRA，如 QuantiFERO-TB 和 T-SPOT-TB）的基础。

（四）外源性与内源性感染

存在于结核病的一个历史性争议是其发病究竟是最近吸入外源性致病菌（例如来源于环境）导致的新发感染，还是多年来一直潜伏于机体内处于休眠或生长受限状态的致病菌的重新激活。这个概念的重要性在于目前结核病控制工作很大程度上基于这样一种认识，即低发区的结核病患者的发病主要是内源性激活的结果。因此，结核病的预防需要发现感染者并对其进行异烟肼预防性治疗。

自 20 世纪 90 年代早期开始，Mtb 的基因分型已被成功地用于确定结核病究竟是起因于外源性还是内源性感染。基于不同的基因分型标志物和方法的 MtbDNA 指纹识别技术已被用于追踪某个社区中 Mtb 的特定菌株。

三、临床表现及辅助检查

（一）临床表现

各型肺结核临床表现的共同之处如下。

1. 持续性咳嗽

以干咳为主，可伴有咳痰和咯血。

2. 发热

开始多为低热，随着疾病进展，可出现高热。早上体温多正常，午后或晚上体温逐渐达高峰，夜间体温下降。

3. 盗汗

多见于夜间。与咳嗽和发热一起，构成肺结核的三联征。

4. 呼吸困难

多见于广泛肺实质病变、伴有胸腔积液或气胸时。

5. 其他症状

乏力、食欲缺乏、体重减轻、育龄女性月经不调或闭经。少数患者可有结核变态反应引起的过敏表现：结节性红斑、疱疹性结膜炎和结核风湿症等。

6. 体征

缺乏特异性，病变范围小时，常无体征；渗出病变范围大时可有肺实变体征；纤维病变大量形成时，可出现气管向患侧偏移、患侧胸廓塌陷；伴胸膜炎时可出现胸腔积液体征。

（二）临床分型

各型结核临床表现各有其特点，结核病分为原发型肺结核、血行播散型肺结核、继发型肺结核、结核性胸膜炎和其他肺外结核五型。

1. 原发型肺结核

含原发综合征及胸内淋巴结结核。多见于少年儿童，常有结核病接触史，无症状或症状轻微，结核菌素试验多为强阳性。原发综合征的 X 线直接征象主要表现由肺内原发病灶、淋巴管炎和胸内肿大淋巴结组成"双极像"或称"哑铃像"。胸内淋巴结结核在 X 线上主要表现为三种类型：①肿瘤型，肿大淋巴结呈团块状阴影，密度高而均匀，边界较清楚；②炎症型，肿大淋巴结及其周围炎融合成片状影，中心密度较周围高，边界模糊；③隐匿型，胸片上肿大淋巴结被纵隔、心脏、大血管所遮盖。

2. 血行播散型肺结核

含急性血行播散型肺结核（急性粟粒型肺结核）及亚急性、慢性血行播散型肺结核。急性粟粒型肺结核多见于婴幼儿和青少年，多同时伴有原发型肺结核。成人急性粟粒型肺结核多由病变组织和淋巴结内的结核杆菌侵入血流所致。起病急，持续高热，中毒症状明显，一半以上患者合并结核性脑膜炎。呼吸道症状可不明显，全身浅表淋巴结肿大、肝大和脾大，可出现皮肤淡红色粟粒疹。部分患者结核菌素试验阴性，随病情好转可转为阳性。急性者 X 线胸片上显示病灶常需 3 周以上，表现为散布于双肺野、分布较均匀、密度均匀和大小均匀的"三均匀"表现，直径 1～3mm 的粟粒状阴影，透视检查不易发现。早期胸片不能清晰显示，仅显示为肺纹理增加，肺实质透光度降低或肺野呈毛玻璃样改变。如作薄层高清晰度 CT 扫描（HRCT），可显示粟粒状病灶，有助于早期诊断。亚急性和慢性血行播散型肺结核粟粒大小不等和密度不均，病灶新旧不一，渗出与增殖性改变相互混杂，病灶多见于两上中肺野。

3. 继发型肺结核

多发生在成人，病程长，易反复。其渗出性病变可发生干酪样坏死、液化、空洞形成和支气管播散；同时又可出现病变周围纤维组织增生，使病变局限化并致瘢痕形成。渗出型病变、干酪样坏死和增生型病变共存。病变多发生在肺上叶尖后段、肺下叶背段，但目前下叶基底段结核也不少见。多肺段病变常见，少数患者病变较局限。胸部影像可呈多形态表现（即同时呈现渗出、增殖、纤维和干酪性病变），也可伴有钙化。易形成空洞，内侧端可有引流支气管征，可伴有支气管播散灶。呈球形病灶时（结核球）直径多在 3cm 以内，密度多较高，边缘多光滑，可为单个或多个，周围或其他肺野可有卫星病灶。可伴有胸腔积液、胸膜增厚与粘连。病变吸收多较慢（一个月以内变化较小）。概括而言，肺结核典型影像学有"三多三少"的表现："三多"即多灶性、多态性（即多阶段，在同一次 CT 片上可出现不同演变时期的多种形态）、多钙化性；"三少"即少肿块性、少结节堆聚性、少增强性（增强前后 CT 值差＜30Hu）。继发型肺结核含浸润性肺结核、纤维空洞性肺结核、结核球和干酪样肺炎等。

4. 结核性胸膜炎

虽然胸膜腔位于胸廓内，但结核性胸膜炎被认为是肺外结核。

5. 其他肺外结核

结核可发生于肺外多种器官组织，以淋巴结结核最为常见，可高达肺外结核的 40％以上；其他种类的肺外结核包括泌尿生殖道、骨关节、中枢神经系统、腹部和心包的结核病，其影像学表现各不相同。

（三）辅助检查

1. 胸部影像学表现

不同类型肺结核表现不同，详见上述临床分型。

2. 病原学检查

WHO 年度报告将肺结核分为细菌学证实结核病例和临床诊断结核病例。前者是指患者的生物标本显微镜涂片或培养或 WHO 认可的快速检测阳性，后者指除细菌学证实结核病外的诊断为结核病的病例，该类患者，任何时点出现细菌学阳性均划为细菌学证实结核病例。

（1）涂片抗酸染色显微镜检查　除了痰液，来自肺部的生物学标本还包括胃液、经纤维支气管镜吸取物、纤维支气管镜活检物、咽拭子等。建议送三份晨痰，或每份痰采取至少相隔 8h；三次痰涂片的敏感性与一次痰培养相当；清晨的第一口痰，不用防腐剂；每份痰液标本至少 8mL；晨痰的阳性率比及时痰高 10%～100%；发光二极管荧光显微镜检查可提高阳性率 10%；无痰液者可行痰诱导术；三次痰涂片阴性者，经纤维支气管镜检查后病原学阳性率显著提高。

（2）Mtb 培养　Mtb 培养仍是目前诊断的"金标准"。尤其是药敏试验结果在指导临床用药及耐药性检测等方面具有重要作用，是鉴定是否为活菌的可靠方法。传统的固态培养法：需要 4～6 周才能检测到 Mtb 的生长，而且阳性率也只有 30%～40%；特异性差，各种分枝杆菌均可生长。要确定是否为结核杆菌，需结合分枝杆菌菌种鉴定，必要时做药物敏感性试验。分枝杆菌快速液体培养技术：如 BD 公司推出的 BACTEC-MGIT960 全自动分枝杆菌培养、鉴定/药敏系统，操作简便，阳性标本检出时间平均为 9 天，鉴定、药敏试验时间平均为 4 天，阳性标本检出率比传统固体培养提高 10%左右。

（3）结核杆菌核酸检测　分子生物学技术如 Xpert MTB/RIF 检测法已成为诊断肺结核的重要手段。Xpert MTB/RIF 技术是集痰标本处理、DNA 提取、核酸扩增、Mtb 特异核酸检测、利福平耐药基因 rpoB 突变检测于一体的结核病和耐药结核病快速诊断方法，全过程只需 105min。由于整个过程在封闭的腔室内自动化完成，无需生物安全需求，2010 年 12 月 WHO 批准了 Xpert MTB/RIF 的应用，该技术也被 WHO 誉为结核病诊断中革命性的突破。线性探针测定法（LPA）可同时检测异烟肼和利福平耐药基因的突变，用于 MDR-TB 的诊断，其优点为所需时间短仅 24～48h，可直接检测涂片阳性痰标本，方法较为简单。

3. 肺结核的非病原学实验检查

（1）结核菌素皮肤试验　如 PPD 皮肤试验，是判断机体是否受到 Mtb 感染的重要手段。当呈现强阳性表示机体处于超过敏状态，发病概率高，可作为临床诊断结核病的一项参考指标。不能鉴别结核与卡介苗预防接种及非结核分枝杆菌感染。

（2）干扰素-γ 释放试验（IGRA）　在活动性肺结核的辅助诊断中具有一定的价值，尤其是儿童、老年以及免疫受损时。虽可鉴别结核与卡介苗预防接种及非结核分枝杆菌感染，但不能鉴别结核潜伏感染与活动性肺结核。

（3）结核抗体检测　血清学诊断是通过检测结核患者或受感染者血液中相应抗体来进行诊断，该法快速廉价，易于操作，且避免了生物安全问题，用于结核病的辅助诊断已有近 40 年历史。

鉴于血清学试验的高假阳性和假阴性率，WHO 建议其不能用于结核病的诊断。

4. 肺结核侵入性检查

主要目的是获取生物标本进行结核病原学检查。

（1）纤维支气管镜检　获取纤维支气管镜吸取物、纤维支气管镜刷片、纤维支气管镜活检物、肺泡灌洗液进行结核病原学相关检测。

（2）经胸壁针刺肺活检　对于纤维支气管镜不能到达的肺周围性病变的诊断价值大。

（3）支气管内超声引导针吸活检术（EBUS-TBNA）、胸腔镜及纵隔镜检查目的仍然是获取病变组织进行诊断。

（4）电磁导航支气管镜（ENB）技术　是纤维支气管镜检的特殊类型，近年在国内推广使用，对于肺周围性病变诊断率达 80％以上。

四、诊断和鉴别诊断

（一）诊断依据

1. 临床症状

可出现发热（多为低热）、盗汗、咳嗽、咳痰、咯血或血痰、胸痛等。部分患者可无临床症状。

2. 体征

可出现呼吸频率增快、呼吸音减低或粗糙、肺部啰音等。轻者可无体征。

3. 影像学检查

显示活动性肺结核病变特征。

4. 痰液检查

痰抗酸杆菌涂片镜检或分枝杆菌培养阳性或结核杆菌核酸检测阳性。

5. PPD 皮试及 IGRA

仅能起到辅助诊断的价值，阳性不能肯定活跃结核病，阴性不能排除活跃结核病。

6. 误诊原因分析

导致结核病诊断延误有三个主要原因：感染人群不就诊或无就诊条件；医疗服务工作者没有考虑到结核病；痰（或其他标本）涂片镜检，最常用的诊断试验缺乏敏感性。

（二）初复治肺结核定义

1. 初治肺结核

新发现或已知患者，未经化疗者；开始化疗方案规律用药未满疗程者，或虽然满 6 个月，但病情不断好转，不需要改变原治疗方案者；不规律化疗未满 1 个月者。

2. 复治肺结核

初治失败患者，经规律治疗 6 个月，痰中结核杆菌阳性或病灶明显恶化，需改变化疗方案者；规律用药满疗程后痰菌又复阳的患者；不规则化疗超过 1 个月的患者；痰菌持续阳性的慢性排菌者。

（三）耐药结核定义

1. 单耐药结核病（MR-TB）

感染的 Mtb 经体外药物敏感性试验（DST）证实对一种一线抗结核药物耐药。

2. 多耐药结核病（PR-TB）

感染的 Mtb 经体外 DST 证实对一种以上一线抗结核药物耐药（但不包括同时对异烟肼和利福平耐药）。

3. MDR-TB

感染的 Mtb 经体外 DST 证实至少同时对异烟肼和利福平耐药。

4. XDR-TB

感染的 Mtb 经体外 DST 证实在耐多药基础上至少同时对一种喹诺酮类和一种二线注射类抗结核药物耐药。

5. 利福平耐药结核病（RR-TB）

感染的 Mtb 经体外 DST 证实利福平耐药，包括对利福平耐药的上述任何耐药结核病类型：MR-TB、PDR-TB、MDR-TB 和 XDR-TB。

（四）鉴别诊断

1. 肺炎

肺炎与肺结核之间从症状、体征到胸部 X 线表现都有共同之处，是临床上经常遇到的问题。若排菌的肺结核患者，只要能考虑到结核之可能，行痰涂片抗酸染色检查，通常可及时做出鉴别。如果结核病变不典型极似肺炎或为菌阴肺结核时则鉴别相对困难，此时结核菌素试验价值较大，若无因宿主原因导致结素阴性的因素存在，结素阴性之于排除结核或结素强阳性之于诊断结核的意义极大。在表现为片状浸润阴影很难立即对两者进行鉴别时，临床上通常的做法是在尽快完善必要检查的同时进行抗感染治疗，动态观察疗效。如在短时间内病变吸收或消失，则肺炎诊断成立；如无效、加重或等待的辅助检查结果支持肺结核诊断，则可进行抗结核治疗。

2. 肺癌

肺结核合并肺癌之特点和异同可见前述。此处要强调的是肺癌与结核之鉴别应依赖于病理学依据。临床上两者之鉴别需经纤支镜或经皮活检，故有条件者尽快行活检，以免延误诊断。

3. 肺脓肿

肺脓肿多有高热、起病急和大量脓性痰临床表现，且痰多有臭味。胸部 X 线示脓肿壁厚且其外缘与肺组织边界不清。而结核常缓慢起病、低热盗汗，除非合并感染否则少有大量脓性痰。其 X 线表现空洞壁相对较薄，空洞内外缘均清晰。

4. 支气管扩张

典型的支气管扩张为反复发生咳嗽、咳痰或咯血。病史可追溯至数年或更长。病变以下肺尤以左下肺多见。除非病情较重，普通胸部 X 线检查常无明显实质性阴影。胸部高分辨 CT（HRCT）对支气管扩张的诊断具有极为重要价值，现认为可代替支气管造影。

5. 其他发热性疾病

临床许多疑难性原因不明发热疾病，如伤寒、败血症、亚急性细菌性心内膜炎、淋巴瘤、血管炎等都涉及与结核病的鉴别诊断。问题难在结核病并非罕见疾病，当它以一种不典型表现出现时，虽然医生在例行鉴别诊断分析时会想到本病，但往往因其支持点不多在考虑到它之后又将其排除，去寻找其他病因。这种努力必定落空，但这弯路又似乎常常在诊断过程中重复，文献里和临床上不乏这样的教训可鉴。所以以不典型表现出现的常见病作为疑难病例要较少见病作为疑难病的诊断更为困难和普遍。

五、化学治疗

（一）治疗原则

肺结核的治疗以化学治疗为主，其原则为早期、规律、全程、适量、联合。

（二）化疗的理论基础

结核病灶中的菌群不均一，初治结核菌中大部分对一线抗结核药物敏感，但有少量天然耐药菌，耐利福平发生的概率为 10^{-8}，异烟肼、链霉素和乙胺丁醇为 10^{-6}，如使用单一抗结核药物，敏感菌被杀灭，耐药菌大量生长而取代成为主要菌群，会造成临床耐药病例。联合用药具有交叉杀灭细菌的作用，可有效防止耐药的产生。此外，病灶中的结核菌的代谢状态也可影响化疗的结果。现在普遍认为，结核病灶中存在 4 种不同状态的菌群，A 群为持续生长繁殖菌，B 群为间断繁殖菌，C 群为酸性环境中半休眠状态菌，D 群为完全休眠菌。一线抗结核药物并非对所有代谢状态的细菌有效，例如链霉素对 C 群菌完全无效，只有吡嗪酰胺对此菌群作用最强。B 群、C 群结核菌可保持在体内很长时间，化疗药物应使用足够的疗程才能杀灭。因此，如果使用的化疗药物不当或者疗程不够，B 群、C 群结核菌不能被消灭，很容易造成复发。

（三）抗结核药物

1. 一线抗结核药物

（1）异烟肼（INH） INH 是最强的抗结核药物之一，是治疗结核病的基本药物，其作用机制可能是通过细菌内触酶——过氧化酶的活化作用，抑制敏感细菌分枝菌酸的合成而使细胞壁破裂。抑制细菌叶酸的合成。此药能杀死细胞内外生长代谢旺盛和几乎静止的结核菌，是一个全效杀菌剂。

INH 口服后迅速自胃肠道吸收，并分布于全身组织和体液中，并可穿过胎盘屏障。蛋白结合率不高于 10%。口服 1～2h 血药浓度可达峰值，4～6h 后血药浓度快乙酰化者为 $t_{1/2}$ 为 0.5～1.6h，慢乙酰化者 2～5h，肝、肾功能损害者可能延长。本品主要在肝脏中乙酰化代谢而成无活性代谢产物，主要经肾（约 70%），在 24h 内排出，相当量的 INH 可经血液透析与腹膜透析清除。

（2）利福平（甲哌利福霉素，RFP） RFP 为半合成广谱杀菌剂，与依赖于 DNA 的 RNA 多聚酶的 B 亚单位牢固结合，抑制细菌 RNA 的合成，防止该酶与 DNA 连接，从而阻断 RNA 转录过程。与异烟肼一样，本品属于全效杀菌剂，能杀死细胞内外生长代谢旺盛和几乎静止的结核菌。

RFP 在胃肠道中吸收良好，吸收后可弥散至全身大部分组织和体液中，当脑膜有炎症时脑脊液内药浓度增加。$t_{1/2}$ 为 3～5h，进食后服药可使达峰时间延迟和峰浓度减低。蛋白结合率为 80%～91%。本品在肝脏中可在自身诱导微粒体氧化酶的作用下而迅速去乙酰化，成为具有抗菌活性的代谢物 25-去乙酰利福平，水解后形成无活性的代谢物由尿排出。本品主要经胆和肠道排泄，可进入肠肝循环，但其去乙酰活性代谢物则无肠肝循环。肾功能减退患者本品无积聚。RFP 不能经血液透析或腹膜透析清除。

对氨基水杨酸盐可影响 RFP 的吸收，导致 RFP 血药浓度减低；患者服用对氨基水杨酸盐和 RFP 时，两药之间至少相隔 6h。

（3）链霉素（SM） SM 属于氨基糖苷类抗生素，其抗菌机制为抑制细菌蛋白质的合成，对结核菌有较强的抗菌作用。SM 主要通过干扰氨酰基-tRNA 和核蛋白体 30S 亚单位结合，抑制 70S 复合物形成，从而抑制肽链的延长，影响合成蛋白质，最终导致细菌死亡。但本品只能杀灭细胞外的结核菌，在 pH 中性时起作用，不易通过血脑屏障及透入细胞内，属于半效杀菌剂。

本品注射后 2h 后可达血峰浓度，并渗入各浆膜腔如胸膜腔等。本品可透过胎盘，但不能透过血脑屏障，尽管脑膜炎症时脑脊液中药物浓度略有增加，尚难达到有效浓度。蛋白结合率为 $20\%\sim30\%$。$t_{1/2}$ 为 3～5h。注射本品后 $50\%\sim60\%$ 于 24h 内由尿中排出。

（4）吡嗪酰胺（PZA）　本品为烟酰胺的衍生物，具有抑菌或杀菌作用，取决于药物浓度和细菌敏感度。本品仅在 pH 偏酸时（pH≤5.6）有抗菌活性，为半效杀菌剂。

口服后在胃肠道内吸收迅速而完全。广泛分布于全身组织和体液中，包括肺、脑脊液，肾、肝及胆汁；脑脊液内药浓度可达同期血浓度的 $87\%\sim105\%$。蛋白结合率为 $10\%\sim20\%$。口服 2h 后血药浓度可达峰值，$t_{1/2}$ 为 9～10h，肝、肾功能减退时可能延长。主要在肝中代谢，水解成吡嗪酸，为具有抗菌活性的代谢物，继而羟化成为无活性的代谢物，经肾小球滤过排泄。24h 内以代谢物排出 70%（其中吡嗪酸约 33%），3% 以原型排出。血液透析 4h 可减低 PZA 血浓度的 55%，血中吡嗪酸减低 $50\%\sim60\%$。

（5）乙胺丁醇（EMB）　本品为合成抑菌抗结核药。其作用机制尚未完全阐明，可能为抑制 RNA 合成。有研究认为可以增加细胞壁的通透性，渗入菌体内干扰 RNA 的合成，从而抑制细菌的繁殖。本品只对生长繁殖期的结核菌有效。

本品口服后经胃肠道的吸收 $75\%\sim80\%$。广泛分布于全身各组织和体液中（除脑脊液外）。红细胞内药浓度与血浆浓度相等或为其 2 倍，并可持续 24h；肾、肺、唾液和尿液内的药浓度都很高；但胸腔积液和腹水中的浓度则很低。本品不能渗入正常脑膜，但结核性脑膜炎患者脑脊液中可有微量。其分布容积为 1.6L/kg。蛋白结合率为 $20\%\sim30\%$。口服 2～4h 血药浓度可达峰值，$t_{1/2}$ 为 3～4h，肾功能减退者可延长至 8h。主要经肝脏代谢，约 15% 的给药量代谢成为无活性代谢物。经肾小球滤过和肾小管分泌排出：给药后约 80% 在 24h 内排出。乳汁中的药浓度约相当于母血药浓度。相当量的 EMB 可经血液透析和腹膜透析从体内清除。

（6）氨硫脲（结核胺，TB$_1$）　本品为抑菌剂，作用机制尚不十分清楚。由于不良反应大，我国已不生产此药。

2. 二线抗结核药物

（1）对氨基水杨酸（PAS）　PAS 对结核杆菌有抑制作用。本品为对氨基苯甲酸（PABA）的同类物，通过对叶酸合成的竞争性抑制作用而抑制结核菌的生长繁殖。目前国内只有本品的静脉用制剂（对氨基水杨酸钠）。

（2）丙硫异烟胺（PTH）　本品为异烟酸的衍生物，化学结构类似于氨硫脲

（TB_1），弱杀菌剂，作用机制尚不明确，可能对肽类合成具抑制作用。本品对结核菌的作用取决于感染部位的药物浓度，低浓度时仅具抑菌作用，高浓度具杀菌作用。

口服迅速吸收，达80％以上，广泛分布于全身组织体液中，在各种组织中和脑脊液内浓度与同期血药浓度接近。本品可穿过胎盘屏障。蛋白结合率约10％。服药后1～3h血药浓度可达峰值，有效血药浓度可持续6h，$t_{1/2}$约3h。主要在肝内代谢，经肾排泄，1％为原型，5％为有活性代谢物，其余均为无活性代谢产物。

（3）阿米卡星（丁胺卡那霉素，AMK）　属于氨基糖苷类药物，在试管中对结核菌是一种高效杀菌药。AMK的作用机制是与30S亚单位核糖体结合，干扰蛋白质的合成而产生抗菌作用。对耐SM的菌株仍然有效。

AMK用药后1.5h达血峰浓度，维持12h。本品可广泛分布于组织和体液中，但不能透过血脑屏障。用药后24小时内94％～98％经肾脏由尿中排出。

（4）卷曲霉素（CPM）　CPM是从卷曲链霉菌属中获得的一种杀菌剂，为多肽复合物，是有效的抗结核药物，对耐SM、卡那霉素（KM）或AMK的细菌仍然有效。作用机制与氨基糖苷类药物相同。

本品很少经胃肠道吸收，须肌内注射或静脉滴注。本品在尿中浓度甚高，也可穿过胎盘，不能渗透进入脑脊液（CSF）。肌内注射后1～2h血药浓度达峰值，血药峰浓度平均28～32mg/L（范围20～47mg/L）。$t_{1/2}$为3～6h，肌内注射1g后尿中平均浓度1680mg/L。主要经肾小球滤过以原型排出，给药12h内以原型排出50％～60％；少量可经胆汁排出。

（5）利福喷汀（环戊哌利福霉素，Rifapentine，DL473，RPE，RPT）　作用机制与RFP相同。试管中的抗菌活力比RFP高2～10倍，在小鼠体内的抗结核作用也优于RFP，消除半衰期时间亦较RFP延长4～5倍。所以，RPE是一种高效、长效抗结核药物。

RPE在胃肠道的吸收缓慢也不完全，但其微晶生物利用度可提高。本品蛋白结合率＞98％，口服本品5～15h后血浓度可达高峰。体内分布广，尤其肝脏中分布最多，其次为肾，其他组织中亦有较高浓度，但不易透过血脑屏障。主要在肝内酯酶作用下去乙酰化，成为25-去乙酰利福平；后者在肝脏内去乙酰化比RFP慢，其蛋白结合率显著降低，它水解后形成无活性的3-甲酰利福霉素。利福喷汀存在肝肠循环，故由胆汁排入肠道的原型药部分可被再吸收。本品及其他代谢产物主要经胆汁入肠道随粪排出，仅部分由尿中排出。

（6）利福布汀（RFB，RBU）　作用机制与RFP相同，是由S类利福霉素衍生而来的半合成的抗生素。耐RFP的结核菌可能同时耐RBU，但有研究结果表明，耐RFP结核菌对本品仍有31％的敏感度。

口服 300mg RBU 后，血峰浓度 141～1033ng/mL，达峰时间（t_{max}）（3.3±0.9）h（2～4h），生物利用度为 85%。高脂肪餐使胶囊的吸收减慢但并不影响吸收总量。药代动力学研究显示本品呈剂量依赖型。RBU 具有高亲脂性，因此分布广，在组织细胞内易吸收。RBU 在人、鼠体内组织细胞的分布水平高于血浆，口服用药 12h 肺-血浓度比例约 6.5。85% 的药物与血浆蛋白以浓度非依赖的形式相结合，其浓度波动于 0.05～1μg/mL，而且这种结合并不影响肝肾功能。RBU 在血浆中缓慢清除，$t_{1/2}$（45±17）h。53% 的口服用药从尿道排出，30% 从粪便排出。健康成年人口服一次后平均的全身清除率为（0.69±0.32）L/(kg·h)，未代谢药物在肾的清除率约占总清除率的 5%。

（7）目前国内没有生产的二线抗结核药物

① 异烟腙：本品为异烟肼衍生物，其作用机制与异烟肼相似，但抗菌作用稍差。口服后吸收慢，血药浓度低，结核菌对本品和异烟肼有交叉耐药性。

② 乙硫异烟胺（ETH）：本品和 PTH 一样，均为异烟酸的衍生物，其作用机制和抗结核作用均同 PTH，但后者的药物不良反应要少于前者。

口服后迅速从胃肠道吸收，生物利用度约为 100%。广泛分布于全身组织体液中，在各种组织中和脑脊液内浓度与同期血药浓度接近。本品可穿过血-胎盘屏障。蛋白结合率约 10%。口服后 1.8h 血药浓度可达高峰，$t_{1/2}$ 为 2～3h。主要在肝内代谢，先代谢为亚砜，仍有部分活性；然后成无活性代谢产物。本品主要经肾排泄，1% 为原型，5% 为有活性代谢物，其余均以无活性代谢产物排出。

③ 环丝氨酸（CYC）：CYC 的化学结构类似 D-丙氨酸。本品干扰细菌细胞壁合成的早期阶段，它通过竞争性抑制 L-丙氨酸消旋酶和 D-丙氨酸合成酶抑制细胞壁的合成。

本品口服给药后从胃肠道迅速吸收，其吸收相当完全（70%～90%）。本品可广泛分布于多种体液和组织，包括脑脊液、乳汁、胆汁、痰、淋巴组织、肺、胸腔积液、腹水及滑膜液中，通过胎盘。脑脊液中 Cs 浓度接近血清中浓度。尿药浓度高。口服本品后 3～4 小时血药浓度可达高峰、肾功能正常者 $t_{1/2}$ 为 10h，肾功能减退者延长。本品由肾小球滤过从肾脏清除，在 12h 内以原型排出 50%，24～72 小时内 65%～70%。少量从粪便排出。肾功能减退患者本品可蓄积。Cs 可通过血液透析清除。

④ 特立齐酮：同 CYC。

3. 喹诺酮类药物在肺结核治疗中的应用

第三代喹诺酮类药物中有不少具有较强的抗结核杆菌活性，喹诺酮类药物的主要优点是易经胃肠道吸收，消除半衰期较长，组织穿透性好，分布容积大，不良反应相对较小，适合于长程给药。这类化合物通过抑制结核菌旋转酶而使其 DNA 复制受阻，导致 DNA 降解及细菌死亡。目前国内较常用于肺结核治疗的喹诺酮类药物主要有氧氟沙星（OFLX）、左氧氟沙星（LVFX）、加替沙星（GAFX）和莫西沙星（MXFX）等，效果上以 MXFX 和 GAFX 最佳，然后依次为 LVFX 和 OFLX。此外，还有抗结核疗效与 OFLX 相似的环丙沙星（CPFX）（MIC 为 $0.5 \sim 2\mu g/mL$）和疗效可与 MXFX 和 GAFX 相媲美的司氟沙星（SPFX）。但 CPFX 胃肠吸收差，生物利用度只有 $50\% \sim 70\%$，体内抗结核活性弱于 OFLX，且有研究证明，该药在试管内和 RFP 有拮抗作用，与茶碱类药物同时使用时，易使后者在体内蓄积；光敏反应则限制了 SPFX 的应用。

国外发达国家已将喹诺酮类药物用于各种类型的肺结核，根据我国的实际，喹诺酮类药物主要用于以下几种情况：①耐药肺结核，尤其是耐多药肺结核（MDR-PTB）；②肺结核患者因种种原因不能耐受传统抗结核药物者。考虑到氟喹诺酮类药物间的交叉耐药性，只要条件许可，喹诺酮类药物可用至最高级，以求达到最佳的抗结核效果，对于 MDR-PTB 尤应如此。

4. 复合制剂

复合制剂有杀菌剂与抑菌剂、杀菌剂与增效剂以及物理组合和化学组合等多种形式，一般是两药复合，也有三药复合的情况。物理组合的复合制剂的药效仅仅是单药累加效应，目的是提高患者的依从性。化学组合的复合制剂不仅提高了依从性，也起到了增进药物疗效的作用。

（1）固定剂量复合制剂（FDC）　属于物理组合的复合制剂。根据化疗方案的要求将几种不同的抗结核药物按一定剂量配方制成复合的抗结核药片或胶囊是为了提高患者的依从性、防止单一药物治疗结核病的最主要方法之一。常用的有 FRP、INH、PZA 固定剂量复合制剂和 RFP、INH 固定剂量复合制剂。

（2）杀菌剂＋增效剂的复合制剂　利用脂质体或单克隆抗体作载体，使药物选择作用于靶位，增加药物在病变局部或细胞内的浓度，以增进疗效。文献早已报道了脂质体包埋的 INH 和 RFP 对鼠实验结核病的治疗取得良好效果。有人以携有吞噬刺激素的 RFP 脂质体治疗实验鼠结核病，使小鼠肺脏活菌数下降的效果明显强于游离 RFP。

（3）化学组合形式的复合制剂　对氨基水杨酸异烟肼片（Pa）是这类药物的成功品种，其化学名为 4-吡啶甲酰肼-4-氨基水杨酸盐，是 INH 与 PAS 的化学分子结合形式。疗效不仅高于单剂 INH，亦明显高于以物理方式混合的 INH 加 PAS。对耐 INH 或 PAS 的菌株仍然有效。Pa 口服后崩解快速而完全，最终以分子化合物的形式被肠绒毛吸收，肺内外分布较好，能够很轻易地到达骨骼、淋巴和脑脊液等部位。而且毒性低、耐受性良好、耐药发生率低。由于其小剂量片剂、服用方便和较低的不良反应，更适合在儿童肺结核患者中应用。

5. 抗结核药物研发

由于 MDR-TB 的蔓延和流行，尤其是不治之症-超级耐药结核病（XDR-

TB）的出现，亟待寻找具有抗结核作用的药物或研发新型抗结核药。

（1）抗结核疗效尚不确切的抗生素 目前国内外正在尝试使用的主要有利奈唑胺、阿莫西林/克拉维酸、克拉霉素、罗红霉素、阿奇霉素、泰利霉素和氯苯吩嗪（氯法齐明，CFM）等。

（2）正在研发的抗结核新药

① 利福拉吉（RFZ）：RFZ 为苯并恶嗪利福霉素类衍化物之一，属利福霉素类药物。本品较 RFP 有更强的杀菌作用，对耐 RFP 的结核菌仍有一定的杀菌活性。但也有研究结果明，RFZ 对结核菌的杀菌活性并不优于 INH 和 RFP。

② 二芳基喹啉类：最具代表性的是 R207910，化学名为 1-（6-溴基-2-甲氧基-喹啉-3-基）-4-二甲氨基-2-萘-1-基-1-苯基-丁烷-2-苯。R207910 的作用机制是抑制细菌的 ATP 合成酶，从而使 ATP 耗竭。研究表明，R207910 抗结核菌的 MIC 值为 $0.03\sim0.12\mu g/mL$，对敏感菌株和耐药菌株（包括耐 SHREZ 和喹诺酮类药物）具有同等的抗菌活性。该药口服易吸收，$t_{1/2}$ 长达 $43.7\sim64h$，组织内为 $28.1\sim92h$。观察发现，R207910 与 HRZ 中的任何 2 种药物联合使用较 HRZ 标准方案更有效。R207910 部分 I 期临床试验结果显示，随着给药剂量的增加其 C_{max} 和 AUC 值也同步增加。

③ 硝基咪唑吡喃类药物：在此类药物中代表性的当属 PA-824，它是一种新的硝基咪唑吡喃类药物，相对分子质量为 359，对结核菌敏感菌株的 MIC 值为 $\leqslant0.015\sim0.25\mu g/mL$，与 INH 相仿（$0.03\sim0.06\mu g/mL$）。对非繁殖期结核分枝杆菌或持存菌和耐药菌株均有较强的抗菌活性，与传统的抗结核药物之间无交叉耐药性。亦有研究发现，PA-824 对敏感和耐药结核菌临床分离株均显示同等的抗菌活性，MIC 值为 $0.039\sim0.531\mu g/mL$。

④ 吡咯类化合物：该类化合物中 BM212［化学名：1,5-二芳基-2-甲基-3-（4-甲基哌嗪-1-基）甲基-吡咯］抗结核菌敏感菌株的 MIC 值为 $0.7\sim1.5\mu g/mL$，与 INH 和 SM 相仿；对耐药菌株（包括耐多药）也同样具有抑菌作用。

⑤ 二胺类药物：SQ109［化学名为 N-金刚烷基-2-基-N'-(3,7-二甲基辛-2,6-二烯)-乙烷-1,2-二胺］，是在 EMB 的基础上发展起来的二胺类药物，但其结构和细胞内作用靶位均与 EMB 有所不同，其作用机制可能作为一种细胞壁的抑制剂，诱导启动子 Rv0341，但其作用的特异性靶位还不清楚。SQ109 抗结核菌的 MIC 值为 $0.1\sim0.63\mu g/mL$，动物实验研究也显示 SQ109 能明显降低结核病鼠肺和脾组织中的细菌负荷数，其作用与 INH 和 EMB 相仿。耐药突变发生率低（2.18×10^{-9}）。口服后血药达峰时间为 0.31h，c_{max} 为 $0.135\mu g/mL$，$t_{1/2}$ 为 5.2h，口服生物利用度较低为 4%，但该药能高浓度广泛分布于各种组织中，其在肺组织中浓度最高达 MIC 值 120 倍以上，其次为脾和肾，这种组织高浓度可维持 10h 以上。

(四) 用药方法

1. 顿服法

抗结核药物的服用方法原本和大多数药物一样，也是每日多次服药，当时的理论依据是：抗结核药物对结核菌的作用与药物在血液中的持续浓度有关。后经研究认为，抗结核药物的杀菌作用不在于经常维持一定水平的血药浓度，而在于短时间较高的血药峰浓度。抗结核药物服用 1~2h，血液内药物浓度达高峰，若欲提高血中的高峰浓度，需增加药物的一次服用剂量。血中药物峰浓度越高，接触结核菌的时间越长，杀菌或抑菌效果越好。印度马德拉斯化疗研究中心曾就此进行过对比研究，发现异烟肼每日分次服用的临床治疗效果不如每日剂量一次顿服，前者初治排菌患者治疗一年的痰菌阴转率只有 58%，后者却高达 73%。每日药物一次顿服的优点不仅在于疗效得到提高，而且药物的不良反应并未因此增加。但并非所有抗结核药物都可以采用顿服法，如二线抗结核药物中的 PTH 仍只能每日分次服用。

2. 两阶段用药法

两阶段用药法是根据实践经验和科学实验中发现的事实而提出的，是一种将化疗全程分为强化和巩固两个治疗阶段的用药方法，又称之为二步治疗。两阶段用药法的理论基础是在强化期抓住结核菌大量繁殖、药物最能发挥杀菌效能的有利时机，采取强有力的化疗方案，尽快杀死繁殖期菌群，使菌量急剧减少，可防止或减少继发性耐药菌的产生，还有可能杀灭可能存在的原发耐药菌及自然突变耐药菌。多年来的实践证明，开始治疗时杀菌效果愈大，以后产生顽固菌的机会愈小，复发率愈低。而巩固期则主要针对病状内仍残留的少数代谢低下或半静止状态的结核菌，这部分细菌相对比较顽固，因此该期的化疗所需时间明显长于强化期。与过去的用药方法相比，两阶段用药法的疗效更高、药物的不良反应更少，费用上更加节省。

3. 间歇疗法

结核病间歇疗法的产生归结于科学家对结核菌"延缓生长期"的发现，即使用抗结核药物后，一部分结核菌被杀死，另一部分则受到抑制而进入延缓生长期。结果是后一部分结核菌的繁殖减慢或完全终止，并对药物不敏感，即便是每日给药也不见疗效增加，但经过此期后结核菌又开始生长繁殖，并恢复对药物的敏感性。此后再次给药又可致一部分结核菌进入延缓生长期，如此周而复始，残存的结核菌可在免疫功能的协调作用下全部被消灭。每种药物对结核菌能否产生延缓生长期，决定了该药物是不是适用于间歇使用。研究结果表明，除 TB_1 外的其他抗结核药物均有不同程度的延缓生长期（2~10 天），其中以 SM 和 RFP

最好。TB_1 对结核菌无延缓生长期，故不能将其用于间歇疗法。由于药物的种类、浓度和接触时间不同，其延缓生长期的作用亦有所区别。药物浓度越高，细菌产生延缓生长期所需的药物接触时间也就越短。因此，间歇用药时宜适当提高药物的浓度，但以不产生不良反应为度。由于快速乙酰化的影响，每周一次用药的疗效低，至少是每周用药二次或者是三次。大剂量 RFP 间歇治疗可以产生免疫反应，应予以注意。

4. 序贯疗法

实施该疗法的前提是需要与口服药物相匹配注射用制剂，多用于重症肺结核、复治或 MDR-PTB 患者化疗的强化期。例如强化期内采用 RFP 和 INH 静脉点滴冲击治疗，以后改为口服用药维持。除 RFP 和 INH 外，现有用于抗结核治疗的这类相关制剂主要还有氟喹诺酮类药物、PAS＋INH 与对 Pa、ATM 与 CTM 或 RTM、AU 的静脉用制剂及其口服制剂。本法的目的在于通过静脉用药获得最高血药峰浓度，后续又有同药口服制剂的连贯应用，以求达到最佳的杀菌效果。

（五）化疗方案

1. 初治涂（菌）阳肺结核方案

总疗程一般为 6 个月，即 2 个月的强化期加上 4 个月的巩固期；用药涉及五种一线抗结核药物，即 INH（H）、RFP（R）、PZA（Z）、EMB（E）和 SM（S）。常用方案如下。

（1）2S（E）HRZ/$4H_3R_3$　部分间歇用药方案。强化期每日使用 INH、RFP、PZA 和 SM 或 EMB；巩固期每周 3 次间歇使用 INH 和 RFP。

（2）2S（E）$H_3R_3Z_3$/$4H_3R_3$　全程间歇用药方案。强化期每周 3 次间歇使用 INH、RFP、PZA 和 SM 或 EMB；巩固期每周 3 次间歇使用 INH 和 RFP。

（3）2S（E）HRZ/4HR　全程每日用药方案。强化期每日使用 INH、RFP、PZA 和 SM 或 EMB；巩固期每日使用 INH 和 RFP。

2. 初治涂（菌）阴肺结核方案

总疗程一般同初治涂（菌）阳方案，但用药仅涉及三种一线抗结核药物，即 INH、RFP 和 PZA。主体方案为 2HRZ/4HR，同样可分为部分间歇用药、全程间歇用药和全程每日用药等三种用药形式。

3. 复治涂（菌）阳肺结核方案

总疗程在初治方案的基础上增加了 2 个月，即强化期 2～3 个月/巩固期 5～6 个月。按照现有国内外标准，用药仍只涉及五种一线抗结核药物，即 INH、RFP、PZA、EMB 和 SM。主体方案为 2SHRZE/6HRE 和 2SHRZE/1HRZE/5HRE，后者延长了 1 个月的强化期。可间歇用药或每日用药。

4. 慢性排菌性肺结核（多重耐药性肺结核）方案

（1）化疗药物的选择要点　在药物敏感试验的基础上，以下要素是值得考虑的。

① 既往用药史：对于我国无条件进行药物敏感试验的地区而言，多重耐药肺结核的化疗药物的选择在很大程度上将依赖于患者的既往用药史。详细的既往用药史除了可帮助医生了解患者既往化疗使用药物的种类、数量和持续时间，对药物的耐受性以及有无药物过敏等，还可帮助检测药敏试验结果的意义，明确耐药类型，帮助指导化疗药物的选择。

② 交叉耐药性：明确有单向交叉耐药性的药物有 AMK、SM、PTH 和 TB_1。确定有双向交叉耐药性的药物有 INH 和异烟腙，利福类（RFP、RFE 和 RBU 等），AMK 和卡那霉素（KM），PTH 和丙硫异烟胺（ETH），喹诺酮类（OFLX、LVFX、CPFX、SPFX 和 MXFX 等），CYC 和特立齐酮，紫霉素和恩维霉素等。

③ 耐药稳定性：结核菌对不同抗结核药物的耐药稳定性不尽相同，大体可分为以下三类。

a. 稳定性强类：ⓐSM，结核菌对 SM 的耐药性比较稳定。长期排出耐 SM 结核菌者，在停用 SM 1～2 年后，其耐药程度没有多大变化。此时如果使用 INH 或（和）PAS，结核菌耐 SM 的稳定性可受到一定程度的影响，耐药性减弱。ⓑTB_1，稳定性很好，发生耐药后少见有复敏现象。ⓒCYC、PTH、ETH，一旦耐药则不易恢复，稳定性强，停药后亦是如此。

b. 稳定性中等类：主要的代表性药物为 RFP。耐 RFP 结核菌一般在停药后仍有少部分可恢复对 RFP 的敏感性，复敏率约为 4.2%。

c. 稳定性差类：ⓐINH，结核菌耐 INH 的稳定性在所有已知抗结核药物中最差，耐药性很容易减弱，停止使用 INH 36 周，结核菌对 INH 的复敏率约88.5%，结核菌对 INH 耐药性的减弱不但会经常发生在停药后，甚至在用药期间也有可能发生。ⓑPAS，有研究结果提示，使用 PAS 120 天而形成耐药的患者，在停用一段时间后，绝大多数都恢复其敏感性，复敏率约83.3%。

④ 药物间的交互作用：药物之间的相互作用及其对抗结核治疗的影响不容忽视，比如临床常用的 PAS 可影响 RFP 的吸收，二者合用时应相隔 6～8h；RBU 艾滋病病毒蛋白酶抑制剂（indinavir 和 saquinavir）合用时，可降低艾滋病蛋白酶抑制剂的血药浓度，并显著增加 RBU 浓度，从而增加 RBU 的毒性反应，影响疗效；喹诺酮类药物与茶碱类药物合用可增加后者的血药浓度，并可能增加药物蓄积中毒的危险；新大环内酯类药物（如 RTM）与 INH 或 RFP 合用时有协同作用。

⑤ 个体对药物的耐受性：患者的年龄、基础疾病、营养状况、妊娠、有无药物过敏史或药物性脏器损害史等，均会影响到患者个体对化疗药物的耐受性，

应设法了解可能导致不良反应或不能随意使用的任何相关药物。有研究结果表明，LVFX 和 PZA 联用时患者的耐受性往往较差，可有肌肉和骨骼不适、中枢神经系统反应、高尿酸血症、胃肠道反应、皮肤及肝细胞受损等毒性反应。

（2）PDR-PTB 化疗方案　原发性初治耐药者如果耐药数量≤2 种，可以试用标准的初治涂阳方案；如系复治，往往为获得性耐药，但只要方案中保证具有 3 种有效的抗结核药物，标准的复治涂阳化疗方案仍可能有效。值得指出的是能够使用标准初治和复治涂阳化疗方案的患者一般不是慢性排菌性肺结核，后者常常需要酌情调整方案，以确保方案中有 3 种或 3 种以上有效的抗结核药物，疗程亦可适当延长。

（3）MDR-PTB 化疗方案　方案中至少要有 3 种敏感或患者未曾使用过的抗结核药物；强化期 5～6 种药物，巩固期至少 3 种药物联合；痰菌阴转后疗程至少 18 个月，总疗程一般为 18～24 个月；实施每日给药和直接面视下督导治疗（DOT），静脉用药期间最好住院治疗。

（4）XDR-PTB 化疗方案　XDR-PTB 已初步被认定为"不治之症"，死亡率高，往往是终身服药。对这类患者的化疗方案一般是本着人道主义的原则，多种方法并举，以尽量维持或延续患者的生命。

（六）化学治疗的管理

肺结核化学治疗管理分为住院和不住院两种形式。住院治疗完全处于医务人员 24h 的监控下，所以重点是不住院治疗患者的管理。在不住院条件下要取得化学疗法的成功，关键在于对肺结核患者实施有效治疗管理，即目前推行在医务人员直接面视下督导治疗（DOT）或直接面视下短程督导化疗（DOTS）或包括二线抗结核药物管理在内（主要是指 PDR-PTB、MDR-PTB 和 XDR-PTB）的直接面视下督导治疗（DOTS-plus），确保肺结核患者在全疗程中规律、联合、适量和不间断地实施规范化疗，不但能保证患者获得最高的治愈率，还可阻断结核病的传播以及防止耐药的发生或发展。

六、其他治疗方法

如免疫治疗、介入治疗、外科手术和中医中药等，但只能作为辅助治疗手段。对于多重耐药性肺结核，宜强调综合治疗，以提高疗效。

七、肺结核常见并发症及处理

1. 咯血

肺结核咯血原因多为渗出和空洞病变存在或支气管结核及局部结核病变引起

支气管变形、扭曲和扩张。肺结核患者的大咯血可引起窒息、失血性休克、肺不张、结核性支气管播散和吸入性肺炎等严重合并症。

咯血者应进行抗结核治疗，中至大量咯血应积极止血，保持气道通畅，注意防止窒息和出血性休克发生。一般改善凝血机制的止血药对肺结核大咯血疗效不理想。脑垂体后叶素仍是治疗肺结核大咯血最有效的止血药，可用 5～10U 加入 25％葡萄糖 40mL 缓慢静脉注射，持续 10～15min。非紧急状态也可用 10～20U 加入 5％葡萄糖 500mL 缓慢静滴。对脑垂体后叶素有禁忌的患者（例如高血压和脑动脉硬化）可采用酚妥拉明 10～20mg 加入 25％葡萄糖 40mL 静脉注射，持续 10～15min 或 10～20mg 加入 5％葡萄糖 250mL 静滴（注意观察血压）。近年支气管动脉栓塞术介入疗法治疗肺结核大咯血收到近期良好的效果。

2. 自发性气胸

肺结核为气胸常见病因。多种肺结核病变可引起气胸：胸膜下病灶或空洞破入胸腔；结核病灶纤维化或瘢痕化导致肺气肿或肺大疱破裂；粟粒型肺结核的病变在肺间质也可引起间质性肺气肿性肺大疱破裂。病灶或空洞破入胸腔，胸腔常见渗出液体多，可形成液气胸、脓气胸。

3. 支气管扩张

肺结核病灶破坏支气管壁及支气管周围组织、支气管结核本身也可导致支气管变形和扩张，称为结核性支气管扩张，可伴有咯血。

4. 肺部继发感染

肺结核空洞（尤其纤维空洞）、胸膜肥厚、结核纤维病变引起支气管扩张、肺不张及支气管结核所致气道阻塞，是造成肺结核继发其他细菌感染的病理基础。细菌感染常以革兰氏阴性杆菌为主且复合感染多。

肺结核疗程长，由于长期使用抗生素（如链霉素、阿米卡星、利福平等），部分病例年老、体弱及同时应用免疫抑制药，常常继发真菌感染。常见在空洞、支气管扩张囊腔中有曲菌球寄生，胸部 X 线呈现空腔中的菌球上方气腔呈"新月形"改变，周围有气带且随体位移动，临床表现可有反复大咯血，内科治疗效果不佳。也有少数患者可继发白色念珠菌感染。继发感染时应针对不同病原采用相应抗生素或抗真菌治疗。

5. 心、肺功能衰竭

此系肺结核严重的并发症，肺结核治疗无效，形成慢性病变破坏肺组织，形成肺气肿、肺大疱，进而影响肺功能，导致慢性呼吸功能衰竭。气胸和并发感染则可引起急性呼吸功能衰竭。长期缺氧，肺内纤维组织牵拉血管壁，造成肺动脉高压，可继发肺心病、右心功能衰竭。以上均应进行相应的积极处理。

第六节 间质性肺疾病

间质性肺疾病（ILD）也称弥漫性实质性肺疾病（DPLD），指主要累及肺间质、肺泡和（或）细支气管的一组肺部弥漫性疾病。累及范围几乎包括所有肺部组织，除外细支气管以上的各级支气管。ILD 并不是一种独立的疾病，它包括200 多个病种。病程多进展缓慢，表现为渐进性劳力性呼吸困难、限制性通气功能障碍伴弥散功能降低、低氧血症和影像学上的双肺弥漫性病变。组织学上表现为不同程度的肺纤维化、炎性病变伴或不伴肺实质肉芽肿或继发性血管病变，最终发展为弥漫性肺纤维化和蜂窝肺，导致呼吸衰竭而死亡。

一、概念和分类

关于间质性肺疾病的概念，由于多年来一直在不断变化，多种称谓同时存在。如对于两肺多发分布的网状和小结节性病灶，曾被称为间质性肺疾病（ILD）、弥漫性肺疾病（DLD）、肺间质纤维化或间质性肺炎等。诸如此类的称谓之间似乎有所区别，但又很相似，把已十分复杂的疾病在概念上变得非常模糊。针对这种现状，参考近年来国际、国内对此类疾病研究的进展，将一些容易混淆的重要概念全面梳理和归纳。

1. 肺实质与肺间质

肺实质在解剖学上是指各级支气管和肺泡结构。肺间质则是指肺泡间、终末气道上皮以外的支持组织，包括血管、神经和淋巴组织。

2. 弥漫性肺疾病（DLD）

DLD 指在肺部影像学或病理学上以两肺广泛分布的多发性病变为特点的疾病。包括所有肺实质和肺间质性疾病，主要强调病灶的广泛分布。

3. 间质性肺疾病（ILD）

ILD 指主要累及肺间质、肺泡和（或）细支气管的一组肺部弥漫性疾病，是DLD 的主要类型。ILD 累及范围包括所有肺部组织，但除外细支气管以上的各级支气管。因此，ILD 与 DLD 的区别主要是病变的组织结构定位不包括细支气管以上的各级支气管。

4. 特发性间质性肺炎（IIP）

一组原因不明的 ILD，经过多次修订，2013 年 ATS/ERS 又提出了一个临床实用的 IIP 最新国际分类，作为对 2011 年国际共识的补充。主要的更新是在 2011 年国际共识的基础上新增了一组"无法分类的 IIP"，把那些暂时无法确定 IIP 具体类型的特发性间质性肺炎归类于此，另外增加了"特发性胸膜肺纤维弹性组织增生"的新类型。

5. 特发性肺纤维化（UIP/IPF）

也称隐源性致纤维化性肺泡炎（CFA），特指肺组织病理学上表现为寻常型间质性肺炎（UIP）的 IIP，是 IIP 中的主要类型。

二、病因与发病机制

ILD 确切的发病机制尚未完全阐明，且不同的 ILD 类型其发病机制有着显著的差别。但它们的发病机制和病理变化也有许多共同之处，即肺间质、肺泡、肺小血管或末梢气道存在不同程度的炎症，在反复的炎症损伤和修复过程中最终导致肺纤维化的形成。ILD 的演变过程可分为以下三个阶段：启动、进展和终末阶段。

1. 启动阶段

启动 ILD 的致病因子通常是各种生物、物理和化学因素。生物因素包括各种病原体毒素和（或）抗原的吸入，可导致急性肺损伤（ALI），严重时导致急性呼吸窘迫综合征（ARDS）、外源性过敏性肺泡炎（EAA）等。物理因素包括各种无机粉尘的吸入可导致职业性尘肺、放射线照射可导致放射性肺炎等。化学因素包括各种有毒有害化学气体和试剂的吸入可导致肺损伤。而引起特发性肺纤维化（IPF）和结节病等 ILD 的病因尚不清楚。

2. 进展阶段

肺组织一旦暴露和接触了致病因子，则产生一系列复杂的炎症反应，导致肺组织损伤，首先表现为肺泡炎症，这是多数 ILD 发病的中心环节。随着炎症及免疫细胞的活化，一方面释放氧自由基等毒性物质，直接损伤 I 型肺泡上皮细胞和毛细血管内皮细胞；另一方面释放蛋白酶等直接损伤间质、胶原组织和基底膜等。同时还释放各种炎性细胞因子，形成复杂的炎症因子网络。已发现的重要炎症因子包括单核因子、白介素-1（IL-1）、白介素-8（IL-8）、白介素-2（IL-2）、血小板衍化生长因子（PDGF）、纤维连接蛋白（FN）、胰岛素样生长因子-1（IGF-1）、间叶生长因子（MGF）、转化生长因子-β（TGF-β）及干扰素-γ（INF-γ）等。这些炎症因子在不同的 ILD 类型和疾病的不同阶段起着不同的作用，有些使得炎症反应不断加剧，有些则起着损伤修复的作用。虽然这些细胞因子在 ILD 发病中的生物活性及作用尚未完全阐明，但它们反馈性作用于各种炎性细胞、免疫细胞，对肺泡炎症反应发挥着或放大或减弱的重要调节作用。有些肺泡炎症迅速发展最后导致呼吸功能衰竭；有些则经机体不断的修复，肺泡及小气道的结构可得以重建和恢复正常；另外还有些则因为过度的修复导致肺组织瘢痕化，进入终末阶段。

3. 终末阶段

部分肺泡炎症广泛而严重，造成肺组织结构破坏；机体的修复功能启动后大量成纤维细胞聚集和增殖，胶原组织增生、沉积，不断地破坏和修复循环往复，最后有两种结局：一种是肺组织破坏严重，超出机体的修复能力，最终死于急性肺损伤；另一种是肺组织过度修复、肺泡壁增厚、瘢痕化，最终导致肺纤维化。

4. 其他要点

在这个"致病因子—肺泡炎—纤维化"的发病机制推测中，什么因素决定各种致病因子将导致何种最终结局。目前尚不清楚，但都是在个体特有的遗传背景基础上，与环境损伤因素相互作用的结果。

三、病理变化

间质性肺疾病是以间质增生、炎症细胞浸润为主要病理改变的一组异质性疾病，种类繁多，组织学改变虽无特异性，但也有一定的共性，多表现为不同程度的肺纤维化、炎性病变伴或不伴肺实质肉芽肿或继发性血管病变。主要的病理变化及其相对应的临床 ILD 类型列举如下。

1. 纤维组织增生为主的病变

病理表现为肺间质纤维组织增生、间质胶原化、肺组织结构破坏和蜂窝肺形成。相对应的临床类型包括特发性肺纤维化（IPF）、结缔组织病相关的 ILD（CTD-ILD）、慢性药物性肺损伤、职业性尘肺、慢性过敏性肺炎、放射性肺炎等。

2. 弥漫性炎症细胞浸润为主的病变

病理表现为肺泡间隔、小气道周围大量炎症细胞浸润，通常没有肺泡结构的破坏和重建。常见于以下临床类型：各种感染及感染后病变、富细胞型非特异性间质性肺炎、淋巴细胞性间质性肺炎、CTD-ILD、急性肺损伤、亚急性过敏性肺炎、药物毒性和吸入性肺炎等。

3. 肺泡腔和小气道充填为主的病变

主要的病理表现为小气道和肺泡腔内有各种物质的充填，包括吸入性粉尘、细胞、组织成分、钙化、肉芽组织等。常见于以下临床类型：肺泡蛋白沉着症（PAP）、急性间质性肺炎（AIP）、脱屑性间质性肺炎（DIP）、机化性肺炎（OP）、急性纤维素性机化性肺炎（AFOP）、巨细胞性肺炎、肺含铁血黄素沉着症、肺泡微石症等。

4. 小气道病变为主的疾病

小气道病变因常常累及肺间质而表现为 ILD，主要病理变化是炎症、纤维化及肉芽肿。常见的临床类型包括：弥漫性泛细支气管炎（DPB）、RBILD、气道中心性肺纤维化（ACIP）、闭塞性细支气管炎、结节病、铍肺、吸烟相关的呼吸性细支气管炎等。

5. 血管病变为主的疾病

病理表现为肺血管的炎症、血管壁增厚、机化等。临床常见的类型包括各种 CTD-ILD、韦格纳肉芽肿、巨细胞动脉炎、结节性多动脉炎等。

6. 肉芽肿性病变

病理表现为炎症细胞、上皮样组织细胞、纤维（母）细胞，伴或不伴多核巨细胞形成的结节。临床常见类型包括：各种感染所致的肉芽肿病变（结核、真菌、寄生虫、病毒等感染）、结节病、各种 CTD-ILD、韦格纳肉芽肿、铍肺、过敏性肺炎等。

四、临床表现

通常为隐袭性起病，主要的症状是干咳和劳力型气促。随着肺纤维化的发展，发作性干咳和气促逐渐加重。进展的速度有明显的个体差异，经过数月至数年发展为呼吸衰竭和肺心病。起病后平均存活时间为 2.8～3.6 年。通常无肺外表现，但可有一些伴随症状，如食欲减退、体重减轻、消瘦、无力等。体检可发现呼吸浅快，超过 80％的病例双肺底闻及吸气末期 Velcro 啰音，20％～50％有杵状指（趾）。晚期出现发绀等呼吸衰竭和肺心病的表现。

五、弥漫性间质性肺疾病的诊断思路

目前许多临床医师对弥漫性 ILD 的概念和分类不清，看到双肺弥漫性病变就笼统归为"肺间质纤维化"，从而导致诊断和治疗的错误，因此有必要对 ILD 的概念和分类作一解释。

目前 ILD 的诊断，需依靠病史、体格检查、胸部 X 线检查（特别是 HRCT）和肺功能测定来进行综合分析。诊断步骤包括下列三点；首先明确是否是弥漫性间质性肺疾病/肺实质疾病（ILD/DPLD）；其次明确属于哪一类弥漫性间质性肺疾病；最后是如何对特发性间质性肺炎进行鉴别诊断。

（一）明确是否为弥漫性间质性肺疾病

病史中最重要的症状是进行性气短、干咳和乏力。多数 ILD 患者体格检查可在双侧肺底闻及 Velcro 啰音。晚期患者缺氧严重可见发绀。

胸部 X 线片对 ILD 的诊断有重要作用。疾病早期可见磨玻璃样改变，更典型的改变是小结节影、线状（网状）影或二者混合的网状结节阴影。肺泡充填性疾病表现为弥漫性边界不清的肺泡性小结节影，晚期肺容积小可出现蜂窝样改变。

肺功能检查主要表现为限制性通气功能障碍和弥散功能下降。动脉血气分析可显示不同程度的低氧血症，而二氧化碳潴留罕见。

（二）属于哪一类 ILD

1. 翔实的病史是基础

包括环境接触史、职业史、个人史、治疗史、用药史、家族史及基础疾病情况。

2. 胸部 X 线影像（特别是 HRCT）特点可提供线索

根据影像学的特点、病变分布、有无淋巴结变化及胸膜的受累等，可以 ILD 进行鉴别诊断。①病变以肺上叶分布为主提示肺朗格汉斯组织细胞增生症、囊性肺纤维化和强直性脊柱炎。②病变以肺中下叶为主提示癌性淋巴管炎、慢性嗜酸粒细胞性肺炎、特发性肺纤维化以及与类风湿关节炎、硬皮病相伴的肺纤维化。③病变主要累及下肺野并出现胸膜斑或局限性胸膜肥厚提示石棉肺。④胸部 X 线呈游走性浸润影提示变应性肉芽肿性血管炎、变应性支气管肺曲菌病、慢性嗜酸粒细胞性肺炎。⑤气管旁和对称性双肺门淋巴结肿大强烈提示结节病，也可见于淋巴瘤和转移瘤。⑥蛋壳样钙化提示硅肺和铍肺。出现 Keley B 线而心影正常时提示癌性淋巴管炎，如果伴有肺动脉高压，应考虑肺静脉阻塞性疾病。⑦出现胸膜腔积液提示类风湿关节炎、系统性红斑狼疮、药物反应、石棉肺、淀粉样变性、肺淋巴管平滑肌瘤病或癌性淋巴管炎。⑧肺容积不变和增加提示并存阻塞性通气障碍如肺淋巴管平滑肌瘤病、肺组织细胞增生症（PLCH）等。

3. 支气管肺泡灌洗检查有确认价值或者有助于诊断

①找到感染原，如卡氏肺孢子菌。②找到癌细胞。③肺泡蛋白沉积症：支气管肺泡灌洗液呈牛乳样，过碘酸-希夫染色阳性。④含铁血黄色素沉着症：支气管肺泡灌洗液呈铁锈色并找到含铁血黄素细胞。⑤石棉小体计数超过 $1/mL$：提示石棉接触。分析支气管肺泡灌洗液细胞成分的分类在某种程度上可帮助区分 ILD 的类别。

4. 某些实验室检查

①抗中性粒细胞胞质抗体：见韦格纳肉芽肿。②抗肾小球基底膜抗体：见肺出血-肾炎综合征。③针对有机抗原测定血清沉淀抗体：见外源性过敏性肺泡炎。

④特异性自身抗体检测：提示相应的结缔组织疾病。

（三）如何对特发性间质性肺炎进行鉴别诊断

如经上述翔实地询问病史、必要的实验室和支气管肺泡灌洗检查及胸部影像学分析，仍不能确定为何种 ILD，就应归为特发。

六、监护

为临床更为合理、有效地进行通气治疗，判断通气疗效，及时发现各种问题，减少并发症的发生，在 ILD 并呼吸衰竭的机械通气治疗过程中，应对通气、换气指标以及血流动力学等各项参数进行监护，常用监护指标如下。

（一）脉搏血氧饱和度（SpO_2）监测

通过置于手指末端、耳垂等处的红外光传感器即脉搏血氧饱和度监测仪来测量氧合血红蛋白的容量，其优点是方法简单易行，与动脉血氧饱和度（SaO_2）相关性很好，其相关系数为 $0.90\sim0.98$。

（二）动脉血气分析

可以反映通气和换气功能，在机械通气治疗过程中有助于正确调整通气参数，合理应用呼吸机。血气分析尤其是动脉 $PaCO_2$ 测定是判断应用机械通气时通气量是否恰当的最可靠方法，可根据 $PaCO_2$ 值调节呼吸机通气量，在开始应用呼吸机时，每隔 $30\sim60min$ 必须复查血气，待呼吸稳定、呼吸机参数调整合适后可以延长血气分析时间，一般每日 $1\sim2$ 次即可。

（三）经皮 PaO_2、$PaCO_2$ 的测定

经皮电极测定的 $PaCO_2$ 与血气分析测定的 $PaCO_2$ 的相关性较为显著，且优于经皮电极测定 PaO_2 与血气分析测定的 PaO_2 的相关性，故常用于成人监护。

（四）潮气末二氧化碳浓度监测

肺泡二氧化碳浓度取决于二氧化碳的产量、肺泡通气量和肺血流灌注量。二氧化碳的弥散能力很强，极易从肺毛细血管进入肺泡内，使肺泡与动脉血二氧化碳很快完全平衡，因此，潮气末二氧化碳分压（$PetCO_2$）可反映肺泡气的二氧化碳分压。当肺内分流、通气/血流在正常生理范围内时，$PetCO_2 = PACO_2 = PaCO_2$，可以由公式计算出 $PaCO_2$ 值：$PaCO_2 = $ 大气压×潮气末 CO_2 浓度 $-0.5kPa$，如大气压为 $101kPa$ 时，潮气末 CO_2 的浓度为 6%，则 $PaCO_2 = $

$101kPa \times 6\% - 0.5kPa = 5.56kPa$（41.7mmHg）。$PetCO_2$ 与 $PaCO_2$ 相关性良好，可以用无创的方法（CO_2 监测仪）持续监测 $PaCO_2$，减少血气分析的次数，并可根据 $PetCO_2$ 来调节通气参数，是机械通气时常用的监护方法。当存在肺内分流或通气/血流比失调时，$PaCO_2$ 与 $PetCO_2$ 相差较大，应先由动脉血气分析测得 $PaCO_2$，找出 $PaCO_2$ 与 $PetCO_2$ 的关系，由此推算 $PaCO_2$ 的变化。

（五）机械力学监测

1. 峰值压力

即吸气末气道压，是整个呼吸过程中气道的最高压力，应尽可能保持峰值压力 $<3.9kPa$（$40cmH_2O$）。Stern 等报道 IPF 呼吸衰竭的患者在机械通气时峰值压力明显增高。为避免气道峰值压过高，可用小潮气量和允许 $PaCO_2$ 适当升高的通气策略。

2. 暂停压

又称屏气压或平台压，是吸气后屏气时的压力，当有足够的屏气时间（占呼吸周期的 10% 或以上）时，平台压可反映吸气时的肺泡压，正常值为 $0.49 \sim 1.27kPa$（$5 \sim 13cmH_2O$）。应努力保证平台压 $<3.43kPa$（$35cmH_2O$），若高于该值，气压伤的发生率明显增高。近年认为，监测平台压比峰值压力更能反映气压伤的危险性，并且过高的平台压及过长的吸气时间也增加肺内循环的负荷。

3. 呼气末压力

表示呼气末肺泡内压，即在呼气末阻断或按压呼气屏气按钮所测得的呼气末肺泡内压。正常值为 0kPa。当无预置 PEEP 而呼气末肺泡内压显示正值时，表示患者有肺内气体陷闭和内源性 PEEP（iPEEP），常见于 COPD 患者。而终末期 IPF 仅个别患者有内源性 PEEP。

4. 吸气阻力

表示吸气末肺和气道对吸入气流的阻力。其计算公式为：吸气阻力＝（峰值压力－平台压）/吸气流速。正常值为 $0.5 \sim 1.5kPa/(L \cdot s)$ [$5 \sim 15cmH_2O/(L \cdot s)$]，在气道痉挛、分泌物积聚、气道炎性反应及水肿时吸气阻力增加。终末期 IPF 在机械通气时的呼吸阻力，包括肺弹性阻力和胸壁阻力，特别是肺弹性阻力增高明显；其吸气阻力与 $PaCO_2$ 增加相关。

5. 呼气阻力

表示呼气时肺和气道的阻力。其计算公式为：（平台压－早期呼气压）/早期呼气流速。正常值为：$0.3 \sim 1.2kPa/(L \cdot s)$ [$3 \sim 12cmH_2O/(L \cdot s)$]。在 COPD、支气管哮喘、喘息性支气管炎患者呼气阻力增加。

6. 顺应性

指单位压力变化所引起的肺容量改变。静态胸肺顺应性（Cst）＝潮气量/吸气末平台压，或潮气量/（吸气末平台压－PEEP），60～100mL/cmH$_2$O。动态顺应性（Cdyn）＝潮气量/（气道峰压－PEEP）。一般为50～80mL/cmH$_2$O。二者因气道、肺实质或胸壁异常而降低，若静态及动态顺应性同时发生减低，则表示有肺实质病变，如弥漫性肺间质纤维化、肺不张、肺水肿、肺炎及气胸等；若静态顺应性正常而动态顺应性减低，则表示有小气道阻塞。若Cst增加，Cdyn减少，为阻塞性肺气肿。当Cst＜25mL/cmH$_2$O时，撤机困难，若在疾病治疗过程中患者的顺应性逐步改善，则说明治疗有效。

顺应性是弹性阻力的倒数，顺应性小意味弹性阻力大。终末期IPF在机械通气时，其静态和动态弹性阻力增加，动态弹性阻力明显高于静态弹性阻力。

7. 血流动力学监测

对于机械通气的ILD患者，可给予最基本的血流动力学监测，其内容包括血压、脉搏、尿量；在实施机械通气以及参数调整之初，应严密观察血流动力学的变化，因为正压通气、过高的峰值压力以及过长的吸气时间均可使心排血量减少，继而血压下降。在肾功能正常的条件下，每小时尿量的监测可反映肾的血流灌注情况。

七、治疗

ILD由于肺纤维组织增生，肺弹性减弱，肺泡扩张受限或肺组织原有结构重建，引起肺活量、深吸气量、肺总量降低，进而导致通气功能障碍、弥散功能障碍，通气/血流不均性增加，可引起程度不同的低氧血症。理论上和临床实践中ILD机械通气治疗可大致分为以下三类：①急性起病的ILD，以损伤或炎性病变为主，引起的急性低氧血症，适当的治疗有可能中断病变发展或逆转。②慢性起病的ILD，在其疾病的发展过程中出现的慢性低氧血症或急性加重引起急性低氧血症；适当的机械通气治疗可改善低氧血症，但纤维化病变逆转可能性小。③ILD的终末期出现低氧血症和二氧化碳潴留，机械通气治疗效果差。

为达到纠正缺氧、二氧化碳潴留和酸碱失衡的目的，应该根据医院条件、现有呼吸机及相应设备的情况，针对每一具体病例的疾病状态及其发展过程以及医护人员的经验及技术水准等，可选择氧疗、无创性机械通气和有创机械通气等方法。

（一）氧疗

ILD引起急性和慢性低氧血症，都是氧疗适应证，例如对慢性起病ILD如特发性肺纤维化和各种粉尘吸入性职业病，通过氧疗纠正组织器官缺氧，以延缓病程，提高生活质量。

由于机体有一定的代偿和适应机制，氧疗应限于中度以上和有临床表现的低氧血症患者。目前公认的氧疗标准是：PaO_2 8.00kPa（60mmHg）或 $SaO_2 <$ 90%，此时 S 形氧离曲线正处于转折部。PaO_2 稍下降则 SaO_2 即大幅度下降。而吸氧浓度（FiO_2）只要增加 1%，PaO_2 可上升 0.94kPa（7.13mmHg）。氧疗通过增加 FiO_2，提高肺泡气氧分压，加大肺泡毛细血管膜两侧氧分压差，促进氧的弥散，增加氧在血液中的物理溶解度，提高 PaO_2 纠正缺氧。但氧疗不可能纠正所有类型的缺氧。

1. 氧疗的方法和装置

（1）鼻导管或鼻塞　简便、经济安全，不影响咳嗽、进食和说话，但 FiO_2 随通气量增大而降低，呼气时氧气被浪费 30%～70%，鼻导管易堵塞，对局部有刺激。

（2）普通面罩　FiO_2 可达 40%～70%，湿化好，但耗氧量大（氧流量 5～6L/min），适于重度缺氧而无 CO_2 潴留者，影响咳嗽、进食、睡眠体位更换时易移位或脱落。

（3）Venturi 面罩　可控制 FiO_2 在 25%～50%，面罩内氧浓度稳定，耗氧量少，基本上无重复呼吸，适于 Ⅱ 型呼吸衰竭患者。

（4）经气管给氧　行环甲膜穿刺经皮插入内径 1～2mm 高强度导管。氧可送达隆突上气管内，疗效高、舒适、耗氧量小。但易发生干燥分泌物阻塞导管尖端，需要每日生理盐水冲洗 2～3 次，偶有皮下气肿、皮肤及肺部感染及出血。

（5）贮氧导管　是鼻导管与贮氧容器结合的产物，可减少用氧量 30%～50%，简便、实用、价廉。也可装上按需脉冲阀，仅在吸气相开始时输送氧气，通过鼻导管由自主呼吸触发，可节约氧容量 50%～60%。在患者呼气时不给氧，不妨碍呼气，舒适。

2. 氧疗监测

氧疗过程中通过动脉血气监测，耳血氧计，经皮氧分压测定及患者神志、精神状态、发绀、呼吸、血压、心率进行监测。氧疗的 FiO_2 根据病情需要确定，但应注意氧中毒。

在间质性肺疾病初期，多数患者在安静时即有轻度的 PaO_2 下降，$A-aDO_2$ 增大，但 $PaCO_2$ 稍有下降。在终末期特发性肺纤维化、DPB、LAM、尘肺终末期等低通气病例中 $PaCO_2$ 升高。

对于单纯低氧血症的 Ⅰ 型呼吸衰竭（如急性肺损伤、ARDS 早期）可给予较高浓度的氧，不必担心发生 CO_2 潴留。氧疗开始 FiO_2 就可接近 40%。随后根据动脉血气分析调整 FiO_2，以使 PaO_2 迅速提高以保证适当的组织氧合而又没有引起氧中毒。其理想的 PaO_2 水平为 8.00～10.7kPa（60～80mmHg）。如允许的最高 FiO_2 仍不能使 PaO_2 达到安全水平，则应行机械通气。

（二）无创性机械通气

无创性机械通气的类型包括负压通气和正压通气。应用最广泛的是无创正压通气（NIPPV），其中最常用者是经鼻面罩双水平正压通气（BiPAP，PSV＋PEEP）。近年来，无创性通气的应用有明显增多趋势，其中 NIPPV 对 COPD 急性加重期的治疗最富于成功经验。国内外学者的研究表明，NIPPV 可使患者的临床症状和呼吸生理学指标在短时间内得到改善，避免气管插管，降低机械通气相关性肺炎的发生率，降低病死率，缩短患者在 ICU 的住院时间从而降低医疗费用。

慢性间质性肺疾病由于细支气管周围和肺泡壁纤维化，使肺顺应性降低，肺泡通气不足，弥散功能减低，可致低氧血症。理论上双水平气道正压（BIPAP）通过吸气相提供一个吸气压，使支气管及肺泡充分扩张，使纤维条索被反复牵拉，改善通气功能。同时加用适当的呼气末正压（PEEP），保持肺泡的开放，让萎陷的肺泡复原，增加肺泡的氧合，还能改善呼吸肌疲劳，降低氧的消耗，对纠正慢性间质性肺疾病患者的缺氧有益。目前已开始将 NIPPV 用于特发性肺纤维化的治疗。

特发性肺纤维化晚期初步的临床应用结果表明，使用 BiPAP 呼吸机辅助通气配合传统治疗方法，临床症状缓解率达84％，动脉血气分析 PaO_2 和 SaO_2 明显改善，生活质量也得到了提高。在临床上有一定应用价值及可行性，可作为一种辅助治疗手段。

NIPPV 要求患者具备以下基本条件：①患者清醒能够合作；②血流动力学稳定；③不需要气管插管保护（无误吸、严重消化道出血、气道分泌物过多且排痰不利等情况）；④无影响使用鼻（面）罩的面部创伤；⑤能够耐受鼻（面）罩。当不具备这些条件时，应考虑行有创通气。具体步骤如下。

选择大小合适的面罩，用软帽固定，将患者经鼻面罩与 BiPAP 呼吸机连接，调节紧固带至不漏气为止。

选用同步触发通气模式（S），吸气相气道正压（IPAP）开始为8cmH$_2$O，待患者适应同步后逐渐增至 10～16cmH$_2$O，呼气相气道正压（EPAP）3～4cmH$_2$O，注意面罩漏气程度，及时给予调整。

在治疗过程中应密切观察神志变化、$PaCO_2$ 及 PaO_2，以免二氧化碳潴留加重病情。注意口咽干燥、胃胀气、气胸、鼻面部糜烂、气道分泌物增多等 NIPPV 常见的不良反应，并及时处理。

对各种 ILD 终末期病变引起低氧血症，临床治疗主要以延缓病程、提高生活质量为原则，理论上 NIPPV 可以应用，至少短期内可缓解肺间质纤维化导致的最大危害——低氧血症及呼吸衰竭，改善各组织器官缺氧及功能；但 NIPPV 并不能阻止和逆转肺间质纤维化的进程。是否能延长生存时间，尚缺乏随机临床对照试验证实。

对由于其他 ILD 引起的急性低氧性呼吸衰竭，由于 NIPPV 治疗的病例数少，无随机分组比较研究结果，使用 NIPPV 治疗是否有效尚存在争议。但对急性呼吸窘迫综合征大多数试验得出的结论是肯定的。值得特别指出的是，某些 ILD 引起急性低氧性呼吸衰竭的临床特点是发生、发展快，但若给予及时有效的治疗可使病情迅速逆转。因此在这种情况下，应用 NIPPV 总的原则是早期使用，如果疗效不佳应及时改用有创性机械通气。

（三）有创性机械通气

机械通气是利用机械装置代替或辅助呼吸肌的工作，以增加通气量、改善换气功能、减少患者的能量消耗，达到纠正缺氧、二氧化碳潴留和酸碱失衡的目的。

1. 应用范围

间质性肺疾病机械通气治疗的主要目的：①改善肺泡通气，保证有效的肺泡通气量；②纠正低氧血症缓解组织缺氧；③减少呼吸做功，缓解呼吸窘迫，降低呼吸肌氧耗，改善其他重要器官和组织的氧供；④为已登记等待肺移植的终末期特发性肺纤维化患者提供呼吸支持；⑤对诊断不明的间质性肺疾病在机械通气支持下行开胸肺活检。

间质性肺疾病机械通气的应用指征可由床边呼吸功能监测，血气分析结合生理学指标综合考虑。Nava 等提出以下指标可供参考：pH≤7.30 伴 $PaCO_2$≥6.6kPa（50mmHg），严重的呼吸困难，呼吸窘迫。

急性起病的 ILD 引起急性低氧血症，往往病情危重，常规的氧疗效果有限，为了提供原发病的治疗机会，需要机械通气的支持。文献报道 ILD 因急性呼吸衰竭运用机械通气治疗疾病有：急性间质性肺炎（AIP）、急性呼吸窘迫综合征，急性嗜酸粒细胞性肺炎，弥漫性肺泡出血综合征（系统性红斑狼疮、韦格纳肉芽肿病、显微镜下多血管炎、肺出血-肾炎综合征、骨髓移植），急性狼疮性肺炎，放射性肺炎，药物性间质性肺疾病（如博来霉素、胺碘酮、丝裂霉素、可卡因等），某些机会性感染如卡氏肺孢子菌肺炎、巨细胞病毒性肺炎等。闭塞性细支气管炎伴机化性肺炎（BOOP）以亚急性及慢性经过为主，部分患者急性起病，进行性发展为急性呼吸衰竭，在使用糖皮质激素治疗同时机械通气支持，可使部分患者得以存活甚至完全康复。Cohen 等报道 9/10 例 BOOP 需要机械通气治疗。Nizami 等认为 4/5 例 BOOP 需要机械通气治疗。BOOP 患者总体预后良好，仍然有 6%～15% 患者因呼吸衰竭死亡，因此机械通气是治疗的重要手段之一。

亚急性（数周至数月）和慢性起病（数月至数年），如特发性肺纤维化、结节病、各种粉尘吸入性职业病、胶原血管病的间质性肺疾病、组织细胞增生症、肺淋巴血管平滑肌瘤病等在其疾病的晚期，主要因不同程度的肺纤维化及蜂窝肺，通气功能障碍、弥散功能障碍，进而通气/血流比例不均性增加导致慢性低氧血症，需要氧疗，但若出现二氧化碳潴留，出现精神症状，理论上和临床实践中仍需行有创机械通气治疗。

2. 机械通气的实施

应该根据医院条件、现有呼吸机及相应设备的情况、疾病的状态及其发展过程以及医护人员的经验及技术等选择合适的通气方案，并根据患者的全身情况、血气分析，选择合适的通气模式，调整呼吸机参数，以达到最佳治疗效果，减少并发症。

（1）人工气道的选择　人工气道的建立可选择气管插管或气管切开。

（2）通气模式的选择　间质性肺疾病可选择应用的通气模式有控制/辅助通气（ACV）、容积预置型控制通气（VCV）、同步间歇性指令通气（SIMV）、压力支持通气（PSV）等。通气模式可根据呼吸机的性能、配置以及每一具体疾病，患者自主呼吸能力的改变，临床医生的经验等综合考虑后，选择具体的通气模式。

（3）通气参数的选择及调节　应根据患者的体重、肺部基本状态、病情及病程选择合适的通气参数，并根据血气分析，仔细调整通气参数。

① 潮气量：根据患者年龄、体重、基础潮气量水平、胸肺顺应性、气道阻力等因素决定机械通气的潮气量。现有文献报道多为回顾性病例分析统计结果，ILD 患者潮气量一般为 8～13mL/kg；终末期特发性肺纤维化患者的潮气量可依据肺功能检查 30%～40% TLC 测定值设定。推荐使用小潮气量的通气策略，为避免气道峰值压过高，可允许 $PaCO_2$ 适当的升高。要监测其呼出气潮气量，并尽量维持最大吸气压力小于 40～50cmH_2O，防止气压伤。最好能够根据压力-容量曲线（P-V 曲线）来选择恰当潮气量以避免肺泡的过度膨胀及其所致的肺损伤，维持潮气量在 P-V 曲线的陡升段，并保证气道峰值压小于 40cmH_2O，吸气平台压小于 35cmH_2O 的水平。

② 呼吸频率（RR）：根据通气模式选择 RR，应用 AC-V 时，成人一般选择 RR 为 16～20 次/分。若自主呼吸适当时，设定的备用频率应低于自主频率 2～4 次/分，以避免患者不能触发呼吸机时引起严重的通气不足。应用 SIMV 时，开始时最好潮气量不变化，选用频率比原先略减少，待患者适应后再逐步减少频率直至完全自主呼吸。Stern 等认为在终末期特发性肺纤维化患者应采用低潮气

量，快呼吸频率。

③ 吸气时间及吸呼时比：预设的吸气时间（Ti）及吸呼时比（I/E）应尽量与患者的自主呼吸水平相一致，以减少人机对抗。一般预设的 Ti 为 1～1.5s，I/E 为 1∶1.5。终末期特发性肺纤维化患者，低氧血症严重，二氧化碳的潴留相对较轻，出现内源性 PEEP 很少见，不必延长呼气时间。

④ 吸入氧浓度（FiO_2）：应根据患者的氧合状况、平均气道压、血流动力学状态选择 FiO_2；对特发性肺纤维化患者气管插管或气管切开后，实施机械通气，严重低氧血症者可立即给予 100％氧以迅速缓解严重的缺氧，之后，逐步降低到维持 SaO_2＞90％的最低吸入氧浓度。必要时可采取 PEEP、吸气末暂停和反比呼吸等方法，以帮助降低 FiO_2，防止氧中毒。

⑤ 峰值压力：即吸气末气道压，是整个呼吸过程中气道的最高压力，与潮气量的大小有关。但过高会造成气压伤，应尽可能保持峰值压力＜3.9kPa（40cmH_2O），选择合理的潮气量或吸气压力，使 PIP＜40cmH_2O，或平台压＜35cmH_2O。ILD 疾病的终末期，严重的肺纤维化使峰值压力明显增高；广泛的蜂窝肺形成也是发生气压伤的易患因素。

⑥ 呼气末正压通气（PEEP）：PEEP 可增加功能残气量，提高肺泡内压，使萎陷的肺泡复张，增加肺顺应性，改善通气/血流比，有利于改善氧合，降低吸氧浓度，避免氧中毒。但不恰当的设置可影响循环功能及引起气压伤。可依据压力容积曲线设置 PEEP，一般从 3～5cmH_2O 开始，逐渐增加，每次增加 2～5cmH_2O，以达到最佳 PEEP 值，即既能增加 PaO_2、功能残气量和肺顺应性、减少肺内分流，又不影响心排血量，不产生气压伤的 PEEP 值。PEEP 值调整间隔时间视肺部病变而不同，为 15～60min。病情稳定后，逐步减少以致撤销 PEEP，一般每 1～6h 递减 2～5cmH_2O，一般 PEEP 可在＜5cmH_2O 的情况下脱机。急性呼吸窘迫综合征在机械通气支持应注意：①弃用传统的超生理大潮气量，应用小潮气量（5～8mL/kg），严格限制跨肺压，推荐维持平台压＜30～35cmH_2O，即为容许性高碳酸血症；②加用适当的 PEEP，保持肺泡的开放，让萎陷的肺泡复原。上述的肺保护策略应用后，ARDS 的病死率已有下降。AIP 从临床角度，组织学上属于弥漫性肺泡损伤（DAD），可以等同于不明病因的急性呼吸窘迫综合征（ARDS），理论上机械通气支持时的肺保护策略同样适用于 AIP。现在 ARDS 的死亡率因机械通气和其他治疗手段的不断改进已降至 31％～50％；而多数文献报道，AIP 的病死率却一直居高不下，运用肺保护策略是否能降低 AIP 的病死率，需要进一步研究。

3. 机械通气的并发症和撤机

ILD 实施机械通气治疗同样会出现与气压伤、肺部感染以及气管插管和切开有关的并发症，特别是相当部分慢性 ILD 长期使用糖皮质激素，在实施机械通气时更应注意肺部感染。

急性起病 ILD 并发急性呼吸衰竭，在原发疾病得到控制后，应选择合适的通气模式及通气参数，加强营养及全身支持治疗，为撤机做好充分的准备。可以依据临床医生的习惯、设备条件选用直接撤机、T 管、SIMV、PSV、CPAP 等常用方法进行过渡撤机。

特发性肺纤维化晚期并发急性呼吸衰竭，在准备使用呼吸机前，应充分考虑其撤机的可能性以及撤机方法。但有限的资料表明，由于特发性肺纤维化疾病本身已属晚期，绝大多数患者均在机械通气治疗过程中短期内死亡。

第七节 肺 癌

原发性支气管肺癌（简称肺癌）是指来源于支气管黏液腺、细支气管上皮及肺泡上皮的恶性肿瘤。肺癌的发生与主动或被动吸烟、空气污染、职业性因素及家族易感因素等有关。肺癌的临床表现严重程度与肿瘤的发生部位、病理类型、肿块的大小和发展速度等有关。

一、肺的解剖及肺癌病理

（一）肺的解剖及淋巴引流

1. 肺脏

位于胸廓内纵隔的两侧，表面覆盖有脏层胸膜，壁层胸膜则附在胸壁内侧、膈肌和纵隔上。左肺 2 个叶，右肺 3 个叶，气管于胸腔入口进入上纵隔，在 T5 水平分为左、右支气管。左、右支气管，肺动脉、肺静脉，支气管动脉、支气管静脉和淋巴组织等组成了肺门结构。

2. 肺的淋巴引流

肺脏淋巴分布丰富，浅层与脏层胸膜、深层与支气管、肺血管相并行后汇集肺门。把胸腔淋巴结分为 14 个区。

1 区：为上纵隔上部淋巴结。

2 区：为气管旁淋巴结。

3 区：为气管前、血管后淋巴结。

4 区：为气管支气管淋巴结。

5 区：为主动脉弓下（主动脉肺动脉窗）淋巴结。

6 区：为主动脉弓旁淋巴结（升主动脉或膈神经）。

7 区：为隆突下淋巴结。

8 区：为食管旁淋巴结。

9 区：为肺韧带淋巴结。

10 区：为气管周围、肺门淋巴结。

11 区：为叶支气管间淋巴结。

12 区：为叶支气管周围淋巴结。

13 区：为段支气管周围淋巴结。

14 区：为亚段支气管周围淋巴结。

1～9 区淋巴结称为纵隔淋巴结，10～12 区淋巴结称为肺门淋巴结，13、14 区淋巴结称为肺内淋巴结。

肺癌的淋巴转移：先至同侧肺门，后到隆突下淋巴结、纵隔淋巴结、锁骨上淋巴结，最后进入血液循环。

（二）病理类型

1. 根据肺癌的发生部位分类

分为中心型肺癌（以鳞癌或小细胞癌最多见）、周围型肺癌（腺癌多见）、弥漫型肺癌（多为腺癌和肺泡细胞癌）三型。

2. 根据肺癌的生长方式分类

分为管内型、管腔浸润型、肿块型、球型、弥漫浸润型五型。

3. 肺癌的组织学类型分类

（1）鳞状细胞癌　包括乳头状癌、透明细胞癌、小细胞样癌、基底细胞癌。生长较缓慢，中心常发生坏死而伴有偏心厚壁空洞，多伴有肺门淋巴结的转移，血行转移较晚，对射线中度敏感。

（2）腺癌　包括腺泡状腺癌、乳头状腺癌、细支气管-肺泡细胞癌及混合型癌。早期即可出现淋巴、血行或胸膜的转移，对放射治疗、化学治疗敏感性均较差。

（3）小细胞癌　包括雀麦细胞癌和复合雀麦细胞癌。多为中心型，病情进展迅速，恶性度极高，常侵犯周围组织，早期即可出现广泛的淋巴及血行转移，对放射治疗和化学治疗均敏感。

（4）大细胞癌　包括大细胞神经内分泌性癌、透明细胞癌、淋巴上皮样癌、大细胞伴横纹肌样癌。周围型多见，常伴有淋巴结转移，对射线中度敏感。

（5）腺鳞癌　少见，对放射治疗、化学治疗低度敏感，需综合治疗。

（6）类癌　极少见，对射线不敏感。

（7）支气管唾液腺癌　包括腺样囊性癌，黏液表皮样癌等，偶见，对射线不敏感。

（8）多形性癌伴肉瘤样成分　极少见，对射线不敏感。

4. 病理检查

（1）痰细胞学检查（＞3 次），纤维支气管镜检查并取活检。

（2）未能取得病理者，可选择经皮肺穿刺、浅表淋巴结穿刺、胸腔积液细胞学、纵隔镜或胸腔镜检查，必要时结合免疫病理学检查和（或）电镜检查。

（3）小细胞肺癌外周血常规异常，考虑行骨髓穿刺检查。

由于肿瘤的生物学行为不同，肺癌分为两大类即小细胞肺癌（SCLC）和非小细胞肺癌（NSCLC），后者包括除小细胞肺癌以外的其他所有上皮源性肺癌。

二、病因与发病机制

（一）吸烟

几乎所有的研究资料均认为吸烟是肺癌的主要危险因素。有学者估计约有85％由环境因素引起的肺癌是因吸烟引起的。吸烟者肺癌死亡率为不吸烟者的 10 倍以上。吸烟量与肺癌有剂量-反应关系，戒烟后可以减少肺癌发生的危险性。吸烟与肺癌危险度的关系与烟草种类、开始吸烟年龄、吸烟年限和吸烟量有关。不同烟草类别中以长期吸香烟最为危险。香烟在点燃过程中局部温度可达 900～1000℃，从而发生一系列的热分解和热合成化学反应，形成近 4000 种新的化学物质，其中绝大部分对人体有害。危害最大的是尼古丁（烟碱）、一氧化碳和烟焦油。烟焦油是致肺癌的元凶。烟焦油含有以多环芳烃和亚硝胺两类为主的多种致癌物及酚类促癌物。香烟含有的一些致癌物质可直接攻击 DNA，引起基因损伤，另一些致癌物（如多环芳烃类和亚硝胺类化合物）则需要代谢激活后才能损伤 DNA。CYP2EI 可激活香烟特有亚硝胺等致癌物，可能涉及吸烟引起的肺癌变过程。吸烟不但危害吸烟者本人的健康，而且由于污染了室内环境还会危害不吸烟者的身体健康。

（二）大气和环境污染

大气和环境污染是导致肺癌的另一个危险因素。城市大气和环境污染主要来源于机动车辆尾气、采暖及工业燃烧废物等，从污染大气中，已查明的致癌物有多环芳烃、脂肪族巯基化合物和一些镍化合物等。美国伯明翰大学的学者通过分析美国肺腺癌的分布变化，对近 50 年美国肺腺癌发病率不断上升的原因进行了探索，结果显示大气污染增加早在腺癌上升前 10 年就已存在了，当大多数吸烟者转向低焦油香烟时腺癌已经开始上升了，空气污染下降时间比吸烟显著下降的时间晚 10 年，这些数据符合肺腺癌发生率增高比鳞癌发生率下降晚 10 年的现象。腺癌显著上升地区的汽车密度很高，非吸烟者腺癌的发生率亦上升。该研究认为目前肺腺癌发生率升高与采用的低焦油含量香烟并不一致，而与空气污染日益严重有关。烹饪时使用的燃料和油烟是女性肺癌发生的危险因素。

（三）职业暴露

职业和生活环境中接触细小的致癌物质颗粒或烟尘一直被认为是近年来肺腺癌增加的主要原因。巴基斯坦的流行病学资料证实在环境污染（汽车尾气、工业加工、矿石生产等）严重的城市肺癌发生率（4%～9%）显著高于乡村（1%～3%）。长期接触或大量吸入放射性物质（如铀、镭及其衍化物氡等），长期接触煤气、含放射性金属矿及微波辐射等均可诱发肺癌。职业性短期接触二氧化硅、无机砷、石棉、铬、镍、煤焦、焦油、二氯甲醚、氯甲甲醚等，均可使肺癌发病率增高。

（四）病毒感染

就目前所知，有15%～20%的人类肿瘤与病毒感染有关，但尚无明确证据表明肺癌与病毒感染有关，然而细支气管肺泡癌可能是肺癌中的特例。有研究发现，细支气管肺泡癌的发生可能与一种Jaagsiekte羊反转录病毒（JSRV）有关。在人类发现细支气管肺泡癌后不久，在南非的绵羊和山羊中发现了一种与人类似、起源于肺泡的肺腺癌，并将其命名为Jaagsiekte病。经研究发现，这种肺腺癌与人类的细支气管肺泡癌在临床和组织学上有很多相似之处，如肿瘤生长缓慢、沿肺泡壁生长、很少发生转移等。由于这种肺腺癌可通过动物之间的直接接触而传播，于是人们对此进行了深入研究，并最终确定羊肺腺癌是由反转录病毒的感染和传播引起的；同时，人们也开始将羊肺腺癌作为人肺癌的模型，探讨JSRV感染与细支气管肺泡癌的关系：大量的基础研究表明，JSRV能够诱导多种人类细胞转化，与JSRV包膜蛋白相连的细胞受体Hyal-2广泛存在于人肺泡细胞在内的多种细胞中，而Hyal-2基因编码所在的区域3p21又是人肺癌中经常缺失的部分，因此有人推断Hyal-2是人肺癌形成中潜在的肿瘤抑制基因。有学者用抗JSRV包膜蛋白的抗体对肺癌标本进行了免疫组化分析，结果发现阳性样本中30.2%为细支气管肺泡癌患者，26.2%为腺癌患者，51例为其他类型肺癌样本阳性率为0，25个非癌性组织阳性反应率亦为0。然而，有研究者对26例细支气管肺泡癌标本进行PCR检测却没有发现JSRV的基因序列。可见，虽然JSRV感染被高度怀疑与细支气管肺泡癌发病相关，但仍需进一步研究确证。

（五）结缔组织病

结缔组织病是一组累及关节及关节周围软组织的慢性疾病，其病因多为免疫紊乱，主要包括系统性红斑狼疮、类风湿关节炎、多发性肌炎、皮肌炎等。近年来，结缔组织病与肺癌之间的联系逐渐引起人们的注意，有学者总结了 153 例与结缔组织病有关的肺癌的情况，结果发现在进行性全身硬化症患者中有着较高的细支气管肺泡癌的发生率。报道发现全身性硬化症并发肺癌的患者中有 77% 是细支气管肺泡癌。还有学者的研究也发现，50% 以上的全身性硬化症患者并发肺癌时病理类型为细支气管肺泡癌。总之，现有的数据都提示进行性全身硬化症与细支气管肺泡癌存在一定联系。由于结缔组织病的病因较为复杂，因此结缔组织病与肺癌之间存在关系的原因可能是多方面的，免疫缺陷、长期肺纤维化及瘢痕形成都可能造成肿瘤的发生。

（六）遗传因素

肺癌的发生是个体对环境危险因素的易感性与环境致癌因素相互作用的结果。日本学者应用聚合酶链反应限制片段长度方法（PCR-RFLP）对在吸烟作用下的肺癌癌变基因和药物代谢酶进行单核苷酸多态性（SNP）分析，对 68 例肺腺癌、35 例鳞癌和 121 例对照的外周血细胞基因组 DNA 的细胞色素 P4501Al（CYPIAl）、MSP1、Ile-Val、谷胱甘肽 S 转移酶 mu（$GSTM_1$）、N-乙酰转移酶 2（NAT_2）和 L-myc 进行检测，结果显示对于吸烟量低（Brinkman 指数 < 600）的患者，中等和缓慢发生的 NAT_2 SNP 基因型具有显著的患肺癌危险，腺癌的机会比为 2.83，吸烟量低的患者 L-mycSSPSS 基因型也具有显著的危险度，鳞癌机会比为 5.09，而 CYPIA1 和 $GSTM_1$（-）基因型与吸烟作用下发生的肺癌无关联，认为 NAT_2 SNP 基因型可以预测与吸烟相关肺腺癌的易感性，而 L-mycSSPSS 基因型可预测肺鳞癌易感性。

（七）其他

机体免疫功能低下，人体正常细胞中的原癌基因和抑癌基因异常改变，失去对细胞调控的平衡能力，即发生肺癌。如瑞典有学者发现类肉瘤病和肺癌发生有关。营养不良、缺乏蔬菜水果、肺部既往病史、肺癌家族史等均可能与肺癌的发生有一定关系。激素水平、心理及精神因素对肺癌发生的影响亦正在越来越被人们重视。

三、临床表现

（一）分期

肺癌分期对确定治疗方案和预后判断很重要。采用国际抗癌联盟（UICC）和国际肺癌研究协会（IASLC）公布的第 8 版肺癌国际 TNM 分期，见表 1-4。

表 1-4 第 8 版肺癌 TNM 分期（UICC&IASLC）

分期	标准
T 分期	
Tx	未发现原发肿瘤或者通过痰细胞学检测或支气管灌洗发现癌细胞，但影像学及支气管镜未发现
T_0	无原发肿瘤的证据
Tis	原位癌
T_1	肿瘤最长径≤3cm，周围包绕肺组织及脏层胸膜，未累及叶支气管近端以上位置
T_{1a}	肿瘤最长径≤1cm
T_{1b}	1cm<肿瘤最长径≤2cm
T_{1c}	2cm<肿瘤最长径≤3cm
T_2	3cm<肿瘤最长径≤5cm；或肿瘤有以下任意一项：侵犯主支气管，但未侵及隆突；侵及脏层胸膜；有阻塞性肺炎或者部分肺不张
T_{2a}	3cm<肿瘤最长径≤4cm
T_{2b}	4cm<肿瘤最长径≤5cm
T_3	5cm<肿瘤最长径≤7cm；直接侵犯以下任何一个器官：胸壁（包含肺上沟瘤）、膈神经、心包；全肺肺不张；同一肺叶出现孤立性癌结节。符合以上任何一个条件即归为 T_3
T_4	肿瘤最长径>7cm；无论大小，侵及以下任何一个器官：纵隔、心脏、大血管、隆突、喉返神经、主气管、食管、椎体、膈肌；同侧不同肺叶内孤立癌结节
N 分期	
Nx	无法评估
N_0	无区域淋巴转移
N_1	同侧支气管周围和（或）同侧肺门淋巴结以及肺内淋巴结有转移
N_2	同侧纵隔内和（或）隆突下淋巴结转移
N_3	对侧纵隔、对侧肺门、同侧或对侧前斜角肌及锁骨上淋巴转移
M 分期	
Mx	无法评估
M_0	无远处转移

分期	标准
M₁	
M₁ₐ	胸腔或心包积液；对侧或双侧肺肿瘤结节；胸腔或心包结节；多种上述情况合并发生
M₁ᵦ	单个器官单处转移
M₁ᵪ	单个或多个器官多处转移

（二）症状与体征

肺癌的临床表现与肺癌的部位、大小、类型、是否压迫和侵犯邻近器官以及是否伴有转移等密切相关。多数肺癌患者在就诊时已有症状，仅5％无症状。早期肺癌往往没有任何症状，中晚期肺癌除了有食欲减退、肿瘤引起的恶病质之外，可出现肿瘤压迫、侵犯邻近器官、组织或远处转移的征象。咳嗽、血痰、胸痛、发热、气促为肺癌常见的五大症状，其中以咳嗽最为常见，而最有诊断意义的症状则为血痰。其常见的症状和体征如下。

1. 由原发肿瘤引起的症状和体征

（1）咳嗽　咳嗽为肺癌最常见的早期症状，由于肿瘤刺激支气管黏膜而出现阵发性干咳、刺激性呛咳。部分患者往往认为咳嗽乃吸烟所致而忽视。肿瘤增大导致支气管狭窄时，咳嗽可带高音调金属音。

（2）痰血与咯血　以中央型肺癌多见。肿瘤组织本身血管丰富，常引起持续性痰中带血，侵犯血管可引起断续性小量咯血，大量咯血少见。

（3）喘鸣、胸闷、气促　多与肿瘤阻塞气道及并发肺炎、肺不张或胸腔积液等有关。呼吸气流通过气管受压或部分阻塞形成的狭窄处可引起喘鸣。肿瘤压迫大气道时，出现吸气性呼吸困难。弥散性细支气管癌（腺癌）病变广泛，气促进行性加重，发绀严重。

（4）发热　多为低热，亦可发生高热，早期为肿瘤引起阻塞性肺炎所致，晚期由继发感染、肿瘤坏死所致，抗生素治疗效果多不明显。

（5）体重下降　体重下降为肺癌晚期的常见症状。由于肿瘤毒素和慢性消耗，加之感染、疼痛等所致的食欲下降，患者出现消瘦或恶病质。

2. 肺癌局部扩展引起的症状和体征

（1）胸痛　病变累及胸膜或纵隔时，患者出现持续、不规则的胸部钝痛或隐痛。肿瘤侵犯胸壁或肋骨时，呈现部位较固定和持续性的胸痛。

（2）胸腔积液 病变侵犯或转移至胸膜或心包可引起胸腔积液，常为血性。多表现为胸闷、胸痛、心动过速和心前区心音减弱，大量胸腔积液可导致患者气促。

（3）声音嘶哑 为肿瘤压迫或转移至纵隔淋巴结及主动脉弓下淋巴结，压迫喉返神经所致。

（4）上腔静脉压迫综合征 肿瘤侵犯纵隔、压迫上腔静脉时，头部和上腔静脉回流受阻，导致头面部、颈部和上肢水肿及前胸部淤血、静脉曲张，引起头痛、头晕或眩晕。

（5）Pancoast 综合征 见于肺尖部的肺癌，称为肺上沟瘤，又称 Pancoast 肿瘤，因其周围空间狭小而易侵犯臂丛下神经根、星状神经节、交感神经节和肋间神经，产生肩部、肩胛骨内侧缘、上臂甚至前臂的疼痛，往往为阵发性加重的烧灼样痛，可伴皮肤感觉异常和不同程度的肌肉萎缩。如病变侵及星状神经节、交感神经节，则可出现同侧霍纳综合征，即同侧瞳孔缩小、眼球内陷、眼睑下垂、颜面无汗等。

（6）吞咽困难 因肿瘤或淋巴转移压迫食管、侵入纵隔所致，亦可引起支气管-食管瘘。

（7）膈肌麻痹 膈肌麻痹多见于肿瘤侵犯膈神经而致其麻痹，可表现为顽固性呃逆、胸闷、气急，还可引起膈肌升高、运动消失或反常呼吸运动（吸气时膈肌下降，呼气时膈肌反而上升）。

3. 肿瘤远处转移引起的症状和体征

（1）淋巴结和皮肤转移 最常见的部位为锁骨上淋巴转移，可触及皮下结节。

（2）肝转移 可表现为畏食、肝区疼痛、肝大、黄疸和腹水等。

（3）骨转移 可有转移局部的疼痛和压痛，常转移至肋骨、脊柱、骨盆等。

（4）脑转移 可表现为头痛、呕吐、眩晕、复视、共济失调、偏瘫、颅内压增高等。

4. 肺癌的肺外表现

肺癌的肺外表现又称副肿瘤综合征，包括内分泌、神经、肌肉或代谢异常的综合征。往往出现在肺部肿瘤之前，肿瘤切除后症状可减轻或消失，肿瘤复发又可出现。

（1）杵状指和肥大性骨关节病 多侵犯上肢、下肢长骨远端。

（2）异位内分泌综合征 ①异位促肾上腺皮质激素分泌：引起库欣综合征，表现肌力减弱、水肿、高血压、尿糖增高等症状，小细胞肺癌多见。②异位抗利尿激素分泌：引起稀释性低钠血症，有全身水肿、嗜睡、定向障碍、水中毒症状，多见于小细胞肺癌。③异位甲状旁腺分泌：引起高血钙、低血磷、精神紊乱等,有多尿、烦渴、便秘、心律失常症状,见于肺鳞癌。④异位促性腺激素分泌:引起男性乳房发育等。⑤神经肌肉综合征:引起重症肌无力、小脑性运动失调、眼球震颤及精神改变等,见于小细胞肺癌。

四、诊断

(一) 体格检查

肺癌早期可无阳性体征。肿瘤致部分支气管阻塞时,体检可发现单侧局限性哮鸣音和湿啰音。随着病情的进展患者可出现消瘦,应仔细检查有无气管移位、肺不张、肺炎及胸腔积液等体征。肺癌晚期压迫侵犯邻近器官,可出现声音嘶哑、前胸浅静脉怒张、锁骨上及腋下淋巴结肿大,部分患者有杵状指(趾)、库欣综合征等体征。

(二) 影像学检查

1. X 线检查

X 线检查是诊断肺癌最基本和常用的检查手段。中央型肺癌肺门处可见不规则的半圆形阴影,外围可有阻塞性肺炎和肺不张,并呈现横 S 形的 X 线征象。周围型肺癌显示肺野中有结节或肿块阴影,边缘不规则或毛刺,个别可见癌性空洞。若有支气管梗阻,可见肺不张。早期发现可提高治愈率,对由于职业、遗传背景或有吸烟史的高危人群,应每年进行一次 X 线检查。

2. 胸部 CT 和磁共振成像 (MRI) 检查

胸部 CT 可发现更小和特殊部位的病灶,了解病灶对周围脏器、组织侵犯程度,显示纵隔、肺门淋巴结的肿大,有利于肺癌的临床分期。此外,低剂量 CT(LDCT)肺癌筛查能降低肺癌死亡率,显著提高早期肺癌检出率,从而实现肺癌筛查的早诊断、早治疗。MRI 检查能明确肿瘤与淋巴结或大血管之间的关系,但对肺内病灶的分辨率不如 CT 高。螺旋 CT 连续性扫描速度快,可更好地进行图像三维重建,显示直径小于 5mm 的小结节,还可显示中央气管内病变和第 6～7 级支气管和小血管,明确病灶和周围气道、血管关系。通常将肺内直径≤1cm 的局限病变称为小结节,1cm＜直径≤3cm 的局限病变称为结节,而直径＞3cm 者称为肿物。正电子发射计算机断层显像(PET-CT)有助于肺癌及淋巴结与身体其他部位转移的定性诊断。

3. 放射性核素扫描、支气管或血管造影等检查

了解肿瘤的部位、大小、淋巴结肿大等情况。

4. 超声检查

常用于检查腹部重要器官有无转移，用于锁骨上窝及腋下等浅表部位淋巴结的检查；对于浅表淋巴结、邻近胸壁的肺内病变或胸壁病变，可较为安全地进行超声引导下穿刺活组织检查；超声还可用于检查有无胸膜转移、胸腔积液及心包积液，行超声定位抽取积液。

（三）内镜及其他检查

1. 肺癌组织学或细胞学检查技术

肺癌组织学或细胞学检查技术包括痰液细胞学、胸腔穿刺术、浅表淋巴结及皮下转移结节活组织检查、经胸壁肺穿刺术、纤维支气管镜检查、经支气管镜针吸活检术（TBNA）和超声引导下经支气管针吸活检术（EBUS-TBNA），其中痰脱落细胞及胸腔积液肿瘤细胞学检查，是目前诊断肺癌简单方便的非创伤性诊断方法之一。痰脱落细胞学检查的阳性率可达70%～80%，中央型肺癌阳性率为2/3，周围型肺癌阳性率为1/3。为提高痰阳性率，必须是患者深部咳出的新鲜痰，标本送检一般应连续在3～4次以上，晨起所咳的痰或带血的痰液涂片阳性较高。

2. 支气管镜检查

支气管镜检查是诊断肺癌最重要的手段，可直接观察到肿瘤大小、部位及范围，如可观察位于气管和主干、叶、段或亚段支气管腔、管壁的病变，并可活检或吸取分泌物进行病理诊断，同时估计手术的范围和方式，近端支气管肿瘤诊断的阳性率可达90%～93%。

3. TBNA 和 EBUS-TBNA

传统TBNA根据胸部CT定位操作，对术者要求较高，不作为常规推荐的检查方法。EBUS-TBNA可在超声引导下实时进行胸内病灶的穿刺，对肺癌病灶及淋巴转移灶能够明确诊断，且更具有安全性和可靠性。当临床怀疑纵隔淋巴结是否转移影响治疗决策，而其他分期手段难以确定时，推荐采用超声支气管镜检查等有创分期手段明确纵隔淋巴结状态。

4. 其他

淋巴结活检、经支气管细针穿刺活检、胸腔镜检查、纵隔镜检查、肿瘤标记物检查、开胸肺活检等。

五、治疗

肺癌的治疗应根据患者全身的状况、肿瘤的病理类型和侵犯范围、发展趋势，结合细胞分子生物学的改变，综合考虑，有计划地制订治疗方案，以适当的经济费用取得较好的治疗效果，以期提高治愈率和生活质量。肺癌的合理治疗是采取以手术切除为基础的综合治疗方法，即包含手术、放疗或中医药物疗法。小细胞肺癌多选用化疗、放疗加手术的综合治疗方法；非小细胞肺癌（鳞癌、腺癌、大细胞癌的总称）则先手术，然后放疗和化疗。

（一）外科治疗

手术是治疗肺癌的首选方法。适用于Ⅲa期前的非小细胞肺癌。目的是彻底切除肺部原发肿瘤病灶、局部和纵隔淋巴结，尽可能保留健康的肺组织。若出现膈肌麻痹、声音嘶哑、上腔静脉阻塞综合征、对侧淋巴结（纵隔、肺门）或锁骨上淋巴转移或其他远处转移、严重心肺功能不全者则丧失了手术的机会。

1. 手术方式

肺切除术方式的选择取决于肿瘤部位、大小和肺功能。目前我国肺癌手术切除率为85%～97%，总5年生存率为30%～40%。

（1）肺叶切除　为肺癌的首选手术方式。病灶仅累及一叶肺或叶支气管应考虑肺叶切除术。对周围型肺癌，一般采用肺叶切除同时加淋巴结切除。

（2）单侧全肺切除　肿瘤直接侵犯到肺叶之外，超过肺叶切除的范围时才考虑一侧全肺切除。对中央型肺癌可施行一侧全肺切除加淋巴结切除术。全肺切除对心肺功能的损伤大，术后并发症大大高于肺叶切除术，应严格掌握手术指征。

（3）袖式肺叶除术　适用于肿瘤已侵及主支气管或中间支气管、为避免支气管断端被肿瘤累及而不能实行单纯肺叶切除术者。即为保留正常的邻近肺叶，切除病变的肺叶并环形切除一段受累及的主支气管，再吻合支气管上下断端。

（4）肺段或肺楔形切除　是指切除范围小于一个肺叶的术式，属于局部切除术。采用肺段切除治疗肺癌的指征如下：①心、肺功能差，病灶为周围型，小于3cm者；②对侧已行肺叶切除的肺癌患者，其新病灶为小于4cm的周围型；③有角化的高度分化的肺癌无淋巴转移者。与肺叶切除相比，行肺段切除术的复发率高，长期年生存率减少5%～10%。

肺癌手术治疗对肺功能的要求：最大通气量（MBC）占预计值应≥50%；时间肺活量（FEV_1/FVC）≥50%；第一秒用力呼气量（FEV_1）≥1000mL；动脉血氧分压（PaO_2）≥60mmHg；动脉血二氧化碳分压（$PaCO_2$）≤50mmHg。做全肺切除术的肺功能要求更高些：MBC占预计值应≥70%，没有明显的阻塞性肺气肿；FEV_1在正常范围；PaO_2≥80mmHg；$PaCO_2$≤40mmHg。

手术禁忌证：胸外淋巴转移、脑肾等远处转移、广泛肺门、纵隔淋巴转移、胸膜广泛转移或心包腔内转移、上腔静脉阻塞综合征、喉返神经麻痹等。

2. 微创外科在肺癌治疗中的应用

电视辅助胸腔镜下肺癌切除术，是近 20 年来胸外科技术的最大进步和发展之一。电视胸腔镜手术在肺癌外科中的作用越来越受重视，是肺癌外科今后发展的方向之一。美国国立综合癌症网络（NCCN）指南指出胸腔镜手术作为肺癌外科被选术式的前提是符合肺癌外科的原则，即在不影响手术切除完全性的同时，保证手术的安全性。

（二）放射治疗

放射治疗（放疗）是肺癌治疗的一种重要手段。主要用于手术后残留病灶的处理和联合化疗。对于不能手术的晚期肿瘤患者采用姑息性放疗对控制骨转移性疼痛、脊髓压迫、上腔静脉阻塞综合征、支气管阻塞及脑转移引起的症状有较为肯定的疗效。为提高手术切除率，通过放疗可使肿瘤缩小，从而有可能缩小手术范围，故有些患者可行术前放疗。对于部分非小细胞肺癌，有学者提出可进行术中放疗，然而一般认为术中放疗应该和术后放疗相结合。

根据治疗目的，肺癌的放疗可分为根治性放疗、姑息性放疗、术前放疗、术后放疗以及近距离放疗等。放疗对小细胞肺癌效果较好，鳞癌次之，腺癌和细支气管肺泡癌效果最差。术前放疗的标准剂量是 $45\sim54\mathrm{Gy}$，$1.8\sim2\mathrm{Gy}$/次；完全切除后的标准计量是 $50\sim54\mathrm{Gy}$，$1.8\sim2\mathrm{Gy}$/次；根治性放疗的剂量常为 $60\sim70\mathrm{Gy}$，$2\mathrm{Gy}$/次，一般在患者术后 1 个月左右，全身情况改善能耐受后开始放疗。

放疗的不良反应包括疲乏、食欲减退、骨髓造血功能抑制、低热、放射性肺炎、肺纤维化和放射性食管炎等。放射性肺炎可用肾上腺糖皮质激素治疗。

（三）化学治疗

化学治疗（化疗）是肺癌的一种全身性治疗方法，对局部肺内病灶及经血道和淋巴道的微转移病灶均有作用，可分为根治性化疗、同步化疗、姑息性化疗、新辅助化疗、辅助化疗、局部化疗和增敏化疗。小细胞癌对化疗最敏感，最佳联合化疗方案的总缓解率可达 80%～90%，鳞癌次之，腺癌效果最差。化疗不可能完全清除癌细胞，可单独用于晚期肺癌以缓解症状或与手术、放疗综合应用，以推迟手术或放疗后局部复发和远处转移的出现，提高疗效。化疗是小细胞肺癌首选的治疗方式，也可与手术治疗和放疗联合使用，防止肿瘤转移和复发。与手术、放疗并列作为非小细胞肺癌治疗的三大手段之一。

1. 一线药物治疗

含铂两药方案（EP 方案：依托泊苷＋顺铂；EC 方案：依托泊苷＋卡铂；IC 方案：伊立替康＋卡铂）是标准的一线化疗方案。在化疗基础上可以联合血管内皮抑素。对于晚期无驱动基因、非鳞 NSCLC 患者，还可在化疗基础上联合贝伐珠单抗；肺癌驱动基因阳性的患者，如 EGFR 基因突变阳性的患者，可选择表皮生长因子受体酪氨酸激酶抑制剂（EGFR-TKI）治疗，包括吉非替尼、厄洛替尼、埃克替尼或阿法替尼治疗，一线化疗给予吉非替尼治疗时还可考虑联合培美曲塞和卡铂。ALK 或 ROS1 融合基因阳性的非小细胞肺癌患者，可选择克唑替尼治疗。

二线化疗方案可选药物有托泊替康单药或联合用药，如异环磷酰胺、紫杉醇等紫杉类药物、多西他赛、吉西他滨、伊立替康、环磷酰胺、长春瑞滨、替莫唑胺、多柔比星、长春新碱、口服依托泊苷等。

2. 二线药物治疗

二线治疗可选择的药物包括多西紫杉醇、培美曲塞、纳武单抗、EGFR-TKI 和克唑替尼。肺癌驱动基因突变阳性的患者，如果一线和维持治疗时没有应用相应的分子靶向药物，二线治疗时应优先应用分子靶向药物。一线 EGFR-TKI 治疗后耐药并且 EGFR T790M 突变阳性的患者，二线治疗时应优先使用奥希替尼。对于 ALK 阳性，一线接受克唑替尼治疗后出现耐药的患者，二线治疗时可序贯使用塞瑞替尼。对于一线接受 EGFR-TKI 或者克唑替尼治疗出现耐药，二线接受化疗治疗的患者，可根据患者的 ECOGPS 评分选择含铂双药或者单药治疗方案。对于驱动基因阴性的患者，应优先考虑化疗，对于无驱动基因且组织学类型为鳞状细胞癌的患者，可选择使用阿法替尼。对于含铂两药联合化疗或靶向治疗失败后的 NSCLC 患者可选择 PD-1 抑制剂纳武单抗。

非小细胞肺癌的化疗方案仍以铂类为基础。鳞癌可选用 GP 方案（吉西他滨＋顺铂或卡铂）、DP 方案（多西他赛＋顺铂或卡铂）、NP 方案（长春瑞滨＋顺铂）、TP 方案（紫杉醇＋顺铂或卡铂）、氮芥、甲氨蝶呤、洛莫司汀、顺铂、依托泊苷等；非鳞癌可选用 PP 方案（培美曲塞＋顺铂或卡铂）、EP 方案（依卡泊苷＋顺铂）、环磷酰胺、甲氨蝶呤、氟尿嘧啶、多柔比星等。

目前采用 2～3 个化学治疗药物的联合方案为多，每 3～4 周为一周期。应注重个体化化疗用药，用药后应观察压迫或转移症状有无减轻、病灶的影像有无缩小。大多数化疗药物在杀伤肿瘤细胞的同时，可引起正常细胞的损害，尤其是对生长旺盛的正常细胞。

（四）其他治疗方法

1. 局部治疗方法

经支气管动脉和肋间动脉灌注加栓塞治疗、经纤维支气管镜行激光或电刀切割肿瘤治疗、经纤支镜内植入放疗源作近距离照射、经纤支镜内置气管内支架等局部治疗方法，对缓解症状有较好的效果。

2. 免疫治疗

与化疗联合应用可以明显延长患者生存时间。卡介苗、短小棒状杆菌、干扰素、白介素-1 和白介素-2、胸腺素、集落刺激因子等生物制品或左旋咪唑等药物可激发和增强人体免疫功能。

3. 生物靶向治疗

吉非替尼（又称易瑞沙）是肺癌生物靶点治疗中较为成熟的药物，是一种EGFR-TKI。主要用于接受过化疗的晚期肿瘤或转移性非小细胞肺癌的治疗。其他靶向治疗的药物，如盐酸厄洛替尼（特罗凯）、贝伐单抗、西妥昔单抗、重组人血管内皮抑制素（恩度）等与化疗联合应用可以提高晚期肺癌患者的生存率。

4. 中医药治疗

按患者临床症状、脉象和舌苔等辨证论治，部分患者的症状可得以缓解并延长生存期。中医药对增强机体抵抗力，减少化疗、放疗的不良反应亦有一定作用。

5. 并发症治疗

（1）恶性胸腔积液的治疗　目的是减轻症状，提高生命质量和延长生存期。恶性胸腔积液者，可给予胸穿抽液、注入化疗药物与免疫功能调节药物或胸腔封闭治疗。但在注入药物前，应尽可能抽尽胸腔内液体。有中等量和大量积液时，为避免纵隔摆动和复张后肺水肿，应先经皮置细硅胶管，在24h内缓慢放净胸腔内液体，然后注入胸腔后夹管。除博来霉素外，其他药物可 2 种联合应用，但剂量必须减少 1/3。为减少不良反应，可同时应用 5mg 地塞米松胸腔内注射。每1～2h 变动体位，使药物分布均匀，24～48h 后拔管。

（2）颅脑转移　有颅脑转移者，如果原发灶已控制，脑内转移只是单个病灶，可考虑手术治疗后全颅放疗或全颅放疗后结合伽马刀治疗。对于多发或弥散性转移者，可采用全颅放疗。如果脑转移合并其他部位转移或肺原发灶未控制者，可考虑全颅放疗结合化疗。

（3）骨转移　外放疗是治疗肺癌骨转移的有效方法。推荐 EP 方案、EC 方案、IP 方案或 IC 方案化疗＋局部姑息外照射放疗和（或）双磷酸盐治疗。根据影像学转移灶部位，姑息放疗可对有可能危及生命和影响生命质量的骨转移灶以及癫痫症状产生较好疗效。此外，也可以选择双磷酸盐或鲑鱼降钙素等阻止骨溶解的药物，并产生止痛效果。骨折高危患者可采取骨科固定。

（4）其他　合并气管或主支气管阻塞者，可经支气管镜局部治疗或放置内支架后外放疗和（或）后装内放疗。出现上腔静脉阻塞综合征时，可给予脱水药物、糖皮质激素、放疗和化疗，也可考虑放置上腔静脉内支架治疗。肝转移可选用介入治疗、放疗或其他局部（如酒精和射频）处理。

6. 对症治疗

对症治疗包括止痛、止血和平喘等缓解症状的治疗。

第二章

循环系统疾病

第一节　缓慢型心律失常

一、窦性心动过缓

窦性心动过缓是指窦房结发出激动的频率低于正常下限 60 次/分，一般为 45～59 次/分，若窦性频率小于 45 次/分则为显著的窦性心动过缓。

（一）窦性心动过缓的原因

窦房结内有丰富的自主神经末梢，窦房结发出电脉冲的频率受交感神经和副交感神经双重控制。迷走神经张力增高，如运动员、健康的成年人、夜间睡眠时心率可在 50 次/分左右。迷走神经张力过度增高则可产生显著的窦性心动过缓，属于病理性。临床最常见的窦性心动过缓的病因是急性下壁心肌梗死，下壁心肌和窦房结的血液通常由右冠状动脉供应。各种抗心律失常药物的应用如 β 受体阻滞药，也是窦性心动过缓常见的继发性原因，而有些难以解释的显著窦性心动过缓则是窦房结功能障碍的表现。窦性心动过缓的常见原因见表 2-1。

（二）诊断标准

诊断窦性心动过缓首先必须满足的条件是窦性心律，即电脉冲必须由窦房结发出，其通过体表心电图上的 P 波予以表现。正常的 P 波电轴，通常Ⅱ导联必须直立，aVR 导联必须倒置，Ⅰ导联和 aVL 导联直立。其次是窦性 P 波的频率小于 60 次/分。窦性 P 波后有无 QRS 波群及 P-R 间期是否正常与窦性心动过缓的诊断无关。

表 2-1　窦性心动过缓的常见原因

正常人,特别是在安静、睡眠时	中枢神经调节的影响
运动员或长期从事体力劳动者	颅内疾病,如肿瘤、炎症、颅内压增高
药物的影响	精神抑郁
β受体阻滞药	垂体功能减退
钙通道阻滞药	迷走神经张力增高
胺碘酮	呕吐反射
Ⅰ类抗心律失常药物	迷走神经刺激或拟副交感神经药物的应用
洋地黄类药物	甲状腺功能减退
急性心肌梗死,尤其是下壁心肌梗死	低温
病态窦房结综合征	胆汁淤积性黄疸

(三) 治疗

窦性心动过缓多见于正常人,不引起临床症状,因而无须特殊治疗。如心率过于缓慢,导致心脑血管供血不足,表现为头晕、胸闷、心绞痛发作、心功能不全、中枢神经系统功能障碍、黑矇或晕厥时,则需给予阿托品、麻黄碱或异丙肾上腺素等,以提高心率。严重而持续的窦性心动过缓且伴有临床症状者,则应安装永久起搏器治疗。

二、病态窦房结综合征

病态窦房结综合征(即病窦综合征)是指窦房结自身功能异常和(或)传导障碍,引起心动过缓,临床可表现为头晕、黑矇、晕厥甚至阿-斯综合征发作、猝死的一组综合征。部分患者除发生心动过缓外,还可合并室上性心动过速,称为慢-快综合征,是病窦综合征的另一个表现。

(一) 病因及发病机制

窦房结及其周围组织结构或功能障碍是发生病窦综合征的基础,病理多为窦房结发生退行性变或纤维化,窦房结组织被损伤或破坏,常见原因如缺氧缺血、炎症、退行性变、淀粉样变等。常见病因如下。

1. 器质性及代谢性疾病

如冠心病、心肌炎、心肌病、心脏科手术引起损伤、淀粉样变、某些心脏离子通道病、甲状腺功能减退等。

2. 功能性病变

如迷走张力增高、药物过量等，多为短暂存在或可逆性病变，部分学者称为病窦综合征样表现。

(二) 诊断要点

1. 临床表现

病窦综合征最常出现的症状为头晕、黑矇及晕厥，系由于心排血量降低引发其他脏器供血不足引起，另外心动过缓和（或）合并室上性快速型心律失常常出现心悸症状。慢-快综合征的患者有发生脑卒中和栓塞的风险，需加以注意。

2. 心电图特点

（1）窦性心动过缓（图 2-1）　指窦房结频率＜50 次/分，呈持续存在，临床引起不适症状的患者，需注意运动员、正常儿童、老年人等亦可有无症状的窦性心动过缓，并不是病窦综合征的范畴，需加以鉴别。

（2）窦性停搏心电图表现　①正常窦性节律下出现 P-P 间期显著延长（＞2s），其间无 P 波；②长的 P-P 间期与正常窦性 P-P 间期无倍数关系；③长的 P-P 间期后可出现逸搏心律，常为交界性逸搏，也可为室性逸搏。

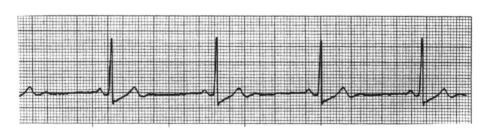

图 2-1　窦性心动过缓（窦性 P 波频率在 46 次/分）

（3）窦房传导阻滞分型

① 一度窦房传导阻滞：窦性激动在窦房传导过程中，传导时间延长，但均能传入心房形成窦性 P 波。体表心电图不能直接测定其窦房传导时间，故在心电图上不能直接诊断。

② 二度Ⅰ型窦房传导阻滞，指窦房传导时间逐渐延长，直至完全被阻滞不能传入心房，结束一次文氏周期。心电图表现为：a. P-P 间期逐渐缩短，最终出现一个长 P-P 间歇。b. 长 P-P 周期短于两个最短 P-P 周期之和。c. 文氏周期的第 1 个 P-P 周期是所有短 P-P 周期中的最长者，而最后一个 P-P 周期是所有短 P-P 周期中最短者。

③ 二度Ⅱ型窦房传导阻滞，心电图表现为：a. 规则的 P-P 周期中出现长 P-P 间歇，为短 P-P 周期的整数倍；b. 窦房传导比例可为 3：2、4：3、5：4 不

等；c. 持续性 2：1 窦房传导阻滞时，酷似窦性心动过缓，P 波频率 30～40 次/分，活动或使用阿托品类药物可使心率突然加倍。

④ 三度窦房传导阻滞，指所有的窦性激动都不能传入心房，体表心电图窦性 P 波消失，很难与窦性停搏相鉴别。

⑤ 双结病变，指除窦房结病变外，尚可发生房室结病变，引起房室传导阻滞，多为预后不良的表现。

（4）慢-快综合征　又称为心动过缓-心动过速综合征，心房颤动为最常见的心动过速，部分患者可演变为持续性房颤，其他还有心房扑动、房性心律失常、室上性心动过速等。若合并房室传导阻滞，房扑、房颤的心室率常＜60 次/分。

3. 动态心电图

动态心电图可记录患者白昼的平均心率，最快心率、最慢心率及发作时间，有无长间歇发作，有无快速型心律失常发作等特点，故对病窦综合征的诊断有较大意义，如常规体表心电图诊断不明的患者，建议行动态心电图检查。

4. 激发试验

运动实验可监测病窦综合征患者运动时最大心率，通常低于正常人，运动后瞬时心率常＜85 次/分或出现窦房传导阻滞和（或）逸搏心律。阿托品实验为药物激发实验，静脉注射阿托品 1～2mg 后心率＜90 次/分，提示窦房结功能障碍。

5. 心内电生理检查

可对窦房结的起搏功能和传导功能进行评价，为有创操作。对于上述检查仍不能确诊者，可行电生理检查，帮助诊断。常用标准为窦房结恢复时间（SNRT）＞2000ms，正常人 SNRT＜1400ms；另外，将窦房结恢复时间减去起搏前的最后一个窦性 P-P 间期的时间称为校正窦房结恢复时间（CSNRT），CSNRT＞550ms 亦为异常情况。窦房传导时间（SACT）＞300ms 也具有诊断意义。

（三）病情判断

病态综合征病发病病程通常较长，症状多样，从早期的无症状到晚期发生晕厥甚至猝死，心电图可表现为窦性停搏、窦房传导阻滞甚至慢性房颤等，临床诊断需综合评估后方可确诊。另外，对于存在可逆因素的病窦综合征样表现患者，在去除可逆因素后（如停用相关药物、迷走神经亢进的解除），窦房结功能常可恢复正常。

（四）治疗

病态窦房结综合征的治疗包括药物治疗和安装心脏起搏器治疗。

1. 药物治疗

窦房结及其周围组织本身的病理变化多不可逆，药物治疗有限，主要是提高心率、促进传导，常作为起搏器植入前的过渡治疗。

（1）阿托品　为典型的 M 胆碱受体阻滞药，可使心率加快，但很少可以将病窦患者心率提至 90 次/分，适用于迷走神经过度兴奋所致的窦房传导阻滞、房室传导阻滞等缓慢型心律失常，也可用于继发于窦房结功能低下而出现的室性异位节律。成人常用剂量为 0.5～1mg 静脉注射，按需可 1～2h 1 次，最大量为 2mg。不良反应常有口干、视力模糊、腹胀、排尿困难等，所以对于青光眼、前列腺增生、高热者禁用。

（2）异丙肾上腺素　为 β 受体激动药，主要作用于 β_1 受体，使心肌收缩力增强，心率加快，传导加速，同时心排血量及心肌氧耗也会增加。可用于严重的窦性心动过缓、房室传导阻滞、心搏骤停患者。对于心绞痛发作、心肌梗死、甲状腺功能亢进及嗜铬细胞瘤的患者不推荐使用。临床上可将异丙肾上腺素 0.5～1mg 加入 5% 葡萄糖液 250mL 中静脉滴注，使心率维持在 50～60 次/分。

（3）氨茶碱　药理作用主要来自茶碱，机制复杂，可改善病窦综合征患者的窦性停搏、窦性心动过缓及相关症状。常用剂量为 0.25～0.5g 加入 5% 葡萄糖液 250mL 缓慢静脉滴注。对活动性消化性溃疡和未经控制的惊厥性疾病患者禁用。

（4）沙丁胺醇　主要机制为 β_2 受体激动药，可提高心率，常用剂量为每次 2.4mg，每日 3 次口服，较常见不良反应包括震颤、恶心、头晕、失眠等。因其可加重心肌缺血，故冠脉供血不足、心功能不全的患者慎用。

（5）伴发室上性快速型心律失常的药物治疗常用药物为洋地黄及胺碘酮，可用于控制心室率或转复窦律，需注意用药后窦律可能会进一步减慢，应从小剂量用药，严密监测。若伴发房扑房颤，还需评估病情加用抗凝治疗。

2. 起搏器治疗

安装永久性心脏起搏器适用于窦房结功能障碍并出现症状（如黑矇、晕厥、阿-斯综合征发作等）的患者，根据合并情况可选择单心房起搏（AAI）、单心室起搏（VVI）或双腔起搏（DDD）。对于窦性停搏＞2s 无症状的患者，需密切随访。

三、房室传导阻滞

房室传导阻滞（AVB）是指激动从心房传至心室的过程中，任何部位发生传导延迟或阻滞，以致激动部分或完全不能到达心室。主要阻滞部位有希氏束以上的房室结和希氏束；希氏束以下的分支，常为双侧束支或三支传导阻滞的结果。

（一）分型

根据阻滞的持续时间分为暂时性房室传导阻滞和永久性房室传导阻滞。

根据阻滞的程度不同分为一度房室传导阻滞、二度房室传导阻滞、三度房室传导阻滞。

1. 一度房室传导阻滞

一度房室传导阻滞是全部心房激动均能传到心室，但传导时间延迟，阻滞部位多在房室结以上。又分为：①一度Ⅰ型，P-R 间期逐渐延长后又逐渐减小，并循环往复。②一度Ⅱ型，为 P-R 间期固定不变。③一度Ⅲ型，P-R 间期延长无规律性。

2. 二度房室传导阻滞

二度房室传导阻滞是指部分心房激动不能下传。又分为：①二度Ⅰ型（文氏现象，MobitzⅠ型，即莫氏Ⅰ型）。②二度Ⅱ型（MobitzⅡ型，即莫氏Ⅱ型）。二度Ⅱ型房室传导阻滞中，房室传导比例呈 3：1 或 3：1 以上比例传导，称为高度房室传导阻滞。若绝大多数 P 波后无 QRS 波，心室基本由房室交界区或心室自主节律控制，称为近乎完全性房室传导阻滞。

3. 三度房室传导阻滞

三度房室传导阻滞是指心房激动均不能下传到心室，为完全性房室传导阻滞。

（二）病因

1. 病理性

房室传导阻滞大多数见于病理情况，常见原因有冠心病、心肌炎、心肌病、急性风湿热、药物中毒、手术损伤、电解质紊乱、结缔组织病和原发性传导束退行性变等。

2. 生理性

偶尔一度和二度Ⅰ房室传导阻滞可见于健康人，与迷走神经张力增高有关。

（三）发病机制

1. 一度房室传导阻滞

一度房室传导阻滞可发生于心房内、房室结、房室束、束支及末梢纤维中。主要是房室传导系统相对不应期病理性延长以及房室交界区动作电位 3 相复极不全、房室结双径路、房室结 4 相阻滞、双束支同步传导延缓等。病理改变多不明显，为暂时性缺血、缺氧、水肿、炎症、电解质紊乱及使用药物等；也见于部分正常健康人，如运动员。

2. 二度房室传导阻滞

（1）二度Ⅰ型房室传导阻滞　阻滞发生于房室结、希氏束、束支及浦肯野纤维分别为82％、9％和9％。多见于迷走神经功能亢进、风湿性心肌炎、高血压、洋地黄中毒及急性心肌梗死，病理改变相对较轻，常为可逆性因素引起。

（2）二度Ⅱ型房室传导阻滞　房室传导呈比例中断，房室结及其以下传导阻滞分别为38％和62％，可与二度Ⅰ型房室传导阻滞交替出现。病理改变比较严重，多为不可逆性。常见于严重的器质性心脏病、高钾血症等。

3. 三度房室传导阻滞

病理组织改变常广泛而严重，多为不可逆性。易发于传导系统的炎症、纤维变性和广泛的前壁心肌梗死导致希氏束损伤或引起左右束支分叉处或双束支坏死等。

（四）临床表现

1. 一度房室传导阻滞

一度房室传导阻滞临床上常无自觉症状，听诊时 S_1 略减弱。如果 P-R 间期明显延长，可有乏力、头晕、胸闷和活动后气急等表现。多数预后良好，少数发展为三度房室传导阻滞。突发的一度房室传导阻滞常提示房室结双径路传导，可诱发结内折返、房颤或心房扑动。

2. 二度房室传导阻滞

（1）二度Ⅰ型房室传导阻滞　患者的自觉症状与心室率的快慢有关，阻滞程度不同而症状也明显不同。当阻滞所致心室漏搏仅偶尔出现时，可无自觉症状或仅感心悸；如心室漏搏频繁而致心室率较慢时，则可出现乏力、头晕，但很少发生晕厥。体检可发现心音和脉搏脱漏。

（2）二度Ⅱ型房室传导阻滞　与心率快慢和 QRS 波脱漏比例有关，常有心悸症状，严重者乏力、头晕甚至晕厥。体检可发现心音和脉搏脱漏。

3. 三度房室传导阻滞

在三度房室传导阻滞中，先天性房室传导阻滞心室率较快，休息时可无症状，仅在活动时感到心悸、气促；而由其他原因引起者心室率较慢，患者自觉心率缓慢、心搏强而有力；心室率过慢时常有心悸、气喘、胸闷、头晕等，严重者可有晕厥或心力衰竭；心率缓慢而规则，多在 30～50 次/分，运动后并不相应增快，心尖 S_1 强弱不等，房室同时收缩时闻及响亮清晰的"大炮音"，颈静脉搏动强弱不等；脉压大，血压波动性大。

（五）辅助检查

心电图检查可确定诊断，并可区分不完全性（一度和二度）或完全性（三度）房室传导阻滞。必要时，有条件者也可行希氏束电图检查。

1. 一度房室传导阻滞

（1）心电图特征

① P-R 间期延长，成年人＞0.20s，多为 0.21～0.40s，儿童＞0.16～0.18s。

② P-R 间期明显延长时，P 波常隐伏在前一个心搏的 T 波内，导致 T 波增高、切迹或畸形。

③ 有时 P-R 间期延长超过 P-P 间距，形成一个 P 波越过另一个 P 波传导，多见于快速性房性异位心律。

④ 显著窦性心律不齐伴一度 AVB 时，P-R 间期可随其前的 R-P 间期的长或短相应缩短和延长。

⑤ P-R 间期延长如伴有 P 波增宽或切迹，常提示存在房内传导阻滞，而严重房内传导阻滞所致 P-R 间期明显延长的患者，P 波振幅明显降低，甚至不能识别。

⑥ QRS 波宽窄并不能提示传导延迟部位，因房内或房室结内传导延迟 30％～40％可伴有宽大的 QRS 波，但如宽大 QRS 波呈左束支传导阻滞（LBBB）形态，则高度提示希氏束及束支的传导延迟（75％～90％）。

（2）希氏束电图特征　心房内传导阻滞，P-A 间期＞60ms，而 A-H、H 和 H-V 间期均正常。房室结内阻滞，A-H 间期延长＞140ms，P-A 和 H-V 间期均正常。希氏束内阻滞，HH′间期延长＞20ms。束支传导阻滞，H-V 间期延长＞60ms。

2. 二度Ⅰ型房室传导阻滞

（1）典型的文氏现象

① P-R 间期周期性逐渐延长，P-R 间期增量逐次减小，直至 P 波受阻与 QRS 波脱漏；漏搏前的 P-R 间期最长，漏搏后 P-R 间期最短。

② R-R 间期周期性逐渐缩短，直至出现长间歇（QRS 波脱漏）。

③ 心室脱漏造成的间歇为文氏现象中最长的 R-R 间期，但其小于最短 R-R 间期的 2 倍，未下传的心房激动最后 1 个 R-R 间期是所有短 R-R 间期中最短者。

④ 文氏周期的房室传导比例可为（3∶2）～（9∶8），一般＜5∶4，偶尔为 2∶1。具有典型文氏现象的二度Ⅰ型 AVB 约为 50％。

（2）非典型的文氏现象

① P-R 间期的增量逐次增大，直至 QRS 波脱漏。

② R-R 间期逐次延长，文氏周期中第一个 R-R 间期小于最后一个 R-R 间期。

③ P-P 间期最短时 P-R 间期增量最大。

（3）变异型文氏现象

① P-R 间期增量不一，有≥2 个相等的 P-R 间期和 R-R 间期。

② 每次文氏周期的最后一个 R-R 间期不是最短者。

③ QRS 波脱漏引起的长 R-R 间期>2 个短 R-R 间期之和。

（4）希氏束电图特征　约 80％阻滞部位在希氏束近端，A-H 间期逐渐延长，直至完全阻滞，H-V 间期正常。若希氏束本身或远端阻滞，则 HH′间期或 H-V 间期逐渐延长而至完全阻滞。

3. 二度Ⅱ型房室传导阻滞

（1）心电图特征

① P-R 间期正常或延长，但固定不变。

② QRS 波呈周期性脱漏，房室传导比例常呈 2∶1、3∶1、3∶2、4∶3、5∶4 等。

③ 下传 QRS 波多呈束支传导阻滞型。

（2）希氏束电图特征　取决于希氏束的阻滞部位。多为希氏束远端阻滞，A-H 间期正常，下传的 H-V 间期延长，未下传心搏的 H 波后无 V 波。少数希氏束近端阻滞，A-H 间期延长，下传 H-V 间期延长，未下传心搏的 A 波后无 H 波和 V 波。

4. 三度房室传导阻滞

（1）心电图特征

① P 波不能下传，P 波与 QRS 波无固定关系，形成房室脱节。

② 心房率大于心室率，心室率多在 30～50 次/分。

③ 根据 QRS 波形态能判定异位起搏点的位置，如心室起搏点发生在房室束分叉以下，为心室自主节律，QRS 波宽大畸形，心室率多在 20～40 次/分；心室起搏点发生在房室束分叉以上，心室率在 40～60 次/分。

④ 双侧束支或三束支传导阻滞引起三度房室传导阻滞，QRS 波时而呈右束支传导阻滞（RBBB），又时而呈左束支传导阻滞（LBBB）；有时出现心室停顿或一系列 P 波后无 QRS 波；可发生心室颤动。

（2）希氏束电图特征

① 希氏束近端完全阻滞：A 波后无 H 波，V 波前有 H 波，H-V 间期固定，

A 波与 V 波无固定关系，即 AH 阻滞。

② 希氏束内阻滞：A 波后有 H 波，A-H 间期固定且正常，A 波与 V 波无关，HH′冲断，V 波前均有 H′波，V 波正常。

③ 希氏束远端阻滞：A 波后有 H 波，AH 间期固定，但 H 波不能下传，其后无 V 波，即 HV 阻滞。

（六）诊断和鉴别诊断

1. 诊断

根据症状、体征及心电图特点可明确房室传导阻滞诊断。

2. 鉴别诊断

（1）一度房室传导阻滞的鉴别诊断

① 隐匿性交界性期前收缩致假性一度房室传导阻滞，其 P-R 间期延长仅见于个别心搏，可见交界性期前收缩。

② 插入性交界性或室性期前收缩伴室房隐匿性传导，可致干扰性 P-R 间期延长，常发生于期前收缩后的第一个窦性心律，而心房率较快时也见于期前收缩后的数个心搏中。

③ 干扰性一度房室传导阻滞，心房率>180 次/分，心房周期明显短于房室结的生理性不应期或者 Q-T 间期正常时，T 波降支的 P′波下传时间延长，均为生理性干扰现象。心房率<180 次/分时 P-R 间期延长及 T 波或 U 波后的房性期前收缩、窦室夺获伴 P-R 间期延长，均表明房室结相对不应期病理性延长，应视为一度房室传导阻滞。

（2）二度Ⅰ型房室传导阻滞的鉴别诊断

① 隐匿性交界性期前收缩致假性二度Ⅰ型房室传导阻滞，连续插入性隐匿性交界性期前收缩可导致干扰性 P-R 间期延长，并可引起 QRS 波群脱漏。但可根据显性交界性期前收缩推测隐匿的可能性。

② 干扰性文氏现象，心房率>200 次/分的室上性心动过速，房室结的有效不应期明显高于心房周期，QRS 波脱漏前的 P-R 间期逐渐延长，形成生理性房室传导的文氏现象。

（3）二度Ⅱ型房室传导阻滞的鉴别诊断　未下传的房性期前收缩二联律需与二度Ⅱ型房室传导阻滞鉴别，未下传的房性期前收缩其 P′波提前出现，形态与窦性 P 波明显不同。窦性心动过缓常伴显著的节律不齐，有时与二度Ⅱ型房室传导阻滞心电图类似，采用阿托品试验、食管导联心电图、希氏束电图有助于鉴别。

（4）二度Ⅰ型房室传导阻滞和二度Ⅱ型房室传导阻滞的鉴别诊断

① 病因：二度Ⅰ型房室传导阻滞常见于急性心肌炎、洋地黄中毒、急性下

壁心肌梗死、迷走神经功能亢进等；二度Ⅱ型房室传导阻滞常见于急性前壁心肌梗死、心肌病等。

② 电生理机制：二度Ⅰ型房室传导阻滞主要为相对不应期延长；二度Ⅱ型房室传导阻滞主要是绝对不应期延长，无或很少有相对不应期改变。

③ 阻滞部位：二度Ⅰ型房室传导阻滞多位于房室结；二度Ⅱ型房室传导阻滞多位于希氏束及其以下。

④ 病变特点：二度Ⅰ型房室传导阻滞多为功能性，部分为组织水肿或炎症，多可恢复；二度Ⅱ型房室传导阻滞多为广泛不可逆病变，常见不明原因的纤维变性，常为双束支解剖上的传导阻滞。

⑤ 病程：二度Ⅰ型房室传导阻滞常为急性病程；二度Ⅱ型房室传导阻滞多为慢性病程。

⑥ 症状：二度Ⅰ型房室传导阻滞常无明显的脑缺血和外周缺血症状，很少发生晕厥；二度Ⅱ型房室传导阻滞心悸史为明显，脑缺血和外周缺血症状多见，晕厥相对较多。

⑦ 房室传导：二度Ⅰ型房室传导阻滞常为文氏现象，PR/RP 成反比，少见 2：1 或 3：1 的传导；二度Ⅱ型房室传导阻滞无文氏现象，P-R 间期固定不变，常表现为严重传导阻滞。

⑧ QRS 波：二度Ⅰ型房室传导阻滞多正常；二度Ⅱ型房室传导阻滞的 QRS 波可增宽，$\geqslant 0.12s$。

⑨ 阿托品试验：二度Ⅰ型房室传导阻滞部位减轻或转为正常；二度Ⅱ型房室传导阻滞无变化或加重。

⑩ 刺激迷走神经：二度Ⅰ型房室传导阻滞程度加重；二度Ⅱ型房室传导阻滞程度减轻或不变。

⑪ 病情转归：二度Ⅰ型房室传导阻滞很少或暂时转化为高度或完全性房室传导阻滞，神经系统症状少见，一般不需永久性起搏；二度Ⅱ型房室传导阻滞常发展为持续性高度或完全性房室传导阻滞，神经系统症状多见，常需置入永久性起搏器。

（5）三度房室传导阻滞的鉴别诊断　干扰性完全房室脱节的特点为室上性心动过速（包括心房颤动或心房扑动）与阵发性交界性心动过速、室性心动过速并存或窦性心律与加速的交界性逸搏心律并存，均可形成干扰性房室脱节。干扰与阻滞并存时，发生于舒张中期的 P 波不能夺获心室，心室率 60～100 次/分，可为干扰与阻滞并存引起的完全性房室脱节。

（七）治疗

1. 病因治疗

（1）对于可逆性病因，应当积极纠正。如存在急性感染，应当选用有效的抗生素治疗；如由迷走神经张力过高引起，则使用阿托品等治疗；如疑为抗心律失常药物所致，则立即停用相应的药物；如伴有电解质紊乱，应当尽快纠正。严重的房室传导阻滞应当密切监护。

（2）对于急性心肌炎、急性心肌梗死、心脏直视手术损伤引起的严重Ⅱ度房室传导阻滞，可静脉使用糖皮质激素（如氢化可的松或地塞米松）治疗，取得明显疗效后口服泼尼松，待房室传导阻滞显著减轻或消失后逐渐减量并停药。

2. 抗缓慢型心律失常药物治疗

一度和二度Ⅰ型房室传导阻滞一般无须应用抗心律失常药物。二度Ⅱ型与三度房室传导阻滞如心室率不慢、无症状者可不急诊处理；如心室率过慢，伴有血流动力学障碍，甚至有阿-斯综合征发作者，应给予异丙肾上腺素（$1 \sim 4\mu g$/min）静脉滴注，维持心室律，并及早给予临时性或永久性心脏起搏治疗。阿托品（$0.5 \sim 2.0mg$）静脉注射仅适用于阻滞位于房室结者，对阻滞部位较低者无效。而且药物作用维持时间短。

3. 人工起搏治疗

二度Ⅱ型和三度以上房室传导阻滞伴心室率过慢、血流动力学障碍甚至阿-斯综合征者，应及时进行临时性或永久性心脏起搏治疗。选择临时性起搏还是永久性起搏，根据阻滞是否可逆而定。

四、逸搏和逸搏心律

窦房结是心脏的最高起搏点，在所有心肌自律细胞中自律性最高，其下级起搏点按自律性从高到低依次为心房、房室交界区和心室。正常情况下，下级起搏点被窦房结发出的冲动所抑制，只充当潜在的起搏点。当出现窦性频率降低、窦房传导阻滞、窦性停搏、房室传导阻滞等情况或房性期前收缩、阵发性室上性心动过速、房室反复搏动、房室反复性心动过速、心房扑动、心房颤动终止以后，窦性激动持久不能下传时，潜在起搏点便被迫发出冲动。

心动过缓时在长间歇后延迟出现的被动性异位起搏点搏动称为逸搏。

根据异位起搏点的位置，起搏点在心房称为房性逸搏，在房室交界区称为交界区逸搏，在心室则称为室性逸搏，而窦性逸搏则罕见，仅见于窦房结自律性降低，房室交界区自律性超过窦房结又合并房室交界区发生传出阻滞或被抑制时。如果逸搏连续出现3次或3次以上，则称为逸搏心律。

逸搏及逸搏心律是为了避免心室停搏过久而发生的生理性、保护性的搏动或心律，逸搏心律通常较窦性心律慢。如果异位起搏点的自律性超过窦房结自律性，产生比窦性心律稍快的逸搏心律，则称为加速的逸搏心律或非阵发性心动过速。反之，如果异位起搏点的自律性降低，逸搏周期延长则形成过缓的逸搏及过缓的逸搏心律。异位起搏点通常无保护性传入阻滞机制，当窦房结自律性增高超过异位起搏点时，后者将被抑制。

逸搏及逸搏心律的特征：①与主导节律的周期相比为延迟出现。②同一时间内逸搏周期一般固定，不同时间和状态下逸搏周期可有变化。③心律通常规则，但也可不齐，常表现为刚发生时频率逐渐加快，然后频率固定，称"起步现象"。④缺乏保护性传入阻滞，窦性心律增快时即被抑制。

（一）房性逸搏及房性逸搏心律

1. 心电图特征

（1）房性 P′波延迟出现（图 2-2），P′波形态取决于起搏点在心房内的部位。P′-R 间期＞120ms，当合并一度房室传导阻滞时，P′-R 间期＞210ms。P′波形态在两种以上，称为多源性房性逸搏。

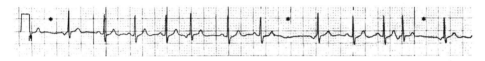

图 2-2　房性逸搏

可见房性 P′波，形态与窦性 P 波不同（＊为逸搏）

（2）QRS 波群房性逸搏时 QRS 波群的波形与窦性时 QRS 波群相同。

（3）逸搏周期为 1.0～1.2s，频率为 50～60 次/分。过缓的房性逸搏其逸搏周期＞1.20s，心房率＜50 次/分。加速的房性逸搏与逸搏心律，其周期为 0.6～1.0s，逸搏心律规则，但可在发作时逐渐增快，终止时缓慢停止。

（4）与窦性搏动之间无固定联律间期，提示发生机制与折返无关。

（5）可伴或不伴窦房结竞争。伴窦房结竞争时，可出现窦性心律和房性心律交替或房室分离。窦性冲动和房性冲动可在心房内融合形成房性融合波，融合波形态介于窦性 P 波和房性 P′波之间。

2. 临床意义及治疗

房性逸搏属于被动性心律失常，其临床意义取决于原发性心律失常，应积极查明病因，针对原发病治疗。房性逸搏心律失常发生于夜间睡眠或午休时，多无临床意义；发生于窦性停搏基础上的房性心律见于多种类型的心脏病。

加速的房性逸搏与逸搏心律属于主动性心律失常，其出现提示心房肌有一定损害，但对血流动力学影响小，常见于累及心房的器质性心脏病，如心肌炎、冠心病、风湿性心脏病、高血压心脏病、慢性肺源性心脏病、先天性心脏病、心脏手术后、洋地黄中毒等或见于神经体液功能失调、缺氧、发热、电解质紊乱及药物中毒（如洋地黄）影响心脏自律性的情况。主要针对病因进行治疗。

（二）交界区逸搏及交界区逸搏心律

1. 心电图特征

延迟出现的 QRS 波群形态为室上性（图 2-3、图 2-4），伴室内差异性传导时 QRS 波可轻度畸形，伴束支传导阻滞时为相应束支传导阻滞图形。

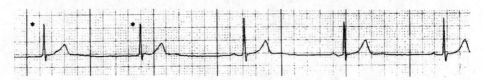

图 2-3　交界区逸搏

＊示 QRS 波前无窦性 P 波，逸搏周期为 1.5s

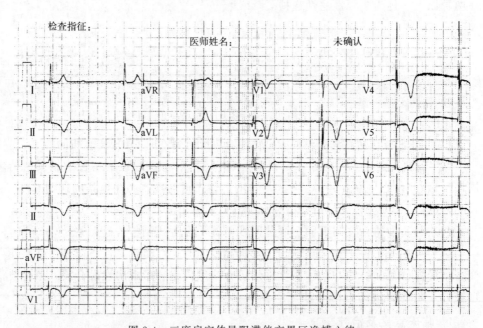

图 2-4　三度房室传导阻滞伴交界区逸搏心律

多数情况下看不到 P′波，少数可在 QRS 波前后看到逆行的 P′波，其形态在 Ⅱ 导联、Ⅲ 导联、aVF 导联倒置，在 aVR 导联及 V₁ 导联直立。如 P′波在 QRS 波之前，则 P′-R 间期<0.12s；如 P′波在 QRS 波之后，则 R-P′间期<0.20s。P′波与 QRS 波群的位置关系取决于前向传导与逆向传导的速度及逸搏点的位置。有时 QRS 波前后可出现窦性 P 波，但 P-R 间期<0.10s。

逸搏周期为 1.0～1.5s，如果出现数次交界区逸搏，则逸搏周期固定。交界区逸搏心律的心室率为 40～60 次/分，通常节律整齐，但刚发生时频率可逐渐加快（起步现象）；过缓的交界区逸搏其周期＞1.5s，心室率＜40次/分；加速的交界区逸搏其逸搏周期＜1.0s，心室率为70～130次/分，但常＜100次/分（图2-5）。加速的交界区逸搏心律表现为逐渐发作、缓慢停止，伴文氏传导阻滞时心律可不齐。

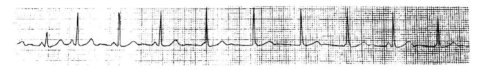

图 2-5　加速的交界区逸搏心律

从第5个QRS波开始，伴不完全性房室脱节

心房可由窦房结或逸搏冲动控制，更常见由窦房结控制，而逸搏冲动仅控制心室；加速的交界区逸搏心律因其频率和窦性心律很接近，窦房结和交界区可交替控制心房。窦房结冲动和逸搏冲动也可在房室结区发生干扰，此时窦性冲动不能下传到心室，交界区逸搏激动不能逆传至心房。窦性冲动和逸搏冲动在心房内相遇则形成房性融合波，其形态介于逆行P′波与窦性P波之间。

有时窦性冲动可控制心室，发生心室夺获。

交界区逸搏心律通常不受Valsalva动作、颈动脉窦按摩、压迫眼球等刺激迷走神经方法的影响。当心率增快时，交界区心律可转变为窦性心律；当心率减慢时，窦性心律可转变为交界区心律，称为频率依赖型3相交界区心律。

2. 临床意义及治疗

交界区逸搏及交界区逸搏心律是一种生理性的保护机制，与室性逸搏心律比较，交界区逸搏心律具有较强的自律性、稳定性、可靠性和有效性。其本身无特殊治疗，治疗主要针对基础心脏病，尤其对于表现为持久性交界区逸搏心律者。

过缓的交界区逸搏心律的发生，表明窦房结自律性显著下降，窦性停搏或伴有高度以上房室传导阻滞。异常缓慢的交界区逸搏心律为临终前心电图改变。过缓的逸搏心律可导致明显的血流动力学障碍，可使用阿托品或异丙肾上腺素使心室率增快，必要时植入心脏起搏器。

加速的交界区逸搏心律几乎总是发生在器质性心脏病患者，常见于洋地黄中毒，也可见于急性心肌梗死、心肌炎、心肌病、慢性肺源性心脏病，尤其合并感染、缺氧、低血钾等情况，上述各种因素引起房室交界区组织不同程度缺血、缺氧、炎症、变性，导致交界区自律性增加。加速的交界区逸搏的频率与窦性心律接近，血流动力学无明显变化，多为暂时性，也不会引起心房颤动或心室颤动，属良性心律失常。治疗主要针对原发疾病，洋地黄中毒者停用洋地黄，纠正缺氧、低血钾等临床情况。

（三）室性逸搏及室性逸搏心律

1. 心电图特征

（1）延迟出现的室性 QRS 波群宽大畸形，时限大于 120ms，T 波与 QRS 主波方向相反。QRS 波群形态与起源位置有关，起自右心室的，类似左束支传导阻滞图形；起自左心室的，类似右束支传导阻滞图形（图 2-6）；束支性逸搏，呈对侧束支传导阻滞图形；分支性逸搏，呈右束支传导阻滞加左分支传导阻滞图形，QRS 波群在同一患者可呈不同形态（多源性室性逸搏）。室性逸搏的起搏点位置越低，QRS 波宽大畸形越明显。连续出现 3 次或 3 次以上的室性逸搏，称为室性逸搏心律。

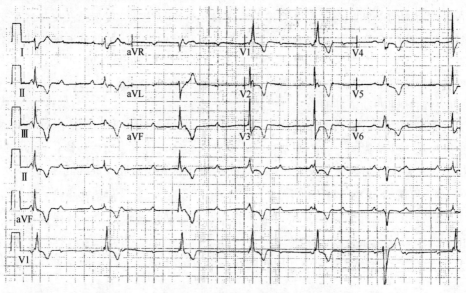

图 2-6　三度房室传导阻滞伴室性逸搏心律（多源性）

（2）QRS 波之前无相关的窦性 P 波，之后可有或没有逆行 P′波。

（3）室性逸搏周期变化较大，为 1.5～3.0s，平均心室率为 20～40 次/分，起搏点位置越低，心室率越慢。过缓的室性逸搏其周期大于 3.0s，心室率小于 20 次/分，并极不稳定，可随时发生全心停搏。加速性室性逸搏心律又称加速性室性自主心律，心律比较规则，心率 55～120 次/分，多数为 70～80 次/分。

（4）室性逸搏时出现心房与心室各自独立激动，形成完全性房室分离。

（5）室性起搏点可与窦性冲动共同激动心室，形成室性融合波。

（6）加速性室性逸搏心律因其频率接近窦性频率，易伴窦室竞争现象，易发生房室脱节、心室夺获，易形成室性融合波。

（7）严重心脏病时室性逸搏可演变为室性心动过速、室颤或心脏停搏。

2. 临床意义及治疗

室性起搏点是心脏最低一级的起搏点，在窦房结、心房或交界区起搏点自律性降低，丧失起搏功能以及发生三度以上房室传导阻滞时，室性起搏点被动发放激动，形成室性逸搏，主要见于器质性心脏病患者。与交界区逸搏心律比较，室性逸搏心律的频率较慢，可引起明显的血流动力学障碍，其自律性极不稳定，易导致心室停搏。应积极治疗原发病，如急性心肌梗死、急性心肌炎等，纠正高血钾及酸中毒，可静脉使用阿托品及异丙肾上腺素，药物治疗无效或出现晕厥、阿-斯综合征时应植入临时或永久起搏器。

过缓的室性逸搏及逸搏心律表明心室起搏点自律性异常下降，见于心跳复苏瞬间或为临终前的心电图改变。

室性逸搏及室性逸搏心律的起搏点是一种保护性的被动起搏点，如果心室潜在起搏点由于病理原因自主性和自律性增加，则形成加速的室性逸搏心律，属于主动性心律失常。加速的室性逸搏心律较为常见，持续时间不长，对血流动力学影响不大，一般认为是良性的心律失常。冠状动脉溶栓再通或血栓自溶血管再通以后最常见的再灌注性心律失常就是加速的室性逸搏，溶栓后出现的加速的室性逸搏心律被认为是冠状动脉再通的标志之一。但有学者报道，急性心肌梗死伴较快频率的加速性室性逸搏心律（心室率＞75 次/分）易发展为更严重的室性心律失常（如室性心动过速和室颤），应及时处理，可静脉应用利多卡因，而普萘洛尔、维拉帕米等具有负性变时作用的药物属禁忌。

第二节　快速型心律失常

一、窦性心动过速

窦性心动过速是指成人窦性心律的频率超过 100 次/分。窦性心动过速时窦房结发放冲动的频率为 100～180 次/分，在年轻人中有可能会更高。体力活动中达到的最大心率随年龄增加而降低，20 岁时可达 200 次/分，80 岁时低于 140 次/分。窦性心动过速时 P-P 间期可有轻度变化，尤其是在心率较慢时。

（一）病因及发病机制

窦性心动过速可见于以下情况。

（1）某些生理状况，如运动、体力活动、情绪激动或吸烟，饮酒、饮茶、饮咖啡等。

（2）某些心内外疾病，如发热、贫血、甲状腺功能亢进、风湿热、急性心肌炎和充血性心力衰竭等。

（3）由某些药物引起，如β受体兴奋药（异丙肾上腺素等）和M胆碱受体拮抗药（阿托品等）等。

（4）持续性窦性心动过速可以是心力衰竭的表现。

窦性心动过速的多数原因是窦房结细胞4期复极加速，通常是由于交感神经张力增高和（或）副交感神经张力降低所致。

（二）临床表现

生理性窦性心动过速常无症状，病理性和药物性者除病因和诱因的症状外，可有心悸、乏力等不适，严重者可诱发心绞痛、心功能不全等。在结构性心脏病患者中，窦性心动过速可能造成心排血量降低或心绞痛，甚至促发另一种心律失常，原因可能是心室充盈时间过短，冠状动脉血流灌注不足。

不适当的窦性心动过速（IST）是一种临床上相对少见的综合征。该类患者表现为休息时心率持续性增快或窦性心律增快与体力、情感、病理或药物的作用程度不相关或不成比例，通常没有器质性心脏病和其他导致窦性心动过速的原因。IST患者中大约90％为女性，且常见于年轻女性，年龄一般在20～45岁，平均年龄为（38±12）岁。

不适当的窦性心动过速其主要症状有心悸、气短、胸痛、头晕或近乎晕厥，有时IST可引起反复晕厥，因而可严重影响患者的生活质量，极少数情况下可导致心动过速性心肌病。

（三）诊断和鉴别诊断

心电图显示P波在Ⅰ导联、Ⅱ导联、aVF导联直立，aVR导联倒置，P-R间期0.12～0.20s。频率大多为100～150次/分，偶尔高达200次/分。刺激迷走神经可使其频率逐渐减慢，停止刺激后又加速至原先水平。当心率超过150次/分时，需与阵发性室上性心动过速相鉴别。后者以突发突止为特征，而窦性心动过速常逐渐增快和逐渐减慢，在病因未消除时，持续时间较长。

IST的诊断标准如下。

（1）P波形态和心内电图的激动顺序与窦性心律相同。

（2）心率在静息或轻微活动的情况下过度增快，出现持续性窦性心动过速（心率＞100次/分），心动过速（和症状）是非阵发性的。

（3）心悸、近乎晕厥等症状明确与该心动过速有关。

（4）24h动态心电图（Holter）监测平均心率超过95次/分，白天静息心率超过95次/分，由平卧位变为直立位时心率增快超过25～30次/分。

（5）采用平板运动的标准 Bruce 试验，在最初 90s 的低负荷下，心率超过 130 次/分。

（6）排除继发性原因（如甲状腺功能亢进、嗜铬细胞瘤、身体调节功能减退等）。

（四）治疗策略

1. 治疗病因

如治疗心力衰竭，纠正贫血，控制甲状腺功能亢进、低血容量等。

2. 去除诱发因素

戒除烟、酒，少饮咖啡、浓茶，避免其他刺激物（如具有交感神经兴奋作用的滴鼻剂等）。

3. 药物治疗

必要时应用 β 受体阻滞药或非二氢吡啶类钙通道阻滞药（如地尔硫草）减慢心率。

4. IST 的治疗

（1）药物治疗 IST 首选药物治疗，但药物治疗效果往往不好。可选用 β_2 受体阻滞药、钙通道阻滞药（如维拉帕米和地尔硫草）和 I c 类抗心律失常药或它们的组合。β_2 受体阻滞药对于大多数交感神经兴奋引起的 IST 是有益的，目前是治疗 IST 的一线药物，但对于迷走神经张力减退的 IST 疗效不佳。所有上述药物可以中度降低窦房结的发放频率，但长期应用往往效果不佳或者难以长期耐受。盐酸伊伐布雷定（I_f 电流阻滞剂）已在一些国家上市用于治疗一部分 IST。

（2）消融治疗 对于难治性 IST 患者，导管消融是一种非常重要的治疗方法，国内外已有不少成功的经验。

（3）消融策略

① 完全窦房结消融：最初在界嵴上端开始消融，逐渐沿界嵴下移至界嵴下 1/3，以心率下降超过 50% 伴交界区逸搏心律为目标。其复发率低，但消融次数非常多，X 线曝光时间长，且异位房性心动过速和起搏器植入比例高。

② 窦房结改良：由于窦房结起搏点可以很多，常用的方法是对电生理标测发作中或异丙肾上腺素诱发的窦性心动过速的最早激动点进行消融（最好放置一根 10 极或 20 极的界嵴电极导管），标测点的局部激动时间一般较体表心电图 P 波起始点提前 25～45ms，消融终点为基础心率下降至 90 次/分以下以及在异丙肾上腺素作用下窦性心律下降 20% 以上。该方法可以明显降低最大心率和 24h

平均心率，但对最低心率没有影响。其起搏器植入的可能性明显降低。

③ 房室结消融加起搏器植入：在 IST 的早期治疗中曾采用过，但有些患者在术后仍可能有症状，且对于年轻人来说，代价太高，目前仅适用于其他方法无效的有严重症状的患者。

④ 外科消融：经心外膜途径消融，大约 $2cm^2$ 的窦房结区域被消融，以出现房性或交界区逸搏心律为终点。因其需要开胸手术和体外循环以及有相应的并发症风险，仅于其他方法无效时采用。

目前大多数患者都采用窦房结改良的方法。心腔内超声和三维电标测系统、非接触性标测等可能提高成功率，降低 X 线曝光时间。其中三维电标测系统可同时显示被标测心腔的电激动和解剖结构两种信息，较心内超声引导更加精确，大大减轻了对窦房结的损伤程度，同时还避免了长时间透视对人体的损伤。不适当窦性心动过速消融的复发率高，再次消融后因合并窦房结损伤、窦性心动过缓而需植入永久起搏器的概率显著增加。

二、房性期前收缩

房性期前收缩起源于窦房结以外心房的任何部位。较室性期前收缩少见。房性期前收缩在各年龄组正常人群中均可发生，儿童少见，中老年人较多见。各种器质性心脏病患者均可发生房性期前收缩，并经常是房性快速型心律失常出现的先兆。

（一）病因及发病机制

房性期前收缩可见于以下情况。

（1）冠心病、风湿性心脏病、肺心病（尤其是多源性房性期前收缩）、心肌炎、心肌病、高血压性心脏病、心力衰竭、急性心肌梗死、二尖瓣脱垂等器质性心脏病。内分泌疾病，如甲状腺功能亢进、肾上腺疾病等。

（2）药物，如洋地黄、奎尼丁、普鲁卡因胺、肾上腺素、异丙肾上腺素、锑剂及各种麻醉药的应用均可出现房性期前收缩。

（3）酸碱平衡失调、电解质紊乱时，如低血钾、低血钙、低血镁、酸碱中毒等亦可出现房性期前收缩。

（4）交感神经或迷走神经亢进可引起房性期前收缩，同时与精神紧张、情绪激动、血压突然升高、疲劳，过多饮酒、吸烟，喝浓茶、咖啡，饱餐、便秘、腹胀、消化不良、失眠、体位突然改变等因素有关。

（5）直接机械性刺激（如心脏手术或心导管检查等）也可引起房性期前收缩。

房性期前收缩的发生机制以心房组织自律性异常增高最常见，折返激动所致次之，触发激动后除极引起的最少见。

（二）临床表现

主要表现为心悸，可有胸闷、心前区不适、头晕、乏力、摸脉有间歇等。也可无症状。多为功能性，运动后或心率增快后房性期前收缩可减少或消失，预后大多良好。在各种器质性心脏病，尤其是冠心病、心肌病、风心病、肺心病、高血压性心脏病等患者，房性期前收缩的发生率增加，复杂性也增加，多为频发、持续存在、多源性、多形性、成对的或房性期前收缩二联律、三联律。多为病理性房性期前收缩，常在运动或心率增快后增多，易触发其他更为严重的心律失常，如室上性心动过速、房扑或房颤。其预后取决于基础心脏病的情况，如在冠心病和心肌病中，频发的、多源性的、成对的房性期前收缩常为房颤的先兆，而急性心肌梗死中频发房性期前收缩常是心功能不全的先兆或提示心房梗死。

（三）诊断和鉴别诊断

1. 诊断

心电图特征性表现如下。

（1）P′波提早出现，其形态与基本心律的 P 波不同，P-R 间期＞0.12s。

（2）P′波后可伴或不伴有相应的 QRS 波。P′波下传的 QRS 波形态与窦性 P 波下传的 QRS 波形态通常相同，有时亦出现宽大畸形的 QRS 波群，称为室内差异性传导。

（3）房性期前收缩常侵入窦房结，并使之提前除极，即发生节律重整，故代偿间期常不完全。但如房性期前收缩出现过缓，落在窦性周期后 20％处，而此时窦性激动已开始释放，两者可在窦房连接处发生干扰，形成一个完全的代偿间期。

（4）提早畸形的 P′波之后也可无相应的 QRS 波，称为房性期前收缩未下传，需与窦性心律不齐或窦性静止鉴别。如在前一次心搏 ST 段或 T 波上找到畸形提早的 P′波，可确诊为房性期前收缩未下传。

（5）房性期前收缩可呈二联律、三联律或四联律或成对出现。多源性房性期前收缩起源于心房内多个异位起搏点，配对间期不等，P′波形态不同，常为房颤的先兆，也易引起干扰性房室脱节及形成短阵房性心动过速。

（6）颈动脉窦按摩、Valsalva 动作或其他兴奋迷走神经的手法能逐渐减慢窦性心动过速的频率。兴奋迷走神经的手法不能使较快的频率减慢。

2. 鉴别诊断

房性期前收缩伴室内差异性传导时应与室性期前收缩鉴别，鉴别点可以概括如下。

（1）QRS 波形　室内差异性传导的 QRS 波群常呈 RBBB（右束支传导阻滞）图形。即：①V_1 导联 QRS 波群呈三相波形（rSR、rsR 或 rsr）者多为差异性传导，呈单相（R）或双相波形（qRRS 或 QR）者为室性期前收缩的可能性大。②V_1 导联 QRS 波群起始向量经常变化或与正常 QRS 波群起始向量相同者差异性传导可能性大，起始向量固定不变且与正常 QRS 波群起始向量不同者室性期前收缩可能性大。③期前收缩的 QRS 波形不固定者差异性传导可能性大，形态固定者室性期前收缩可能性大。

（2）QRS 波群与 P 波的关系　差异性传导的 QRS 波前一定有 P 波，而室性期前收缩的 QRS 波前无 P 波或无相关 P 波。

（3）心动周期长短　一般心搏的不应期长短与前一个心动周期长短成正比，即长心动周期后的期前收缩容易出现差异性传导，而室性期前收缩则无此规律。

（4）配对间期　差异性传导的配对间期常不固定，而室性期前收缩的配对间期常较固定，但据此判断有时出现错误。

（四）治疗

（1）健康人或无明显其他症状的人群　一般不需要特殊治疗。

（2）病因治疗　有特定病因者，如甲状腺功能亢进、肺部疾病、缺氧、洋地黄中毒、电解质紊乱等，应积极治疗病因。器质性心脏病患者，应同时针对心脏病本身，如改善冠心病患者冠状动脉供血，对风湿活动者进行抗风湿治疗，对心力衰竭患者进行相应的治疗等，当心脏情况好转或痊愈后，房性期前收缩常可减少或消失。

（3）消除各种诱因　如精神紧张、情绪激动、吸烟、饮酒过度、疲乏、焦虑、消化不良、腹胀等。应避免服用咖啡或浓茶等，镇静是消除期前收缩的一个良好的方法，可适当选用地西泮等镇静药。

（4）症状明显以及有可能引起心房颤动、心房扑动、阵发性房性心动过速和其他阵发性室上性心动过速等的频发而持久的房性期前收缩，多源、成对房性期前收缩等以及器质性心脏病伴发房性期前收缩，可选用 β 受体阻滞药等药物治疗。

（5）射频消融治疗。

三、室上性心动过速

室上性心动过速（SVT）简称室上速，是指起源于心房或房室交界区的心动过速，大多数是由于折返激动所致，少数由自律性增加和触发活动引起。室上性心动过速包括房性心动过速（AT）、心房扑动（AF）、房室结折返性心动过速

（AVNRT）、房室折返性心动过速（AVRT）。室上性心动过速发作的频繁程度和持续时间在不同的患者差异很大，同时临床表现与是否合并器质性心肺疾病及合并疾病的性质和严重程度密切相关。

（一）病因

1. 房性心动过速

房性心动过速多见于器质性心脏病患者伴心房肥大、慢性阻塞性肺疾病、心肌病、心肌梗死、低血钾及洋地黄中毒等患者。少数房性心动过速是病窦综合征慢-快综合征的表现之一。特发性房性心动过速少见，常发生于儿童和青少年。

2. 心房扑动

阵发性心房扑动可发生于无器质性心脏病者。持续性心房扑动大多发生在各种器质性心脏病，其中最主要病因是风湿性心脏病（二尖瓣狭窄）与冠心病。心外病因包括甲亢、洋地黄等药物过量及酒精中毒等。

3. 房室折返性心动过速

房室折返性心动过速常发生于无器质性心脏病患者，少数可由心脏疾病或药物诱发。由房室结区（正路）和房室传导副束（旁路）组成的环路中发生连续的折返激动所致。

4. 房室结折返性心动过速

房室结折返性心动过速常发生于无器质性心脏病患者，少数可由心脏疾病或药物诱发。由房室交界区存在传导速度快慢不同的双径路形成连续的折返激动所致。

（二）发病机制

1. 冲动起源异常

冲动频率的加速可发生于具有正常自律性的细胞，也可发生于原来无自律性的细胞。临床上常见于原位的自律性增高，如不恰当的窦性心动过速；异位自律性增高，如某些类型的房性心动过速。

2. 触发活动异常

多为复极过程紊乱所致的后除极电位，当后除极电位达到一定阈值，就产生一个动作电位，如多源性房性心动过速是由后除极电位异常引起等。

3. 折返机制

绝大多数的室上性心动过速的发生机制为折返。可由解剖上的折返环、功能上的折返环或两者同时存在引起折返激动。形成折返激动一般具备两个条件：

①存在两条以上功能上或解剖上的传导途径，并在近端或远端形成闭合环。②有足够长的传导时间，使得单向传导阻滞的径路不应期得以恢复其应激性。常见的折返性心动过速有 AVNRT、AVRT、持续性交界区折返性心动过速（PJRT）及心房扑动等。

（三）临床表现

1. 房性心动过速

房性心动过速根据发生机制与心电图表现的不同，可分为房内折返性心动过速（IART）、房性自律性心动过速（AAT）和房性紊乱性心动过速（CAT）三种。

（1）房内折返性心动过速　常反复发作，发作时胸闷、心悸、气促，一般无严重症状和血流动力学障碍。

（2）房性自律性心动过速　可短暂发作或持续数月，症状多不严重，有的患者甚可持续数年为慢性持续性房速，少数可发展至心动过速性心肌病，洋地黄中毒者可致心力衰竭加重、低血压或休克。

（3）房性紊乱性心动过速　发作时常诱发或加重心功能不全，易发展为心房颤动，部分患者常提示预后不良。

2. 心房扑动

心房扑动患者轻者可无明显不适或仅有心悸、心慌、乏力；严重者头晕、晕厥、心绞痛或心功能不全，少数患者可因心房内血栓形成脱落而引起脑栓塞。心室律可规则，房室 2∶1 下传时，通常为 140～160 次/分；伴不规则房室传导阻滞时，心室率可较慢且不规则；有时心室率可因房室传导比例的转变而突然自动成倍增减，按摩颈动脉窦或压迫眼球可使心室率减慢或突然减半，解除压迫后又即恢复到原有心率水平，部分可听到心房收缩音。

心房扑动往往有不稳定的趋向，可恢复窦性心律或进展为心房颤动，但亦可持续数月或数年。心房扑动时心房收缩功能仍得以保存，栓塞发生率较心房颤动为低。令患者运动，应用增加交感神经张力或降低副交感神经张力的方法，均通过改善房室传导，使心房扑动的心室率明显加速。心房扑动的心室率不快者，患者无症状。心房扑动伴有极快的心室率，可诱发心绞痛与充血性心力衰竭。

3. 房室结折返性心动过速

房室结折返性心动过速多发生于没有器质性心脏病的患者，女性多于男性，频率常为 140～250 次/分。患者可表现心悸、烦躁、紧张、乏力、心绞痛、心功能不全、晕厥甚至休克等。

4. 房室折返性心动过速

房室折返性心动过速（AVRT）的发生率仅次于房室结折返性心动过速（AVNRT），约占全部室上性心动过速的30%。患者可有心悸、心前区不适或心绞痛、眩晕，严重时可有血压降低、休克及心功能不全。

（1）前传型房室折返性心动过速　AVRT发病较早，发作时可有心悸、心前区不适或心绞痛、眩晕，严重时可有血压降低、休克及心功能不全。AVRT发作时心率可稍快于AVNRT，但以同一范围者居多。心律绝对规则，心音强弱均等。心动过速时由于心房扩张及抗利尿钠排泄因子分泌增多，在心动过速终止后可出现多尿。一般心率超过160次/分即感心悸、胸闷，超过200次/分时可有血压下降、头晕甚至晕厥。

（2）逆传型房室折返性心动过速　临床症状及临床经过均比前传型房室折返性心动过速要重，也较危险。发作时心率为140～250次/分，常在200次/分左右。心率在150次/分以上时即可产生明显的症状及血流动力学障碍，常并发有心绞痛、心源性休克或晕厥。严重者可导致室性心律失常甚至猝死。

（四）辅助检查

1. 心电图和心电生理检查

（1）房性心动过速

① 房内折返性心动过速：a. 房性P′波，频率130～150次/分，偶可高达180次/分，较为规则；b. P′波与窦性P波形态不同，与房内折返途径有关；c. P′-R间期≥120ms，发生房室传导阻滞时不能终止房速发作；d. QRS形态和时限多与窦性相同；e. 心电生理检查时，心动过速能被房性期前刺激诱发和终止。心动过速开始前必先经历房内传导延缓。心房激动顺序与窦性心律时不同。

② 房性自律性心动过速：a. 房性P′波，频率100～200次/分，发作初期频率渐趋稳定（温醒现象）；b. P′波与窦性P波形态不同，取决于异位兴奋灶的部位；c. P′-R间期≥120ms，发生房室传导阻滞时不能终止房速发作；d. QRS波群形态和时限多与窦性相同；e. 心电生理检查时，房性期前刺激不能诱发或终止房性自律性心动过速。

③ 房性紊乱性心动过速：a. 房性P′波，频率100～130次/分；b. 有3种或3种以上形态不同的P′波，且P′波之间有等电位线；c. P′-P′、P′-R、R-R间距不规则，部分P′波不能下传心室；d. 心电生理检查时，房性期前刺激不能诱发或终止房性紊乱性心动过速。

（2）心房扑动

① P波消失，代以形态、振幅、间距规则的锯齿状房扑波（F波），F波在

Ⅱ导联、Ⅲ导联、aVF 导联或 V$_1$ 导联最明显，频率在 250～350 次/分，等电位线消失。增加迷走神经张力的措施可产生短暂的房室传导阻滞而使 F 波清晰显示。

② QRS 波群形态正常，伴室内差异性传导、束支传导阻滞或预激综合征时，QRS 波群增宽、畸形。

③ 心室率的快慢取决于房室传导比例。传导比例以偶数多见，奇数少见。其中以 2∶1 传导最常见。当房扑率为 300 次/分时，产生 150 次/分的心室率最具特征性。

④ 心室律规则与否，取决于房室传导比例是否恒定。不规则的心室率是由于传导比率不恒定所致。

（3）房室结折返性心动过速

① QRS 频率 100～250 次/分，节律规则。

② QRS 波群形态与时限通常正常，但如心室率过快发生室内差异性传导或窦性激动时即有束支传导阻滞时，QRS 波群呈宽大畸形。

③ 可见逆行 P′波，常重叠于 QRS 波群内或位于其终末部。

④ 心电生理检查时，心动过速能被期前刺激诱发和终止，R-P′间期 60～70ms，房室交界区存在双径路现象。后者表现为房室传导曲线中断，相同或相近速率（<10ms）期前刺激时，出现长、短两种 S-R 间期，相差>50ms。

（4）房室折返性心动过速

① QRS 频率 150～250 次/分，节律规则。

② QRS 波群形态与时限均正常时，为房室正路顺传型房室折返性心动过速。QRS 波群宽大畸形和有 δ 波时，为房室正路逆传型房室折返性心动过速。

③ 可见逆行 P′波，R-P′间期一般为 110～115ms。

④ 心电生理检查时，心动过速能被期前刺激诱发和终止，R-P′间期常为 110～115ms。

2. 动态心电图检查

对于频发的短阵心动过速，常规 12 导联心电图往往难以捕捉心动过速发作的情形，动态心电图有助于了解心律失常的情况并了解临床症状与心律失常的相关性。

（五）诊断和鉴别诊断

1. 无心电图记录时的诊断

（1）病史与体检　室上性快速型心律失常的症状取决于心室率、基础心脏疾病、发作持续时间与患者的自我感觉状况。阵发性心律失常的患者在就诊时经常无症状，阵发性心悸是重要的诊断线索。室上性心动过速见于各个年龄段，反复出现且突发突止。而窦性心动过速则是非阵发性，逐渐加速和逐渐停止。有规律的突发突止的心悸通常是由 AVRT 和 AVNRT 引起，如果刺激迷走神经可以终止常提示该折返有房室结参与。由于心房收缩适逢房室瓣关闭，导致心房压升高，心房肽分泌增多，引起多尿，则支持持续性室上性心动过速。少数患者发生晕厥。其原因为：①快速室上性心动过速的起始或突然终止时，出现较长的心脏停搏间歇。②因房颤通过旁道下传，引起过快的心室率。③伴有心脏结构异常如主动脉瓣狭窄、肥厚型心肌病或脑血管疾病。需要注意的是，持续数周到数月的室上性心动过速伴有快心室率，可以引起心动过速介导的心肌病。

（2）诊断　记录常规 12 导联心电图，可提供异常节律、预激综合征、Q-T 间期延长、窦性心动过速、ST 段异常或基础心脏病的证据。

① 对于频发短暂的心动过速患者，应进行 24 小时动态心电图检查。对于发作次数少（＜2 次/月）的患者，采用心电事件记录仪或可携带循环记录仪。对于发作少但有血流动力学不稳定的患者，可选择埋藏式心电事件记录仪。运动试验很少用于诊断，除非心律失常明显与运动有关。

② 有阵发性规律性心悸病史的患者，静息心电图检查出现预激，提示 AVRT。预激患者出现无规律的阵发性心悸，强烈提示心房颤动，因该类患者易发生猝死，需要进行电生理检查并进一步评估。

③ 难以确诊的心律失常，可选择食管心房起搏进行诊断和诱发快速心律失常。

④ 对于已经确诊的持续性室上性心动过速，除常规体格检查和 12 导联心电图检查外，还应做超声心动图检查等，以除外可能存在的心脏器质性疾病。

2. 窄 QRS 波心动过速的诊断

描记完整的窦性心律和心动过速时的心电图，对诊断与鉴别诊断具有重要价值，尤其是鉴别窄 QRS 波和宽 QRS 波心动过速。窄 QRS 波心动过速是体表心电图 QRS 波时限＜120ms 的心动过速，而 QRS 波时限≥120ms 的心动过速称为宽 QRS 波心动过速。对于血流动力学不稳定的患者，无论窄 QRS 波心动过速还是宽 QRS 波心动过速，均需要紧急电复律，并通过除颤记录仪尽可能记录下心动过速时的心电图。对于心动过速发作时描记的心电图，应注意分析心电图 P 波与 R 波的关系，同时密切观察对腺苷和颈动脉窦按摩的反应，对于区别窄 QRS 波心动过速的类型有较大价值。

（1）窄 QRS 波心动过速的鉴别程序　R-R 间期是否规则，如 R-R 间期不规则，提示心房颤动、房性心动过速或心房扑动隐匿传导或阻滞；如 R-R 间期规则，心电图上有 P 波，则观察心房率与心室率。如心房率＞心室率，为房性心动过速或心房扑动；心房率＜心室率，应当比较 R-P 与 P-R 间期的大小。如 R-P＜P-R 且 R-P＜70ms，则为 AVNRT；R-P＜P-R 且 R-P＞70ms，应为 AVRT、

AVNRT 或房性心动过速；而 R-P＞P-R，当属房性心动过速、PJRT 或非典型性 AVNRT。

（2）窄 QRS 波心动过速对腺苷反应的诊断程序　血流动力学稳定的规则的窄 QRS 波心动过速→静脉注射腺苷 3mg（静脉注射＜2s，必要时 2s 后 6mg 重复）→观察心率与心律变化→判定心律失常类型：①心率无改变，为注射量或速度不够或室性心动过速（分支或高位间隔起搏点）。②心率逐渐减慢以后又逐渐回升，为窦性心动过速、房性心动过速（自律性）或非阵发性交界区折返性心动过速。③心动过速突然终止，为 AVNRT、AVRT、房室结折返或房性心动过速（自律性）。④持续性房性心动过速伴短暂 AVB，为心房扑动或房性心动过速。

（六）急性期治疗

根据病史和心电图资料，一旦诊断明确，应针对其机制及伴随的血流动力学状态采取相应的治疗措施。宽 QRS 波心动过速不能以血流动力学状况估计心动过速类型，难以明确诊断时应按室性心动过速处理。无论是室性心动过速还是室上性心动过速，若血流动力学不稳定，最有效的处理方法是直流电复律。

1. 血流动力学稳定的窄 QRS 波心动过速急性期的处理

（1）迷走神经刺激　规则的窄 QRS 波心动过速一般为室上性心动过速，迷走神经刺激可终止心动过速或影响房室传导。对于稳定规则的室上性心动过速，应当首选迷走神经刺激法，深吸气后屏气同时用力做呼气动作（Valsalva 法）或用压舌板等刺激咽喉部产生恶心感，可终止 AVNRT 或 AVRT。压迫眼球或按摩颈动脉窦现已少用。迷走神经刺激法仅在早期使用效果较好。

（2）抗心律失常药物　维拉帕米和普罗帕酮终止室上性心动过速的疗效好，作为首选药物，但使用时应注意避免低血压、心动过缓。室上性心动过速终止后立即停止注射。腺苷对窦房结和房室结传导有很强的抑制作用，起效快且半衰期短，应快速推注，心动过速终止后可出现窦性停搏、AVB 等缓慢型心律失常，通常持续数十秒，一般不需特殊处理。腺苷禁用于有哮喘和冠心病病史的患者。需要强调的是：若同时使用茶碱类药物者，腺苷应增量；腺苷作用会被双嘧达莫加强，使用时相应减少剂量；合用卡马西平时，易产生 AVB；腺苷有诱发短暂心房颤动的可能（1%～15%），对预激患者有诱发心室颤动的危险。国内有应用三磷腺苷（ATP）终止室上性心动过速的报道，不良反应及注意事项与腺苷相同。地尔硫䓬、β 受体阻滞药静脉注射也有效。当上述治疗无效或伴有器质性心脏病，尤其是心衰时或存在上述药物的禁忌时，可使用胺碘酮、洋地黄类药物。

（3）监测和记录心电图　任何治疗过程包括迷走神经刺激均要全程监测心电图，观察心动过速是否终止或评价心律变化以进一步诊断。心动过速终止而

QRS 波后无 P 波，支持 AVRT、AVNRT 的诊断。心动过速终止而在 P 波后无 QRS 波，支持房性心动过速的诊断。持续性心动过速合并 AVB，支持房性心动过速和心房扑动的诊断，可以排除 AVRT，AVNRT 的可能性也极小。

2. 血流动力学稳定的宽 QRS 波心动过速急性期的处理

（1）对于无器质性心脏病、LVEF 正常者，可选用普罗帕酮、索他洛尔和普鲁卡因胺；对于有器质性心脏病、LVEF 降低者，可选用利多卡因和胺碘酮。

（2）已诊断为室上性心动过速者，则按窄 QRS 波心动过速处理。

（3）经旁道前传的宽 QRS 波心动过速可按室上性心动过速处理，宜选用普罗帕酮、胺碘酮，但禁用影响房室结传导的药物。

（4）洋地黄过量引起的室性心动过速，应主要针对洋地黄过量处理。

3. 室上性心动过速的电复律治疗

（1）适应证与禁忌证

① 适应证：药物治疗无效者；心室率过快致严重血流动力学障碍者（紧急复律）。

② 禁忌证：洋地黄中毒或低钾血症引起者；高度或完全性 AVB；病窦综合征。

（2）操作前准备

① 知情同意：告知患者电复律的目的和必要性，告知操作的基本过程和方法，告知可能的并发症，签署知情同意书（紧急电复律除外）。

② 复律与监护设备：除颤器、心电图仪、心电监护仪。

③ 麻醉药物：地西泮或氯胺酮。

④ 复苏器械：简易呼吸器、面罩、气管导管、呼吸机。

⑤ 复苏药物：肾上腺素、异丙肾上腺素、阿托品、胺碘酮、硫酸镁、尼可刹米、洛贝林等。

（3）操作要点

① 复律时准备：术前当日禁食，术前 1～2h 服少量镇静药，术前 30min 开始高流量吸氧，患者平卧于硬板床上，建立静脉通道，描记 12 导联心电图以供对照。

② 联通电源：连接电源及除颤器示波导联，打开除颤器上电源开关，观察是否正常通电与示波。

③ 设置同步状态：选择 R 波较高的导联进行示波观察，测试同步性能，置电复律器的"工作选择"为 R 波同步类型，再次检查与患者 R 波同步的准确性。

④ 镇静与麻醉：缓慢静脉注射（<5mg/min）地西泮 0.3～0.5mg/kg（一般 20～40mg）或氯胺酮 0.5～1mg/kg，麻醉至睫毛反射消失为停止注射的主要

指标，并结合意识朦胧与痛觉状态。

⑤ 选择能量键：设置能量键至所需的能量水平，即室上性心动过速 50～100J（单相或双相除颤）。

⑥ 安置电极板：涂上导电糊或包以数层浸过盐水的纱布，两电极板分别置于胸骨右缘第 2 肋间及左腋前线第 5 肋间，两电极板至少相隔 10cm。

⑦ 充电：按"充电"按钮，将电极板充电至预定的复律能量。

⑧ 复律：按紧电极板，请周围人员让开，按"放电"按钮，观察到患者的胸部肌肉抽动情况。

⑨ 判定复律成功与否：立即观察心电图检查，观察 10s 左右，以判定复律是否成功。如果转为窦性心律，应当做心电图与前面对比；如果不成功，决定是否需要再次除颤并选择能量。

⑩ 密切观察：转复窦性心律后，密切观察患者的呼吸、血压、心率、心律变化，直至观察到患者清醒后 30min，卧床休息至少 1 天。

⑪ 设备整理备用：除颤完毕后，关闭除颤器电源，擦拭电极板，电除颤仪放回原位。

（4）注意事项

① 患者身体不与金属物相接触，与身体相连的设备应与地面绝缘。

② 连接心电导联的胸壁电极不影响电极板的放置。

③ 胸壁有汗液或异物时用干纱布擦净。

④ 电极板所涂导电糊要均匀或包裹电极板的生理盐水纱布应预先拧干。

⑤ 放电时身体站稳，适度离开木板床。

⑥ 电复律成功后，继续应用抗心律失常药物预防复发。

⑦ 电复律后，告知电复律的注意事项。

⑧ 熟知如何监测、发现与及时处理并发症。

四、室性心动过速

室性心动过速（VT）简称室速，为起源于希氏束分叉以下的束支、浦肯野纤维、心室肌的快速型心律失常。目前国内大多采用 Wellens 等的定义：频率＞100 次/分，连续 3 个或 3 个以上的室性期前收缩所组成的心律，如为程序心脏电刺激所诱发的室性心动过速，则必须持续 6 个或 6 个以上的快速心室搏动（频率＞100 次/分）。由于发作时心脏基础病变、心功能状态、频率及持续时间等的迥异，使其临床和预后有很大差别。室速虽非临床最常见的心律失常，但常导致严重血流动力学障碍，甚至因蜕变为心室颤动（VF）而引起猝死，需及时正确地诊断和治疗。

（一）病因及发病机制

VT 常发生于各种器质性心脏病患者，最常见为冠心病，其次是心肌病、心力衰竭、二尖瓣脱垂、瓣膜性心脏病等，其他病因包括心脏神经及内分泌调节紊乱、电解质紊乱、药物干扰或破坏心脏电活动、由于基因表达异常，改变心肌排列或离子通道特征等遗传性心脏病，如肥厚型心肌病、LQTS、Brugada 综合征等。VT 偶可发生在无器质性心脏病者。

目前认为室速的发生机制主要为折返，少数为自律性增高或触发活动所致。

1. 折返

折返形成必须具备二条功能或解剖上相互分离的传导路径、部分传导途径的单向阻滞和另一部分传导缓慢这三个条件。心室内的折返可为大折返——具有明确解剖学途径的折返（束支折返等），微折返——发生于小块心肌甚至于细胞水平的折返，后者为心室内折返最常见形式。

室速时的折返主要发生于正常心肌细胞和异常具有传导性的心肌组织间，折返性室速的频率冲动在折返环内传导速度和环长有关，而单向阻滞和慢传导均发生于异常组织中，可自发或因心率改变而产生。心肌的缺血、低血钾及代谢障碍等引起的心室肌细胞膜电位改变、动作电位时间、不应期、兴奋传导性的非均质性，使心肌电活动不稳而易诱发室速。

折返机制诱发的室速具有以下特点：①可为程序刺激所诱发。②可为程序刺激及超速起搏所中止。③心房刺激罕有诱发。④诱发室速的期前收缩联律间期与期前收缩距室速第一个 QRS 波间期成反比关系。⑤诱发室速周期长度与程序刺激周期长度、期前刺激数目及期前联律间期无关。⑥存在"拖带"现象。⑦心室晚电位可阳性。⑧维拉帕米药效不确切。

2. 自律性增高

心肌缺血缺氧、心肌牵张均使心室异位起搏点 4 相舒张期除极化坡度提高而导致心室肌异常自律性或自律性增高；血儿茶酚胺浓度增高、细胞外液低钾及洋地黄作用可使希-浦氏系统自律性增高。此类室速的电生理特点为：①运动、静脉滴注异丙肾上腺素可诱发其发作。②程序刺激既不能诱发也不能终止其发作。③无"拖带"现象。④期前刺激周期与回响周期无关。⑤心室晚电位阴性。⑥维拉帕米治疗无效。

3. 触发活动

触发活动诱发的室速约占 5%，常由前一次去极化活动的早期后去极化或延迟后去极化所诱发。现较明确的与触发活动有关的室速包括多形性室速、洋地黄中毒所致室速及维拉帕米敏感性室速；再灌注诱发的室速仅发现于动物实验中。

其电生理特点：①可为程序刺激诱发或终止。②与起搏频率有关。③常不表现为"拖带"现象。④诱发室速的期前收缩联律间期与回响周期呈正相关。⑤心室晚电位阳性。⑥维拉帕米常可终止或预防其发作。

（二）诊断

1. 临床表现特点

VT 多由体位改变、情绪激动、突然用力或饱餐所诱发，亦可无明显诱因。VT 的临床症状轻重视发作时心室率、持续时间、基础心脏病变和心功能状况不同而异。非持续性 VT（发作时间短于 30s，能自行终止）的患者通常无症状。持续性 VT（发作时间超过 30s，需药物或电复律始能终止）常伴有明显血流动力学障碍与心肌缺血，临床症状常见的有心悸、气促、心绞痛、低血压、少尿和晕厥，严重者表现为心衰和阿-斯综合征发作。听诊心律可轻度不规则，第一、二心音分裂，收缩期血压可随心搏变化。如发生完全性室房分离，第一心音强度经常变化，颈静脉间歇出现巨大 a 波。当心室搏动逆传并持续夺获心房，心房与心室几乎同时发生收缩，颈静脉呈现规律而巨大的 a 波。

2. 心电图特征

心电图是诊断 VT 的基石。VT 的心电图特征有：①3 个或以上的室性期前收缩连续出现。②心室率通常为 $100 \sim 250$ 次/分，心律规则，亦可略不规则。③QRS 波群形态畸形，时限增宽（$0.12 \sim 0.18s$），约 2/3 的病例其 $QRS \geqslant 0.14s$；约 2/3 的室速其 QRS 呈右束支阻滞图形（V_1 导联呈 rsR′、qR 或单相 R 波），1/3 呈左束支阻滞图形（V_1 导联以负向波为主，V_6 导联以正向波为主）。少数病例其 QRS 形态均不符合左、右束支阻滞图形。ST-T 波方向与 QRS 波群主波方向相反。④房室关系：半数室速发作时，呈现完全性房室分离（图 2-7）；另一半可见室房（VA）传导，其中大部为 1∶1 VA 传导，其余为 2∶1 或隐匿性 VA 传导。⑤额面电轴：VT 发作时，约 2/3 的病例电轴左偏（$-30° \sim -90°$），其余电轴右偏或正常（二者各占一半）。⑥心室夺获和室性融合波：VT 发作时少数室上性冲动可下传心室，产生心室夺获，表现为在 P 波之后，提前发生一次正常的 QRS 波群。室性融合波的 QRS 波群形态介于窦性与异位心室搏动之间，其意义为部分夺获心室。⑦发作和终止：一般而言，室速发作突然。室速的第一个搏动通常是提前的，其形态与随后的 QRS 波相似，也可略有不同。如无治疗，持续性室速或自行终止或蜕变为室颤。自行终止前，往往有几个搏动或几秒室速的频率和形态发生改变，蜕变为室颤前，常有室速频率的加快。⑧刺激颈动脉窦无反应。

3. 室速的分类

鉴于室速的病因、临床表现与心电图特点及治疗等方面存在有明显的差异，

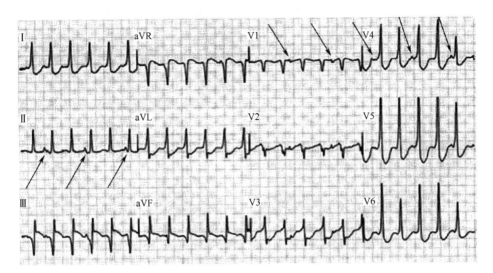

图 2-7　室性心动过速

图示房室分离和 P 波（箭头）与 QRS 波群无关

其临床分类方法颇多。

（1）按室速发病机制的不同分类　①折返性室速：室速由心室内快速折返形成所致。折返是 VT 最常见的发生机制。②自律性室速：室速由室内异位起搏点自律性增高所致。见于加速性室性自主心律。③触发活动性室速：室速由心肌早期后除极和延迟后除极所致。主要见于由长 QT 间期综合征引起的尖端扭转型室速、洋地黄中毒引起的室速。

（2）根据室速发作持续时间的长短分类　①持续性室速：室性搏动频率＞100 次/分，时间持续 30s 以上，不能自行终止或虽持续时间＜30s，但已出现血流动力学紊乱而需立即电复律者。还有少见的持续性室速，发作持续时间长，抗心律失常药物及电复律不能有效终止者，称为无休止性室速。②非持续性室速：室性搏动频率＞100 次/分，30s 内自行终止者。

（3）根据有无器质性心脏病分类　①器质性心脏病性室速：各种器质性心脏病导致的室速。常见于冠心病、心肌病、心力衰竭、右心室发育不良性 VT 等。②特发性室速：发生在形态和结构正常的心脏的 VT。根据发生部位，可分为左心室特发性室速和右心室特发性室速。

（4）根据室速发作时血流动力学的改变和预后分类

① 良性室速：VT 发作时未造成明显血流动力学障碍，发生心源性猝死的危险性很低。主要见于非器质性心脏病患者。

② 潜在恶性室速：非持续性但反复发作的 VT，不常导致血流动力学障碍，但可能引起心源性猝死，患者大多有器质性心脏病的客观证据。

③ 恶性室速：反复发作持续性室速，造成明显血流动力学障碍，表现为黑矇、晕厥、心功能不全、心绞痛发作甚至猝死。常发生在心脏扩大、LVEF＜30％的患者。常见类型有多形性室速、尖端扭转型室速、束支折返性室速等。

（5）根据室速发作形式的不同

① 阵发性室速：室速突然发生和终止，节律可整齐也可不整齐，心室率160～250 次/分，QRS 波形可为单形性、双向性和多形性。

② 非阵发性室速：又称加速性室性自主心律、室性自搏性心动过速。其起始往往缓慢而非突然，是由于心室异位节律点的兴奋性高于窦房结所致。心室率通常为 60～110 次/分（偶有快达 140 次/分者），与窦性心律的频率接近，差异常在 5～10 次/分。常呈短阵发作，多以 3～20 个心动为一阵，与窦性心律交替出现，常见心室夺获及室性融合波。当窦性频率增快时，室性自主心律便被替代，反之，又出现室性自主心律。常见病因是急性下壁心肌梗死、急性心肌炎、高血钾、洋地黄中毒等，也可见于无器质性心脏病的患者。临床过程相对良好，常自动消失，罕见转为室颤，且不影响心功能。治疗以针对原发病为主，如必要，可首选阿托品以消除窦性心律不齐并加快窦性心律。利多卡因和普鲁卡因胺亦有效，但不常规应用，电复律无效。

（6）根据室速发作时 QRS 波群形态

① 单形性室速：是指室速发作时，QRS 波群形态在 ECG 同一导联上单一而稳定。

② 多形性室速：是指室速发作时，QRS 波群在 ECG 同一导联上出现三种或三种以上形态。由于 VT 频率快，可进展为 VF，必须积极治疗。本组 VT 包括多种电生理机制，按 VT 发作前基础 Q-T 间期长度可分为以下两类。

a. 伴发于 Q-T 间期延长的多形性室速，即尖端扭转型室速。

b. 伴发于 Q-T 间期正常的多形性室速，又依室性期前收缩联律间距是否缩短分为以下两种。

联律间距"不短"的多形性 VT：多见于冠心病，VT 发作可伴或不伴发于AMI。发病机制多数与折返活动有关。临床特征有：ⓐVT 呈多形性，基础心律时 Q-T 段、T 波或 U 波正常；发作间歇期并非缓慢型心律；ⓑ起搏对预防和治疗无效；ⓒ交感神经刺激（如应用异丙肾上腺素）可使病情恶化；ⓓ治疗药物与持续性单形性 VT 相同（包括Ⅰ类、Ⅱ类、Ⅲ类抗心律失常药物）；ⓔ必要时 ICD 治疗；ⓕ对于冠心病合并的室速，心脏血运重建术或抗心肌缺血药物对预防发作有助。

伴发于极短联律间距的多形性室速：发病机制与触发活动（早期后除极）有关。临床表现为心悸、眩晕、晕厥，反复发作可致死亡。主要特征有：ⓐ反复发作多形性 VT，但并无器质性心脏病证据；ⓑ不论单一或诱发 VT 的室性期前收缩均显示有极短联律间距（通常在 280～300ms），常发生在 ST 段终末或 T 波起始部；ⓒ基本心律中 T 波或 U 波形态及 Q-T 间期均正常；ⓓ交感神经兴奋药物无效且可能加重发作；ⓔⅠ类、Ⅱ类、Ⅲ类抗心律失常药通常无效；ⓕ静脉或口服维拉帕米对终止及预防发作十分有效。

③ 双向性室速：是指室速发作时，在 ECG 的同一导联上 QRS 波群呈现两种形态并交替出现，表现为肢体导联 QRS 波群主波方向交替发生正负相反的改变或胸前导联 QRS 波群呈现左、右束支传导阻滞图形并交替变化。双向性 VT 主要见于严重的器质性心脏病（如扩张型心肌病、冠心病等）或洋地黄中毒，儿茶酚胺敏感性室速。

（7）按室速持续时间和形态的不同组合分类　①单形性持续性室速。②单形性非持续性室速。③多形性持续性室速。④多形性非持续性室速。

4. 电生理学检查

希氏束电图上 H 与 V 分离，与 A-H 间期常有固定关系；A-H 频率慢于 V 波频率，即可诊为室速。

室速的电生理检查适用于反复发作的室速、心源性猝死或因室速反复晕厥的患者以及部分无症状而持续室速的患者，检查有助于室速的确诊并判断其性质，阐明发病机制，标测其起源部位和传导途径，寻找某些高危患者等。

5. 诊断注意事项

根据 VT 突发突止的临床特点及典型的心电图特点，可做出室速的诊断。但临床上常因以下原因使其误诊：①误以为 VT 肯定伴血流动力学障碍。②仅靠单一导联的心电图图形诊断。③只靠房室分离诊断。④误以为室速为一不规律的心律失常。⑤忽略了 QRS 波形对室速的诊断价值。

VT 虽然是宽 QRS 心动过速的最常见原因，但后者亦见于室上性心动过速（SVT）伴差异传导或在原有束支传导基础上发生的 SVT 或经旁道前向传导的房室折返型心动过速。支持 VT 诊断的 ECG 表现有：①心室融合波。②心室夺获。③室房分离。④全部心前区导联 QRS 波群主波方向呈同向性：即全部向上或向下。⑤发作时 QRS 波形态与原有束支传导阻滞的 QRS 波形态不一致。⑥aVR 导联呈高 R 波或 qR 型。有利于 SVT 的表现包括：①心动过速反复发作而无器质性心脏病基础。②兴奋迷走神经的手法或药物使心动过速中止。③发作开始均可见提早的 P 波（室上性期前收缩）。④发作时 ECG 示 P 波与 QRS 波群间有固定关系，且心室活动依赖心房活动下传（如伴二度Ⅰ型 AVB）。⑤发作时 QRS 形态在 V_1 导联为 rsR′型（三相）而 V_6 导联为 qRS 或 Rs 型，QRS 起始向量与窦律时一致。此外，心动过速在未用药物治疗前，QRS 时限超过 0.20s，宽窄不一，心律明显不规则，心室率超过 200 次/分，应怀疑为预激综合征合并房颤。

VT 与预激综合征伴房颤、心室扑动的鉴别分别见表 2-2 和表 2-3。

表 2-2 室速与预激综合征伴房颤的鉴别要点

鉴别点	室性心动过速	预激综合征伴房颤
病史	大多有基础性心脏病史	多有心动过速史
心率	一般<200 次/分(多形性室速例外)	180～360 次/分,常>200 次/分
窦性 P 波	时可见,与 QRS 波群间无固定时间关系	消失
f 波	无	有,尤其在 V_1 的长 R-R 间期中
δ 波	无	存在
QRS 波形态	规则或略不规则	多变
QRS 波节律	基本上规则	极不规则
R-R 间期	互差≤0.03s	互差常>0.10s
房室分离	有	无
发作前后的心电图	可见与 VT 同一波形的室早	可见预激图形

表 2-3 室性心动过速与心室扑动的鉴别诊断

鉴别点	室性心动过速	心室扑动
发生率	相对较多	最少
对循环功能的影响	心排血量减少,血压下降,少数出现阿-斯综合征	大多有阿-斯综合征发作
心室率	150～250 次/分,可低至 100 次/分	150～300 次/分,多在 200～250 次/分,也可低于 150 次/分
心室节律	基本规则	规则
心室波形的一致性	单源性一致,多源性不一致	一致
心室波时限	一般较宽	最宽
心室波幅	可大,可小	最大
心室波形	能分辨出 QRS 波群和 T 波	不能分辨 QRS-T 波群,呈正弦样曲线
基线	可见到	消失
发作时可显示的窦性 P 波	可有	被掩盖
持续时间	最长	最短,很快转为心室颤动
预后	差	恶劣
治疗	药物为主,必要时电击	即刻电击,心脏按压,人工呼吸

（三）治疗

VT 治疗一般遵循的原则是：有器质性心脏病或有明确诱因应首先给以针对性治疗；无器质性心脏病患者发生非持续性短暂 VT，如无症状或血流动力学影响，处理原则与室性期前收缩相同；持续性 VT 发作，无论有无器质性心脏病，应给予治疗。

1. 终止室速发作

（1）药物治疗　血流动力学稳定的患者，一般先用药物治疗。常用的药物如下。

① 胺碘酮：对伴有心功能不全的室速患者首选。静脉注射负荷量 150mg（3～5mg/kg），10min 注入，10～15min 后可重复，随后 1～1.5mg/min 静脉滴注 6h，以后根据病情逐渐减量至 0.5mg/min。24h 静脉应用总量不超过 2000mg。

② 利多卡因：50～100mg 静脉注射，必要时每隔 5～10min 再给 50mg，直至心律转复或总量达 300mg 为止。有效后以 1～2mg/min 的速度静脉滴注，稳定后改用口服药物。禁忌证有严重房室传导阻滞与室内传导阻滞、利多卡因过敏等。

③ 苯妥英钠：适用于洋地黄中毒患者。可用 0.125～0.25g 加入注射用水 20～40mL 中缓慢静脉注射（5min 以上），必要时重复静脉注射 0.125g，一日量不超过 0.5g。禁忌证有低血压、高度房室传导阻滞（洋地黄中毒例外）、严重心动过缓等。

④ β受体阻滞药：适用于不伴有器质性心脏病的特发室速及伴有器质性心脏病但不伴有严重收缩功能不全及低血压的室速患者；儿茶酚胺敏感性室速；先天性长 QT 综合征；反复发作室速的电风暴状态。美托洛尔：首剂 5mg，5min 缓慢静脉注射。如需要，间隔 5～15min 可再给 5mg，直到取得满意的效果，总剂量不超过 10～15mg（0.2mg/kg）。艾司洛尔：负荷量 0.5mg/kg，1min 静脉注射，继以 50μg/(kg·min) 静脉维持，疗效不满意，间隔 4min 可再给 0.5mg/kg，静脉注射，静脉维持剂量可以 50～100μg/(kg·min) 的步距逐渐递增，最大静脉维持剂量可至 300μg/(kg·min)。主要不良反应有心动过缓、低血压等；禁忌证有心衰、低血压、高度房室传导阻滞、心动过缓、哮喘等。

⑤ 维拉帕米：适用于特发性室速（"维拉帕米敏感性室速"）的患者；极短联律间期的多形性室速。5～10mg/次稀释后缓慢静脉注射（＞5min）。主要不良反应有低血压、过缓性心律失常、诱发心衰、便秘等。禁忌证有心衰、低血压、心源性休克、房室传导阻滞等。

⑥ 普罗帕酮：适用于不伴有器质性心脏病的特发性室速。1～1.5mg/(kg·

次）（常用 70mg）加入 25％葡萄糖液 20～40mL 中静脉注射，10～20min 后无效重复 1 次，一般静脉注射总量不超过 210mg。由于普罗帕酮有负性肌力作用及抑制传导系统作用，且个体间存在较大差异，对有心功能不全者应禁用，对有器质性心脏病、低血压、休克、心动过缓者等慎用或禁用。

⑦尼非卡兰：适用于其他抗心律失常药物无效或不能用的室速。负荷量单次静脉注射，成人常规用量每次 0.3mg/kg，溶入 0.9％氯化钠注射液或 5％葡萄糖注射液 10～20mL 中，在持续心电监测下，5min 内注射完毕。可适当增加剂量，最大剂量不得超过 0.5mg/kg（国内临床试验最大剂量）。其后可应用静脉维持剂量 0.4mg/（kg·h）预防复发，可根据患者对药物的反应情况适当增减剂量，最大用量不得超过 0.8mg/（kg·h）。推荐尼非卡兰浓度为 1mg/mL，最高浓度不超过 2mg/mL。病情需要重复单次静脉注射时，为了避免血药浓度上升过高，应间隔 2h 以上才可重复给药。如果患者短时间内（药物半衰期以内）应用过其他抗心律失常药物（Ⅰ类或Ⅲ类），换用尼非卡兰时，负荷量和维持剂量酌减（建议减半）。注射尼非卡兰需要使用单独输液管路，不要与其他药液混合使用。不良反应：剂量依赖性 Q-T 间期延长、心率减慢、窦性停搏等症状，甚至出现包括尖端扭转型室速、室颤等致心律失常作用。通过减小剂量或停止给药，对症处理可纠正。禁用于有长 QT 间期综合征的患者。禁用于正在使用胺碘酮注射剂治疗的患者。

（2）电学治疗 紧急情况下，可用同步直流电复律、食管调搏、超速起搏抑制终止其发作。心脏直流电复律指征。①有血流动力学明显障碍者如低血压、心衰伴心源性休克，首选直流电复律。②用药物治疗未能迅速终止者。③血流动力学稳定的 VT 也可选用电复律。同步直流电复律可迅速、可靠而安全地终止持续性 VT 发作，是终止伴严重血流动力学障碍或药物治疗无效的持续性 VT 的主要手段，即时成功率达 98％左右。但电复律不能预防发作，不适用于能自动终止但反复发作的非持续性 VT。初次复律的电能量可用 100～200J，以期一次电击复律成功。转复成功后尚需根据病情决定是否静脉应用抗心律失常药物，以预防复发。

2. 预防复发

（1）病因与诱因治疗 应努力寻找和治疗诱发及使 VT 持续的可逆性病变，例如缺血、低血压及低血钾等。治疗充血性心力衰竭有助于减少 VT 发作。窦性心动过缓或 AVB 时，心室率过于缓慢时易导致 Q-T 间期延长的尖端扭转性室速，可给予异丙肾上腺素或应用人工心脏起搏，减少或预防复发。

（2）药物预防 目前除了 β 受体阻滞药外，尚未能证实其他抗心律失常药物能降低心脏性猝死的发生率。但药物可减少和预防室速的反复发作。β 受体阻滞药、胺碘酮可用于有器质性心脏病患者的室速预防复发。维拉帕米、β 受体阻滞药、普罗帕酮可用于特发性室速的预防。

（3）射频消融术　对于无器质性心脏病的特发性单源性 VT 导管射频消融首选。缺血性心脏病导致的单形性室速射频消融也可作为一线选择。

（4）置入式心脏复律除颤器（ICD）　有以下任一情况应考虑安置 ICD：非可逆性原因引起的心室颤动或血流动力学不稳定的持续性室性心动过速导致的心搏骤停；伴有器质性心脏病的自发性持续性室性心动过速，无论血流动力学稳定或者不稳定；不明原因的晕厥，心脏电生理检查能够诱发出临床相关的具有明显血流动力学障碍的持续性室性心动过速或者心室颤动或伴有显著左心室功能障碍的非缺血性扩张型心肌病或伴有严重器质性心脏病；心室功能正常或接近正常的持续性室速；陈旧性心肌梗死伴非持续性室性心动过速，LVEF≤40％，电生理检查可诱发心室颤动或者持续性室性心动过速。

正确选择 VT 的各种治疗措施有赖于：①区别对待 VT 发作时症状严重与无症状的患者。②区别对待预后良好与预后差或猝死高危的患者。③熟悉各种治疗措施的疗效、风险及成本。必须结合不同类型 VT 给个体患者带来的风险，对比不同治疗措施的疗效、风险和成本，然后做出恰当的选择。VT 急性发作期，主要依赖药物或电复律治疗。长期治疗需要根据危险分层采取导管消融或 ICD 治疗。除了 β 受体阻滞药之外抗心律失常药物虽能减少心律失常发作次数，但均未能证实降低猝死及总死亡率。猝死风险性高者宜尽早安装埋藏式自动复律除颤起搏器或消融治疗。特发性 VT 的预防，应建议射频消融治疗。如疗效不佳，应考虑 ICD 治疗。

3. 室性心动过速/心室颤动风暴治疗要点

室性心动过速/心室颤动风暴是指 24h 内自发的室性心动过速/心室颤动≥2次，并需紧急治疗的临床综合征。治疗要点如下。

（1）纠正诱因、加强病因治疗。

（2）室性心动过速风暴发作时若血流动力学不稳定，尽快电复律。

（3）抗心律失常药物应用　①首选胺碘酮。快速胺碘酮负荷，可终止和预防心律失常发作。但需注意胺碘酮充分发挥抗心律失常作用需要数小时甚至数天。②抗心律失常药的基础上联合使用 β 受体阻滞药（美托洛尔、艾司洛尔）。③胺碘酮无效或不适用时可考虑利多卡因。④抗心律失常药物联合治疗，如胺碘酮联合利多卡因。在心律失常控制后，首先减利多卡因，胺碘酮可逐渐过渡到口服治疗。

（4）对持续单形性 VT，频率<180 次/分且血流动力学相对稳定者，可置入心室临时起搏电极，在发作时进行快速刺激终止 VT。

（5）应给予镇静、抗焦虑等药物，必要时行冬眠疗法。

（6）必要时予以循环辅助支持，如主动脉内球囊反搏、体外肺氧合循环辅助支持。

（7）若患者已安装 ICD，应调整 ICD 的参数，以便能更好地识别和终止心律失常发作。必要时评价射频消融的可能性。

五、心房扑动

心房扑动是心房快速而规律的电活动。在心电图上表现为大小相等、频率快而规则（心房率一般在 240～340 次/分），至少一个体表导联上无等电位线的心房扑动波。房扑是介于房性心动过速和房颤之间的快速型心律失常，是最常见的大折返性房性心动过速。房扑很少见于正常人，患者多伴有器质性心脏病。随着对器质性心脏病治疗手段的增多，患者寿命延长，房扑的发病率会逐渐增加。房扑频率快时常可引起血流动力学障碍，应积极处理。

（一）病因及发病机制

房扑可分为典型房扑和非典型房扑。

（1）房扑是右心房内大折返性心动过速，左心房被动激动，折返激动依赖于下腔静脉和三尖瓣环之间的峡部缓慢传导。

（2）非典型房扑是指不依赖于下腔静脉和三尖瓣环之间峡部缓慢传导的大折返性房性心动过速，也被称为非峡部依赖性房扑，折返环可位于左心房或右心房。在非典型房扑患者中器质性心脏病多见，心房一般有不同程度的增大。引起非典型房扑的激动除可围绕二尖瓣环进行折返外，也可围绕其他解剖障碍、外科手术或其他原因引起的心房纤维化瘢痕、不完整的射频消融线等进行折返。

（二）诊断和鉴别诊断

心房扑动的诊断主要依靠心电图。心电图特征为 P 波消失，代之以规律而匀齐的扑动波（F 波），心室率根据房室传导比例是否固定可以规则，也可不规则。心房扑动的心房率（F 波频率）为 300 次/分左右（250～350 次/分），但这些激动仅部分以 2：1～4：1 传导到心室，尤以 2：1 传导最常见，故心房扑动时患者心室率常为 150 次/分左右。心房扑动在临床上应注意与窦性心动过速、阵发性室上性心动过速等鉴别。

在常规心脏电生理检查中，激动标测和拖带技术是诊断大折返性房性心动速的主要手段。利用拖带技术可以判断心脏中的某些部位是否在折返环内，是否靠近折返环的缓慢传导区相对较窄的峡部及其出口。

（三）临床表现

心房扑动的临床症状主要由心室率过快引起。轻者可无明显不适或仅有心悸、心慌、乏力；严重者头晕、晕厥、心绞痛或心功能不全。如果心室率过快，持续时间过长，可引起心室扩大和充血性心力衰竭。过快心室率是扩张型心肌病的病因之一，被称为心动过速性心肌病。同心房颤动一样，心房扑动的患者心房内也有可能形成血栓，引起体循环栓塞。其栓塞的发生率与心房颤动相同。

（四）治疗

房扑的药物治疗方法与房颤相同，但由于房扑的心室率通常较房颤快，患者心悸症状明显，发生于绝大多数器质性心脏病或外科术后的患者，药物控制心室率效果不佳，因此通常采用节律控制策略。

（1）电复律能够迅速有效地恢复窦性心律。应选用同步直流电复律，可选用较低的功率。如果一次不成功，可选用较高功率再复律一次。

（2）短效抗心律失常药物依布利特可静脉用转复房扑。60％～90％的房扑发作可通过依布利特转复。不良反应是 Q-T 间期延长。

（3）维拉帕米起始剂量为 5～10mg，静脉注射之后给予 5mg/（kg·min）维持量，可减慢心室率。腺苷能造成短暂的 AVB，可用于鉴别诊断，使扑动波更明显。艾司洛尔为 β 受体阻滞药，也可用于减慢心室律。

（4）如果房扑不能被转复，上述药物也不能减慢心室律，可应用地高辛和（或）钙通道阻滞药或 β 受体阻滞药。静脉注射胺碘酮减慢心率的效果与地高辛一样。总的来说，房扑控制心室律比房颤更难。

（5）房扑患者抗凝的适应证与房颤患者相同。除有禁忌证的患者外，所有房扑患者都应进行抗凝治疗。在有 2 个或 2 个以上危险因素（包括年龄≥75 岁、高血压、心力衰竭、左心室收缩功能受损和糖尿病）的患者中，应用华法林口服抗凝。在低危或有华法林禁忌证的患者中，应口服阿司匹林每日 81～325mg 进行抗凝治疗。

（6）房扑的导管射频消融治疗 Costa 等将 104 例（平均 78 岁）首次发生有症状房扑的患者随机分为两组，一组在转律后应用胺碘酮进行治疗，另外一组接受导管消融治疗。随访 13 个月，药物和导管消融治疗组房扑的复发率分别为29％和 5％，药物治疗组有 5 例患者出现与抗心律失常药物应用有关的并发症，包括病态窦房结综合征 2 例、甲状腺功能亢进 1 例、甲状腺功能减退 2 例，而导管消融治疗组无相关并发症发生。该研究提示，对于首次出现有症状房扑的患者，导管消融治疗的有效性优于药物治疗，并且不良反应较少。这是第一个有关房扑导管消融与药物治疗有效性和安全性的随机对照研究。另外，有研究提示，导管消融治疗对于年龄较长的房扑患者（＞75 岁）的有效性和安全性与年龄较小者相近。

六、预激综合征

预激综合征是指通过心房和心室肌间残存的附加肌束（即旁道）使部分心室肌提前发生激动，引起一系列异常心电表现和（或）易伴发多种快速型心律失常为特征的综合征。根据旁路解剖位置的差异，心电图的表现有不同类型，主要分为经典的预激综合征（WPW 综合征）、短 P-R 间期综合征（LGL 综合征）及 Mahaim 纤维和房室旁路。

（一）病因及发病机制

正常人心房与心室之间的传导系统由房室结-希氏束-浦肯野纤维系统组成，而预激综合征的患者除了有或无上述系统外，在心房和心室间还存在附加的传导束（旁道），发生机制主要为在胚胎发育过程中房室环发育不全所致。旁道的发生率为 0.1%～0.3%，大多发生在无器质性心脏病的患者中，男性多见。另外，先天性三尖瓣下移畸形、大动脉转位、二尖瓣脱垂等疾病发生预激综合征的概率也高于正常人。

（二）诊断要点

1. 临床表现

阵发性心悸为预激综合征最常见的临床表现，特点为突然开始和突然终止的规律性心动过速，心率多在 150～250 次/分，主要由房室折返机制所致。心动过速持续时间可数秒至数小时甚至数天。发作时患者可有心悸、胸闷、头晕、乏力、气短等症状。对于发作时间较长或合并器质性心脏病的患者，特别是老年患者，可因心动过速心排量下降出现心功能不全症状，表现为呼吸困难、血压下降或下肢水肿。部分患者长程频繁的发作可使心脏扩大，演变为心动过速性心肌病。预激综合征并发快速型心律失常（如合并房颤、房扑）可引起脑供血不足，患者可出现黑矇甚至晕厥，心动过速突然终止伴长间歇（＞3s）亦可引起晕厥，若上述病情不能及时控制，患者可能会发生猝死。

2. 心电图特点

（1）窦性心律下心电图表现 WPW 综合征的心电图表现　①P-R 间期＜0.12s。②QRS 波时间＞0.10s。③QRS 波起始粗钝，即预激波，又称 delta 波。④P-J 间期正常范围，一般＞0.26s。⑤继发性 ST-T 改变。⑥根据胸导联预激波及 QRS 波主波方向，可分为 A、B 两型，其中 A 型指预激波在所有胸前导联均为正向，QRS 波以 R 波为主，提示旁道位于左心房室间（图 2-8）；B 型指预激波在 $V_1 \sim V_3$ 导联可正可负向，QRS 波以 S 波为主，$V_4 \sim V_6$ 导联的预激波正向及 QRS 波以 R 波为主，提示旁道位于右心房室间。

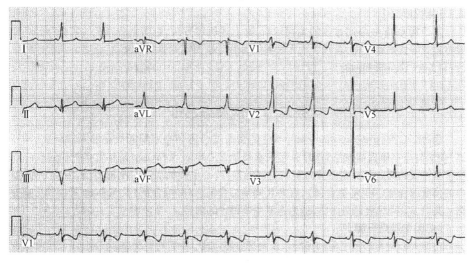

图 2-8　WPW 综合征（A 型）

LGL 综合征的心电图表现：①P-R 间期＜0.12s。②QRS 波时限正常范围。③QRS 波起始无预激波（图 2-9）。

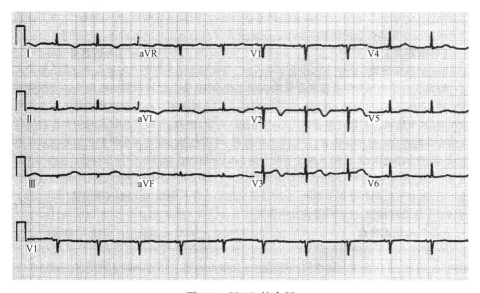

图 2-9　短 PR 综合征

Mahaim 纤维和房室旁路的心电图表现：①P-R 间期正常，甚至可长于正常。②QRS 波时限延长，可呈左束支传导阻滞图形。③QRS 波起始有较小的预激波。④继发性 ST-T 改变。

（2）WPW 综合征伴发快速型心律失常

① 阵发性室上性心动过速：是预激综合征患者最常见的心律失常类型，根据折返途径不同分为前向型心动过速和逆向型心动过速。a. 前向型心动过速：机制为心房激动后经房室结前传激动心室，后经旁道逆传返回心房，形成折返通路，引起心动过速。心动过速呈窄 QRS 波心动过速，P'-R 间期＞R-P'间期，伴有束支阻滞或心室内阻滞时可呈宽 QRS 波心动过速；b. 逆向型心动过速：机制为心房激动后经旁道前传激动心室，后经房室结逆传返回心房，形成折返通路，引起心动过速。此型较前者少见，心动过速呈宽 QRS 波心动过速，P'-R 间期＜R-P'间期。另外，在临床上还可见到某些患者存在 2 条及以上的旁道引起心动过速，电生理检查可明确诊断。

② 心房颤动和心房扑动：预激综合征患者合并心房扑动者少见，合并心房颤动者较多见（图 2-10）。房颤时若从旁道下传形成宽大畸形的 QRS 波群，即预激 QRS 波群图形时，有蜕变成室颤的风险，需高度警惕，禁用洋地黄、维拉帕米等减慢房室结传导、缩短旁道不应期的药物，患者存在血流动力学障碍时应及时电复律治疗。

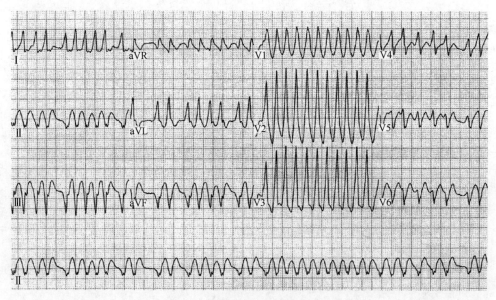

图 2-10　预激综合征伴发心房颤动

（三）病情判断

对于无器质性心脏病患者，预激综合征若长期发作阵发性室上性心动过速，可能会引起心动过速性心肌病，有研究显示，终止发作后心功能会逐渐恢复；对于有器质性心脏病的患者，长期发作心动过速会加重原有疾病，甚至出现心衰及休克。合并房扑房颤的患者，若经房室旁道前传，心室率可达200～300次/分，诱发室颤，出现晕厥、心源性休克等表现，也是预激综合征猝死的主要原因。

（四）治疗

无合并其他快速型心律失常的预激综合征患者一般不需治疗，定期随访心电图即可。预激综合征合并快速型心律失常时急性期主要以控制心室率、终止发作为目标，稳定后可行心内电生理检查及射频消融术根治。

对于合并阵发性室上性心动过速的患者，前向型可选用普罗帕酮（Ⅰ类）、β受体阻滞药（Ⅱ类）、胺碘酮（Ⅲ类）、维拉帕米（Ⅳ类）等药物治疗，缓慢静脉注射起效快；对于逆向性或伴有房颤、房扑的患者，可选用普罗帕酮、胺碘酮治疗，禁用如洋地黄等延缓房室结传导作用的药物。物理疗法亦有一定作用。

对于高危型预激综合征，主要指合并房颤或房扑，并沿房室旁道前传伴发快速心室率的患者，此类患者易发生严重血流动力学障碍或演变为室颤，故药物控制心室率有限时应及早采用体外同步直流电复律治疗，预防病情恶化。

对于反复发作快速型心律失常的预激综合征患者或发作时合并血流动力学障碍的，建议行射频消融手术根治。

第三节　急性心力衰竭

急性心力衰竭是一种临床综合征，伴有心排血量减少、组织低灌注、肺毛细血管楔压（PCWP）增加和组织充血。其发病可由心源性或心外因素所致。急性心力衰竭可以是急性综合征解决前短暂的、可逆的一种表现，亦可以引起永久损害从而导致慢性心力衰竭。心功能不全包括收缩性或舒张性心功能不全（主要由缺血和感染引起）、急性瓣膜功能不全、心脏压塞、心律失常或前/后负荷失常。急性心力衰竭的常见病因如下。

（1）先前存在的慢性心力衰竭失代偿（如心肌病）。

（2）急性冠脉综合征：①心肌梗死/大范围缺血的不稳定型心绞痛和缺血性功能不全。②急性心肌梗死的血流动力学合并症。③右心室梗死。

（3）高血压危象。

（4）急性心律失常（室速、室颤、房扑或房颤，其他室上性心动过速）。

（5）瓣膜反流（心内膜炎、腱索撕裂、原有的瓣膜反流加重）。

（6）重度主动脉瓣狭窄。

（7）重症急性心肌炎。

（8）心脏压塞。

（9）主动脉夹层。

（10）围生期心肌病。

（11）体循环或肺循环高压或大面积肺栓塞引起的后负荷增加。

（12）非心血管因素　①对治疗缺少依从性。②容量负荷过重。③感染，特别是肺炎或败血症。④大手术后。⑤肾功能减退。⑥哮喘。⑦药物。⑧酒精。⑨嗜铬细胞瘤。

（13）高心排血量综合征　①败血症。②甲状腺危象。③贫血。④动静脉分流综合征。

急性心力衰竭最后的共同点是重度心肌收缩无力，心排血量不足以维持循环的需要。如果不进行合理治疗，将引起恶性循环，从而导致慢性心力衰竭和死亡。

急性心力衰竭患者预后相对差。急性心肌梗死（AMI）合并严重心力衰竭的患者死亡率相当高，12个月死亡率达到30%。同样，已有报道急性肺水肿院内死亡率达12%，1年死亡率达40%。急性心力衰竭住院患者中约有45%在12个月内还要再次住院（约有15%要两次以上住院）。在60天内再次住院患者的死亡危险程度为30%～60%。

一、临床表现

（一）病史采集

1. 起病情况

急性心力衰竭起病急骤，主要表现为急性肺水肿。但应注意询问既往及近期病史，因急性心力衰竭患者多有心血管病史，且常有感染及尿量明显减少等症状。

2. 主要临床表现

急性心力衰竭患者可以有不同的临床表现。

① 严重呼吸困难，端坐呼吸。

② 咳嗽，严重时咳粉红色泡沫痰。

③ 烦躁不安，面色苍白。

④ 皮肤湿冷，大汗淋漓。

（二）体格检查

听诊心率增快，开始肺部可无啰音或仅有哮鸣音，继而发展为双肺满布湿啰音和哮鸣音。心尖部可听到舒张期奔马律，P_2 亢进。由于交感神经激活导致血管收缩，动脉压常升高，偶尔怀疑肺水肿是由高血压性心脏病引起，随病情加重血压降至正常，严重者可出现心源性休克。

（三）辅助检查

1. 常规实验室检查

急性心力衰竭的患者应进行一系列的实验室检查（表 2-4）。在所有的严重的心力衰竭的患者中都应进行动脉血气分析，它可以评估氧含量（PO_2）、二氧化碳分压（PCO_2）、酸碱平衡（pH）和碱缺乏。B 型利钠肽（BNP）升高是对血管张力和容量负荷升高的反应。在急诊室测定有呼吸困难的患者的 BNP 含量以排除和（或）确定是否有充血性心力衰竭（CHF）。NT-BNP 应＜300pg/mL，BNP＜100pg/mL，但在老年组中研究较少。BNP 是排除心力衰竭最好的阴性指标。不同的临床状况（包括肾衰和败血症）可以影响 BNP 浓度。如果 BNP 浓度升高，应进一步进行检查。如果急性心衰已确诊，则血浆 BNP 或 NT-BNP 浓度升高提示预后相对差。

表 2-4　急性心力衰竭患者的实验室检查

检查项目	是否检查
血小板计数	检查
INR	在抗凝或严重的心力衰竭时检查
CRP	检查
D-二聚体	检查（若 CRP 升高或患者较长时间住院可能有假阳性）
尿素和电解质	检查
（Na^+、K^+、尿素、血肌酐）	
血糖	检查
CK-MB，cTnT/cTnI	检查

检查项目	是否检查
动脉血气分析	在严重的心力衰竭或糖尿病患者时检查
转氨酶	应考虑检查
尿常规	应考虑检查
血浆 BNP 或 NT-BNP	应考虑检查

注：应在进行鉴别诊断或确定终末器官衰竭时进行其他特殊的实验室检查。INR＝血栓形成时间国际标准化率；TnI＝肌钙蛋白 I；TnT＝肌钙蛋白 T。

2. 心电图（ECG）

心电图可见非特异性的 ST-T 改变和心律失常等，亦可用于诊断或排除急性冠脉综合征，还可见先前存在的左心室肥大和右心室肥大等。

3. 胸部 X 线和影像技术

对于所有疑诊急性心衰患者应行胸部 X 线和其他影像学检查，以评估先前的心肺情况（心脏的形状和大小）和肺充血。它可以用于诊断、疾病进展的随访或确定对治疗的反应。肺部 CT 可确定肺的病理改变及诊断大的肺栓塞。CT 或经食管超声检查可用于主动脉夹层的诊断。

4. 心脏超声

用于评估潜在急性心衰或并发急性心衰患者心脏功能和结构的改变，多普勒心脏超声可用于评估局部或左心室和右心室功能、瓣膜结构和功能、可能存在的心包病变、急性心肌梗死的并发症以及占位性病变，亦可用于评估肺动脉压（通过三尖瓣反流血量）和测量左心室前负荷。

5. 侵入性检查

（1）动脉插管　动脉插管的指征是血流动力学不稳定或需要多次动脉血分析或持续动脉压分析。

（2）中心静脉插管　中心静脉插管可以接近中央静脉循环，可用于注射药物和液体，测定中心静脉压（CVP）和上腔静脉（SVC）或右心房的静脉血氧饱和度（SvO_2），以评估氧气的运输情况。应避免过分关注右心房压测定，因为右心房压测定在急性心衰患者中很少与左心房压、左心室充盈相关。CVP 测定亦受三尖瓣反流和呼气末正压通气（PEEP）的影响。

（3）肺动脉导管（漂浮导管）　肺动脉导管（PAC）是一种球囊漂浮导管，测量上腔静脉压、右心房压、右心室压、肺动脉压及心排血量。尽管诊断急性心衰通常不使用 PAC，但在并发心肺疾病的患者，可以应用 PAC 区别心源性或非心源性病因。一般情况下 PAC 主要用于传统治疗无反应、合并充血及低灌注引起血流动力学不稳定的患者，可指导液体输入量、血管活性药和正性肌力药物的调整。

6. 其他

对急性冠脉综合征患者冠脉造影是重要的，在血管造影基础上进行血运重建治疗可以改善预后。

二、诊断和鉴别诊断

(一) 诊断要点

根据既往有无心脏病史、症状和体征及一些适当的检查（如心电图、胸部 X 线片、生化标记物和多普勒心脏超声）可诊断急性心力衰竭（图 2-11）。此外，根据 LVEF 亦可初步区分收缩性和（或）舒张性功能不全（图 2-12）以及左心衰竭、右心衰竭和全心衰竭。

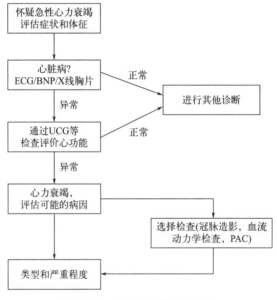

图 2-11　急性心力衰竭的诊断

急性心肌梗死可根据临床表现和血流动力学特点进行 Killip 分级。

Ⅰ级：无心力衰竭。没有心功能失代偿的症状。

Ⅱ级：心力衰竭。诊断标准包括啰音、奔马律和肺静脉高压。肺充血，中下肺野可闻及湿啰音。

Ⅲ级：严重的心力衰竭。明显的肺水肿，满肺湿啰音。

Ⅳ级：心源性休克。症状包括低血压（收缩压≤90mmHg），外周血管收缩

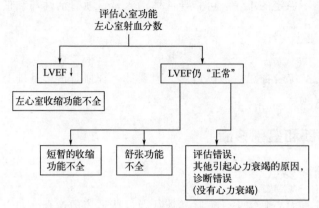

图 2-12 在急性心力衰竭时评估左心室功能

的证据，如少尿、发绀和出汗。

（二）鉴别诊断

主要需与支气管哮喘相鉴别。支气管哮喘常有以往反复发作史，出汗和发绀不明显，胸廓过度扩张，叩诊呈过清音，呼吸时辅助呼吸肌的使用特别明显。肺部哮鸣音呈高音调、乐鸣性，干啰音和湿啰音较肺水肿为少。而急性心力衰竭常有心血管病史，咳大量粉红色泡沫样痰，满肺干湿性啰音和心尖部舒张期奔马律等。X 线胸片、UCG 和 BNP 等有助于两者鉴别。

三、治疗

目的：快速改善症状和稳定血流动力学状况，维持水、电解质平衡和避免心肾损伤。

（一）氧疗

伴低氧血症患者应尽早使用氧疗，使氧饱和度≥95％。

常用鼻导管吸氧：高流量吸氧（6～8L/min）可用于低氧血症，无 CO_2 潴留者；乙醇吸氧，可使肺泡内的泡沫表面张力降低而破裂，改善肺泡通气。方法：在湿化瓶中加 50％～70％乙醇或有机硅消泡剂。

早期需要判断患者是否需要呼吸支持，包括气管插管或无创通气。

（二）镇静或止痛

对于明显呼吸困难、焦虑或胸痛患者予以吗啡 3～5mg 稀释后静脉注射，必要时可在 5～10min 后重复给药 3mg，总量一般不超过 10mg。呼吸衰竭、明显 CO_2 潴留者、低血压、意识障碍者慎用。也可用哌替啶 30～100mg 肌内注射。

（三）利尿药

AHF 利尿药剂量和适应证详见表 2-5。

表 2-5　急性心力衰竭利尿药剂量和适应证

尿潴留的严重程度	利尿药	剂量/mg	备注
中度	呋塞米或	20～40	根据临床症状选择口服或静脉注射
	布美他尼或	0.5～1.0	根据临床反应逐步增加剂量
	托拉塞米	10～20	监测 K$^+$、Na$^+$、肌酐和血压
重度	呋塞米口服或	40～100	静脉持续给药比大剂量弹丸给药效果好
	呋塞米静脉注射	5～40mg/h	
	布美他尼或	1～4	口服或静脉注射
	托拉塞米	20～100	口服
袢利尿药抵抗	加用氢氯噻嗪或	25～50,每天 2 次	与袢利尿药联合应用比单一大剂量用袢利尿药效果好
	美托拉宗或	2.5～10,每天 1 次	如肌酐清除率<30mL/min,美托拉宗更有效
	螺内酯	0.25～50,每天 1 次	如无肾功能衰竭,血清 K$^+$ 正常或偏低,螺内酯是最佳选择
存在碱中毒	乙酰唑胺	0.5	静脉注射
袢利尿药和噻嗪类利尿药抵抗	加用多巴胺以扩张肾动脉或给予正性肌力药物多巴酚丁胺		如并存肾功能衰竭,考虑超滤或血液透析

利尿药主要为减轻肺淤血和容量负荷过重。需静脉用药。如呋塞米 20～40mg（布美他尼 0.5～1mg，托拉塞米 10～20mg）静脉注射，可根据临床症状增加剂量或持续静脉滴注。呋塞米静脉滴注 5～40mg/h，在最初 6h<100mg，第一个 24h<240mg，可与其他利尿药联合应用，如醛固酮拮抗药（螺内酯 20～40mg）。

（四）血管扩张药

能降低患者收缩压、左心室和右心室充盈压及外周血管阻力，改善呼吸困难。

1. 适应证

收缩压>14.7kPa（110mmHg）的急性心力衰竭患者，推荐静脉注射硝酸甘油和硝普钠。收缩压在 12.0～14.7kPa（90～110mmHg）的患者慎用。

2. 使用方法

初始硝酸甘油静脉推荐剂量 10～20μg/min，如果需要，每 3～5min 按 5～

$10\mu g/min$ 增加剂量。注意监测血压，避免收缩压过度降低；慎用硝普钠，起始剂量 $0.3\mu g/(kg \cdot min)$，逐步滴定到 $5\mu g/(kg \cdot min)$，要建立动脉通路；奈西立肽静脉滴入速度可先按 $2\mu g/kg$，再以 $0.015\sim0.030\mu g/(kg \cdot min)$ 的速度滴入。要严密监测血压，不推荐与其他扩血管药联用。

3. 不良反应

头痛、低血压。

（五）正性肌力药物

1. 去乙酰毛花苷（西地兰）

增加急性心力衰竭患者的心排血量和降低充盈压。尤其用于伴有快速心室率的心房颤动患者。一般 $0.2\sim0.4mg$ 缓慢静脉注射，$2\sim4h$ 后可重复用药。

2. 多巴胺

通过刺激 β 受体来增加心肌收缩力和心排血量。一般 $3\sim5\mu g/(kg \cdot min)$ 即有正性肌力作用。多巴胺和多巴酚丁胺对心率＞100 次/分的心力衰竭患者应慎用。一般情况下，多采用小剂量多巴胺与较高剂量多巴酚丁胺联合使用。

3. 多巴酚丁胺

通过刺激 β_1 受体兴奋产生剂量-依赖正性肌力作用。起始剂量为 $2\sim3\mu g/(kg \cdot min)$ 静脉滴注，无负荷剂量。可依据临床症状、对利尿药的反应和临床状态调整静脉滴注速度。可调至 $15\mu g/(kg \cdot min)$，同时监测血压。接受 β 受体阻滞药治疗的患者，多巴酚丁胺剂量应增加至 $20\mu g/(kg \cdot min)$，才能恢复其正性肌力作用。

4. 米力农

为磷酸二酯酶（PDE）抑制药，可抑制环磷酸腺苷（cAMP）降解而发挥正性肌力和周围血管扩张的作用。同时增加心排血量和每搏输出量，而肺动脉压力、肺毛细血管楔压、总外周及肺血管阻力下降。使用方法：每 $10\sim20min$ 给予 $25\sim75\mu g/kg$ 静脉注射，然后 $0.375\sim0.750\mu g/(kg \cdot min)$ 的速度静脉滴注。冠心病患者应慎用，因其可增加中期病死率。常见不良反应为低血压和心律失常。

5. 左西孟旦

左西孟旦是钙增敏剂，通过 ATP-敏感 K 通道介导作用和轻微 PDE 抑制作用以扩张血管。其可增加急性失代偿心力衰竭患者心排血量、每搏输出量，降低肺毛细血管楔压、外周血管和肺血管阻力。使用方法：先 $3\sim12\mu g/kg$ 静脉滴注，10min 后以每分钟 $0.05\sim0.20\mu g/kg$ 的速度连续静脉滴注 24h。一旦病情稳定，滴注速度可增加。如收缩压＜13.3kPa（100mmHg），不需要弹丸静脉注射，可直接先开始维持剂量静脉滴注，以避免发生低血压。

6. 去甲肾上腺素

不作为一线药物。如正性肌力药物仍不能将收缩压恢复到＞12.0kPa（90mmHg），则患者处于心源性休克状态时，就应该 $0.2\sim1.0\mu g/(kg\cdot min)$ 使用。

（六）AHF 的非药物治疗

1. 主动脉内球囊反搏（IABP）

IABP 是一种有效改善心肌灌注同时又降低心肌耗氧量和增加 CO 的治疗手段，适用于：①急性心肌梗死或严重心肌缺血并发心源性休克，且不能由药物治疗纠正；②伴有血流动力学障碍的严重冠心病（如急性心肌梗死伴机械并发症）；③心肌缺血伴顽固性肺水肿。

2. 机械通气

急性心力衰竭者行机械通气的指征：①出现心跳呼吸骤停而进行心肺复苏时；②合并 I 型或 II 型呼吸衰竭。

机械通气的方式有无创呼吸机辅助通气、气道插管和人工机械通气，前者适用于呼吸频率≤25 次/分、能配合呼吸机通气的早期呼吸衰竭患者；后者适用于严重呼吸困难经常规治疗不能改善，尤其是出现明显的呼吸性和代谢性酸中毒并影响到意识状态的患者。

3. 血液净化治疗

对急性心力衰竭有益，但并非常规应用的手段，出现以下情况可以考虑：①高容量负荷如肺水肿或严重的外周组织水肿，且对袢利尿药和噻嗪类利尿药抵抗；②低钠血症（血钠＜110mmol/L）且有相应的临床症状如神智障碍、肌张力减退、腱反射减弱或消失、呕吐以及肺水肿等。③肾功能进行性减退，血肌酐＞500μmol/L 或符合急性血透指征的其他情况。

4. 心室机械辅助装置

急性心力衰竭经常规药物治疗无明显改善时，有条件的可应用此种技术。此类装置有：体外模式人工肺氧合器（ECMO）、心室辅助泵（如可置入式电动左心辅助泵、全人工心脏）。应用心室辅助装置只是短期辅助心脏恢复，作为心脏移植或心肺移植的过渡。

5. 急诊介入治疗或外科手术

对于急性心肌梗死并发低血压或心源性休克，有条件者应在 IABP 或 ECMO

支持下，行急诊介入治疗以重建血运，甚至在体外循环支持下行冠状动脉旁路移植术（CABG）；对于心肌梗死后合并机械并发症，如心室游离壁破裂、室间隔穿孔、重度二尖瓣关闭不全，应在积极药物治疗，且 IABP、ECMO、机械通气支持下行外科手术治疗。

第四节　慢性心力衰竭

慢性心力衰竭（CHF）又称慢性心功能不全，简称慢性心衰，是指心脏由于收缩和舒张功能严重低下或负荷过重，使泵血明显减少，不能满足全身代谢需要而产生的临床综合征。包括动脉供血不足和静脉淤血甚至水肿，伴有神经内分泌系统激活的表现。慢性心力衰竭是各种病因所致心脏疾病的终末阶段。

一、病因

（一）慢性左侧心力衰竭

（1）先天性或获得性心肌、心脏瓣膜、心包或大血管、冠状动脉结构异常导致的血流动力学异常是慢性心力衰竭的基础病因。

（2）冠心病、高血压、心脏瓣膜病和扩张型心肌病是成人慢性心衰的常见病因。较为常见的病因有心肌炎、肾炎、先天性心脏病。较少见和易被忽视的病因有心包疾病、甲状腺功能亢进与减退、贫血、脚气病、动静脉瘘、心房黏液瘤、其他心脏肿瘤、结缔组织疾病、高原病、少见的内分泌病。

（二）慢性右侧心力衰竭

任何导致慢性心血管结构和（或）功能异常，损害右心室射血功能和（或）充盈能力的因素都可引起慢性右侧心力衰竭。右心室容量或压力负荷过重及右心室心肌的严重病变是其主要原因。

1. 右心室超负荷

①压力超负荷：肺动脉高压是引起右心室压力超负荷的常见原因，右心室流出道梗阻（如双腔右心室、漏斗部肥厚、肺动脉瓣狭窄），肺动脉狭窄，体循环化右心室等比较少见。②容量超负荷：三尖瓣关闭不全、肺动脉瓣关闭不全等右心瓣膜病。房间隔缺损、肺静脉异位引流、瓦氏窦瘤破入右心房、冠状动脉-右心室或右心房瘘等先天性心脏病。其他疾病如类癌晚期，尤其是合并肝转移时，类癌细胞分泌并释放生物活性物质累及心脏时常引起右侧心脏瓣膜和心内膜

病变，导致右心室容量超负荷和右心衰竭。③先天性心脏病：三尖瓣下移畸形、法洛四联症、右心室双出口合并二尖瓣闭锁、大动脉转位等。

2. 右心室心肌自身病变

① 右心室心肌梗死：右心室心肌梗死很少单独出现，常合并左心室下壁梗死，患病率为 20%～50%，其中约 10% 的患者可出现明显的低血压。右心室心肌缺血、损伤、坏死均可引起右心室功能降低，导致右心衰竭。②右心室心肌疾病：限制型心肌病累及右心室时也可使右心室舒张功能下降，导致右侧心力衰竭。心肌炎累及右心室时也可以引起右侧心力衰竭。③严重感染：可引起心肌损伤，约 50% 的严重败血症和脓毒性休克患者同时伴随左心室收缩功能低下，部分患者出现右心室功能障碍。

二、发病机制

1. 原发性心肌收缩力受损

心肌梗死、炎症、变性、坏死、心肌病等。

2. 心室的后负荷（压力负荷）过重

肺或体循环高压、左或右心室流出道狭窄、主动脉瓣或肺动脉瓣狭窄等，使心肌收缩时阻力升高，后负荷过重，引起继发性心肌舒缩功能障碍而出现心衰。

3. 心室的前负荷（容量负荷）过重

瓣膜关闭不全、心内或大血管之间左向右分流等，使心室舒张期容量增加，前负荷加重，也可引起心衰。

4. 高动力性循环状态

高动力性循环状态主要发生于贫血、体循环动静脉瘘、甲状腺功能亢进症、脚气病性心脏病等。由于周围血管阻力降低，心排血量增多以及心室容量负荷加重而发生心衰。

5. 心室前负荷不足

二尖瓣狭窄、缩窄性心包炎、心脏压塞和限制型心肌病等引起心室充盈受限，导致体循环、肺循环淤血，由此发生心衰。

三、临床表现

（一）症状

1. 呼吸困难

左心衰的主要表现之一，随着心衰程度的加重，依次表现为劳力性呼吸困难、端坐呼吸、夜间阵发性呼吸困难、静息呼吸困难和急性肺水肿。

2. 运动耐量降低

运动耐量降低表现为劳力时或日常活动时气促、乏力、活动受限。疲乏或无力的患者常常伴有肢体的沉重感。采集病史时应记录运动受限的程度，如爬楼梯、走平路、日常家务活动或生活自理的能力等。

3. 体循环淤血

右心衰相关的症状，淤血性肝大伴随的不适，如腹胀、腹部钝痛、右上腹沉重感等以及胃肠道淤血的症状，如食欲下降、恶心、胃部气胀感、餐后不适及便秘等。

4. 其他

低心排血量相关的症状，如神志模糊、软弱、肢体冰冷。心衰早期可以出现夜尿增多。少尿则是心衰加重的一种征兆，它与心排血量严重降低导致尿液生成受到抑制相关。长期慢性的肾血流减少可出现肾功能不全的表现，即心肾综合征。心衰的患者可有贫血的症状，除了与慢性肾功能不全（导致促红细胞生成素生成减少、促红细胞生成素抵抗、尿毒症性肠炎及出血，离子吸收减少）有关外，有些药物如阿司匹林可引起的胃肠道出血。重度心衰的老年患者，可出现反应迟钝、记忆力减退、焦虑、头痛、失眠、噩梦等症状。

（二）体征

心衰患者的体征主要包括三个方面：容量负荷的状况，心脏体征，相关病因、诱因及并发症的体征。

1. 容量负荷的状况

（1）体循环静脉高压　颈静脉充盈程度反映右心房压力增高情况。三尖瓣反流时，颈静脉搏动明显。正常吸气时，颈静脉压下降，但是心衰的患者是升高的，类似于缩窄性心包炎，称之为 Kussmaul 征。轻度的右心衰患者，静息时颈静脉压力可以正常，但是肝颈静脉反流征阳性，提示腹部充血和右心无法接受和射出增多的血容量。

（2）肺部啰音　肺底布满湿啰音是左心衰至少中度的特征性体征，通常出现在双侧肺底，如果单侧出现，则以右侧常见，可能与一侧的胸膜渗出有关。急性肺水肿时，双肺满布粗糙的水泡音和哮鸣音，可伴有粉红色泡沫痰。未闻及啰音并不能排除肺静脉压显著升高。支气管黏膜充血，过多的支气管分泌物或支气管痉挛可引起干啰音和喘鸣。

（3）肝大　肝大常出现在水肿之前。如果近期内肝脏迅速增大，由于包膜被牵拉可出现触痛，长期心衰的患者触痛可消失。严重的慢性心衰患者或三尖瓣疾病及缩窄性心包炎引起严重淤血性肝大的心衰患者，也可以出现脾大。

（4）水肿　心衰患者水肿的特征为首先出现于身体低垂的部位，常为对称性和可压陷性。可走动的患者首先表现为下午踝部水肿，经过夜间休息，清晨水肿消失；长期卧床的患者表现为骶尾部的水肿。终末期心衰的患者，水肿严重且呈全身性，伴有体重增加，此时查心电图可见 QRS 波群振幅的降低。长期的水肿可以导致下肢皮肤色素沉着、红化和硬结等。合并营养不良或肝功能损害、低蛋白血症时，也可出现全身水肿。

（5）胸腔积液　胸腔积液的出现表明体静脉或肺静脉压力增高，以双侧多见，如为单侧则以右侧更多见。一旦出现胸腔积液，呼吸困难会进一步加重，这是因为肺活量进一步降低，同时激活了受体的缘故。随着心衰的改善，胸腔积液可以逐步吸收，偶尔叶间包裹性渗出液可持续存在，需要胸腔穿刺治疗。

2. 心脏和血管体征

（1）心脏扩大　心脏扩大见于大多数慢性收缩性心衰的患者，但此体征无特异性，一部分患者没有此体征，如单纯舒张期心衰、慢性缩窄性心包炎或限制型心肌病、急性心衰的患者等。

（2）奔马律　儿童或年轻患者可以听到生理性第三心音，40 岁以上的患者极少听到这种心音。一旦出现通常是病理性的，称为舒张早期奔马律或第三心音奔马律，多数来自左心室，可见于任何年龄的心衰患者。第三心音奔马律是预测死亡或住院的独立危险因素。

（3）肺动脉瓣区第二心音亢进和收缩期杂音　随着心衰的发展，肺动脉压力增高，肺动脉瓣区第二心音逐渐增强（$P_2 > A_2$）并且广泛传导。收缩期杂音在心衰患者中很常见，多继发于心室或瓣环的扩张所引起的功能性二尖瓣或三尖瓣反流，治疗后杂音可以减轻。

3. 病因、诱因及并发症的体征

器质性心脏病病因的体征，如风湿性瓣膜性心脏病的心脏杂音等；心衰诱因和并发症相关的体征，如肺部感染、甲状腺肿大、血管杂音、皮疹、黄疸和栓塞征象等。

四、辅助检查

（一）影像学常规检查

1. 心电图

心衰常并发心脏电生理传导异常，导致房室、室间或室内运动不同步（不协调），房室不协调表现为心电图中 P-R 间期延长，使左心室充盈减少；左、右心室间不同步表现为左束支传导阻滞，使右心室收缩早于左心室；室内传导阻滞在心电图上表现为 QRS 波群时限延长（＞120ms）。以上不同步现象均严重影响左心室收缩功能。

2. X 线胸片

X 线胸片显示心脏大小的外部轮廓，肺淤血、肺水肿、胸腔积液、肺动脉高压、大血管病变、肺部疾病等，侧位片能够反映右心室的大小，不应省略。

3. 超声心动图和多普勒超声心动图

两者在左心室射血分数正常或代偿的心衰诊断方面具有较大的价值。通常将其分为松弛异常、假性正常化、可逆性限制型和不可逆限制型四级。主要通过二尖瓣流速 E/A，减速时间 DT，Valsalva 动作时 E/A 的变化，舒张早期二尖瓣流速/二尖瓣环间隔处心肌舒张的速度 E/e'，二尖瓣 A 波的时间减去肺静脉回流的 A 波时间等指标进行评估。

（二）影像学选择性应用检查

1. 放射性核素心室显影及核素心肌灌注显像

当超声心动图不能提供足够的功能信息时或者透声窗小，图像显示不清楚时，可选择放射性核素心室显影，能准确测定心室容积、射血分数及室壁运动。核素心肌灌注显像可诊断心肌缺血和 MI，并对鉴别扩张型心肌病或缺血性心肌病有一定帮助。

2. 心脏磁共振显像

评估右心结构和功能最好的方法，需要操作者手动选取多重切面，解剖节段的截取需要人工编辑。本法有助于评价左右腔室容积、局部室壁运动、心肌厚度和肌重，尤其适用于检测先天性缺陷（如右心室发育不良、心肌致密化不全）及肿物或肿瘤、心包疾病等，同时评价心功能，区别存活心肌或瘢痕组织。

3. 冠状动脉造影

适用于有心绞痛或心肌梗死需血管重建或临床怀疑冠心病的患者；也可鉴别缺血性或非缺血性心肌病，对 65 岁以下不明原因的心衰可行冠状动脉造影。

4. 心内膜活检

有助于明确心肌炎症性或浸润性病变的诊断；评估癌症患者继续服用抗癌药物的危险性；拟行心脏移植前证实心脏病性质，权衡心脏移植可行性；发现巨细胞性心肌炎，这种迅速致死的疾病，从而为选择机械循环支持或心脏移植提供依据。

5. 有创性血流动力学检查

有创性血流动力学检查主要用于严重威胁生命，并对治疗无反应的泵衰竭患者或需对呼吸困难和低血压休克做鉴别诊断的患者。

6. 动态心电图

用于怀疑心衰诱因与心律失常有关时；陈旧性心肌梗死患者怀疑心动过速拟行电生理检查前；拟行 ICD 治疗前。评估 T 波电交替、心率变异性。

7. 心肺运动试验

当无法确定运动耐量降低是否与心力衰竭有关时，为明确诊断可行心肺运动试验。心肺运动试验能够客观反映患者的运动耐量，同时也能显示患者心脏的储备功能。制定患者的运动处方。

（三）实验室检查

实验室检查可证实导致或加重心力衰竭的病因和诱因，初诊心衰患者应当完成血常规、尿常规、血清电解质（钙、镁）、肾功能（BUN、Cr）及空腹血糖（糖化血红蛋白）、血脂、肝功能和甲状腺功能的测定。随诊时应常规监测血清电解质和肾功能。

五、诊断和鉴别诊断

（一）慢性心力衰竭的阶段

1. 心力衰竭易患阶段

即前心力衰竭阶段，此阶段存在发生心脏病和心力衰竭的高危因素，没有明显的心脏结构异常，没有心力衰竭的症状和体征，危险因素包括高血压、动脉粥样硬化、糖尿病、肥胖、代谢综合征、酗酒及服用对心脏有毒害作用的物质、风湿热史、心肌病家族史等。这些危险因素造成心脏初始损伤，也可称为心脏重构的启动阶段。

2. 无症状心力衰竭阶段

此阶段存在心脏重构，有器质性心脏病，无心力衰竭的症状和体征，实验室检查存在心功能不全的征象；无症状的瓣膜性心脏病；陈旧性心肌梗死等，也可称为心脏重构阶段。从这一阶段起，临床诊断进入心力衰竭范围。

3. 有症状心力衰竭阶段

此阶段有器质性心脏病，近期或既往出现过心力衰竭的症状和体征。可以分为左侧心力衰竭、右侧心力衰竭和全心衰竭。根据左心室射血分数（LVEF 小于或大于 45%）又可以分为 LVEF 下降的心力衰竭（HFrEF 或收缩性心衰）和

LVEF 正常或代偿的心力衰竭（HFnEF 或舒张性心力衰竭）。

4. 顽固性或终末期心力衰竭阶段

此阶段器质性心脏病严重，即使合理用药，静息时仍有心力衰竭的症状，需特殊干预，如长期或反复因心力衰竭住院治疗；拟行心脏移植；需持续静脉用药缓解症状；需辅助循环支持等。

（二）诊断标准

1. 主要条件

① 阵发型夜间呼吸困难和或睡眠中憋醒。②颈静脉曲张或搏动增强。③有湿啰音和（或）呼吸音减弱，尤其双肺底。④心脏扩大。⑤急性肺水肿。⑥第三心音奔马律。⑦交替脉。⑧颈静脉压升高＞15cmH$_2$O。⑨X 线胸片示中、上肺野纹理增粗或见 Kerley 线。

2. 次要条件

① 踝部水肿和（或）尿量减少而体重增加。②无上呼吸道感染的夜间咳嗽。③劳力性呼吸困难。④淤血性肝大。⑤胸腔积液。⑥肺活量降低至最大的 1/3。⑦心动过速。⑧按心力衰竭治疗 5 日内体重减少＞4.5kg。

3. 判断标准

具有两项主要条件或具有一项主要条件及两项次要条件即可诊断。

（三）鉴别诊断

1. 舒张性与收缩性心力衰竭的鉴别

见表 2-6。

表 2-6　舒张性心力衰竭与收缩性心力衰竭的鉴别

	特点	舒张性心力衰竭	收缩性心力衰竭
临床特点	症状（如呼吸困难）	有	有
	充血状态（如水肿）	有	有
	神经内分泌激活	有	有
左心室结构和功能	射血分数	正常	降低
	左心室质量	增加	增加
	相对室壁厚度	增加	增加
	舒张末容积	正常	增加
	舒张末压	增加	增加
	左心房	增大	增大

特点		舒张性心力衰竭	收缩性心力衰竭
运动	运动能力	降低	降低
	心排血量变化	降低	降低
	舒张末压	增加	增加

2. 慢性心力衰竭与其他疾病的鉴别

（1）支气管哮喘　该病以年轻者居多，常有多年病史，查体心脏正常，双肺可以闻及哮鸣音，胸部 X 线示肺野清晰，心脏正常。

（2）心包积液、缩窄性心包炎所致肝大、下肢水肿　可以根据病史、心脏及周围血管体征及超声心动图可以鉴别。

（3）肝硬化腹腔积液伴下肢水肿　基础病有助于鉴别，且仅有心源性肝硬化才有颈静脉怒张。

六、治疗

随着近年来大量临床研究及指南的发表，慢性心衰的治疗已逐步从短期血流动力学、药理学措施转为长期的、修复性的策略，目的是改变衰竭心脏的生物学性质。心衰的治疗目标是防止和延缓心肌重构的发展，从而降低心衰的死亡率和住院率，而不仅仅是改善症状、提高生活质量。神经内分泌因素在慢性心衰的发生和发展过程中的作用越来越受到重视，神经内分泌抑制剂如血管紧张素转换酶抑制药（ACEI）和 β 受体阻滞药等已成为慢性心衰的基本治疗措施。

（一）一般治疗

1. 病因与诱因的治疗

及时纠正和去除诱因，如感染、快速型心律失常、贫血、肾功能损害等。严密监测电解质水平，特别是血清钾的变化，防止高钾血症与低钾血症；对于心脏病患者，特别是老年人群，输液要减慢液速并减少液体量；避免使用Ⅰ类抗心律失常药物、钙通道阻滞药及非甾体抗炎药物，以减少心血管事件的风险；使用流感和肺炎球菌疫苗可以降低呼吸系统感染的风险；冠心病优先选择经皮冠状动脉介入治疗或旁路手术改善心肌缺血；心脏瓣膜病行瓣膜置换手术，先天性心血管畸形行矫正手术。

2. 饮食和营养

限制水和钠盐的摄入，轻度心衰者钠盐摄入应控制在 2～3g/d，中至重度心衰者钠盐摄入应＜2g/d；在严重低钠血症（血钠＜130mmol/L）者，液体入量应＜2L/d，并适量补钠；应进低脂饮食，对营养不良患者应加强营养支持。

3. 休息和适度运动

失代偿期需卧床休息，多做被动运动以预防深部静脉血栓形成。临床情况改善后根据心功能状态进行活动，对于 LVEF 降低的非卧床心衰患者，运动是一种有益的辅助疗法，可改善患者的临床状况。

4. 心衰门诊

规范化的治疗可明显降低心衰患者的住院率、病残率和死亡率。近年来很多医院都设立了心衰门诊，一方面规范了临床医生的治疗，另一方面便于患者的管理，通过长期规范的治疗而改善心衰的预后并降低治疗心衰的总费用。同时有利于对心衰患者长期随访，增强治疗信心，加强健康宣教，做好日常保健，坚持药物治疗。另外，还可通过对心衰患者的登记和长期随访，为心衰治疗的临床研究提供条件。

（二）药物治疗

1. 利尿药

（1）临床评价 利尿药是缓解心衰时液体超负荷所致肺水肿或外周水肿的关键性基础药物，与其他治疗心衰药物联合应用具有显著的协同作用。有液体潴留的证据或原先有过液体潴留的心衰患者，均应给予利尿药，且应在出现水钠潴留时早期应用。常用的利尿药有袢利尿药和噻嗪类利尿药。治疗目标是尿量增加，体重减轻 $0.5 \sim 1.0 kg/d$，一旦病情控制（肺部啰音消失，水肿消退，体重稳定），即以最小有效剂量长期维持。

袢利尿药是首选药物，适用于有明显液体潴留或伴有肾功能受损的患者，常用药物有呋塞米和托拉塞米。通常从小剂量开始，呋塞米 $20mg/d$ 或托拉塞米 $10mg/d$，根据体重及尿量情况逐渐增加剂量。

噻嗪类利尿药适用于有轻度液体潴留、伴有高血压而肾功能正常的心衰患者。常用药物为氢氯噻嗪，一般起始剂量为 $25mg/d$，增至 $100mg/d$ 已达最大效应。

托伐普坦是血管升压素受体拮抗剂，与肾脏集合管的血管升压素Ⅱ型受体结合，阻止水的重吸收，增加不含电解质的自由水排出，有非渗透性的利尿作用。其适用于临床上明显的高容量性和正常容量性低钠血症（血钠＜125mmol/L 或低钠血症不明显但有症状并且限液治疗效果不佳），包括伴有心衰、肝硬化及抗利尿激素分泌异常综合征的患者，可有效纠正低钠血症，减轻患者的水肿状况。口服后 $2 \sim 4h$ 开始起效，其排水能力超过呋塞米。用量：每天 $3.75 \sim 15mg$，日常用量 $7.5 \sim 30mg$，最大剂量 $60mg/d$，与袢利尿药联合应用对于稀释性低钠血症患者具有理想的利尿效果。

（2）利尿药免疫　指长期接受利尿药治疗的患者可出现利尿药作用减弱或消失，其发生机制认为与容量减少后肾血流减少及肾功能减低使药物转运受到损害、小肠的低灌注及肠管水肿致药物吸收延迟等有关。利尿药免疫可采用以下处理措施：适当补充血容量；去除诱因（如纠正低蛋白血症及低钠血症）；静脉给予利尿药，必要时可持续静脉泵入，根据机体耐受情况及尿量调整用药剂量，呋塞米最大剂量＜1g/24h；两种或两种以上利尿药联合应用；与小剂量多巴胺、多巴酚丁胺或血管扩张药联合应用等。

（3）不良反应　有电解质紊乱（低钾血症、低镁血症、低钠血症等）；内源性神经内分泌系统的激活，特别是RAAS系统的激活；低血压；肾功能不全等。

2. 血管紧张素转换酶抑制药（ACEI）

（1）作用机制　ACEI在扩张血管、降低心脏负荷的同时还能调节神经内分泌的异常，不仅能改善心力衰竭的血流动力学变化和抑制神经内分泌活性，而且能改善内皮细胞功能和促进血浆纤溶活性，有可能在相当程度上逆转心力衰竭的病理过程。ACEI阻止Ang Ⅰ转变为Ang Ⅱ，使Ang Ⅱ生成减少，从而抑制了Ang Ⅱ的不良作用；ACE与缓激肽酶Ⅱ相同，ACEI可使缓激肽的降解减少从而加强缓激肽的作用，促进依前列醇和NO的合成。ACEI对局部RAAS的直接作用及缓激肽的心肌作用抑制了心肌间质胶原的生成及心室重构。

（2）临床评价　①适应证：适用于所有左心收缩功能减退（LBEF＜40%～45%）患者。ACEI可显著改善中、重度心衰患者的存活率和降低住院率。无症状的左心衰竭者，也可从长期的ACEI治疗中获益。心衰症状的改善往往出现于ACEI治疗后数周至数个月，ACEI可减少疾病进展的危险性。②禁忌证：无尿性肾衰竭、妊娠哺乳期妇女及对ACEI过敏者（血管神经性水肿）禁用；双侧肾动脉狭窄、高钾血症（血钾＞5.5mmol/L）及低血压（SBP＜90mmHg）者不宜应用。

（3）用法用量　应以小剂量起始治疗，逐渐递增剂量，每隔3～7天剂量倍增1次，依据患者临床状况调整剂量，调整到目标剂量或最大耐受剂量时长期维持。如出现暂时性不耐受现象，一般不影响剂量递增，通常会很快消失或在调整基础治疗方法后消失（表2-7）。

表 2-7　常用 ACEI 类药物及剂量

药物	起始剂量	目标剂量
卡托普利	6.25mg，3次/天	50mg，3次/天
依那普利	2.5mg，2次/天	10mg，2次/天
福辛普利	5mg，1次/天	20～30mg，1次/天

药物	起始剂量	目标剂量
赖诺普利	5mg,1 次/天	20～30mg,1 次/天
培哚普利	2mg,1 次/天	4～8mg,1 次/天
雷米普利	2.5mg,1 次/天	10mg,1 次/天
贝那普利	2.5mg,1 次/天	10～20mg,1 次/天

治疗前应了解患者的下列情况：血压、肾功能、血清钠及钾水平、是否正在服用利尿药、有无血容量不足等，对有低血压史、低钠血症、糖尿病、氮质血症以及服用保钾利尿药者递增速度宜减慢。在剂量调整过程中应密切监测患者的各项指标，建议常规监测肾功能。

（4）不良反应　ACEI 与 AngⅡ抑制有关的不良反应，包括低血压、肾功能恶化、钾潴留；与缓激肽积聚有关的不良反应有咳嗽和血管神经性水肿。约＜1%患者应用 ACEI 发生血管神经性水肿，可能是致命性的，因此临床一旦可疑血管神经性水肿，应终身避免应用所有的 ACEI。

① 肾功能影响：重度心衰、应用大剂量利尿药、高龄、糖尿病、肾功能不全或低钠血症者应用 ACEI 发生肾功能不全的危险性增加。用药 1 周后应检测肾功能，如血清肌酐增高＞30%，应考虑减少 ACEI 剂量，并减少利尿药用量，通常可使肾功能改善。如果血浆肌酐持续增高应停用 ACEI。

② 血钾：合并糖尿病、肾功能不全及同时口服钾盐或保钾利尿药的心衰患者应用 ACEI 易引起高钾血症，严重时可引起心脏传导障碍，危及生命。用药前如血钾≥5.5mmol/L，则不宜使用。应用后 1 周应复查血钾，如≥5.5mmol/L应停用。

③ 咳嗽：发生率较高，达 5%～15%；在亚洲人中发生率可能更高，如怀疑咳嗽由 ACEI 所致，且患者不能耐受，可试用小剂量。大多数患者能耐受轻咳。在停用 ACEI 之前应考虑引起咳嗽的其他原因，如恶化的心衰等。如咳嗽严重可用 ARBs 替代。

④ 低血压：常见于用药后数天内或加量时，通常无症状。低钠血症可加重低血压反应。出现低血压时，首先停用其他扩血管药，如患者无明显液体潴留，可将利尿药减量或增加食盐摄入。

3. 血管紧张素Ⅱ受体拮抗药（ARB）

（1）作用机制　ARB 阻断 AngⅡ受体的 AT_1 亚型，减少 AT_1 受体介导 AngⅡ引起的各种有害作用；可改善异常的血流动力学，减轻心脏前后负荷；抑制心肌间质的 DNA 和胶原合成及沉积，使心肌胶原含量下降，逆转心肌细胞肥大，减轻心肌间质纤维化，从而减轻心肌肥厚和重构。升高的 Ang Ⅱ 作用于 AT_2 可抑制心肌细胞凋亡的作用。ARB 长期治疗对血流动力学、神经激素及临床状况的影响与干扰肾素-血管紧张素系统后的预期效果一致。

（2）临床评价　适应证基本与 ACEI 相同，推荐用于不能耐受 ACEI 的患者。美国心衰指南中建议轻中度心衰和 LVEF 降低者可以应用 ARB 替代 ACEI 作为一线治疗。对 LVEF≤40% 的患者在应用 ACEI 或 β 受体阻滞药后仍有症状者，推荐加用 ARB。ACEI 和 ARB 合用主要适用于心衰、伴肾衰竭、糖尿病或代谢综合征患者，不适用于高血压。临床试验证实，氯沙坦、缬沙坦和坎地沙坦可降低心衰患者病死率。

（3）用法用量　从小剂量开始，通常采用剂量加倍的方法调整剂量。常用药物见表 2-8。ARB 起始治疗的注意事项与 ACEI 相似。治疗开始后 1～2 周应重新检查血压（包括直立性血压变化）、肾功能和血钾，并在调整剂量后密切随访。对收缩压<80mmHg、低血钠、糖尿病及肾功能不全者进行严密监测。对于病情稳定者，宜在 ACEI 或 ARB 达到目标剂量前加用 β 受体阻滞药。

表 2-8　常用 ARB 类药物及剂量

药物	起始剂量	目标剂量
坎地沙坦	4mg,1 次/天	32mg,1 次/天
缬沙坦	20～40mg,1 次/天	80～160mg,2 次/天
氯沙坦	25mg,1 次/天	100～150mg,1 次/天
厄贝沙坦	75mg,1 次/天	300mg,1 次/天
替米沙坦	40mg,1 次/天	80mg,1 次/天
奥美沙坦	10mg,1 次/天	20～40mg,1 次/天

（4）不良反应　ARB 不良反应较少，偶见皮疹、瘙痒、轻度头晕、肌痛。与 ACEI 类似，ARB 也可引起低血压、肾功能恶化和高钾血症。ARB 的咳嗽、血管性水肿较 ACEI 显著减少，更易为患者耐受。

4.β 受体阻滞药

研究显示，心衰患者使用 β 受体阻滞药长期治疗（>3 个月）可改善心功能，使 LVEF 增加；治疗 4～12 个月，能降低心室肌重量和容量，延缓或逆转心肌重构。目前 β 受体阻滞药已成为慢性心衰的常规治疗的一部分，发挥着不可替代的作用。

（1）作用机制　β 受体阻滞药可抑制持续性交感神经系统的过度激活，上调心肌 $β_1$ 受体并恢复 $β_1$ 受体的正常功能。针对慢性收缩性心衰的大型临床试验（CIBIS-Ⅱ、MERIT-HF 和 COPERNICUS）分别应用选择性 $β_1$ 受体阻滞药比索洛尔、琥珀酸美托洛尔和非选择性 β_1 受体阻滞药卡维地洛，结果显示，病死率相对危险分别降低 34％、34％和 35％，同时降低心衰再住院率 28％～36％。β受体阻滞药治疗心衰的独特之处就是能显著降低猝死率 41％～44％。

（2）临床评价　适用于结构性心脏病，伴 LVEF 下降的无症状心衰患者；有症状或曾经有症状的 NYHA Ⅱ～Ⅲ级、LVEF 下降、病情稳定的慢性心衰者，如无禁忌证或不能耐受，必须终身应用；NYHA 心功能Ⅳ级者，需待病情稳定（4 天内未静脉用药，已无液体潴留且体重恒定）后，在专科医师指导下应用。应在 ACEI 和利尿药治疗基础上加用 β 受体阻滞药。

（3）用法用量　以小剂量起始治疗，以缓慢的速度递增，2～4 周剂量加倍，尽量达到最大耐受剂量。治疗应个体化；以清晨静息心率 55～60 次/分，不低于55 次/分为标准判断是否达到目标剂量或最大耐受量；起始治疗时有时可引起液体潴留，需每天测体重，一旦出现体重增加，即应加大利尿药用量，直至恢复治疗前体重，再继续加量，并达到目标剂量。治疗期间心衰有轻或中度加重，首先应调整利尿药和 ACEI 用量；如需停用，应逐渐减量，避免突然停药以免病情反跳。常用药物见表 2-9。

表 2-9　常用的 β 受体阻滞药及其剂量

药物	起始剂量	目标剂量
琥珀酸美托洛尔	11.875～23.75mg,1 次/天	142.5～190mg,1 次/天
比索洛尔	1.25mg,1 次/天	10mg,1 次/天
卡维地洛	3.125～6.25mg,2 次/天	25～50mg,2 次/天
酒石酸美托洛尔	6.25mg,2～3 次/天	50mg,2～3 次/天

临床疗效常在用药后 2～3 个月才出现。因此，应用本类药物的主要目的并不在于短时间内缓解症状，而是长期应用达到延缓病变进展、减少复发和降低猝死率的目的。

（4）禁忌证及不良反应　支气管哮喘、严重的支气管疾病、症状性低血压、心动过缓（心率＜60 次/分）、Ⅱ度及以上房室传导阻滞（除非已植入起搏器）者禁用 β 受体阻滞药。常见不良反应有体液潴留、心衰恶化、心动过缓、传导阻滞、低血压、乏力等。

5. 醛固酮受体拮抗药

大量研究显示螺内酯可有效降低心衰患者死亡率，目前多个心衰治疗指南已将醛固酮受体拮抗剂列为心衰治疗的常规药物之一。代表药物为螺内酯和依普利酮。

（1）作用机制　心肌组织中有大量醛固酮受体，醛固酮可促进血管和心肌的纤维化，造成钾和镁的丢失，同时使交感神经兴奋、副交感神经抑制以及引起肾组织压力感受器的功能异常。RALES 试验表明，小剂量的螺内酯（12.5～50mg/d）和袢利尿药与靶剂量的 ACEI 联合应用可显著提高重度心衰患者（NYHA Ⅲ～Ⅴ级）的生存率。这一剂量的螺内酯没有明显的利尿作用，其作用在于与 ACEI 联合更有效地拮抗 RAAS 系统。螺内酯可有效抑制循环醛固酮水平，从而改善心功能，降低心衰的死亡率和住院率。

（2）临床评价 适用于 NYHA Ⅱ～Ⅳ级、LVEF≤35％的患者；已使用 ACEI（或 ARB）和 β 受体阻滞药治疗，仍持续有症状者；AMI 后、LVEF≤40％，有心衰症状或既往有糖尿病史者。

（3）用法用量 螺内酯起始剂量 10mg/d，目标剂量 20mg/d。国外常用依普利酮，推荐起始剂量为 25mg/d，逐渐加量至 50mg/d。血浆肌酐＞221μmol/L、血钾＞5.0mmol/L 时不宜使用螺内酯。分别在开始治疗后 3 天和 1 周时监测血肌酐和血钾，前 3 个月应每月监测血肌酐和血钾 1 次，以后每 3 个月复查 1 次。血钾＞5.5mmol/L 时，螺内酯应停用或减量。血浆肌酐＞141.4μmol/L 或血钾浓度＞4.2mmol/L 或使用大剂量 ACEI 时，高钾血症发生率明显增高。

应用过程中应注意：无低钾血症者一般应停止使用补钾制剂及摄入高钾食物，与袢利尿药合用可降低高钾血症的发生率，与 ACEI 合用可增加高钾血症的危险。

（4）不良反应 ①在 RALES 试验中 10％的患者发生痛经，应停用螺内酯。依普利酮对雄激素和黄体酮受体的拮抗作用轻，可减少痛经的发生。②男性乳房发育和乳腺疼痛，一般在停药后恢复。③肾功能不全：螺内酯与 ACEI 合用可加重肾功能不全，如果停用螺内酯和（或）调整两种药物的剂量，可以使肾功能恢复到治疗前的状态。

6. 洋地黄类药物

（1）作用机制 洋地黄类药物通过抑制心肌细胞膜 Na^+-K^+-ATP 酶，使细胞内 Na^+ 水平升高，促进 Na^+-Ca^{2+} 交换，提高细胞内 Ca^{2+} 水平，发挥正性肌力作用。目前认为，洋地黄主要通过降低神经内分泌系统的活性起到治疗心衰的作用，而非仅仅是发挥正性肌力作用。地高辛对心衰患者总病死率的影响为中性。

（2）临床评价 适用于已应用利尿药、ACEI（或 ARB）、β 受体阻滞药和醛固酮受体拮抗药，LVEF≤45％，仍持续有症状的慢性 HF-REF 患者，尤其适用于伴有快速心室率的房颤患者。已应用地高辛者不宜轻易停用，心功能 NYHA Ⅰ级患者不宜应用地高辛；心动过缓、高度房室传导阻滞、病态窦房结综合征、颈动脉窦综合征、WPW 综合征、梗阻性肥厚型心肌病、低钾血症和高钙血症、肾衰竭晚期；急性心肌梗死，特别是有进行性心肌缺血者，慎用或禁用地高辛。

（3）用法用量　目前多采用维持量疗法，地高辛 0.125～0.25mg/d；对于70岁以上或肾功能受损者，宜用 0.125mg/d 或隔日 1 次。

（4）注意事项　用药前应了解近期洋地黄用药史、用药剂量、电解质、肾功能情况，用药过程中注意监测血药浓度、心电图等。下列情况应测定血浆地高辛水平：①老年人。②患者依从性较差。③过量服用。④与影响地高辛浓度的药物，如奎尼丁、维拉帕米、胺碘酮、克拉霉素、红霉素等合用时。

7. 伊伐布雷定

伊伐布雷定是心脏窦房结起搏电流（If）的一种选择性特异性抑制剂，以剂量依赖性方式抑制 If 电流，降低窦房结发放冲动的频率，从而减慢心率。由于心率减缓，舒张期延长，冠状动脉血流量增加，可产生抗心绞痛和改善心肌缺血的作用。

2010 发布的 SHIFT 研究纳入 6588 例 NYHA Ⅱ～Ⅳ级、窦性心律≥70 次/分、LVEF≤35% 的心衰患者，基础治疗为利尿药、地高辛、ACEI 或 ARB、β受体阻滞药和醛固酮受体拮抗药。伊伐布雷定组（逐步加量至最大剂量 7.5mg、2 次/天）较安慰剂组，主要复合终点（心血管死亡或心衰住院）相对风险下降18%。此外，患者左心室功能和生活质量均显著改善。

（1）临床评价　适用于窦性心律的 HFrEF 患者；使用推荐剂量或最大耐受剂量的 ACEI 或 ARB、β受体阻滞药及醛固酮受体拮抗药，心率仍然≥70 次/分，并持续有症状的 NYHA Ⅱ～Ⅳ级者，可加用伊伐布雷定；不能耐受 β受体阻滞药、心率≥70 次/分的有症状者，也可使用伊伐布雷定。

（2）用法用量　起始剂量 2.5mg，2 次/天，根据心率调整用量，最大剂量7.5mg，2 次/天，静息心率宜控制在 60 次/分左右，不宜低于 55 次/分。

（3）不良反应　较少见，有心动过缓、光幻症、视力模糊、心悸、胃肠道反应等。

8. 血管紧张素受体脑啡肽酶抑制药

Entresto（LC2696）是新近出现的用于心力衰竭的药物，2015 年美国 FDA批准上市，是脑啡肽酶抑制剂 sacubitril 和血管紧张素受体阻断药缬沙坦的复合制剂。其作用机制是通过 sacubitril 的活性代谢产物 LBQ657 抑制脑啡肽酶（中性内肽酶，NEP），NEP 可以降解利钠肽、缓激肽以及血管紧张素Ⅱ在内的多种肽类，当其受到抑制可以减少上述肽类降解，提高循环中 ANP 的水平，进而激活鸟苷酸环化酶，促进细胞内环磷酸鸟苷（cGMP）水平的升高，从而发挥扩张血管、促进肾脏排钠排水、抑制 RAAS、抑制肾素和醛固酮的分泌、改善心肌重构等作用；缬沙坦阻断血管紧张素Ⅱ类型-1（AT1）受体，抑制 RAAS 系统，其双重抑制作用，有效降低 HFrEF 患者的住院率和病死率，其作用优于 ACEI。2014 年发布 PARADIGM-HF 试验，研究比较了血管紧张素受体和脑啡肽酶双重抑制药（ARNI）和血管紧张素转换酶抑制药（ACEI）对慢性射血分数降低心力衰竭（EFrHF）死亡率和发病率的影响，结果显示与依那普利组比较，LC2696 治疗组主要复合终点（因心力衰竭住院或心血管死亡）、心血管死亡、全因死亡和因心力衰竭住院均显著性降低。在 2016 年 ESC 发布的急性和慢性心力衰竭诊断和治疗指南及 ACC/AHA/HFSA2016 年发布的心力衰竭管理指南心力衰竭指南新药物治疗更新中均列入指南Ⅰ类推荐。

（1）临床评价　推荐作为一种替代 ACEI 的药物，用于经过 ACEI、β 受体阻滞药和醛固酮受体拮抗药优化仍有临床症状的 HFrEF 患者，以进一步降低心衰住院和死亡风险。

（2）用法用量　推荐起始剂量是 49mg/51mg（sacubitril/缬沙坦），每天 2 次，如患者可以耐受，2～4 周后逐步增加至目标维持剂量 97mg/103mg，每天 2 次。对于从未服用过 ACEI 及 ARB 类药物或严重肾功能受损、中度肝功能受损的患者，应从更低的剂量开始，起始剂量 24mg/26mg，每天 2 次，根据患者耐受情况逐步调整至目标剂量。

（3）不良反应　与 ARB 类药物相似，主要不良反应为低血压、血管性水肿、肾功能不全等。

（三）非药物治疗

1. 心脏再同步化治疗

心衰患者心电图上有 QRS 波时限延长＞120ms 提示可能存在心室收缩不同步。对于存在左、右心室显著不同步的心衰患者，心脏再同步化治疗（cardiac resynchronization therapy，CRT）治疗可恢复正常的左、右心室及心室内的同步激动，减轻二尖瓣反流，增加心排出量，改善心功能。CRT 适用于窦性心律，经标准和优化的药物治疗至少 3～6 个月仍持续有症状、LVEF 降低，根据临床状况评估预期生存超过 1 年，且状态良好者，可延缓心室重构和病情进展。

2. 植入型自动复律除颤器（ICD）

ICD 能降低中度心衰患者因严重室性心律失常所致的心脏性猝死的发生率，也可降低心脏停搏存活者和有症状的持续性室性心律失常患者的病死率。ICD 适用于曾有心脏停搏、心室颤动或室性心动过速伴血流动力学不稳定及 LVEF 降低的慢性心衰；长期优化药物治疗后（至少 3 个月），LVEF≤35%，NYHA Ⅱ或Ⅲ级，预期生存期＞1 年，且状态良好者。

3. CRT 与 ICD 的联合应用（CRT-D）

将 CRT 与 ICD 融为一体，兼有治疗心衰和预防心脏猝死的作用。现有的临床试验无一例外地证实 CRT-D 的治疗能全面改善患者的症状和实验室指标，提高生活质量，降低住院率、心衰病死率及总病死率，患者可以从中获得血流动力学改善和预后改善的最大效应。这项产品也正式获得 FDA 的批准用于心衰患者。

4. 植入式左心室辅助装置（LVAD）的应用

心衰指南中指出以下患者建议接受 LVAD 治疗：等待心脏移植的难治性心衰患者，应考虑接受机械辅助装置治疗以作为术前治疗的过渡；不能接受心脏移植，已应用优化的药物治疗，功能状态尚好、预期生存＞1 年的严重难治性心衰患者，应考虑采用植入式辅助装置作为永久性的机械辅助治疗措施。

5. 心脏移植

心脏移植可作为终末期心衰的一种治疗方式。与传统治疗方法相比，心脏移植可显著增加生存率，提高运动耐量和生活质量。主要适用于严重心功能损害或依赖静脉正性肌力药物，而无其他可选择治疗方法的重度心衰患者。

心脏移植的主要问题是移植排斥，是术后 1 年死亡的主要原因。远期预后受限于长期免疫抑制治疗导致的相关并发症，如感染、高血压、肾衰、恶性肿瘤与冠状动脉疾病等。

心脏移植的禁忌证包括：乙醇和（或）毒品依赖者，不能控制的严重精神性疾病，癌症治疗缓解后在 5 年随访期内者，多器官受累的系统性疾病，感染活动期，严重肾衰（肌酐清除率＜50mL/min），不可逆的高肺血管阻力（6～8Wood 或平均肺血管压差大于 15mmHg），近期的血栓栓塞性并发症，未愈合的消化道溃疡，肝功能严重受损或其他预后不良的疾病。

（四）特殊类型慢性心衰的临床特点及治疗原则

1. 舒张性心衰

（1）临床表现特点　单纯或早期舒张性心衰的特异性表现较少，查体可见双肺呼吸音可减弱，可闻及肺部水泡音；心浊音界常无扩大，可闻及舒张期奔马律。原发心脏病体征并存时，可发现原发心脏病的体征。

（2）诊断　符合下列条件者可做出诊断：有典型心衰的症状和体征；LVEF 正常（＞45%），左心腔大小正常；超声心动图有左心室舒张功能异常的证据；无瓣膜疾病，并可排除心包疾病、肥厚型心肌病、限制型心肌病等。

（3）治疗原则　舒张性心衰除了不能应用正性肌力药外，其余措施与收缩性心衰大体一致。①寻找和治疗基本病因：积极控制血压，目标血压为收缩压

＜130mmHg，舒张压＜80mmHg；积极控制心房颤动的心率，有条件者应积极予以转复并维持窦性心律。②利尿药：应用利尿药适当减少血容量可减低左心室舒张末压，有利于左心室充盈，使左心室容量压力曲线下移；并可减少左心室僵硬度，有利于左心室松弛。但不宜过度利尿，以免左心室充盈量和心排血量明显下降。③逆转左心室肥厚，改善舒张功能：可用 ACEI、ARB、β受体阻滞药等。维拉帕米适用于肥厚型心肌病。④与收缩性心衰同时发生时，以治疗收缩性心衰为主。

2. 难治性心衰

（1）定义　难治性心衰（RHF）是指经优化内科治疗，休息时仍有症状、极度无力，常有心源性恶病质且需反复长期住院者，但并非指心脏情况已至终末期不可逆转者。

（2）临床特征　常同时兼有左心衰竭和右心衰竭；持续的快速心室率，稍增加洋地黄剂量，则易出现洋地黄中毒；顽固性水肿常伴有继发性醛固酮增多，低钾血症，稀释性低钠血症、低血镁；倦怠、肢端厥冷、发绀、低血压、脉压小以及少尿，心排血量明显降低；心室充盈压明显增高，心脏指数＜2L/（min·m^2），周围血管阻力明显增高。

（3）病因分析　不同的心脏疾病并发难治性心衰常有不同的病因：冠心病者首先考虑心肌梗死面积较大、再发性心肌梗死、并发室壁瘤和心律失常；原发性高血压常因严重或恶性高血压难以控制导致难治性心衰；肺源性心脏病合并心衰变为难治性心衰常为肺部感染未能解除以及呼吸衰竭未予纠正所致；心肌炎和心肌病者，特别是扩张性心肌病，伴发难治性心衰多为心肌弥散性严重损害所致；风湿性心脏病的难治性心衰在除外有隐匿性风湿活动后首先对病变瓣膜手术做出评价并及时进行干预；此外合并肺栓塞（尤其是合并房颤时）、肺部炎症及细菌性心内膜炎也是不可忽略的因素。对每一例难治性心衰患者都应详细观察和分析，找出影响疗效的原因，有针对性采取适当的治疗措施，心衰的症状才有可能改善。

（4）治疗原则　难治性心衰治疗应个体化，根据原发病的不同选择适当的治疗措施。

① 冠心病、原发性高血压所致难治性心衰：血管扩张药为首选，根据血压调整血管扩张药的用量，以降低收缩压，减少左、右心室充盈压力和全身血管阻力，改善呼吸困难症状。常用的血管扩张药有硝普钠、硝酸酯类和乌拉地尔。静脉注射硝酸盐和硝普钠适用于收缩压＞110mmHg的难治性心衰患者，慎用于收缩压在 90～110mmHg 者。合并高血压者首选硝普钠，不伴有血压增高者推荐硝酸酯类，对于心率明显增快的患者可使用乌拉地尔。应当密切监测血压，根据血压变化调整用药剂量，建议持续静脉泵入。联合小剂量利尿药可达到更有效地

缓解心衰的作用。静脉给予呋塞米等袢利尿药，注意补钾或者服用相同剂量的螺内酯，根据水钠潴留状态及临床症状缓解情况调整用药剂量。临床症状改善，水钠潴留消退，逐渐停用静脉血管扩张药及利尿药，改为口服，同时加用 ACEI。心功能改善至Ⅲ级以内时，开始应用小剂量 β 受体阻滞药。利尿药调整剂量至改善症状的最小剂量。

②风湿性心脏病所致难治性心衰：对所有有症状的瓣膜性心脏病心衰（NYHAⅡ级及以上）以及重度主动脉瓣病变伴有晕厥、心绞痛者，均必须进行介入治疗或手术置换瓣膜；严重主动脉瓣或二尖瓣狭窄或反流者，即使心功能已经严重受损也应当考虑瓣膜置换手术。无法手术的患者往往为晚期临终前状态，治疗十分困难。a. 一般治疗：去除风湿活动病因；纠正电解质紊乱，如存在严重低钠血症，血清钠在 125mmol/L 以下应谨慎补充 1.5%～3% 氯化钠溶液；严格限制输液量，每天输液量不应超过 250mL，输液的目的仅限于静脉使用利尿药、纠正电解质紊乱等治疗；纠正顽固的低蛋白血症，间断补充白蛋白，提高胶体渗透压，提高循环血容量。b. 积极应用利尿药：首选呋塞米，可予呋塞米 40mg 静脉推注后，5～10mg/h 持续静脉泵入，用药剂量根据尿量调整，最大剂量不超过 1.0g/d。同时给予氨茶碱持续泵入（0.5g/d）具有良好的协同作用。治疗过程中根据尿量、血清钾水平及血肌酐情况决定口服螺内酯的剂量。严密监测患者的出入量、电解质情况以及每天的体重变化。注意防止电解质紊乱及循环血容量不足所致的肾前性肾功能不全。c. 应注意以下问题：慎用磷酸二酯酶抑制药、硝酸酯类；硝普钠、乌拉地尔禁用于严重瓣膜狭窄的患者；血管扩张药主要用于主动脉瓣关闭不全的患者，减轻后负荷增加心排血量而减少反流；ACEI 有扩血管作用，慎用于瓣膜狭窄者，以免前负荷过度降低致心排血量减少，引起低血压、晕厥；β 受体阻滞药禁用于主动脉狭窄患者，仅适用于房颤并有快速心室率或有窦性心动过速时；二尖瓣狭窄伴房颤者发生脑卒中的危险性高，应当使用抗凝药物。

③肺源性心脏病所致难治性心衰：肺源性心脏病合并心衰的主要诱因是呼吸道感染和缺氧。因此控制感染、改善通气情况、纠正缺氧和 CO_2 潴留是治疗的重点，如能及时纠正以上诱因，可以防止发展成难治性心衰。a. 一般治疗：通畅呼吸道，氧疗，合并呼吸衰竭时给予机械通气。尽早给予足量的抗生素治疗，采取降阶梯治疗原则，有效控制感染，多数患者症状能够随之缓解。纠正电解质紊乱，防治低钠、低钾、低氯血症。b. 利尿药：应用利尿药以减轻水肿、减少血容量和减轻右心负荷。宜选择作用缓和的利尿药，小剂量间断使用。一般轻度水肿可不用利尿药；中度水肿可用氢氯噻嗪 12.5～25mg，螺内酯 10～20mg，每天 1～2 次；重度水肿口服治疗无效者，可应用呋塞米 20～40mg 静脉注射，每天 1～2 次。注意监测电解质，防治低钾低氯性碱中毒。水肿大部消退

后应及时停用利尿药。利尿药不宜长期大剂量应用，以免因利尿过度导致电解质紊乱、血液浓缩和痰液黏稠不易咳出等。c. 正性肌力药物：应选用作用短、排泄快的制剂，剂量宜小，一般为洋地黄常规剂量的1/2～2/3。常用的制剂有去乙酰毛花苷0.2mg或毒毛花苷K 0.125mg，加于葡萄糖液20mL中缓慢静脉推注。用药期间应注意纠正缺氧，必要时补钾，以防洋地黄中毒。非洋地黄类正性肌力药物氨力农、米力农可通过选择性抑制cAMP的磷酸二酯酶同工酶Ⅲ，使心肌细胞内cAMP含量增加，cAMP可使Ca^{2+}从肌浆网及钙池中动员出来，细胞内Ca^{2+}浓度升高，从而增加心肌收缩力。多巴胺和多巴酚丁胺通过兴奋β_1和（或）β_2受体，使心肌收缩力增强、心排血量增加，并解除支气管痉挛，改善肺通气功能。应注意非洋地黄类的正性肌力药物可增加心率，增加心肌耗氧及诱发心律失常。d. 血管扩张药：血管扩张药可减轻心脏前后负荷，降低左心室舒张末压，使肺淤血减轻，缓解肺动脉高压，降低心肌耗氧，增加心肌收缩力，对肺心病难治性心衰有一定疗效。在治疗过程中应当选择有效的肺动脉及肺小血管扩张药，以减轻肺动脉高压。静脉应用乌拉地尔、硝普钠、米力农及ACEI均可起到较好地降低肺动脉高压的作用。应尽量选用对心率和血压影响较小或无影响的制剂，治疗过程中应监测血压、心功能及动脉血气。最好在血流动力学监测下应用，维持肺毛细血管楔压>15～18mmHg，肢体动脉压>90～100mmHg。伴有肺性脑病者不宜用扩血管药物治疗。

④ 扩张型心肌病所致难治性心衰：扩张性心肌病晚期预后差，药物治疗效果不佳，需要进行心脏移植。治疗原则首先要明确患者是否合并难治性心衰，其次根据临床表现及辅助检查，评价其严重程度并确定治疗方案。a. 以左心衰竭为主，超声心动图以左心室收缩功能减弱为特征，伴随血压升高者治疗同缺血性心脏病心衰，预后相对较好。合理选用血管扩张药仍能起到较好的治疗效果；而长期应用ACEI或ARB，β受体阻滞药及醛固酮拮抗药，可延缓心肌重构，缓解病情进展。b. 以全心衰竭为主，特别是存在着高度水肿及血压降低者，超声心动图显示全心明显扩大，室壁搏动明显减弱，LVEF<25％者预后差，治疗上应限制入液量并加强利尿药的应用。应用非洋地黄类正性肌力药物，如多巴酚丁胺[2～5μg/（kg·min）]或米力农［0.75mg/kg稀释后静脉注射，继以0.5μg/（kg·min）静脉滴注4h］，适用于短期治疗（一般不超过5天）。对于以上治疗效果较差并存在着严重水肿的患者可应用血液滤过或血液透析的方法以缓解水肿，纠正电解质紊乱，减轻心脏前负荷。c. 采取双腔起搏器植入使左、右心室同步收缩，对缓解难治性心衰有一定的治疗效果，适用于心功能NYHAⅢ～Ⅳ级，左心室明显扩大（左心室舒张末期内径≥65mm），左心室收缩功能明显下降（LVEF≤35％），完全性左束支传导阻滞（QRS波时限≥120ms），超声心动图二尖瓣血流频谱提示EA峰融合的患者。

（五）心脏康复

心脏康复起源于 20 世纪 50 年代对急性心肌梗死患者长期卧床可导致机体的全身功能废退，认识到运动康复可能纠正机体的废退状态，达到更早且安全的回归社会的目的。目前，心脏康复已列入多个心衰指南推荐。与单独常规护理相比，通过活动训练改善身体状况可以减少死亡率和住院率，提高活动的耐受性和健康相关的生活质量。其中有氧运动康复是心脏康复的核心。心脏康复治疗包括专门为心衰患者设计的以运动为基础的康复治疗计划，实施过程中要严密监测，以保证患者病情稳定，安全进行，预防和及时处理可能发生的情况，如未控制的高血压、伴快速心室率的房颤等。

第五节　原发性高血压

原发性高血压又称为高血压病，发病原因至今未明，占所有高血压的 95％以上，以体循环动脉压升高为主要特征，可伴有心、脑、肾等器官异常。早期表现为血压升高和神经系统功能失调（如头痛、头昏、头胀、失眠、心悸、健忘等），后期出现各有关脏器的功能不全。

目前认为，高血压是遗传因素和环境因素多因素相互作用的结果。高血压的发病存在明显的家族聚集现象，其遗传方式可能存在主要基因显性遗传和多基因关联遗传两种方式。此外，环境及心理社会因素也和高血压的发病密切相关。大量研究资料表明，肥胖、缺乏运动、高钠低钾低钙饮食、摄入过多脂肪，尤其是高饱和脂肪酸饮食、饮酒及精神应激状态都是高血压的发病危险因素。

一、临床表现与诊断

（一）病史

1. 病程

发现高血压时间、起病情况（急性或慢性起病）、血压水平和既往水平以助高血压的诊断、分类；询问是否接受过抗高血压治疗及其疗效和不良反应如何，以指导治疗方案的制订。

2. 症状

大多起病缓慢、渐进。早期高血压患者常缺乏特殊的临床表现，可表现为头痛、头晕、耳鸣、心悸、眼花、注意力不集中、记忆力减退、手脚麻木、疲乏无力、易烦躁等症状，这些症状多为高级神经功能失调所致，其轻重与血压增高程度不一致，在紧张或劳累后加重，多数症状休息后可自行缓解。约 1/5 患者无症状，仅在测量血压时或发生心、脑、肾等并发症时才被发现。

3. 靶器官损害病史及症状

注意询问目前及过去有无冠心病、心力衰竭、脑血管病、外周血管病、糖尿病、血脂异常、痛风、肾脏疾病、支气管痉挛、性功能异常等相关症状或病史及其治疗情况。例如有无头痛、头晕、晕厥，有无一过性失明，有无半侧肢体活动失灵；有无胸闷、气急、咳嗽；有无夜间尿量增多或小便次数增加，严重病例可发生肾衰竭，可有尿少、无尿、食欲缺乏、恶心等症状。通过询问以助确定高血压病因、其他心血管病危险因素及制订适合的治疗方案。

4. 有无提示继发性高血压的症状

如高血压伴腹胀、肌无力、心悸、呼吸困难、向心性肥胖、满月脸、多毛、紫纹、皮肤薄等。注意起病年龄，若患者年龄小、高血压程度严重（高血压 3 级）；对抗高血压药物疗效差；已控制好的高血压患者的血压又开始升高或突然发作的高血压；应高度怀疑继发性高血压。

5. 家族史

有无高血压、早发冠心病、脑卒中、血脂异常、糖尿病及肾病的家族史，有助于评估高血压病因及其他心血管疾病危险因素的存在。

6. 生活方式

仔细了解膳食中的脂肪、盐、酒摄入量，吸烟情况，体力活动量，询问成年后体重增加情况，目的是为评价高血压病的发病危险因素。

7. 所有用药史

所有用药史包括中草药及非法用药，有些药可能使血压升高或者干扰抗高血压药的药效（如口服避孕药、非固醇类抗炎药、甘草、可待因、安非他明等）。

8. 社会心理因素

详细了解可能影响高血压病程及疗效的个人心理、社会和环境因素，包括家庭情况、工作环境及文化程度。

（二）体格检查

1. 体格检查

初次体检应规范化测血压至少 2 次，每次间隔 2min，测坐位或卧位血压后测直立位（2min）血压。两侧血压对比，取较高侧的读数。首测血压时，应对双臂进行测定，以后再次就诊时，应选择血压稍高的一侧手臂测定。

2. 测量血压

测血压时需注意避免影响血压的外部因素，如测压 30min 内抽烟、饮咖啡、进食、精神焦虑不安、咳嗽、寒冷刺激或服用影响血压的药物。需使用适当大小的袖带，袖带内气囊应至少环臂 80%，许多肥胖者需要更大的袖带。

3. 测量身高、体重及腰围，计算体重指数（BMI）

BMI＝体重（kg）/［身高（m）]^2，以评价高血压的发病危险因素。

4. 眼底检查

眼底镜检查高血压视网膜病（即动脉变窄、动静脉交叉改变、出血渗出及视盘水肿）评价高血压分级。

5. 心脏检查

检查心率、节律、心音、杂音及附加音，注意心脏大小。高血压常见的心脏异常表现有心尖搏动左移、心前区有抬举样搏动感，听诊心尖区第一心音增强、主动脉瓣区第二心音增强且有收缩期杂音和舒张期杂音，表明已发生动脉硬化和左心室肥厚，如果在心尖区闻及奔马样心律可能表明有心力衰竭的出现。

6. 血管检查

检查颈部、腹部血管杂音以及外周动脉如双侧肱动脉、桡动脉、股动脉、腘动脉及足背动脉搏动情况以助确定或排除主动脉缩窄、大动脉炎、肾动脉狭窄等引起的继发性高血压。

7. 肺脏检查

注意有无啰音、哮鸣音和支气管痉挛征象。

8. 腹部检查

注意有无腹主动脉搏动、腹部血管杂音及腹部包块、肾脏增大和其他肿块以排除继发性高血压。

9. 神经系统检查

有无并发或合并神经系统损害。

（三）辅助检查

常规实验室检查应在开始治疗前进行，以确定是否有继发性因素、靶器官损害和其他危险因素的存在。

1. 血常规

注意有无贫血。

2. 尿常规

注意有无血尿、蛋白尿、尿糖及镜检有无细胞以助确定或排除肾病、糖尿病及有无高血压肾脏损害。

3. 生化检查

生化检查包括血钾、钠、尿素氮、肌酐、空腹血糖、总胆固醇、甘油三酯等，以提示原发性醛固酮增多症、肾病或高血压肾损害、糖尿病、血脂异常的存在。

4. 心电图

注意有无左心室高电压及心肌缺血表现。

5. 继续检查项目

如果为了进一步了解高血压患者病理生理状况和靶器官结构与功能变化，可以有目的地选择一些特殊检查，如超声心动图、微量白蛋白尿、24h尿蛋白、24h动态血压监测、踝/臂血压比值、颈动脉内膜中层厚度、动脉弹性功能测定、血浆肾素活性等。

二、治疗

降压治疗的最终目的是降低患者心血管总体危险水平，减少靶器官的损害，进而最大限度改善患者的预后。

降压目标：我国指南建议，无临床合并症、年龄<65岁的患者控制目标值为<130/80mmHg；65～79岁的患者控制目标值为<130/80mmHg，>80岁的患者建议先将收缩压降至<140mmHg，如能耐受可降至<130mmHg。将血压降低到目标水平可以显著降低心脑血管并发症的风险。但在达到上述治疗目标后，进一步降低血压是否仍能获益，尚不确定。

（一）非药物治疗

非药物治疗主要是进行生活方式的干预。资料显示，进行生活方式干预可有效预防和控制高血压，降低心血管风险，并且可提高抗高血压药的效果。我国指南认为血压在正常高值时，就应进行早期干预；JNC7设定"高血压前期"，也是强调早期血压控制及进行健康生活方式干预的重要性。非药物治疗措施包括减轻体重，减少钠盐及脂肪摄入，多吃水果和蔬菜，限制饮酒、戒烟，减轻精神压力，适当有氧运动等。低脂饮食不仅可使血脂水平降低，还可以延缓动脉粥样硬化的进程。WHO建议每人每日食盐量不超过6g，建议高血压患者饮酒越少越好。目前非药物治疗已成为高血压防治必不可少的有效手段。

（二）药物治疗

大量的临床试验研究证实，降压治疗的主要收益来自降压本身，且血压降低的幅度与心血管事件的发生率直接相关。因此，进行非药物治疗的同时，还要进行药物降压治疗。其用药原则：早期、长期、联合、用药个体化。目前常用于降压的药物主要有 5 类，即利尿药、β 受体阻滞药、血管紧张素转换酶抑制药（ACEI）、血管紧张素 Ⅱ 受体阻滞药（ARB）、钙通道阻滞药（CCB）。

1. 利尿药

利尿药用于高血压的治疗已有半个世纪了。多年来的临床经验证明，无论单用或联合使用都能有效降压并减少心血管事件危险，是抗高血压的常用一线药物之一。传统复方降压制剂如复方降压片、北京降压 0 号以及海捷亚等均含有利尿药。但随着 ACEI、ARB 以及长效 CCB 等新药的开发，加之长期使用利尿药所带来的糖脂代谢异常不良反应，使利尿药在高血压中的地位也经受过考验。

2. ACEI

ACEI 用于治疗高血压，通过抑制 RAS、减少 AngⅡ 的生成及醛固酮分泌、增加缓激肽及前列腺素释放等机制降低血压。ACEI 在高血压的治疗中疗效明确，作用肯定。CAPPP 和 ALLHAT 试验发现，ACEI、利尿药或 CCB 长期治疗能同等程度地降低主要终点事件和死亡率。BPLTTC 的汇总分析表明，使用 ACEI 治疗使高血压患者的脑卒中发生率降低 28%、冠心病事件减少 20%、心力衰竭减少 18%、主要心血管病事件减少 22%、心血管病死亡率降低 20%、总死亡率降低 18%。

大量循证医学证据也证实，ACEI 具有很好的靶器官保护作用，如 SOLVD、CONSENSUS 及 V-HeFT Ⅱ 试验证实 ACEI 能显著降低心力衰竭的总死亡率。SAVE、AIRE 及 TRACE 均证实，ACEI 不仅使心肌梗死患者的死亡率显著降低且能防止心梗复发。HOPE、ANBP2 发现，ACEI 对冠心病高危人群预防干预中有重要作用。ALLHAT 试验中 ACEI 显著减少新发糖尿病风险。PRO-CRESS 证实，脑卒中后无论患者血压是否升高，ACEI 与利尿药合用有益于预防脑卒中复发。BENEDICT 研究结果显示，ACEI 单独应用也能够预防和减少 2 型糖尿病时微量白蛋白尿的发生。AIPRI 及新近 ESBARI 研究均证明贝那普利对肾功能作用的很好保护作用。ACEI 拥有心力衰竭、心肌梗死后、冠心病高危因素、糖尿病、慢性肾病、预防脑卒中复发 6 个强适应证。研究发现，ACEI 可以与多种抗高血压药组合使用，与利尿药搭配可增加降压疗效，降低不良反应。ADVANCE 研究结果显示，在糖尿病患者中采用低剂量培哚普利（2～4mg）/

吲达帕胺（0.625～1.25mg）复方制剂进行降压治疗，可降低大血管和微血管联合终点事件9％。ASCOT-BPLA、INVEST显示，ACEI和钙通道阻滞药组合使总死亡率、心血管病死亡率、脑卒中及新发生糖尿病均显著降低，被誉为最合理组合。我国指南也将其作为一线和基础降压用药。其用法注意从小剂量开始，逐渐加量以防首剂低血压。

3. ARB

近十多年来，ARB在心血管药物治疗领域得到迅速发展。它能阻断RAS的AT1受体，降低外周血管阻力，抑制反射性交感激活及增强水钠排泄，改善胰岛素抵抗和减少尿蛋白，其降压平稳而持久，长期应用耐受性好。在LIFE研究中，ARB氯沙坦与β受体阻滞药阿替洛尔降压效果相似，但前者可使高血压伴左心室肥厚的患者心血管事件发生率显著降低13％，卒中发生率降低25％，新发糖尿病的危险进一步下降25％。SCOPE研究发现，老年高血压患者使用ARB坎地沙坦的降压效果优于对照组，同时该药显著减少非致死性卒中的发生。MOSES证实高血压合并脑血管病史的患者，ARB依普沙坦较尼群地平更能显著减少心血管事件和再发卒中的发生。

虽然VALUE试验未显示出缬沙坦用于高危高血压治疗的总体心脏预后优于氨氯地平，但发现前者比后者心力衰竭发生率显著降低19％，新发糖尿病显著减少23％。IRMA2及IDNT提示ARB能降低2型糖尿病患者患肾病的风险，其效应与降压无关。最近的JIKEI HEART研究认为，高血压合并冠心病、心衰、糖尿病等高危因素的患者加用ARB，不但增强降压效果，而且卒中发生率较对照组显著降低40％，充分说明ARB在抗高血压的同时具有超越降压以外的心脑血管保护作用。ARB可广泛用于心血管病：心力衰竭、心肌梗死后、糖尿病肾病、蛋白尿/微量蛋白尿、左心室肥厚、心房颤动、代谢综合征以及ACEI所致咳嗽。

4. CCB

CCB用于治疗高血压已有二十多年的历史。常用的抗高血压药代表药为硝苯地平，现已发展到第三代氨氯地平。大量研究证实，CCB的降压幅度与利尿药、ACEI、β受体阻滞药及ARB相似。ALLHAT试验发现，与赖诺普利组相比，氨氯地平组致死性与非致死性脑卒中发生率显著下降23％，我国FEVER研究证实，CCB与利尿药联用可进一步降低脑卒中事件。PREVENT、CAME-LOT以及IDNT的结果表明，氨氯地平在平均降低收缩压5mmHg的情况下，可使心肌梗死危险下降31％。VALUE与IDNT的研究提示氨氯地平在预防卒中及冠心病、心肌梗死方面均显著优于ARB。虽然在预防新发糖尿病风险方面，VALUE、IDNT及ALLHAT证实CCB不及ARB；但在HOT和ALLHAT研究中证实，长效 CCB 在糖尿病高血压患者中应用具有很好的安全性和有效性，降压的同时能延缓或阻止肾功能损害进展。CHIEF 研究阶段报告表明，初始用小剂量氨氯地平与替米沙坦或复方阿米洛利联合治疗，可明显降低高血压患者的血压水平，高血压的控制率可达 80％左右，提示以钙通道阻滞药为基础的联合治疗方案是我国高血压患者的优化降压方案之一。另外，PREVENT、IN-SIGHT、BPLT、Syst-Eur 及中国几组研究也证明，CCB 对老年人、SBP、ISH、颈动脉粥样硬化、糖尿病及外周血管病均有良好效果。研究发现，在 ALLHAT 中单用 CCB 苯磺酸氨氯地平或 ACEI 赖诺普利其疗效并未优于传统药物噻嗪类利尿药，但在 ASCOT 试验中两药联合使用时疗效却明显优于传统组合，不但显著减少了总的冠心病事件，而且大幅度减少了新发糖尿病的发生率，充分显示新药组合带来的良好收益。目前我国指南、欧洲指南、美国指南及英国指南都将 CCB 作为一线抗高血压药。

5. β 受体阻滞药

β 受体阻滞药通过对抗交感神经系统的过度激活、减轻儿茶酚胺的心脏毒性、减慢心率、抑制 RAS 的激活等发挥降压、抗心肌重构、预防猝死的作用。多年来一直作为一线抗高血压药物使用。随着有关 β 受体阻滞药临床试验的开展，其临床地位也备受争议。

LIFE 研究发现，氯沙坦组比阿替洛尔组新发生的糖尿病减少 25％。在高危的糖尿病亚组中结果更为显著，氯沙坦组的主要终点比阿替洛尔组减少 24.5％，总死亡率减少 39％。在 ASCOT 试验中也证实，β 受体阻滞药/利尿药组合效果不及 CCB/ACEI 组合，并证明使用 β 受体阻滞药可以显著增加新发糖尿病的风险。学术界对此也展开了一场大讨论。英国高血压协会（BHS）指南不再将 β 受体阻滞药作为高血压患者的首选药物，将其地位从第一线降至第四线。但后来分析发现以上有关 β 受体阻滞药研究中多选用传统药物阿替洛尔，并不能代表所有的 β 受体阻滞药，而且不同的研究对象也会产生不同的结果。在 INVEST 中，发现高血压和冠心病的患者，使用 β 受体阻滞药阿替洛尔和使用 CCB 维拉帕米其在降低死亡率，减少心梗发生以及预防脑卒中上的效果一样，这说明，对于高血压伴有冠心病的患者，β 受体阻滞药仍然大有作为。BPLTTC 荟萃分析显示，β 受体阻滞药在降低血压和降低心血管危险方面与 CCB 或 ACEI 无显著差别。MAPHY 研究中，美托洛尔与利尿药具有相同的降压疗效，且总死亡率、心源性死亡、猝死发生率美托洛尔组显著低于利尿药组。一些大型临床研究（STOP-H、UKPDS、CAPP、STOP-2）均证实 β 受体阻滞药治疗高血压能显著改善患者的预后。基于这些大量的荟萃分析和临床试验，2007 欧洲新指南认为 β 受体阻滞药在高血压降压治疗中仍占有重要地位，并将 β 受体阻滞药仍放在一线抗高血压药物之列。我国指南也指出，β 受体阻滞药与其他几类抗高血压药物一样可以作为降压治疗的起始用药和维持用药。特别适用于伴有冠心病心绞痛、心肌梗死、快速型心律失常、心功能不全、β受体功能亢进等患者，但因其对脂类和糖类代谢的不良影响，不主张与利尿药联合使用。β受体阻滞药使用也应从小剂量开始，逐渐加大至最大耐受量。

（三）调脂治疗

我国高血压患者有 30％～50％的患者伴有高脂血症。血清总胆固醇水平升高，对高血压病患者的冠心病危险起协同增加作用。虽然在 ALLHAT 中加用普伐他汀治疗没有显现出较大优势，但 ASCOT 研究表明，CCB（氨氯地平）组加用阿托伐他汀使冠心病事件降低了 53％，而在 β 受体阻滞药（阿替洛尔）治疗组中，则只减少了 16％。表明氨氯地平与阿托伐他汀联用在预防冠心病事件上存在明显的协同作用，提示对伴有高血脂的高血压患者，配合调脂治疗获益更大。有人认为以 CCB 为基础加上他汀的治疗方案是最好的联合治疗方案，称其为"ASCOT 方案"。REVERSAL、IDEAL 和 ASTEROID 均证明，强化降脂可以实现动脉粥样斑块的逆转。他汀类药物除降脂外，还与其降脂外作用如抗炎、抗氧化、内皮修复等有关，它能直接抑制血管壁和肝脏中的胆固醇生成，稳定或逆转动脉粥样硬化斑块，并最终降低临床心血管事件的发生率。最近的研究试图从升高 HDL-C 角度上寻找依据，如最新发布的 ILLU-MINATE 试验结果，发现胆固醇酯转移蛋白（CETP）抑制剂 Torcetrapib 虽可显著升高 HDL-C 水平，但增加总死亡率和主要心血管事件，这方面证据不多，尚需进一步积累。目前普遍认为，降压的同时给予调脂治疗是降压治疗的新策略。

（四）抗血小板治疗

阿司匹林抑制血小板聚集抗血栓的特性使其在心血管疾病预防中具有重要地位。目前已常规用于冠心病二级预防。以前由于抑制血小板聚集导致脑出血的危险性增加，多年来人们一直谨慎用于高血压患者。近年来的大量临床试验证实，对于既往有心脏事件史或心血管高危患者，抗血小板治疗可降低脑卒中和心肌梗死的危险。在 HOT 试验中，小剂量阿司匹林的应用使主要的心血管事件减少15％，心肌梗死发生危险降低 36％，且对脑卒中和致死性出血的发生率无影响。CHARISMA 结果显示：对于心血管事件高危患者（一级预防）和心血管疾病患者（二级预防），单纯阿司匹林组疗效和氯吡格雷加阿司匹林组相比主要疗效终点（心肌梗死、卒中和心血管性死亡）无显著性差异，但氯吡格雷组出血并发症发生率显著高于阿司匹林组，进一步确定阿司匹林在心血管事件一级、二级预防中长期应用的基石地位。我国指南指出，小剂量阿司匹林对 50 岁以上、血清肌酐中度升高或 10 年总心血管危险≥20％的高血压患者有益，建议对高血压伴缺血性血管病或心血管高危因素者血压控制后可给予小剂量阿司匹林。推荐合并冠心病、缺血性卒中、外周血管病的高血压患者服用 75～100mg/d；40～65 岁的伴有心血管高危因素者可考虑服用 75～100mg/d。

（五）基因治疗

高血压是一种多基因遗传性疾病，是某些基因结构及表达异常的结果，具有家族聚集倾向且药物控制并不十分满意，所以研究者们试图从基因水平探索新的防治方法。与抗高血压药物相比，基因治疗特异性强、降压效果稳定、持续时间长、不良反应小，有望从根本上控制具有家族遗传倾向的高血压。

高血压基因治疗包括正义（基因转移）和反义（基因抑制）两种方式。正义基因治疗高血压是指以脂质体、腺病毒或反转录病毒为载体，通过静脉注射或靶组织局部注射将目的基因转染到体内，使之表达相应蛋白以达到治疗高血压的目的。常用的有肾上腺髓质素基因、心房利尿肽基因、一氧化氮合酶基因、血红素加氧酶基因等。反义基因治疗是根据靶基因结构特点设计反义寡核苷酸（ASODN）分子，导入靶细胞或机体后与双链 DNA 结合形成三聚体或与 mRNA 分子结合形成 DNA RNA 和 RNA RNA 杂合体，从而封闭或抑制特定基因的复制或表达。目前 ASODN 在恶性肿瘤、病毒感染性疾病（肝炎、流感等）、某些遗传性疾病等试验治疗中已取得一定效果。反义基因主要有Ⅰ型 AngⅡ受体基因、酪氨酸羟基酶基因、血管紧张素原基因。随着心血管分子生物学的快速发展，基因技术也将不断克服困难，最终造福于广大高血压患者。

第六节　继发性高血压

继发性高血压在高血压中占 5％以内，但随着诊断手段的不断提高，这一比例在上升；同时，继发性高血压在中重度高血压和难治性高血压中占有比例较高；继发性高血压的识别是高血压临床诊治中最常遇到的问题之一。继发性高血压病因繁多，有 50 种以上的疾病可导致继发性高血压。常见的继发性高血压主要包括：肾实质性高血压、肾血管性高血压、嗜铬细胞瘤、原发性醛固酮增多症、库欣综合征、妊娠高血压综合征、睡眠呼吸暂停综合征、药物引起的高血压等。由于多数继发性高血压可通过病因治疗得以根治，因此继发性高血压的识别和诊断具有重要的意义。

一、临床表现

(一) 症状

继发性高血压患者的临床表现主要是有关的原发系统性疾病的症状和体征，高血压仅是其中的一个症状。但有时也可由于其他症状和体征不甚显著而使高血压成为主要的临床表现。继发性高血压本身的症状、体征和临床过程，与高血压病相类似。但在不同病因的高血压中，可各有自身的特点。

(二) 体征

(1) 血压升高是本病最主要的体征。心界可向左下扩大；可闻及主动脉瓣第二心音亢进，年龄大者可呈金属音，可有第四心音或主动脉收缩早期喷射音。若患者伴有靶器官受损，可有相关体征。

(2) 高血压时，检查眼底可见有视网膜动脉变细、反光增强、狭窄，眼底出血、渗出等；检查颈、腹部有无血管杂音以及颈动脉、上下肢及腹部动脉搏动情况，注意腹部有无肿块、肾脏是否增大等，这些检查有助于鉴别继发性高血压。

(3) 部分患者体重明显超重，体重指数均值升高。

(三) 检查

1. 实验室检查

(1) 血常规　红细胞和血红蛋白一般无异常，急进型高血压时可有 Coombs 试验阴性的微血管性溶血性贫血，伴畸形红细胞、血液黏度增加。

(2) 尿常规　早期患者尿常规正常，肾浓缩功能受损时尿比重逐渐下降，可有少量尿蛋白、红细胞，偶见管型；随肾病变进展，尿蛋白量增多，良性肾硬化者如 24h 尿蛋白在 1g 以上时，提示预后差，红细胞和管型亦可增多，管型主要为透明和颗粒管型。

(3) 肾功能　早期患者检查并无异常，肾实质受损害到一定程度时，血尿素氮、血肌酐开始升高；成人肌酐 $>114.3\mu mol/L$，老年人和妊娠者 $>91.5\mu mol/L$ 时提示有肾损害，酚红排泄试验、内生肌酐清除率等可低于正常。

(4) 其他检查　可见有血清总胆固醇、甘油三酯、低密度脂蛋白胆固醇增高和高密度脂蛋白胆固醇、载脂蛋白 A1 的降低；部分患者血糖升高和高尿酸血症；部分患者血浆肾素活性、血管紧张素Ⅱ的水平升高。

2. 特殊检查

(1) X 线胸部检查　可见主动脉升部、弓部纡曲延长，其升部、弓部或降部可扩张；高血压性心脏病时有左心室增大，有左心衰竭时左心室增大更明显，全心衰竭时则可左、右心室都增大，并有肺淤血征象；肺水肿时则见肺间质明显充血，呈蝴蝶形模糊阴影。

（2）心电图检查 左心室肥厚时心电图可显示左心室肥大或劳损的表现，左心室舒张期顺应性下降，左心房舒张期负荷增加，可出现 P 波增宽、切凹、pV_1 的终末电势负值增大等，上述表现甚至可出现在心电图发现左心室肥大之前，可见室性早搏、心房颤动等心律失常。

（3）动态血压监测 推荐以下参考标准正常值：24h 平均＜130/80mmHg，白昼平均＜135/85mmHg，夜间平均小于 125/75mmHg。正常情况下，夜间血压均值比白昼血压均值低 10％～20％。

（4）超声心动图检查 目前认为，此项检查和 X 线胸部检查、心电图比较，超声心动图是诊断左心室肥厚最敏感、可靠的手段；可在二维超声定位基础上记录 M 型超声曲线或直接从二维图进行测量，室间隔和（或）心室后壁厚度＞13mm 者为左心室肥厚。高血压病时左心室肥大多是对称性的，但有 1/3 左右以室间隔肥厚为主（室间隔和左心室后壁厚度比＞1.3），室间隔肥厚上端常先出现，提示高血压最先影响左心室流出道。此外，超声心动图尚可观察其他心脏腔室、瓣膜和主动脉根部的情况并可作心功能检测。左心室肥厚早期虽然心脏的整体功能如心排血量、左心室射血分数仍属正常，但已有左心室收缩期和舒张期顺应性减退，如心肌收缩最大速率（V_{max}）下降，等容舒张期延长、二尖瓣开放延迟等。出现左心衰竭后，超声心动图检查可发现左心室、左心房心腔扩大，左心室室壁收缩活动减弱。

（5）眼底检查 测量视网膜中心动脉压可见增高，在病情发展的不同阶段可见下列的眼底变化。Ⅰ级：视网膜小动脉普遍变细，反光增强。Ⅱ级：视网膜动脉狭窄，动脉交叉压迫。Ⅲ级：眼底出血或棉絮状渗出。Ⅳ级：出血或渗出物体有视盘水肿。

二、诊断和鉴别诊断

(一) 诊断

引起继发性高血压的疾病，较常见者有下列五类，诊断时必须抓住这些线索。

1. 肾脏疾病

肾脏疾病包括：①肾实质性病变，如急性和慢性肾小球肾炎、慢性肾盂肾炎、妊娠高血压综合征、先天性肾脏病变（多囊肾、马蹄肾、肾发育不全）、肾结核、肾结石、肾肿瘤、继发性肾脏病变（各种结缔组织疾病、糖尿病性肾脏病变、肾淀粉样变、放射性肾炎、创伤和泌尿道阻塞所致的肾脏病变）等。②肾血管病变，如肾动脉和肾静脉狭窄阻塞（先天性畸形、动脉粥样硬化、炎症、血栓、肾蒂扭转）。③肾周围病变，如炎症、脓肿、肿瘤、创伤、出血等。肾脏疾病引起的高血压，是症状性高血压中最常见的一种，称为肾性高血压。占肾脏病的 $19.6\%\sim57.7\%$，占成人高血压的 $2\%\sim4\%$。

2. 内分泌疾病

如原发性醛固酮增多症、皮质醇增多症（库欣综合征）、嗜铬细胞瘤、甲状旁腺功能亢进、垂体前叶功能亢进、围绝经期综合征和女性长期口服避孕药等。内分泌疾病伴有高血压的并不少见。

3. 血管病变

如主动脉缩窄、多发性大动脉炎等，主要引起上肢血压升高。

4. 颅脑病变

如脑部创伤、脑瘤、脑干感染等。

5. 其他

妊娠高血压综合征、红细胞增多症、高原病、药物（糖皮质激素、拟交感胺、甘草）。

（二）鉴别诊断

1. 肾小球肾炎

儿童与青少年期的症状性高血压，以肾小球肾炎引起者最为常见。急性肾小球肾炎的临床表现具有特征性：发病前可有链球菌等细菌或病毒的感染史，有发热、水肿、血尿，严重者可并发心力衰竭或高血压脑病；尿检查有蛋白、红细胞和管型；血中尿素氮、肌酐水平可略增高；X 线检查可见心脏普遍增大，静脉肾盂造影常因肾小球滤过率明显降低而不显影；眼底检查视网膜动脉痉挛、水肿等。诊断一般并不困难。慢性肾小球肾炎的症状可能比较隐蔽，与高血压病的鉴别有时不易，在血压显著升高或发生肾衰竭时，就更不易与第三期高血压病以及急进型高血压病相鉴别。患者可能均有肾衰竭的临床表现，尿中有蛋白、红细胞和管型，并伴氮质血症和视网膜动脉硬化、出血、视盘水肿等病变。如患者过去有肾小球肾炎的病史或有反复水肿史，有较明显贫血、血浆白蛋白降低和氮质血症而视网膜病变还不明显，蛋白尿出现在高血压之前或蛋白尿持续而血压增高不显著，静脉肾盂造影显示对比剂排泄延迟，双侧肾影缩小等情况，有利于慢性肾小球肾炎的诊断。反之，如患者有多年的高血压史后出现尿的变化，则高血压病的可能性较大。如血压长期地停留在极高水平〔收缩压≥250mmHg 和（或）舒张压≥130mmHg]，则以急进型高血压更为多见。

2. 慢性肾盂肾炎

慢性肾盂肾炎常伴有高血压，有时临床表现如高血压病，甚至可伴高血压性心脏病。若肾脏症状不明显时，可误诊为高血压病，必须详细询问病史和详查尿常规、肾功能和尿培养等方可鉴别。本病多有尿路感染的病史，临床表现包括发热、腰酸痛、尿频、尿痛、尿中出现红细胞等，即使是发生在多年以前仍有意义。急性期和慢性活动期尿细菌培养多为阳性（菌落数＞1000/mL），尿中白细胞增多（离心沉淀10min，高倍视野下有10个以上），也可同时有蛋白、红细胞和颗粒管型，后期尿浓缩功能差，相对密度可在1.012以下。静脉肾盂造影可显示肾盂与肾脏的瘢痕和萎缩性变化（杆状肾盂和肾轮廓扭曲），并可能发现下泌尿道有阻塞。单侧慢性肾盂肾炎病肾萎缩或排尿功能明显受损，但当膀胱中的尿主要为健侧肾所排时，则尿常规检查时可能阴性，需特别注意。

3. 妊娠高血压综合征

妊娠高血压综合征与高血压病的鉴别，有时颇为困难，且两者常可同时存在。原有高血压的患者，妊娠后约30％发生妊娠中毒症。两者的鉴别要点是：高血压患者在妊娠早期血压即已增高，过去有高血压病史，多不伴有明显的蛋白尿；妊娠高血压综合征则一般在妊娠晚期出现高血压，且逐渐增高，并伴有水肿和蛋白尿。

4. 肾动脉狭窄

本病可为单侧性或双侧性。病变性质可为先天性、炎症性（在我国常为多发性大动脉炎的一部分）或动脉粥样硬化性等。后者主要见于老年人，前两者则主要见于青少年，其中炎症性者尤多见于30岁以下的女性。凡突然发生高血压（尤其青年或老年人），高血压呈恶性或良性高血压突然加重以及对药物治疗无反应的高血压患者，都应怀疑本症。本病患者多呈舒张压的中重度固定性增高，体检时约50％患者可在上腹部或背部肋脊角处听到高音调的收缩—舒张期或连续性杂音。对怀疑本病者，可作以下检查。①静脉肾盂造影，如见一侧肾排泄对比剂迟于对侧、肾轮廓不规则或显著小于对侧（直径1.5cm以上）、对比剂密度深于对侧或输尿管上段和肾盂有压迹（可能为扩大的输尿管动脉的压迹）、提示有肾血管病变的可能。②放射性核素肾图测定，通过分析曲线血管相、实质相和排泄相，有助于判断两侧肾脏的血液供应、肾小管功能和排尿情况，从而估计有无肾缺血的存在。③腹部超声波检查。④药物（如血管紧张素转换酶抑制药）筛选试验。对有阳性发现者，可进一步做肯定性诊断试验，即选择性肾动脉造影和分侧肾静脉血浆肾素测定。前者用以确定狭窄部位，后者通过证实患侧肾脏肾素产生增多而评定肾动脉狭窄的功能意义。分侧肾素测定如显示病侧的肾素活性为健侧 1.5 倍或以上，且健侧的肾素活性不高于下腔静脉血，可诊断本病且预测手术治愈率可达 80％～90％。测定前给予一定的激发措施，包括倾斜体位、低盐饮食或给予血管扩张药、利尿药或转换酶抑制药（如测定前 24h 口服卡托普利 25mg）可刺激患侧肾脏释放肾素。转换酶抑制药刺激患侧肾脏分泌肾素增加的机制为降低血压和阻断血管紧张素Ⅱ对肾素释放的反馈性抑制。如不作激发或测定前未停用抑制肾素分泌的抗高血压药（β受体阻滞药、交感神经抑制药和神经节阻滞药），可导致假阴性结果。

5. 其他肾脏疾病

多囊肾患者常有家族史或家族中有中年死于尿毒症者。肾脏肿瘤和多囊肾可在肾区扪到肿块，肾盂造影或超声波检查有助于明确肾脏肿块为囊性或实质性。马蹄肾和肾发育不全可通过静脉肾盂造影来发现。肾结核、肾结石和继发性肾脏病变本身的临床表现比较明显，诊断一般不难。

6. 嗜铬细胞瘤

对以下高血压患者要考虑本病的可能：血压波动明显，阵发性血压增高伴有心动过速、头痛、出汗、苍白等症状，对一般抗高血压药无反应，高血压伴有高代谢表现和体重减轻、糖代谢异常以及对诱导麻醉和抗高血压药治疗的升压反应。进一步的诊断需证实患者血浆或尿中儿茶酚胺或其代谢产物的浓度增高，然后经 CT、放射性核素检查或血管造影对肿瘤进行定位。前者包括 24h 尿儿茶酚胺、3-甲氧基 4 羟基苦杏仁酸（VMA）和 3-甲氧基肾上腺素测定，对增高者可作血浆儿茶酚胺测定，测定前患者须充分休息。嗜铬细胞瘤患者的血浆儿茶酚胺水平较高血压病患者明显增高，而 VMA 水平在两种疾病可有相当大的重叠。对有一定症状而休息时血浆儿茶酚胺水平在临界状态的高血压患者，可在给予可乐定后复查血浆儿茶酚胺水平，正常人和高血压病患者的儿茶酚胺水平将下降，而嗜铬细胞瘤患者则不受影响。但对已在接受抗高血压药治疗者应慎用，曾有报道可乐定抑制试验引起严重的低血压。大多数患者使用 CT 可对嗜铬细胞瘤做出定位诊断，约 10％患者的嗜铬细胞瘤由于较小（直径 1.0cm 以下）或位于肾上腺外，不能用 CT 对肾上腺的检查而发现，可用[131]碘-间碘苯甲酸胍作嗜铬细胞瘤显像。以上两种方法检查均可有假阴性存在，因此必要时可作选择性血管造影或分侧静脉插管测定局部血浆儿茶酚胺水平，但这些方法都有一定的危险性，要严格掌握应用指征。

7. 皮质醇增多症（库欣综合征）

本病除高血压外，还有向心性肥胖、面色红润、皮肤紫纹、毛发增多以及血糖增高等临床表现，诊断一般并不困难。但本病为一组较复杂的疾病，尤其是病因多种，症状可稍不同，诊断、治疗方案各异。

8. 原发性醛固酮增多症

本病多见于成年女性，临床上以长期的血压增高和顽固的低血钾为特征。表现为肌无力、周期性四肢麻痹或抽搐、烦渴、多尿等。实验室检查有低血钾、高血钠、代谢性碱中毒、尿比重低而呈中性或碱性、尿中醛固酮排泄增多、血浆肾素活性低且对缺钠的反应迟钝、尿17-酮皮质类固醇和17-羟皮质类固醇等正常。高血压患者伴有低血钾时要考虑到本病的可能，但也要注意排除失钾性肾炎、长时间应用利尿药引起尿排钾过多和各种原因所致的继发性醛固酮增多症。正常的血钾水平也不能排除原发性醛固酮增多症，特别是在患者饮食中限制钠盐摄入或摄钾增多的情况下。在不控制饮食的情况下所测的血浆肾素活性和血浆或尿中醛固酮水平对原发性醛固酮增多症的诊断没有帮助。给予高钠饮食3日后所测得的24h尿中醛固酮排出量，如超过 $14.0\mu g$ 则可诊断本病。应用 CT 可对多数病例的病变进行定位，鉴别为增生或肿瘤。如鉴别有困难，可经皮穿刺直接由肾上腺静脉抽血测定醛固酮水平，患侧增高不到健侧两倍则提示为双侧增生，超过3倍者提示为腺瘤。肾上腺静脉造影对肾上腺肿瘤的定位十分精确，但有较高的腹膜后或肾上腺内出血的发生率，现已较少使用。

9. 其他内分泌疾病

伴有高血压的内分泌疾病尚有多种，如先天性肾上腺皮质增生、前（腺）脑垂体功能亢进症、甲状旁腺功能亢进症、围绝经期综合征等。

10. 主动脉缩窄

先天性主动脉缩窄或多发性大动脉炎引起的降主动脉和腹主动脉狭窄，都可引起上肢血压增高，多见于青少年。本病的特点是上肢血压高而下肢血压不高或降低，因上肢血压高于下肢而形成反常的上下肢血压差别（正常平卧位用常规血压计测定时下肢收缩压读数较上肢高 $20\sim40mmHg$），同时伴下肢动脉搏动减弱或消失，有冷感和乏力感。在胸背和腰部可听到收缩期血管杂音，在肩胛区、胸骨旁、腋部和中上腹部，可能有侧支循环动脉的搏动、震颤和杂音。胸部 X 线片可显示肋骨受侧支循环动脉侵蚀引起的切迹，主动脉造影可以确立诊断。多发性大动脉炎在引起降主动脉或腹主动脉狭窄的同时，还可以引起主动脉弓在头臂动脉分支间的狭窄或一侧上肢动脉的狭窄，这时一侧上肢血压增高，而另一侧血压则降低或测不到，应予注意。

11. 颅脑病变

本类病变的神经系统表现多具有特征性，诊断一般并不困难，有时需与高血压病引起的脑血管病变相鉴别。

三、治疗

治疗原则为症状性高血压的治疗。

继发性高血压的治疗，主要是针对其原发疾病，进行病因治疗。如单侧肾脏病变、肾脏肿瘤、肾动脉狭窄、泌尿道阻塞、嗜铬细胞瘤、肾上腺皮质肿瘤或增生、主动脉缩窄、多发性大动脉炎、脑瘤和脑外伤等可行手术治疗，及时而成功的手术可使血压下降，甚至可完全根治。对原发病不能手术或术后血压仍高者，除采用其他针对病因的治疗外，对高血压可按治疗高血压病的方法进行降压治疗。α受体阻滞药酚苄明 10～30mg（开始用小剂量逐渐增加），每日 1～2 次或合并应用 β 受体阻滞药，对控制嗜铬细胞瘤所致高血压有效，可在手术准备阶段或术后使用。醛固酮拮抗药螺内酯 20～40mg，每日 3 次，可用于原发性醛固酮增多症手术前的准备阶段，有利于控制血压和减少钾的排泄，对术后血压仍高或不能手术者，可长期给予螺内酯控制血压。

第七节　高血压危象

高血压危象（HC）为临床急症，是指原发性或继发性高血压患者在某些诱因作用下，血压突然或显著升高，出现心、脑、肾的急性损害危急症候，其病情凶险，如抢救措施不及时，常会导致死亡。现国际上通常将高血压的急危重症统称为高血压危象。需要指出的是，高血压危象的概念构成中除血压增高的绝对水平和速度外，靶器官损害的情况极为重要，在一些情况下，如并发急性肺水肿、主动脉夹层、心肌梗死、脑卒中时，即使血压中度升高，也应视为高血压危象；若舒张压（DBP）高于 140～150mmHg 和（或）收缩压（SBP）高于 220mmHg，无论有无症状和靶器官损害，亦应视为高血压危象。

一、病理生理学

（一）自我调节机制

对自我调节机制的了解是安全治疗高血压危象，把医源性并发症最小化的基石。肾、大脑、眼底及心脏都有各自的自我调节机制，从而使得血压水平在反复波动的情况下器官的血流保持在一个相对稳定的水平，这种机制保证在高血压和低血压的状态下重要器官的血液供应。心血管系统的情况相当于物理学中欧姆定律（$I=U/R$），即血流＝压力/阻力。稳定的血流是由压力和阻力的平行变化维持的。血管的内皮质在灌注压升高时通过自我调节机制控制局部血管收缩，在灌注压降低时控制局部血管扩张。自我调节机制是在一定血压波动范围内起作用的。在那些血压正常或降压治疗充分的患者中，平均动脉压（MAP）大致范围为 60～120mmHg。在既往无慢性高血压病史的患者，自我调节机制的消失解释了在血压水平升高至 160/100mmHg 即 MAP 为 120mmHg 就可出现严重的终末器官损害的现象。这种现象经典的例子有急性肾小球肾炎、先兆子痫和可卡因滥用。然而，在慢性高血压的患者中，无论是未被诊断或是治疗控制不佳，自我调节的血压曲线右移，原因是小动脉平滑肌肥大。这种平滑肌肥大可以使传导至毛细血管床的压力减小，结果是组织可以耐受更高的血压，但同时让患者在正常血压时存在组织低灌注的风险。在慢性高血压的患者中，血压不应被降低太快，否则会因为相对低血压引起组织的低灌注。血压的逐级降低让右移的自我调节曲线随着小动脉肥大的逐渐缓解渐进正常化。治疗方案必须适中，因为血压下降过快可能导致低血压和缺血，可能导致肾的不可逆损伤。既往报道过度的血压下降曾经出现脑血管事件、失明、偏瘫、昏迷、心肌梗死甚至患者死亡。

（二）血管内皮损伤

高血压急症是由体循环血管阻力（SVR）突然升高导致，而后者是因为循环中血管收缩因子（如去甲肾上腺素和血管紧张素Ⅱ）的作用。血压的上升导致小动脉纤维蛋白样坏死以及内皮损伤。这种内皮损伤是导致自我调节功能丧失的病因。此外，坏死的纤维蛋白样碎片沉积可致血管腔狭窄甚至阻塞。这两个因素造成靶器官功能失调，进一步促进血管活性物质的释放，导致 SVR 的上升，继而升高血压，导致血管和组织损伤。该恶性循环促使高血压急症的发生。

（三）临床表现

在高血压危象时，内皮损伤及自我调节控制的丧失导致经典的急性终末器官损伤的并发症。因为大脑是在颅骨内固定大小的空间，过多的血流量会导致脑水肿，颅内压（ICP）升高，导致脑病及癫痫发作。肾方面，纤维蛋白样坏死及过多的血流量可以破坏肾小球，导致蛋白尿、血尿甚至急性肾衰竭。眼底的急性损伤表现为视网膜渗出、出血、视盘水肿及可能失明。心血管系统可表现为心肌缺血、肺水肿（后负荷增加）及血管切应力增加导致的主动脉夹层和溶血。

二、病因

高血压危象的患者中 30%～40% 可以找到明确病因，而 <5% 首次出现高血压危象的患者找不到确切的病因。对于所有发生高血压危象的患者应该评价有无继发性高血压的病因。

（1）一种常见的情况是慢性高血压的患者治疗未达标或者服药依从性差。

（2）高血压危象的危险因素包括男性、黑种人、社会经济地位低下、吸烟或烟草滥用及口服避孕药。与原发性高血压随年龄的增长而升高不同，高血压危象的高发年龄为 40～50 岁。

（3）潜在的病理状态如肾实质疾病、肾血管性高血压、胶原血管病、硬皮病、嗜铬细胞瘤、血管炎、先兆子痫及神经系统疾病都会参与高血压危象的发生。

（4）很多药物及违禁药物的滥用可以导致收缩压显著上升。最常见的药物有可卡因、口服避孕药、拟交感神经类药物（如减肥药和安非他明）、感冒药（特别是伪麻黄碱）、非甾体抗炎药（NSAID）、三环类抗抑郁药、单胺氧化酶抑制药。戒断药物滥用也可有严重高血压出现，如酒精、苯二氮䓬类及可乐定戒断后可出现严重高血压。

三、临床表现

（一）症状与病史

1. 症状

既往史应该着重在已知的终末器官损伤上，如心血管系统、神经系统、肾系统及视觉系统。心肺系统症状包括气短和胸痛；神经系统症状包括头痛、视物模糊、嗜睡、精神状态改变、恶心及呕吐；少尿和尿色改变（可能为血尿）可提示肾脏系统损伤；视物模糊或视野改变提示视觉系统受累。

2. 症状出现的时间表

在伴有严重高血压的患者中，症状出现的时间顺序及血压难以控制的时间长短应详细了解，因为这些能了解血压控制的程度和速度。

3. 高血压的病史

大多数发生高血压危象的患者有慢性原发性高血压的病史，但是，相当一部分患者有继发性高血压。高血压发生的年龄及其他可能有继发性高血压的线索应该全面评价。

4. 相关用药史

相关用药包括 NSAID、口服避孕药、促红细胞生成素、精神类药物、单胺氧化酶抑制药、麻黄碱、环孢素、他克莫司、无须处方的感冒药及许多其他类药物。对于既往应用可乐定控制血压的高血压患者停药是高血压危象的一个危险因素。对于那些正在服用抗高血压药物的患者，问明其用药病史非常重要，因为对服药依从性不好的患者来说，经常会因为同时用了多种抗高血压药物引起低血压，从而引起潜在的级联反应的并发症。

5. 毒品使用史

应用可卡因、安非他明、非处方药（如拟交感神经类减肥药物）和可以提高运动员成绩药物的病史应该详细询问。

6. 吸烟史

吸烟者更容易发生严重高血压，可能是由于其破坏血管内皮，使自我调节功能障碍。

（二）体格检查

1. 生命体征

应该测量双上肢及双下肢血压以评价是否有主动脉夹层或狭窄或者其他大血管异常。严重高血压应该间隔 15～30min 的两次血压测量确诊。高血压急症和亚急症没有一个绝对的血压水平区别，两者的区别在于是否有急性终末器官损伤。

2. 眼底

眼底检查用来检测视网膜病变，包括渗出、出血或视盘水肿。

3. 神经系统评价

神经系统评价包括精神状态的评价及神经系统运动缺失评价。有高血压脑病的患者可以表现为神志不清或者癫痫活动状态。

4. 心血管和肺血管系统

心血管和肺血管系统评价包括有无第三心音、第四心音、新的杂音，有无肺水肿。应该评价整体的容量状态，因为某些药物在容量不足的状态下可以引起严重的低血压，而另一些药物在容量负荷过重时药效会减弱。

5. 血管系统

血管系统是通过脉搏的触诊和杂音听诊来实现，尤其注意肾听诊区杂音。

四、诊断性评价

如果怀疑高血压危象，应该入住重症监护病房，及时静脉用药，不能因为等待进一步检验结果而延迟静脉用药时机。胸痛、呼吸困难、头痛、视物模糊、神志改变、局灶性神经功能缺失、视网膜渗出或出血、爆裂音、第三心音奔马律及脉搏短促都提示高血压急性可能。诊断性试验也可以在治疗开始后进行。

（1）全血细胞计数和血涂片　含有碎裂细胞的贫血应该注意是否有溶血或者

微血管源性溶血性贫血存在。

（2）血生化检查　血生化检查可以评价肾功能状况及电解质水平。低钾血症或其他电解质紊乱可以为是否继发性高血压提供线索（如原发性醛固酮增多症或库欣综合征）。

（3）尿液检验　发现蛋白尿、血尿和管型。血尿和中重度蛋白尿是肾小球损伤的表现。

（4）指尖血糖测试　除外低血糖症，在怀疑高血压脑病的患者，低血糖症可导致神志改变，亦可引起假性高血压急症。

（5）心电图检查　评价有无心肌缺血、有无长期高血压导致的左心室肥大的表现。心肌缺血的标志物（肌酸激酶和肌钙蛋白）应该检测，但肌钙蛋白是一个非常敏感的生化标志物，对于严重的高血压患者，其水平有可能比其上限值稍有增高。这种孤立性肌钙蛋白升高并不能被解读为急性终末器官损伤。

（6）胸部 X 线检查　胸部 X 线片可以评价心脏大小，可以验证听诊发现有无肺水肿，也可以发现是否有纵隔增宽，后者提示可能主动脉夹层。

（7）头颅 CT 或 MRI 检查　可以评价神经系统功能缺失或神志改变，尤其在怀疑原发性卒中，出血或外伤方面时更为重要。

（8）尿液的药检　应行尿液的毒性药物检查，如能引起严重高血压的可卡因或其他非法药物。

（9）在启动治疗以前，尤其是在高血压亚急症，获取肾素和醛固酮水平以及血浆和尿液的去甲基肾上腺素的样本，用来回顾性分析患者是否有继发性高血压的可能。大多数抗高血压药物（β受体阻滞药、利尿药、血管紧张素转换酶抑制药）会妨碍上述检验的结果判断。这些检验不能耽误高血压急症患者的救治。

（10）在对高血压危象的合理处置后，应该开始筛查是否有继发性高血压存在。这些患者中最常见的是肾血管性高血压。除此之外，原发性醛固酮综合征、主动脉缩窄、睡眠呼吸暂停和库欣综合征经常漏诊，如果患者有相应疾病的线索应仔细排查。

五、治疗

（一）高血压危象的治疗原则

1. 高血压急症

当怀疑高血压急症时，应进行详尽的病史收集、体检和实验室检查，评价靶器官功能受累情况，以尽快明确是否为高血压急症。高血压急症的患者应进入急诊抢救室或加强监护室，持续监测血压；尽快应用适合的抗高血压药；酌情使用有效的镇静药以消除患者恐惧心理；并针对不同的靶器官损害给予相应的处理。

（1）及时降低血压　需要住院和静脉使用抗高血压药物治疗，同时监测血压。如情况允许，及早开始口服抗高血压药治疗。

（2）控制性降压　高血压急症时短时间内血压急剧下降，有可能使重要器官的血流灌注明显减少，应采取逐步控制性降压。一般情况下，初始阶段（数分钟到 1h 内）血压控制的目标为平均动脉压的降低幅度不超过治疗前水平的 25％；在随后的 2～6h 内将血压降至较安全水平，一般为 160/100mmHg 左右；如果可耐受，临床情况稳定，在随后 24～48h 逐步降低血压达到正常水平。如果降压后发现有重要器官缺血表现，血压降低幅度应更小。在随后的 1～2 周内，再将血压逐步降至正常水平。

（3）合理选择抗高血压药　处理高血压急症的药物，要求起效迅速，短时间内达到最佳作用；作用持续时间短，停药后作用消失较快；不良反应较小。另外，最好在降压过程中不明显影响心率、心排血量和脑血流量。

2. 高血压亚急症

（1）可不需要住院。

（2）需在 24～48h 内降低血压，可以使用快速起效的口服抗高血压药物。

（二）各种疾病的高血压危象的治疗

1. 高血压脑病

（1）治疗原则

① 快速平稳降压，把血压降至安全水平（160/100mmHg）或将平均动脉压（1/3 收缩压＋2/3 舒张压）下降不超过 25％～30％。

② 脱水降颅压。

③ 解痉止抽搐。

④ 防治心、脑、肾等并发症。

（2）治疗措施

① 降压治疗

a. 硝普钠

作用机制：与半胱氨酸结合生成亚硝基半胱氨酸，后者激活鸟苷酸环化酶，使 cGMP 生成增加，从而扩张动静脉，致使血压下降，回心血量减少，心脏前负荷、后负荷同时均匀降低，心肌耗氧量减少，同时扩张冠状动脉。

本药静脉滴注起效快，消除亦快，其半衰期为 3～4min，持续时间为 1～2min，在肝脏代谢为硫氰酸盐，通过肾脏排泄，氰化物中毒较少见。

临床应用：除子痫外（能通过胎盘），适应所有高血压危象的急症。

用法及用量：$10\sim15\mu g/min$ 开始静脉滴注，常用量 $20\sim100\mu g/min$，最大量可达 $200\mu g/min$，静脉滴注管及药物需避光，药物应新配。用药期间，必须严密监测血压，一般可用 $3\sim5$ 天连续静脉滴注给药，也有报道，可达 $2\sim9$ 周，有肝肾功能严重损害者，用药剂量过大或时间过长者，需做血液氰化物监测，需注意硫氰酸盐中毒。

不良反应：血管扩张或低血压表现；肝肾功能不全，易出现硫氰酸盐蓄积中毒症状。

b. 乌拉地尔

作用机制：α_1 受体阻滞药，轻度阻滞 β_1 受体和突触前膜 α_2 受体，同时兼有中枢神经性降压和降低外周血管阻力，增加心排血量，肾脏血流量，而不引起反射性心动过速。

用法与用量：$10\sim50mg$，$15min$ 静脉推注完毕，血压未降或降得不满意，$5\sim10min$ 后可重复，血压已下降，可用 $50\sim100mg+5\%$ 葡萄糖或 0.9% 氯化钠 $250mL$ 静脉滴注，维持 $1\sim2$ 天。

不良反应：较少，但有个体差异。不良反应为剂量过大可导致低血压或虚脱，直立性低血压；胃肠道反应或皮疹等。

c. 硝酸甘油

作用机制：小剂量扩张静脉，大剂量可扩张动脉（包括冠状动脉）。

适应证：心绞痛合并高血压，较少用于降压。

用法及用量：一般开始用 $5\mu g/min$，静脉滴注，每隔 $3\sim5min$ 增加 $5\mu g/min$，直至满意疗效。最大剂量 $200\sim400\mu g/min$，可连续用 $24\sim48h$，病情需要者，可用 $1\sim2mg+5\%$ 葡萄糖 $10\sim20mL$，直接静脉注射或冠状动脉（CA）内注射，$2\sim5min$ 注射完毕。

d. 尼卡地平

作用机制：本药为选择性钙通道阻滞药，抑制冠状动脉和脑的磷酸二酯酶，增高细胞内 CAMP，扩张冠状动脉和脑血管，增加心肌血流灌注，减少心肌耗氧，降低心脏后负荷，改善心功能；同时降低脑血管阻力，增加血流量，保护脑细胞功能。

用法与用量：$25\sim50mg+5\%$ 葡萄糖或 0.9% 氯化钠 $250mL$ 静脉滴注，开始用 $10\sim30\mu g/(kg\cdot min)$，血压下降后可用 $0.5\sim0.6\mu g/(kg\cdot min)$，持续用 $24\sim48h$。

e. 酚妥拉明：非选择性 α_1 受体阻滞药，易产生反射性心动过速和心排血量增多，常用于嗜铬细胞瘤高血压并脑病。

用法及用量：$5\sim10mg+5\%$ 葡萄糖 $20mL$，静脉注射 $1\sim3min$，后改为

$50\sim150mg+5\%$葡萄糖 500mL，$1\sim3mg/min$ 静脉滴注，持续 $1\sim2$ 天。

f. 其他

拉贝洛尔（柳氨苄心定）：阻滞 β_1、β_2、α_1 受体作用，降压，减慢心率，降低外周血管阻力，增加冠状动脉血流量。

用法及用量：$50mg+5\%$葡萄糖 10mL 静脉注射，2min，效果不佳 5min 后重复，血压下降者再用 $100mg+5\%$葡萄糖 200mL 静脉滴注，2mL/min，疗效满意可改口服。

地尔硫草：非二氢吡啶类钙通道阻滞药，降压而不反射性引起心动过速。$10\sim50mg+$葡萄糖或生理盐水溶解，按 $5\sim15\mu g/(kg\cdot min)$，静脉滴注，维持 $24\sim48h$。

二氮嗪、硫酸镁、利血压、肼屈嗪等可静脉滴注或静脉推注，但国内现已少用。

② 制止抽搐：可选区用地西泮 $10\sim20mg$ 静脉推注或肌内注射。苯巴比妥钠 $0.1\sim0.2g$ 肌内注射。

③ 降低颅内压，改善脑水肿：可选用呋塞米 $20\sim40mg$ 静脉推注。20%甘露醇或 25%山梨醇 250mL 快速静脉滴注，必要时 $4\sim6h$ 后重复或用 50%葡萄糖、白蛋白、血浆等静脉推注。

④ 对症、支持治疗：卧病休息，吸氧，镇静，解除焦虑，通便，加强护理等。

2. 高血压合并急性左心衰竭

（1）治疗原则

① 降低血压、降低左心室前后负荷为主。有学者建议血压降至小于 140/90mmHg。

② 强心、利尿、吸氧、镇静为辅。

（2）治疗措施

① 迅速降压：尽快降低血压，降低前后负荷。首先用硝普钠，袢利尿药，如呋塞米 $20\sim40mg+5\%$葡萄糖 20mL 缓慢静脉推注；也可选硝酸甘油或硝酸甘油加酚妥拉明或乌拉地尔、尼卡地平等。也可选用口服 ACEI、ARB 或口服利尿药。

降压中需注意：a. 注意严密监测血压，以防血压过低或过度波动；b. 注意及时纠正水、钠、电解质紊乱；c. 老年人血压不宜降得过快或过低；d. 静脉用药，心功能改善后要改为口服制剂；e. 合理联合应用抗高血压药物，既降压，又降低前后负荷。

② 镇静：吗啡 $5\sim10mg+5\%$葡萄糖 10mL 静脉推注或 $5\sim10mg$ 皮下注射，

老年人、呼吸功能衰竭、休克、神志不清者需慎用或禁用。

③ 吸氧：加压高流量给氧 6～8L/min 或经 25％～35％乙醇后吸氧或用有机硅消泡剂吸氧。

④ 半坐卧位，两腿下垂，减少静脉回流等。

⑤ 强心药物：血压下降后，心衰仍不改善者，可用去乙酰毛花苷 0.2～0.4mg＋5％ 葡萄糖 20mL 缓慢静脉推注，必要时 4～6h 后可重复静脉推注 0.2mg，总量 0.6mg/d。

⑥ 原有疾病或诱发因素治疗，如肺部感染、心律失常等，应快速处理/控制。

3. 高血压合并急性冠状动脉综合征

急性冠状动脉综合征包括不稳定型心绞痛，非 ST 段抬高急性心肌梗死（无 Q 波性急性心肌梗死），ST 段抬高急性心肌梗死（有 Q 波性急性心肌梗死）。

（1）治疗原则

① 急性冠状动脉综合征多有合并糖尿病或糖尿病肾病/大量白蛋白尿等，其达标血压可能＜130/80mmHg，患者容允可以再低一些。

② 按无 ST 段抬高或有 ST 段抬高急性冠状动脉综合征处理。

（2）治疗措施

① 抗凝：抗血小板聚集治疗，建议在血压控制的基础上使用。

a. 肝素：产生抗栓作用快，但个体差异大，多用 APTT（延长至 60～90s 为治疗窗口）监测。

b. 低分子肝素：疗效较易控制，不需监测 APTT，皮下给药，用药方便，且有高比例抗因子 Ⅹa 和因子 Ⅱa 活性。生物利用度高，半衰期长，在急性冠状动脉综合征治疗中有重要地位。达肝素钠 5000U，那屈肝素 0.4mL，依诺肝素 40mg 均腹壁皮下 1 次/12h，治疗期可为 5～7 天，可加抗血小板聚集药物。

c. 抗血小板聚集治疗

阿司匹林 0.15～0.3g，每天 1 次，3～5 天，后为 0.1g，每天 1 次，口服。

氯吡格雷 75～150mg，每天 1 次，3～5 天，后为 75mg，每天 1 次，口服。

血小板糖蛋白 Ⅱb/Ⅲa 受体拮抗药：阿昔单抗或阿加曲班。

直接凝血酶抑制药：比伐卢定、水蛭素等。

② 调脂治疗：主要是他汀类药物。

③ 抗缺血治疗：可选用硝酸酯类、β 受体阻滞药类或 CCB 类药物。

④ 改善预后：选用 ACEI/ARB。

⑤ 降压治疗：多选硝酸酯、硝普钠、压宁定、β 受体阻滞药、ACEI、ARB 或 CCB 类。

4. 高血压合并脑卒中

脑卒中包括出血性脑卒中、缺血性脑卒中，还有短暂性脑缺血发作。

（1）治疗原则

① 血压处理

a. 缺血性脑卒中：血压＞220/120mmHg 或在＜220/120mmHg，合并急性肺水肿、急性心肌梗死、主动脉夹层、急性肾损伤、妊娠高血压综合征等才考虑降压，使血压保持在安全水平 ［（160～180）/（100～110）mmHg］。否则，在 5～7 天内不必积极降压。

b. 出血性脑卒中：与高血压脑病相似，可能要把血压尽早降至安全水平。

② 抗血小板及抗栓治疗：缺血性脑卒中需进行治疗，使血压下降至 160/100mmHg，出血概率可能会减少。

③ 自由基清除剂及神经细胞保护剂应用：如尼莫地平等。

（2）治疗措施

① 降压治疗：静脉滴注给药，按高血压脑病方案。

② 脱水：呋塞米，20％甘露醇，高渗葡萄糖，每 8～12h 1 次。

③ 抗凝/溶栓：缺血性脑卒中，同急性心肌梗死处理。

④ 颈动脉（IMT）内膜剥离术或支架植入术。

5. 主动脉夹层分离

（1）治疗原则

① 迅速降压，尽量用静脉滴注抗高压药把血压降至安全或适宜水平，有学者主张将收缩压降至 100～120mmHg。

② 减低心肌收缩力，减慢左心室收缩速度（dp/dt），避免夹层分离的扩展或再破裂。

（2）治疗措施

① 早期紧急处理：a. 收入重症监护室，严密监测血压、心率、心律、神志、出入水量等。b. 严格卧床休息。c. 积极镇静、止痛，选用吗啡 5～10mg 皮下或静脉注射，地西泮或苯巴比妥等。d. 有休克者，可用多巴胺、多巴酚丁胺、间羟胺等，必要时可输血或血代用品。e. 呼吸困难者，可吸氧等。f. 禁用溶栓或抗凝治疗。

② 血压高者，要迅速有效降压，多选用硝普钠加 β 受体阻滞药，如美托洛尔 5mg 静脉注射后用 10～20mg＋5％葡萄糖 250mL 静脉滴注，维持 48～72h，稳定后可改口服美托洛尔 25～50mg 每天 2 次。

降压不满意或不耐受可选用乌拉地尔、柳胺苄心定、地尔硫草等。

③ 介入性血管治疗：用带膜支架封闭治疗 B 型主动脉夹层分离。

④ 外科手术治疗。

6. 嗜铬细胞瘤

嗜铬细胞瘤仅占高血压的 $0.05\%\sim0.1\%$，但近年病例报道渐增多，且有 $13\%\sim16\%$ 的嗜铬细胞瘤可致高血压危象。

（1）治疗原则

① 快速降压，使血压迅速恢复至安全水平。

② 抗高血压药物，宜先静脉给予，后改口服。

（2）治疗措施

① 迅速降压

乌拉地尔：$10\sim15mg$ 首次静脉推注，然后 $100\sim400\mu g/min$ 静脉滴注。根据血压调整滴速，维持 $24\sim48h$，后改口服。

酚妥拉明：$5\sim10mg$ 首次静脉推注，后 $0.3\sim0.5mg/min$ 静脉滴注，使血压降到安全水平（160/100mmHg）为宜。

妥拉唑啉：$10\sim50mg$ 静脉推注，$1\sim3$ 次/天。

② 血压恢复至安全水平后，可用酚苄明 $10\sim20mg/$次，每天 2 次，也可用盐酸特拉唑嗪（高特灵）、多沙唑嗪、柳胺苄心定加倍他洛尔等口服。

③ 镇静及对症处理：吸氧，卧床休息，避免刺激和压迫腹部，必要时选用地西泮、苯巴比妥等。

④ 病情稳定后，有手术指征者应进行手术治疗。

7. 妊娠先兆子痫或子痫

妊娠先兆子痫或子痫，危及母子生命，则应视为高血压危象中的急症，应迅速处理。

（1）治疗原则

① 迅速降压，选用不影响胎儿的抗高血压药，给药方式以静脉注射为宜，血压降至安全范围 $[(150\sim160)/(95\sim100)$ mmHg$]$ 后过渡到口服抗高血压药维持。

② 尽快终止妊娠。

（2）治疗措施

① 降压治疗，可选用硝普钠，多数学者认为此药较少影响子宫收缩，但也可通过胎盘，而影响胎儿，所以应避免长期使用，以免胎儿氰化物中毒。也可以选用硝酸甘油，静脉应用 CCB、β 受体阻滞药，临床上有用 10%硫酸镁 10mL＋5%葡萄糖液 250mL 静脉推注（缓慢）。

2007 年 ESH/ESC 高血压指南指出，病情紧急时：a. 可选用静脉推注拉贝洛尔，口服甲基多巴及硝苯地平。b. 高血压危象时，可静脉滴注硝普钠，但应避免长期使用，以免胎儿氰化物中毒。c. 伴发肺水肿的子痫前期可选用硝酸甘油。d. 惊厥时硫酸镁有效。e. 血压控制可选择口服甲基多巴、拉贝洛尔、CCB 和 β 受体阻滞药进行治疗。

ESH/ESC 高血压指南建议：a. 由于静脉注射肼屈嗪，围生期不良反应过大，不再选用。b. 鉴于子痫前期血浆容量减少，因此这类患者不宜进行利尿药治疗。

② 对症治疗：镇静，卧床休息，不限水钠摄入，但有抽搐考虑有颅内压增高，则可用 20％甘露醇 250mL 静脉滴注或用地西泮 10mg 静脉推注。

③ 有适应证及手术条件者，尽快终止妊娠。

8. 高血压合并急性肾功能不全

（1）治疗原则

① 迅速控制血压：使血压＜130/80mmHg，如若蛋白尿＞1g/d 时，血压应＜125/75mmHg。

② 防止或控制肾脏病变持续进展和心血管并发症的发生。

（2）治疗措施

① 降压治疗：血压过高，可静脉滴注抗高血压药物如硝普钠或硝酸甘油，尼卡地平、地尔硫䓬；乌拉地尔、艾司洛尔等。血压稳定后，联合用药 ACEI/ARB 与 CCB，小剂量利尿药，β 受体阻滞药合用。当血肌酐＞2mg/dL 时，用袢利尿药。

② 高血压伴严重肾功能不全者需采用透析疗法。

③ 为减少或消除微量蛋白尿或大量白蛋白尿者，ACEI 或 ARB 需每天增加剂量治疗。

9. 围术期高血压

随着高血压发病率增高，围术期高血压相当常见。增加了麻醉及手术的风险，也增加了围术期心脑血管意外及并发症发生，所以重视围术期高血压处理是确保手术安全的主要措施。

（1）治疗原则

① 控制平稳血压，维持足够冠状动脉灌注压。

② 保证足够通气和氧化。

③ 适当应用麻醉药物，减少镇静药物应用。

④ 积极控制寒战。

（2）治疗措施

① 术前治疗

a. 术前严重高血压（≥180/110mmHg）者，择期手术应延迟进行，然后进行降压治疗，除高血压危象中的急症，一般不主张静脉应用抗高血压药物，而采取口服抗高血压药物直至手术日晨，以防止术中血压剧烈波动。

b. 为使高血压患者麻醉安全，术前抗高血压药物治疗应使血压得以控制，并持续到麻醉诱导前。

c. 利尿药可能会导致低血钾和低血容量，术前需监测和纠正。ACEI 可引起麻醉诱导后低血压，β 受体阻滞药可出现术中心动过缓及支气管痉挛，需依不同患者加以注意。

② 术中监护和防治

a. 术中监护：高血压患者围术期血压波动大，因此，术中必须监测血压、心率及心律（心电图）、氧饱和度或尿量等。然后根据患者出现情况（如高血压危象、脑卒中、心肌缺血等）加以处理。

b. 术中降压处理：如果术中出现难以控制高血压，应考虑去除诱因，如镇痛不足、膀胱过胀、睡眠窒息等。调整麻醉深浅程度，解除气道梗阻，改善通气。

c. 合理使用抗高血压药物：术中以静脉抗高血压药物为主，选用硝普钠、硝酸甘油、尼卡地平 2.5mg，5min 静脉注射，可重复应用 2～4 次，间隔 10min 以上，以后 2～4mg/h；地尔硫䓬 0.25mg/kg，2min 静脉注射，再给 0.35mg/kg，2min 静脉注射，后 5～15mg/h，静脉滴注维持；艾司洛尔 0.25～0.5mg/kg，1min 静脉注射，后 50～200μg/(kg·min)，静脉滴注维持；拉贝洛尔 0.25mg/kg，2min 静脉注射，以后每 15min 0.5mg/kg 静脉注射或 1～4mg/min，静脉滴注维持。

③ 术后处理

a. 随着麻醉的终止，患者在逐渐恢复意识的过程中，由于手术后疼痛、吸痰、拔管、反应性恶心、呕吐或膀胱胀尿等，均可引起血管反应强烈，血压升高更明显，需认真积极处理。

b. 苏醒期激动所致高血压，应给镇痛药或镇静药。

c. 如若有反跳性高血压，可再给静脉抗高血压药。

d. 老年、体弱、心功能不全者可给静脉硝酸甘油点滴。

10. 难治性高血压

难治性高血压系指在应用治疗性改善生活方式（比如戒烟，减体重/维持体重，少喝酒，限盐摄入，增加蔬果摄入，运动/体育锻炼）和至少用 3 种抗高血压药物治疗 3 个月，仍不能把收缩压和舒张压控制在目标水平时，称为难治性/顽固性高血压。

（1）原因

① 难治性高血压确诊前，需注意有无假性难治性高血压，包括：a. 单纯诊室（白大衣）高血压；b. 使用测量血压袖带不恰当；c. 假性高血压。

② 降压治疗依从性差（包括患者和医师）。

③ 改变生活方式失败：如体重增加，大量乙醇摄入。

④ 继续服用有升压作用的药物（如甘草片、可卡因、糖皮质激素、避孕药、非甾体抗炎药物等）。

⑤ 夜间阻塞性睡眠呼吸暂停。

⑥ 未觉察的继发原因（如老年肾动脉狭窄、甲状腺功能亢进/减退等）。

⑦ 容量负荷过量（如利尿药治疗不充分，进展性肾功能不全，高盐摄入，醛固酮增多症）。

⑧ 抗高血压药物联合不当。

（2）处理原则

① 找出原因及诱因，并加以纠正。

② 提高治疗依从性。

③ 转高血压专科诊治。

④ 调整治疗方案及重新应用联合药物。

（3）处理措施

① 寻找病因及诱因，以治疗性生活方式干预。

② 提高治疗的依从性

a. 告知患者关于高血压不进行治疗的风险/危害和有效治疗（联合、长期或终身治疗）的益处。

b. 指导患者生活方式干预和方法，制订新的降压治疗方案，并使患者及其家人了解治疗方案。

c. 指导患者及其家人采用家庭自测血压方法及行为提醒方法，必要时需进行动态血压测定。

d. 关注药物不良反应（即使很轻微），必要时要及时更换药物剂量和种类。

e. 指导患者或其家人定期到医院就诊或参加健康保健教育，以便了解病情，了解用药方法，了解合理价格，了解自救方法等。

③ 药物应用

a. 强调个体化、联合应用药物，选择最佳联合用药，尽快使血压达标，即强化，优化，简化，个体化降压达标，提高降压质量。

b. 经过有效药物口服治疗仍未能达标，可入院诊治或门诊选用静脉给予抗高血压药物，待病情稳定，再改为口服抗高血压药物。

c.注意相关危险因素治疗（如降脂、抗血小板治疗、血糖控制达标治疗等）。

第八节 稳定型心绞痛

稳定型心绞痛是由于劳力引起心肌耗氧量增加，而病变的冠状动脉不能及时调整和增加血流量，从而引起可逆性心肌缺血，但不引起心肌坏死。这是由于心肌供氧与耗氧之间暂时失去平衡而发生心肌缺血的临床症状，是在一定条件下冠状动脉所供应的血液和氧不能满足心肌需要的结果。

一、病因及发病机制

稳定型心绞痛是一种以胸、下颌、肩、背或臂的不适感为特征的临床症候群，其典型表现为劳累、情绪波动或应激后发作，休息或服用硝酸甘油后可缓解。有些不典型的稳定型心绞痛以上腹部不适感为临床表现。主要由心肌缺血引起。心肌缺血最常见的原因是粥样硬化性冠状动脉疾病，其他原因还包括肥厚型心肌病、扩张型心肌病、动脉硬化以及其他较少见的心脏疾病。

心肌供氧和需氧的不平衡产生了心肌缺血。心肌氧供取决于动脉氧饱和度、心肌氧扩散度和冠脉血流，而冠脉血流又取决于冠脉管腔横断面积和冠脉微血管的调节。管腔横断面积和微血管都受到管壁内粥样硬化斑块的影响，从而因运动时心率增快、心肌收缩增强以及管壁紧张度增加导致心肌需氧增加，最终引起氧的供需不平衡。心肌缺血引起交感激活，产生心肌耗氧增加、冠状动脉收缩等一系列效应从而进一步加重缺血。缺血持续加重，导致心脏代谢紊乱、血流重分配、区域性以至整体性舒张和收缩功能障碍，心电图改变，最终引起心绞痛。缺血心肌释放的腺苷能激活心脏神经末梢的 A1 受体，是导致心绞痛（胸痛）的主要中介。

心肌缺血也可以无症状。无痛性心肌缺血可能因为缺血时间短或不甚严重或因为心脏传入神经受损或缺血性疼痛在脊的和脊上的部位受到抑制。患者显示出无痛性缺血证据、气短以及心悸都提示心绞痛存在。

对大多数患者来说，稳定型心绞痛的病理因素是动脉粥样硬化、冠脉狭窄。正常血管床能自我调节，例如在运动时冠脉血流增加为平时的 5～6 倍。动脉粥样化斑块减少了血管腔横断面积，使得运动时冠脉血管床自我调节的能力下降，从而产生不同严重程度的缺血。若管腔径减少>50%，当运动或应激时，冠脉血流不能满足心脏代谢需要从而导致心肌缺血。内皮功能受损也是心绞痛的病因之一。心肌桥是心绞痛的罕见病因。

用血管内超声（IVUS）观察稳定型心绞痛患者的冠状动脉斑块，发现 1/3 的患者至少有 1 个斑块破裂，6% 的患者有多个斑块破裂。合并糖尿病的患者更易发生斑块破裂。临床上应重视稳定型心绞痛患者的治疗，防止其发展为急性冠脉综合征（ACS）。

二、临床表现

稳定型心绞痛的发作具有较为特征性的临床表现，对临床的冠心病诊断具有重要价值，可以通过仔细的病史询问获得有价值的信息。

（一）症状

1. 诱因

劳力最为常见，如走路快、上楼、爬坡、顶风骑车等。亦可为情绪激动或精神打击所诱发。

2. 性质

心绞痛发作时，患者常无明显的疼痛，而表现为压迫、发闷或紧缩感，也可有烧灼感，但不尖锐，非针刺样或刀割样痛，偶伴濒死、恐惧感。发作时，患者往往不自觉地停止活动，至症状缓解。

3. 部位

主要位于心前区、胸骨体上段或胸骨后，界线不清楚，约有手掌大小。常放射至左肩、左上肢内侧，达环指和小指、颈、咽或下颌部，也可以放射至上腹部，甚至下腹部。

4. 持续时间

多为 3～5min。短者亦可为 30s，长者可达 20min。心绞痛的症状是逐渐加重的，需数分钟达高峰。心绞痛很少在数秒内程度即达高峰。

5. 发作频率

稳定型心绞痛可数日或数星期发作一次，也可一日内发作多次。一般来说，发作频率固定，如短时间内发作频率较以前明显增加，应该考虑不稳定型心绞痛（恶化劳力型）。

6. 缓解方式

休息（静止）或含化硝酸甘油。后者常为有用的诊断工具，尽管食管疾病或其他引起胸痛的病症有时亦可通过含化硝酸甘油而缓解。硝酸甘油对劳力型或自发型心绞痛均有良好的疗效。

（二）体征

稳定型心绞痛患者在心绞痛发作时常见心率增快、血压升高。通常无其他特殊发现，但仔细的体格检查可以明确患者存在的心血管病危险因素。体格检查对鉴别诊断有很大的意义，如在胸骨左缘闻及粗糙的收缩期杂音应考虑主动脉瓣狭窄或梗阻性肥厚型心肌病的可能。在胸痛发作期间，体格检查可能发现乳头肌缺血和功能失调引起的二尖瓣关闭不全的收缩期杂音；心肌缺血发作时可能出现左心室功能障碍，听诊时有时可闻及第四或第三心音奔马律、第二心音逆分裂或出现交替脉。

三、辅助检查

（一）心电图检查

心电图是发现心肌缺血、诊断心绞痛最常用、最便宜的检查方法。

1. 静息心电图检查

静息心电图正常不能除外冠心病心绞痛，但如果有 ST-T 段改变符合心肌缺血时，特别是疼痛发作时检查，则支持心绞痛的诊断。心电图检查显示陈旧性心肌梗死时，则心绞痛的可能性增大。静息心电图检查以 R 波为主的导联出现 ST 段压低或 T 波倒置，对诊断有较大价值，但必须排除其他疾病引起的 ST-T 改变。

2. 心电图负荷试验

心电图负荷试验是对疑有冠心病的患者，通过给心脏增加负荷（运动或药物）而激发心肌缺血来诊断冠心病。最常用的是运动负荷试验，即次极量心电图活动平板（或踏车）试验。但必须在配备严密的监测、抢救设备以及抢救药品的情况下实施，以防试验中的不测事件发生。

（1）适应证　①临床上怀疑冠心病，为进一步明确诊断；②对稳定型心绞痛患者进行危险分层；③冠状动脉搭桥及心脏介入治疗前后的评价；④陈旧性心肌梗死患者对非梗死部位心肌缺血的监测。

（2）禁忌证　①急性心肌梗死；②高危的不稳定型心绞痛；③急性心肌、心包炎；④严重高血压［收缩压≥200mmHg 和（或）舒张压≥110mmHg］，心功能不全；⑤严重主动脉瓣狭窄；⑥梗阻性肥厚型心肌病；⑦静息状态下严重心律失常；⑧主动脉夹层。

（3）阳性标准　运动试验的阳性标准为运动中出现典型心绞痛，运动中或运动后出现 ST 段水平或下斜型下降≥1mm（1 点后 60～80ms）或运动中出现血压下降者（≥1.33kPa，即10mmHg）。

（4）负荷试验终止的指标　①出现明显症状，并伴有意义的ST段变化；②ST段明显压低（压低＞2mm为终止运动相对指征，≥4mm为终止运动绝对指征）；③ST段抬高≥1mm；④出现有意义的心律失常：收缩压持续降低＞10mmHg或血压明显升高（收缩压＞250mmHg或舒张压＞115mmHg）；⑤已达目标心率者。

（5）Duke活动平板评分　Duke活动平板评分是可以用来进行危险分层的指标。

Duke评分＝运动时间（min）－5×ST段下降（mm）－（4×心绞痛指数）

心绞痛指数：0为运动中无心绞痛；1为运动中有心绞痛；2为因心绞痛需终止运动试验。

Duke评分：≥5分低危，1年病死率0.25%；－10～＋4分中危，1年病死率1.25%；≤－11分高危，1年病死率5.25%。Duke评分系统适用于75岁以下的冠心病患者。

3. 心电图连续监测（动态心电图）

连续记录24h的心电图，可从中发现心电图ST-T改变和各种心律失常，通过将ST-T改变出现的时间与患者症状的对照分析，从而确定患者症状与心电图改变的意义。心电图中显示缺血性ST-T改变而当时并无心绞痛发作者称为无痛性心肌缺血。诊断无痛性心肌缺血时，ST段呈水平或下斜型压低≥0.1mV，并持续1min以上。进行12导联的动态心电图监测对心肌缺血的诊断价值较大。

（二）实验室检查

遇到稳定型心绞痛，应检查以下项目：①冠心病的危险因素，如空腹血糖、血脂，包括TC、HDL-C、LDL-C及TG，必要时检查OGTT试验；②检查血红蛋白，了解有无贫血，因贫血可诱发心绞痛；③检查甲状腺功能；④检查尿常规、肝肾功能、血电解质、肝炎相关抗原、人类免疫缺陷病毒（HIV）及梅毒血浆试验，需在冠状动脉造影前进行；⑤胸痛明显者，需查血肌钙蛋白T或I（cTnT或cTnI）、肌酸激酶（CK）及其同工酶（CK-MB），以与急性冠状动脉综合征相鉴别。

（三）超声心动图检查

稳定型心绞痛患者在心绞痛发作时，进行超声心动图检查可以发现节段性室壁运动异常，并可以出现一过性心室收缩与舒张功能障碍的表现。超声心动图负荷试验是诊断冠心病的手段之一，可以帮助识别心肌缺血的范围和程度，敏感性和特异性均高于心电图负荷试验。超声心动图负荷试验按负荷的性质可分为药物负荷试验（常用多巴酚丁胺）、运动负荷试验、心房调搏负荷试验及冷加压负荷试验。根据负荷后室壁的运动情况可将室壁运动异常分为运动减弱、运动消失、矛盾运动及室壁瘤。

（四）负荷影像学检查

负荷影像学检查包括负荷超声和核素心肌灌溉显像，主要用于缺血心肌范围的判定，区别坏死心肌，对于诊断、危险性判定及血供重建治疗的决策，有重要的临床价值。主要用于：①原有心电图检查异常影响心肌缺血诊断的冠心病患者；②心电图检查包括 24 小时心电图正常，且运动平板试验受限而高度怀疑冠心病的患者；③冠心病患者危险性的评估；④鉴别缺血心肌和坏死心肌，以帮助确定治疗策略。

（五）CT 冠状动脉造影

CT 冠状动脉造影（CTA）为显示冠状动脉病变及形态的无创检查方法，具有较高的阴性预测价值，若 CTA 未见狭窄病变，一般无须进行有创检查。但CT 冠状动脉造影对狭窄部位病变程度的判断仍有一定局限性，特别当存在明显的钙化病变时，会显著影响狭窄程度的判断，而冠状动脉钙化在冠心病患者中相当普遍，因此 CTA 对冠状动脉狭窄程度的显示仅能作为参考。

（六）左心导管检查

左心导管检查主要包括冠状动脉造影术和左心室造影术，是有创性检查方法。冠状动脉造影术目前仍然是诊断冠心病的金标准。左心导管检查通常采用穿刺股动脉（Judkins 技术）、肱动脉（Sones 技术）或桡动脉的方法。选择性冠状动脉造影将导管插入左、右冠状动脉口，注射对比剂使冠状动脉主支及其分支显影，可以较准确地反映冠状动脉狭窄的程度和部位。左心室造影术是将导管送入左心室，用高压注射器将对比剂以 $12\sim15\text{mL/s}$ 的速度注入左心室，以评价左心室整体收缩功能及局部室壁运动状况。

四、危险分层

根据临床评估、对负荷试验的反应、左心室收缩功能状态及冠状动脉造影显示的病变情况综合判断，定义出发生冠心病事件的高危患者，对采取个体化治疗，改善长期预后具有重要意义。

（一）临床评估

患者病史、症状、体格检查、心电图检查及实验室检查可为预后提供重要信息。冠状动脉病变严重、有外周血管疾病、心力衰竭者预后不良。心电图显示陈旧性心肌梗死、完全性左束支传导阻滞、左心室肥厚、二度至三度房室传导阻滞、心房颤动、分支传导阻滞者，发生心血管事件的危险性也增高。

（二）负荷试验

Duke 活动平板评分可以用来进行危险分层。此外，运动早期出现阳性（ST 段压低>1mm）、试验过程中 ST 段压低>2mm、出现严重心室律失常时，预示患者高危。超声心动图负荷试验有很好的阴性预测价值，年死亡或心肌梗死发生率在 0.5% 以上。而静息时室壁运动异常、运动引发更严重的室壁运动异常者高危。

核素检查显示运动时心肌灌注正常则预后良好；运动灌注明显异常提示有严重的冠状动脉病变，预示患者高危，应动员患者行冠状动脉造影及血供重建治疗。

（三）左心室收缩功能

左心室收缩功能稳定型心绞痛患者危险分层的重要评价指标，也是患者长期预后的预测因子。左心室射血分数（LVEF）≤35% 的患者，每年病死率>3%。男性稳定型心绞痛伴心功能不全者 5 年存活率仅 58%。

（四）冠状动脉造影

冠状动脉造影显示的病变部位和范围决定患者预后。

五、诊断和鉴别诊断

（一）诊断

（1）根据典型的发作特点，结合年龄和存在的其他冠心病危险因素，除外其他疾病所致的胸痛，即可诊断。

（2）发作时典型的心电图改变为以 R 波为主的导联中 ST 段压低，T 波平坦或倒置，发作过后数分钟内逐渐恢复。

（3）心电图无改变的患者可考虑做心电图负荷试验。

（4）发作不典型者，要依靠观察硝酸甘油的疗效和发作时心电图的变化诊断，如仍不能确诊，可考虑做心电图负荷试验或 24h 的动态心电图连续监测。

（5）诊断困难者可考虑行超声心动图负荷试验、放射性核素检查和冠状动脉CTA。考虑介入治疗或外科手术者必须行选择性冠状动脉造影。

（6）在有 CTA 设备的医院，单纯进行冠心病的诊断已经很少使用选择性冠状动脉造影检查。

（二）鉴别诊断

根据稳定型心绞痛的临床症状，临床上应与以下疾病相鉴别，见表 2-10。

表 2-10　稳定型心绞痛需鉴别的疾病

需鉴别的疾病	鉴别要点
心脏神经症	患者胸痛常为几秒的刺痛或持久几小时的隐痛,胸痛部位多在左胸乳房下心尖部附近,部位常不固定。症状多在劳力之后出现,而不在劳力的当时发生。患者症状多在安静时出现,体力活动或注意力转移后症状反而缓解,常可以耐受较重的体力活动而不出现症状。含服硝酸甘油无效或在十多分钟后才"见效",常伴有心悸、疲乏及其他神经衰弱的症状,常喜欢叹息性呼吸
肋间神经痛	疼痛常累及 1～2 个肋间,沿肋间神经走向,疼痛性质为刺痛或灼痛,持续性而非发作性;咳嗽、用力呼吸和身体转动可使疼痛加剧,局部有压痛。稳定型心绞痛转化为不稳定型心绞痛,由于其危险程度、治疗策略及近期预后的不同,需要临床认真判定。心绞痛的性质、程度、时间对鉴别诊断尤为重要
急性心肌梗死	疼痛比较显著,持续时间长,含化硝酸甘油无缓解,有特征性心电图和心肌损伤标志物异常,可合并心律失常、心力衰竭、低血压、肺水肿、休克甚至猝死
X 综合征	以反复发作的劳力性心绞痛为主要表现,疼痛也可在休息时发生。多见于绝经前女性,常无冠心病的危险因素,疼痛症状不甚典型。冠状动脉造影未发现有临床意义的狭窄,但常见血流缓慢和冠状动脉血流储备降低,12 导联心电图(发作时)或负荷心电图检查有心肌缺血表现,部分患者超声心动检查显示室壁节段运动异常,核素心肌灌注显像发现节段心肌灌注减低和再分布征象
冠状动脉肌桥	心绞痛发作特点类似于劳力性心绞痛,心电图检查具有心肌缺血表现。但发病年龄较轻,常无冠心病的危险因素,超声心动图检查一般无节段性室壁运动异常,冠状动脉造影时显示收缩期冠状动脉节段受压表现

六、治疗

治疗的目标是预防心血管事件的发病率和死亡率并提高生活质量。

（一）治疗方案

药物治疗、PCI 和冠状动脉旁路移植术（CABG）均已被证实可以控制症状，改善运动至缺血的时间。在初期的药物治疗时代，CABG 已被证实可以减少特定患者群的心血管疾病死亡率。虽然 PCI 已被证明可以缓解稳定型心绞痛症状并改善生活质量，但在随机对照试验中，尚没有证据证明其能减少死亡率。

（二）药物治疗

1. 血小板抑制药

（1）抗血小板试验者协作是一项荟萃分析，包含来自 174 项关于抗血小板治疗临床试验的约 100000 名患者。该数据组表明，在高风险人群中，阿司匹林降低脑卒中、心肌梗死和死亡的发生率，包括那些从未有过心肌梗死的稳定型心绞痛患者。最近的一项系统性评价表明，尽管最佳剂量有争议，但人们普遍支持文献中推荐的 ASA 每日 75～81mg 的剂量。5％～10％的冠心病患者使用阿司匹林并不能显著降低血小板功能，这种情况称为阿司匹林免疫。阿司匹林免疫已被证实可以导致外周血管疾病患者的血栓性事件发生率增加。与阿司匹林敏感的患者相比，血小板活性高的患者发生脑卒中、心肌梗死和血管性死亡的风险更高。

（2）对于那些对阿司匹林过敏或不能耐受阿司匹林的患者，氯吡格雷已被证实可以降低存在外周血管、脑血管和冠状动脉血管疾病患者的致命和非致命性血管事件的发生率。

① 氯吡格雷是不能耐受阿司匹林的患者的二线治疗方案。在既往有心脏手术史或缺血性事件发生的高危患者，使用氯吡格雷作为单一疗法或与阿司匹林合用，都是有益的。对于那些因稳定型冠状动脉疾病而接受金属裸支架（BMS）的患者，推荐至少 1 个月的双联抗血小板治疗（DAPT；阿司匹林 81mg/d，氯吡格雷 75mg/d）。对于置入药物洗脱支架（DES）患者的双重抗血小板治疗方案目前正在紧锣密鼓地探索中，一方面是由于晚期支架内血栓形成，另一方面质疑 DAPT 时间延长带来的益处。最新 ACC/AHA 的 PCI 指南推荐对于接受 DES 的患者，实行 12 个月的 DAPT 方案，尽管对于特定的高风险患者群，更长时间的 DAPT 仍可考虑（Ⅱb 类推荐）。氯吡格雷通常耐受性良好并具有较少不良反应。

② 在 CHARISMA 试验（该试验招募了大量患者，包括先前发生过心血管事件的及具有多重心血管危险因素的患者）的初步分析中我们发现，在预防心肌梗死或死亡方面，DAPT 较单用阿司匹林而言并无显著优势。对高风险患者（陈旧性心肌梗死）的预分析显示，接受 DAPT 的患者心血管事件发生率明显减少。这表明，特定的患者群可能受益于长期的 DAPT。

2. 调脂药

在明确诊断冠心病的患者中，调脂治疗作为二级预防，尤其是他汀类药物，可以显著降低心血管事件的风险。他汀类药物是强有效的 3-羟基-3-甲基戊二酰辅酶还原酶（HMG-CoA 还原酶）抑制药。它们是最有效地降低低密度脂蛋白（LDL）的药物，同时也可以上调 NO 合成酶，减少内皮素-1 的 mRNA 表达，改善血小板功能，并降低有害自由基的产生；所有这些都可改善正常内皮功能。

（1）适应证 4S 研究、CARE 研究、LIPID 研究及 HPS 研究均提供了令人信服的证据，罹患心血管疾病的患者无论其胆固醇水平正常亦或升高，他汀类药物都可以降低死亡率、降低心肌梗死和卒中的发生率及 CABG 治疗率。

（2）有效性 最近的研究已经表明，对于稳定型冠心病患者（TNT 研究）或急性冠状动脉综合征（ACS）患者（PROVE IT-TIMI-22 研究），强化降脂使 LDL 达到 70mg/dL 与强化降脂使 LDL 达到 100mg/dL 相比，可以降低心血管死亡、心肌梗死和卒中的风险。之所以建议积极的他汀类药物治疗，还因为它可以阻碍并延缓斑块的进展，这已被 IVUS 证实。

（3）选用的药物 他汀类药物应是治疗冠心病的一线用药。量化脂蛋白 a、纤维蛋白原、载脂蛋白 A 的和载脂蛋白 B100 是具有研究意义的。胆汁酸多价螯合剂主要降低 LDL 胆固醇，由于这些药物可能会加剧高甘油三酯血症，因而不能用于甘油三酯水平高于 300mg/dL 的患者。烟酸可以降低 LDL 和甘油三酯水平，是最有效的降脂药物，同时也增加高密度脂蛋白（HDL）的水平，它也是唯一可以降低脂蛋白 a 的药物。纤维酸衍生物是对高甘油三酯血症最有效的药物，能够提高 HDL 水平而对 LDL 影响不大，是治疗甘油三酯水平高于 400mg/dL 的患者的一线用药。ω-3 脂肪酸也可被用于治疗高甘油三酯血症，特别是对烟酸和纤维酸治疗无效的患者。提高 HDL 和胆固醇酯转移蛋白抑制药的药物，目前正在随机对照试验中接受临床评价，在将来有可能提供一种有益的辅助他汀类药物治疗的方案。

① 对于明确诊断冠心病或者冠心病等危症人群，目前的证据支持积极降低 LDL 胆固醇水平的治疗方案，目标是达到 70mg/dL（Ⅱa 级）。HDL 胆固醇 >45mg/dL 和甘油三酯<150mg/dL 是饮食、生活方式及药物治疗之外的次级目标。

② 他汀类药物的不良反应 罕见，包括肌炎和肝炎。使用说明中建议于正式治疗前（或增加剂量前）和用药后 3 个月进行肝功能检测评估。除非临床上怀疑有药物不良反应产生，药物治疗相对稳定的常规随访患者没有必要进行血液相关检测。

3. 硝酸盐

（1）作用机制 硝酸盐类药物通过减轻左心室的前后负荷来降低心脏整体负荷和耗氧。该药物也可以通过减少左心室舒张末期压力，扩张心外膜血管及改善缺血心肌组织的侧支循环使血液重新分布至缺血的心内膜下心肌组织。作为辅助治疗，硝酸盐也可以作为血小板聚集的弱抑制药。

（2）有效性的证据　硝酸盐类药物可降低运动诱发的心肌缺血，缓解症状，提高稳定型心绞痛患者的运动耐量。

① 在最佳的 β 受体阻滞药治疗方案中添加硝酸盐并不会增加心绞痛发作的频率、硝酸甘油消耗量、运动持续时间及无症状心肌缺血的持续时间。

② 在一些小型研究中，硝酸盐同期使用血管紧张素转换酶（ACE）抑制药，可有效减少心绞痛发作。

③ 对慢性稳定型心绞痛患者，目前仍然没有研究显示硝酸盐类药物会带来生存获益。

（3）药物的选择　因为硝酸盐起效迅速，舌下含服或口腔喷雾可以立即缓解心绞痛发作。

① 当预计活动量可以加重心绞痛时，硝酸甘油片可用于短期预防（最多30min）。根据心绞痛发作的昼夜节律，用药的时间和频率可以个体化定制。约8h 的无硝酸盐用药期足以防止耐药的发生。

② 使用长效药物和经皮给药途径可提高药效，但仍需存在一个无硝酸盐的间隔期。

（4）不良反应　硝酸盐类药物应与三餐同服以防止胃灼痛。

① 头痛是较常见的不良反应，可以很严重。持续应用药物可使头痛的严重性降低，也可以通过降低药物剂量来缓解头痛。

② 一过性面部潮红、头晕、乏力、直立性低血压可以发生，但这些影响通常可以由改变体位和其他促进静脉回流的方法所消除。

（5）药物相互作用　硝酸盐类药物与其他血管扩张药，例如 ACE 抑制药、肼屈嗪或钙通道阻滞药合用时可以发生低血压。PDE5 抑制药如西地那非（万艾可）与硝酸盐合用可导致严重低血压，因此属于绝对禁忌。

（6）争议

① 耐药性：持续药物治疗可能减弱硝酸盐药物的血管和抗血小板作用。虽然这种硝酸盐耐药现象的机制并未被完全理解，巯基耗竭、神经激素激活、血浆容量的增加可能参与其中。N-乙酰半胱氨酸、ACE 抑制药或利尿药并没有持续预防硝酸盐耐药。间歇用硝酸盐治疗是避免硝酸盐耐药的唯一方法。

② 反弹：对于持续服用 β 受体阻滞药治疗的患者，间断使用硝酸盐并不会引起严重的心绞痛复发。延长用药间歇也不会引起心绞痛复发。

4. β 受体阻滞药

（1）作用机制　阻断心脏表面的 $β_1$ 受体，降低速率压力乘积和氧需。左心室室壁张力下降可以让血流从心外膜重新分配至心内膜。

① $β_2$ 受体阻滞所导致的冠状动脉痉挛罕见，但对于已知的易产生血管痉挛

的患者，β受体阻滞药应尽量避免。

② β受体阻滞药还具有一定程度的膜稳定作用。

（2）有效性的证据　心肌梗死后服用β受体阻滞药可以降低死亡率。对于稳定型心绞痛患者（从未发生过心肌梗死），尽管改善心绞痛症状方面的作用已被证实，但生存获益尚无证据支持。

（3）不良反应　最主要的不良反应来源于对β_2受体的阻滞。然而数据表明，某些不良反应的发生率可能低于预期，但是潜在的急救治疗仍应提供给那些有发生不良事件巨大风险的患者群。

① 支气管收缩、掩盖糖尿病患者的低血糖反应、周围血管疾病症状恶化、中枢神经系统不良反应如嗜睡、昏睡、抑郁症、多梦等均已被证实。中枢神经系统不良反应与这些药物的脂溶性相关。

② 当患者存在传导系统障碍或心力衰竭时，应注意症状性心动过缓和心力衰竭加重的问题。

③ 部分患者需要注意性欲降低、性无能和可逆性脱发。

④ β受体阻滞药的不良反应还包括增加 LDL 胆固醇同时降低 HDL 胆固醇。

（4）药物相互作用　与钙通道阻滞药合用易导致严重心动过缓和低血压。

（5）药物的选择　心脏选择性、脂溶性、药物代谢模式和给药频率都是选择具体药物时需要考虑的主要因素。主要针对心脏的特异性药物（如β_1受体阻滞药），包括美托洛尔、阿替洛尔、比索洛尔和奈必洛尔。值得注意的是，奈必洛尔也可诱导内皮细胞的 NO 通路并有助于血管扩张。在选择药物时，尽管具有内在拟交感活性的药物可降低冠心病患者的获益，但内在拟交感活性并非临床上需要考虑的重要因素。

（6）对血脂的影响　与β受体阻滞药相关血脂异常的临床意义目前仍不清楚。β受体阻滞药可使 HDL 水平下降，使甘油三酯水平上升。β受体阻滞药同时也能够提高 NYHA Ⅰ级或Ⅱ级心力衰竭且存在心绞痛患者的生存率。对于 NYHA 分级Ⅲ级或Ⅳ级患者，应先改善并稳定其心功能状态，然后才能行β受体阻滞药治疗。

5. 钙通道阻滞药

（1）作用机制　此类药物通过抑制钙通道，阻断钙进入血管平滑肌细胞和心肌细胞内，但不影响细胞内钙释放的调节。其结果是肌细胞的收缩减少。

① 四种类型的钙通道分别是 L、T、N 和 P 型。

② T 型钙通道存在于心房和窦房结内，并影响除极Ⅰ期。

③ L 型钙通道有助于动作电位Ⅲ期钙内流进入细胞内。

④ N 型及 P 型钙通道主要存在于神经系统。

⑤ 钙通道阻滞药主要有三类，包括二氢吡啶类（如硝苯地平）、地尔硫䓬类（如地尔硫䓬）及苯烷胺类（如维拉帕米）。

⑥ 二氢吡啶类结合到 L 型通道胞外部分的特定位点，它们不结合 T 型通道因而不具有负性变时性作用。由于其作用部位在细胞外，二氢吡啶类不抑制受体诱导的细胞内钙释放。

⑦ 维拉帕米结合到 L 型通道的胞内部分并抑制 T 型通道。维拉帕米能够抑制细胞内钙释放，是由于其结合位点位于细胞内及其反射性交感神经活化抑制效果较差。维拉帕米易产生使用依赖性，因为药物转运到细胞内结合位点需要开放通道。维拉帕米能够改善稳定型心绞痛，主要通过提高速度压力乘积以及扩张冠状动脉血管进而增加氧的输送。

（2）有效性的证据　众多双盲安慰剂对照试验已经表明，钙通道阻滞药能够降低心绞痛发作次数并减轻运动诱发的 ST 段压低。

① 一些研究对 β 受体阻滞药和钙通道阻滞药控制稳定型心绞痛的效果进行比较（其中死亡、心肌梗死和不稳定型心绞痛作为终点结局），证实两者具有相同的疗效。

② 一项回顾性研究和荟萃分析发现，短效硝苯地平能够增加冠心病患者的死亡率。如果预期使用硝苯地平，采用长效制剂联合 β 受体阻滞药治疗是更安全的方法。其增加死亡率的机制尚不清楚，但可能的解释是反射性心动过速和冠状动脉盗血现象。

（3）不良反应　最常见的不良反应是低血压、面部潮红、头晕和头痛。由于负性肌力作用可诱发心力衰竭，故左心室功能不全是钙通道阻滞药治疗的相对禁忌证。使用对窦房结和房室结有显著抑制效应的化合物能够导致传导障碍和症状性心动过缓发生。已知苄普地尔可延长 Q-T 间期，使用该药时 Q-T 监测是必要的。使用二氢吡啶类钙通道阻滞药常出现下肢水肿，这时需要降低药物的剂量或停止用药。非二氢吡啶类钙通道阻滞药也可引起便秘。

（4）药物相互作用　非二氢吡啶类钙通道阻滞药维拉帕米和地尔硫䓬能够增加洋地黄浓度。当存在洋地黄中毒时，应禁用这些药物。

（5）药物的选择　钙通道阻滞药具有不同的负性肌力作用。

① 代偿性心力衰竭患者有可能耐受氨氯地平。对失代偿性心力衰竭，应避免使用任何钙通道阻滞药。氨氯地平是美国食品药品监督管理局（FDA）批准用于心绞痛的唯一钙通道阻滞药。

② 具有传导障碍的患者应使用对传导系统影响最小的药物。长效制剂能够减少由反射性心动过速诱发的心绞痛风险。

6. 血管紧张素转换酶抑制药

使用 ACE 抑制药管理慢性稳定型心绞痛的论据来自心肌梗死后和心力衰竭的临床试验，研究显示使用 ACE 抑制药能明显减少缺血事件发生。

（1）ACE 抑制药主要通过降低心脏前负荷，并在一定程度上降低后负荷，减少心肌耗氧量，从而有益于控制慢性稳定型心绞痛。HOPE 研究显示，雷米普利能够显著降低高危冠心病、脑卒中、糖尿病及周围血管疾病患者群的死亡率、心肌梗死和脑卒中发生率。最近的一项荟萃分析发现，对于无收缩功能不全证据的动脉粥样硬化患者，ACE 抑制药同样可以降低心脑血管事件的风险。值得注意的是，PEACE 研究旨在评估左心室功能正常的患者使用群多普利的疗效，其结果显示在死亡、心肌梗死、心绞痛、血运重建或卒中方面并无任何获益。许多假说可以解释这些不同的研究结果，包括剂量效应、药效差异及入选患者的风险等级等。然而，ACE 抑制药推荐用于左心室功能不全的患者（Ⅰ类证据），并可合理地用于左心室功能正常的患者（Ⅱa 级推荐）。

（2）不同 ACE 抑制药用于减轻心肌缺血的相对疗效尚未得到很好的研究。

（3）ACE 抑制药的严重不良反应包括咳嗽、高钾血症和肾小球滤过率下降。严禁用于遗传性血管性水肿或双侧肾动脉狭窄患者的治疗。

7. 激素替代疗法

妇女绝经后血脂谱发生不良变化。LDL、总胆固醇和甘油三酯水平增加而高密度脂蛋白水平降低。所有这些变化对心血管疾病发病率和病死率均有不利影响。几个大型病例对照和前瞻性队列研究表明，绝经后单独使用雌激素或雌激素与醋酸甲羟孕酮联合使用可对血脂谱和心血管事件产生积极影响。然而，无论是针对一级预防的 WHI 研究，还是针对二级预防的 HERS 研究均显示，接受 HRT 的绝经后女性的心血管和脑血管事件的风险增加。另外一项以冠状动脉造影量化冠状动脉粥样硬化的随机试验结果显示使用雌激素产生阴性结果。因此，先前提到的治疗获益被认为可能是"健康用户"效应所致，不推荐激素替代疗法用于心血管事件的一级预防。

（1）使用获益　虽然使用雌激素已证实增加心血管事件，它同时也明确产生一些良性作用，包括维持正常内皮功能、减少氧化 LDL 水平、改变血管张力、维持正常的凝血功能、对血糖水平的良性作用、减少骨质疏松性骨折及减少围绝经期症状。

（2）不良反应　包括出血、恶心及水潴留。因为雌激素剂量很小，这些不良反应是罕见的。对于子宫完整的患者，必须行常规妇科检查以筛查癌症。使用 HRT 也增加乳腺癌的风险，常规筛查是有益的。

8. 抗氧化剂

维生素 A、维生素 C 及维生素 E 对冠心病患者的作用仍不明确。

(1) 早期的观察性研究表明，每日补充维生素 E 可以降低动脉粥样硬化性心脏病患者心血管事件的风险。然而，在随机试验研究中，应用维生素 E 并未显示有益作用。还有数据表明，维生素 E 可以减轻他汀类药物的效果。不建议维生素 A、维生素 C 和维生素 E 用于心血管事件的二级预防。

(2) 缺乏有关维生素 A 和维生素 C 的研究数据。现有的大多数资料表明，服用超大剂量维生素没有任何益处。尽管维生素 A 可结合低密度脂蛋白分子，但不能阻止低密度脂蛋白氧化。水溶性的维生素 C 不可结合低密度脂蛋白分子。不推荐这两种维生素用于预防动脉粥样硬化的进展。

9. 雷诺嗪

(1) 雷诺嗪通过抑制心肌细胞的晚期钠通道发挥作用，这些通道在心肌缺血或心力衰竭等病理状态下持续开放。雷诺嗪减少晚期钠内流入心肌细胞，进而导致钠依赖性地进入细胞质的钙减少。细胞内钙离子水平降低能够减轻心肌舒张期僵硬度，从而改善舒张期血流、减轻缺血和心绞痛。早期的研究已经表明雷诺嗪主要通过其对脂肪酸代谢的影响发挥作用。然而，目前更有力的证据显示抑制晚期钠通道是其主要作用机制。

(2) 有关雷诺嗪的许多随机研究，无论有或没有基础抗心绞痛治疗，均已显示其对稳定型心绞痛患者治疗有效，包括心绞痛发作频率、运动持续时间、平板试验中 ST 段压低出现的时间及舌下含服硝酸甘油的频率等。

(3) 不良反应　头晕、头痛和 GI 不耐受是已知最常见的不良反应。Q-T 间期延长亦有报道，尤其见于代谢降低引起的肝功能障碍患者。基线或治疗过程中出现 Q-T 间期延长是其使用禁忌。

(4) 药物相互作用　CYP3A4 受体抑制药能够抑制雷诺嗪代谢，如唑类抗真菌剂、非二氢吡啶类钙通道阻滞药、大环内酯类抗生素、蛋白酶抑制药和柚子汁等，不可与雷诺嗪同时服用。

10. 新兴的药物疗法

(1) 在动物模型体内直接注入血管内皮生长因子（VEGF）及碱性成纤维细胞生长因子蛋白已被证实能增加侧支循环血流。探讨这些细胞因子对改善心绞痛患者缺血心肌侧支循环的相关研究正在进行中。虽然早期的结果令人鼓舞，但这些治疗手段长期的风险及获益仍未知。

(2) 通过基因疗法使内源性生长因子过度表达，以控制侧支血管形成的方法已被提出，这些方法正在研究中。

11. 增强体外反搏

已成为稳定型心绞痛患者的一种治疗选择。

(1) 涉及下肢的间歇性加压，以努力增加舒张压并增加冠状动脉血流量。3

套气囊缠绕在小腿、大腿下部和大腿上部，具有心电图门控的精确箍带充气和放气。在 T 波的起点处，即舒张期开始时较低的箍带充气，在 P 波起点处，即收缩期之前 3 个箍带同时被触发放气。

（2）对于难治性心绞痛患者，临床试验表明此法能够改善运动耐量，减少心绞痛的症状，减少硝酸甘油使用，并改善由铊显像测定的缺血客观指标。这些获益在 2 年随访时依然存在。

（三）冠状动脉旁路移植术

1. 对比药物治疗

跟药物治疗相比，CABG 能够改善高危稳定型心绞痛患者的生存率。对于 3 支血管病变、左心室功能不全或左主干狭窄患者，其优势尤其显著。

（1）该结论主要来自 CASS 研究、ECSS 研究及 VACS 研究的结果。但这些试验对于 β 受体阻滞药、ACE 抑制药、抗血小板药物或降脂药物的益处未得到有效共识。

（2）外科技术也显著改进，包括更多地使用动脉桥如乳内动脉（IMA）桥，微创手术的采用及心脏组织保存和麻醉技术的改进。

2. 静脉桥或动脉桥的选择

有多种不同的 CABG 技术。孤立性左主干冠状动脉狭窄患者采用左乳内动脉桥进行的微创旁路移植手术与 PCI 相比，在死亡率、心肌梗死或卒中发生率方面并无显著性差异，但能够降低再次血运重建。在心脏直视手术中，左乳内动脉的使用已经得到肯定。同静脉桥相比，乳内动脉桥具有较好的远期疗效。由于左乳内动脉的成功应用，其他的动脉桥也在临床使用，如右乳内动脉、桡动脉及胃网膜右动脉等。

（1）20% 的静脉桥在 5 年内失去效果，60%～70% 的静脉桥在 10 年后依然有效。相比之下，大于 90% 的左乳内动脉-左前降支冠状动脉桥在手术 20 年后依然通畅。

（2）乳内动脉桥用于左前降支部位病变显示更好的 10 年通畅率（95%），优于左回旋支（88%）或右冠状动脉（76%）部位病变。对于通畅率而言，左乳内动脉优于右乳内动脉，原位桥优于游离桥。

（3）与仅使用大隐静脉桥相比，使用乳内动脉桥的患者生存率更高，这种生存获益持续长达 20 年。

（4）双侧乳内动脉桥具有良好的应用前景，有证据表明左乳内动脉＋右乳内动脉桥同左乳内动脉＋大隐静脉桥相比，能够显著改善生存率。右乳内动脉的使用存在技术难度，因此没有得到普及。

(5) 桡动脉桥于 1970 年左右引入临床使用，最初的研究结果好坏参半。然而，92% 的桥血管在 1 年后保持通畅，80%～85% 的桥血管在 5 年后保持通畅。胃网膜右动脉桥已被使用约 15 年，有报道显示 5 年造影通畅率达到 92%。

3. 既往 CABG 史

既往实施过心脏旁路移植术并有稳定型心绞痛患者的治疗缺乏足够的数据。这类患者虽然可能需要再次旁路移植手术，其手术或药物治疗方面尚无直接比较。首次 CABG 时应用多支动脉桥血管能够降低再次手术风险。

(四) 其他的血运重建方法

经皮和术中心肌血运重建术是不适宜行 PCI 或 CABG 的冠心病患者的可选治疗方式。有报道显示，此类方法能够减轻症状、减小心肌灌注缺损并改善心肌收缩功能，但不能显著改善生存率。对于药物不能缓解的难治性心绞痛或无法选择其他血运重建方法的患者，应保留这类方法，但近年来其已逐渐失去人们的青睐。

经术中或经皮血运重建时注射促血管生成药，如血管内皮生长因子（VEGF），刺激血管再生的方法目前正在研究中。到目前为止，这些干预方法的研究结果有好有坏。一些小规模研究显示积极治疗能够改善灌注和运动耐量。然而，两项更大规模的研究因中期分析无获益，近期已被提前终止。

(五) 生活方式的改变

1. 运动

（1）原理　运动能够调节骨骼肌，降低同等工作负荷条件下的身体总耗氧量。运动训练还可以降低任何工作负荷条件下的心率水平，从而降低心肌需氧量。一些证据表明，更高强度的体力活动和锻炼可以降低心血管疾病的发病率和死亡率。

（2）建议　作为二级预防，每周进行至少 3～4 次持续达到 70%～85% 最高预测心率目标的有氧等张运动，已被证实能够提高生存率。对初学者而言，进行有监督的运动或康复计划，达到 50%～70% 最大预测心率，也是有益的。等长运动大幅度增加心肌耗氧量，不推荐进行。

2. 饮食

推荐低脂肪饮食，包括谷物、脱脂乳制品、水果和蔬菜、鱼和瘦肉，这些能够有效地降低冠心病患者心血管疾病风险。这些也属于"地中海饮食"的范畴，已被证明能够降低心血管风险。综合方法调理冠心病患者包括一名营养师在内，对个性化患者饮食习惯非常有帮助。

3. 戒烟

吸烟与动脉粥样硬化的进展相关，通过上调冠状动脉 α 肾上腺素水平增加心肌负荷，并对凝血功能产生不良影响，所有这些均可能导致稳定型心绞痛恶化。戒烟能够降低包括既往行 CABG 在内的已明确诊断冠心病的患者的心血管风险。医师辅导是实现这一目标的最佳方法，辅助疗法包括尼古丁替代贴片、口香糖、喷雾剂或药物，如苯丙胺和伐尼克兰。

4. 精神心理因素

愤怒、敌意、抑郁和压力等因素已被证明对冠心病有不利影响。小规模非随机研究结果显示，生物反馈和多种放松技巧可以帮助降低这些不利影响。

第九节　急性 ST 段抬高型心肌梗死

急性 ST 段抬高型心肌梗死（STEMI）主要是由于冠状动脉粥样硬化斑块破裂或糜烂和血栓形成，导致冠状动脉血供急剧减少或中断，使相应供血的心肌严重而持久的缺血导致心肌坏死，心电图表现为 ST 段抬高。

将心肌梗死分为 5 型。

1 型：自发性心肌梗死由于动脉粥样斑块破裂、溃疡、裂纹、糜烂或夹层，引起一支或多支冠状动脉血栓形成，导致心肌血流减少或远端血小板栓塞伴心肌坏死。患者大多有严重的冠状动脉病变，少数患者冠状动脉仅有轻度狭窄甚至正常。

2 型：继发于心肌氧供需失衡的心肌梗死除冠状动脉病变外的其他情形引起心肌需氧与供氧失平衡，导致心肌损伤和坏死，例如冠状动脉内皮功能异常、冠状动脉痉挛或栓塞、心动过速/过缓性心律失常、贫血、呼吸衰竭、低血压、高血压伴或不伴左心室肥厚。

3 型：心脏性猝死心脏性死亡伴心肌缺血症状和新的缺血性心电图改变或左束支传导阻滞，但无心肌损伤标志物检测结果。

4a 型：经皮冠状动脉介入治疗（PCI）相关心肌梗死基线心脏肌钙蛋白（cTn）正常的患者在 PCI 后 cTn 升高超过正常上限 5 倍或基线 cTn 增高的患者，PCI 术后 cTn 升高≥20%，然后稳定下降。同时发生：①心肌缺血症状；②心电图缺血性改变或新发左束支传导阻滞；③造影示冠状动脉主支或分支阻塞或持续性慢血流或无复流或栓塞；④新的存活心肌丧失或节段性室壁运动异常的影像学表现。

4b 型：支架血栓形成引起的心肌梗死冠状动脉造影或尸检发现支架植入处血栓性阻塞，患者有心肌缺血症状和（或）至少 1 次心肌损伤标志物高于正常上限。

5 型：外科冠状动脉旁路移植术（CABG）相关心肌梗死基线 cTn 正常患者，CABG 后 cTn 升高超过正常上限 10 倍，同时发生：①新的病理性 Q 波或左束支传导阻滞；②血管造影提示新的桥血管或自身冠状动脉阻塞；③新的存活心肌丧失或节段性室壁运动异常的影像学证据。

一、病因

（一）基本病因

急性心肌梗死的基本病因是冠状动脉粥样硬化疾病（偶为冠状动脉栓塞、炎症、创伤、先天性畸形、痉挛和冠状动脉口阻塞），造成一支或多支血管管腔狭窄和心肌供血不足，而侧支循环未充分建立。在此基础上，一旦血供急剧减少或中断，使心肌严重而持久地发生急性缺血达 20～30min，即可发生急性心肌梗死。绝大多数急性心肌梗死是由于不稳定的粥样斑块溃破，继而出血和管腔内血栓形成，而使管腔闭塞。少数情况下粥样斑块内或其下发生出血或血管持久痉挛，也可使冠状动脉完全闭塞。

（二）促使斑块破裂出血及血栓形成的诱因

① 6:00—12:00 交感神经活动增加，机体应激反应增强，心肌收缩力、心率、血压增高，冠状动脉张力增高。

② 在饱餐特别是进食多量脂肪后，血脂增高，血黏稠度增高。

③ 重体力活动、情绪过分激动、血压剧升或用力排便时，致左心室负荷明显加重。

④ 休克、脱水、出血、外科手术或严重心律失常，致心排血量骤降，冠状动脉灌流量锐减。

AMI 可发生在频发心绞痛的患者，也可发生在原来从无症状者中。AMI 后发生的严重心律失常、休克或心力衰竭等并发症，均可使冠状动脉灌流量进一步降低，心肌坏死范围扩大。

二、病理变化

（一）冠状动脉狭窄与闭塞的情况

尸检资料表明，＞75％的 AMI 患者有单支冠状动脉严重狭窄；1/3～1/2 的患者所有 3 支冠状动脉均存在有临床意义的狭窄。冠状动脉造影显示，90% 以上的心肌梗死相关动脉发生完全闭塞，前降支闭塞最多见，导致左心室前壁、心尖部、下侧壁和前内乳头肌坏死；回旋支闭塞累及左心室高侧壁、膈面及左心房，并可累及房室结；右冠状动脉闭塞可导致右心室膈面、后间隔及右心室梗死，也可累及窦房结和房室结。左主干闭塞导致广泛的左心室心肌坏死。极少数 AMI 患者冠状动脉正常，可能为血栓自溶或冠状动脉痉挛所致。

（二）心肌坏死后的病理演变

冠状动脉急性完全闭塞→20～30min 供血区域心肌少数坏死→1～2h 绝大部分心肌凝固性坏死→心肌间质充血水肿＋炎症细胞浸润→肌纤维溶解＋肉芽组织增生→1～2 周后坏死组织开始吸收并出现纤维化→6～8 周后形成瘢痕而愈合。心肌坏死后的病理演变与心脏机械并发症发生的时间密切相关，心脏机械并发症多发生于 2 周内，包括心脏游离壁或室间隔穿孔、乳头肌断裂等。

（三）心肌坏死后的临床变化

心电图检查显示 Q 波形成和 ST 段动态演变，侧支循环逐渐形成，坏死心肌扩展伴发室壁瘤，病变波及心包并发急性心包炎，病变波及心内膜引起附壁血栓形成，坏死室壁破裂发生心脏压塞或室间隔瘘，乳头肌缺血、坏死导致急性乳头肌功能不全或断裂。

（四）心肌梗死的血栓成分

心肌梗死时冠状动脉内血栓既可为白血栓，又可为红血栓。白血栓富含血小板，纤维蛋白和红细胞少见，而红血栓富含纤维蛋白与红细胞。STEMI 的冠状动脉内血栓为白血栓和红血栓并存，从堵塞处向近端延伸部分为红血栓。心肌梗死后是否溶栓取决于血栓成分和心肌梗死的类型（STEMI 与 NSTEMI）。

（五）左心室收缩功能的改变

STEMI 早期由于非梗死区域收缩增强，梗死区域出现运动同步失调（相邻节段收缩时相不同步）、收缩减弱（心肌缩短幅度减小）、无收缩、矛盾运动（收缩期膨出）4 种异常收缩方式，主要表现为舒张功能不全。若心肌梗死面积较大或非梗死区也有严重心肌缺血，则收缩功能也可降低。如果梗死区域有侧支循环建立，则对左心室收缩功能具有重要的保护意义。

（六）心肌梗死后心室重构

左心室节段收缩与舒张功能减弱→交感神经兴奋＋RAAS 激活＋Frank-

Starling 代偿机制→心率增快＋非梗死区节段收缩增强→维持血流动力学不发生显著变化→启动心室重构（左心室伸展＋左心室肥厚＋基质改变等）。心肌梗死的范围大小，左心室负荷状态和梗死相关动脉的血液供应情况（包括侧支循环形成）是心室重构的重要影响因素。

（七）梗死扩展与梗死延展

梗死扩展为梗死心肌节段的面积扩大，但无梗死心肌数量的增加。梗死扩展的特征为梗死区不成比例地变薄与扩张，使心力衰竭和室壁瘤等致命并发症的发生率增高，而心尖部是最薄且最容易受累的部位。

（八）心肌梗死后心室扩大

心室重构在梗死发生后立即开始，持续数月到数年。心室存活心肌首先出现适应性肥厚，随后逐渐发生扩张性的变化。心室扩张的程度与梗死的范围、梗死相关动脉的开放迟早以及非梗死区局部的 RAS 系统激活程度有关，并决定心力衰竭的严重程度以及致死性心律失常的发生率。

三、临床表现

（一）诱发因素

（1）多发于气候寒冷、气温变化大的春冬季节。

（2）常在安静与睡眠时发病，清晨与上午发病较多。

（3）剧烈运动、过重体力活动、精神紧张与激动、饱餐、创伤、急性出血、休克、发热、心动过速等因素均可诱发。

（4）反复发作的冠状动脉痉挛性心绞痛也可发展为 AMI。

（二）先兆

一半以上患者在发病前数日有乏力，胸部不适，活动时心悸、气急、烦躁、心绞痛等前驱症状，其中以新发生心绞痛（初发型心绞痛）或原有心绞痛加重（恶化型心绞痛）为最突出。后者表现为心绞痛发作较以往频繁、程度较剧、持续较久、硝酸甘油疗效差、诱发因素不明显，同时心电图示 ST 段一过性明显抬高（变异型心绞痛）或压低，T 波倒置或增高（"假性正常化"）。

（三）症状

1. 胸痛

胸痛为最主要的症状，突发性胸骨后压榨性剧痛，常伴有冷汗、呼吸困难、乏力、轻度头重感、心悸、急性神志模糊、消化不良、呕吐、紧束感、濒死感及恐惧感，多持续 30min 以上，且硝酸甘油效果差，可向左肩、左上肢、下颌、牙齿、颈部、上背部、右背部或上腹部放射。发生上述任何部位的疼痛可能并不伴有胸痛，尤其在外科手术后患者、老年人和有糖尿病或高血压的患者中，易被误诊或漏诊。

2. 全身症状

全身症状包括发热、出汗、心动过速、全身乏力等，体温一般不超过 38℃。

3. 胃肠道症状

疼痛剧烈时常伴有频繁的恶心、呕吐和上腹胀痛，与迷走神经受坏死心肌刺激和心排血量降低导致组织灌溉不足等有关。肠胀亦不少见。重症者可发生呃逆。

4. 心律失常

多发生在起病 1～2 日，而以 24h 内最多见，可伴乏力、头晕、晕厥等症状。各种心律失常中以室性心律失常最多，尤其是室性期前收缩。如室性期前收缩频发（每分钟 5 次以上）、成对出现或呈短暂室性心动过速、多源性或落在前一心搏的易损期时（R 波落在 T 波上），常为心室颤动的先兆。心室颤动是急性心肌梗死早期特别是入院前主要的死因。房室传导阻滞和束支传导阻滞也较多见，室上性心律失常则较少，多发生在心力衰竭者中。前壁急性心肌梗死如发生房室传导阻滞表明梗死范围广泛，病情严重。

5. 低血压和休克

轻者可为头晕、乏力、血压下降等低血压状态，重者面色苍白、大汗淋漓、四肢湿冷、脉搏细数、烦躁不安、反应迟钝甚至晕厥等心源性休克的表现。

6. 心力衰竭

左心衰竭的患者出现呼吸困难、咳嗽、发绀、烦躁等，严重者可发生肺水肿或进而发生右心衰竭的表现。

（四）体征

1. 心脏体征

心浊音界可完全正常，也可有心尖区第一心音减弱、第三或第四心音奔马律。10%～20% 的患者发病后 2～3 日出现心包摩擦音，多在 1～2 日消失。乳头肌功能不全时可有收缩期杂音，心力衰竭或休克者有相关体征。

2. 血压

除极早期血压可增高外，几乎所有患者均有血压降低。起病前有高血压者，血压可降至正常，且可能不再恢复到起病前的水平。

四、辅助检查

（一）实验室检查

心肌细胞坏死时，细胞膜的完整性遭到破坏，细胞内的大分子物质（血清心脏标记物）开始弥散至心脏间质组织并最后进入梗死区的微血管和淋巴管。患者入院要求即刻测定心肌损伤标记，并于 2～4h、6～9h、12～24h 重复测定。推荐测定肌钙蛋白、肌红蛋白和 CK-MB。溶栓治疗时应当监测 CK-MB，不再测定 CK、AST、ALT、乳酸脱氢酶及其同工酶，主要原因为其在体内分布多个器官，对 AMI 诊断的敏感性和特异性均较差。

1. 肌钙蛋白（cTn）

它是诊断心肌坏死最特异和最敏感的标记。肌钙蛋白超过正常上限，结合心肌缺血证据即可诊断 AMI。肌钙蛋白是肌肉组织收缩的调节蛋白，而心肌肌钙蛋白是心肌独有且特异性很高的心肌标记物，心肌损伤时肌钙蛋白从心肌组织释放并进入血液循环中。肌钙蛋白包括 cTnT、cTnI、cTnC 3 个亚单位。肌钙蛋白在健康人血浆中的浓度 $<0.06\text{ng/L}$，心肌损伤和坏死时升高。其动态变化的过程与心肌梗死的时间、梗死范围的大小、再灌注治疗的早晚密切相关。肌钙蛋白 2～4h 开始升高，6～8h 几乎 100％升高，cTnI 于 24h 后达到高峰，持续 7～10 日，而 cTnT 2～5 日达到高峰，持续 10～14 日，两者对于早期和晚期 AMI 具有很高的诊断价值。由于肌钙蛋白具有很高的敏感性，可发现无心电图改变和 CK-MB 异常的小灶性梗死。cTnI 的敏感性和特异性较 cTnT 略低，但也作为敏感而特异的指标进行监测。应注意的是肌钙蛋白在心肌明显损伤而无坏死时也可升高。

2. 肌红蛋白

在 AMI 发病后 1～2h 开始升高，12h 内达到高峰，24～48h 恢复正常。出现时间早于肌钙蛋白和 CK-MB，对更早诊断 AMI 有重要的提示价值。由于肌红蛋白广泛存在于心肌和骨骼肌中，并且主要经肾脏代谢清除，在慢性肾功能不全、骨骼肌损伤时可引起升高，其特异性较肌钙蛋白低。

3. CK-MB

CK-MB 对判断 AMI 的敏感性和特异性均较高，分别达到 100％和 99％。AMI 后 4～6h 开始升高，16～24h 达到高峰，持续 2～3 日。其检测值超过正常上限并有动态变化可帮助诊断 AMI，在诊断再发心肌梗死方面具有优势，但对小灶性梗死敏感性较低。CK-MB 还是溶栓是否成功的间接评价指标，由于心肌再灌注时 CK-MB 提前进入血流，峰值提前到 14h 内，据此可间接判定冠状动脉是否再通。

（二）心电图检查

由于心电图检查方便、无创、广泛用于临床，连续的心电图检测不仅可明确 AMI 的诊断，而且对梗死部位、范围、程度及心律失常情况做出判断。

1. 特征性改变

（1）ST 段抬高呈弓背向上型，在面向坏死区周围心肌损伤区的导联上出现。

（2）宽而深的 Q 波（病理性 Q 波），在面向透壁心肌坏死区的导联上出现。

（3）T 波倒置，在面向损伤区周围心肌缺血区的导联上出现。在背向 MI 区的导联则出现相反的改变，即 R 波增高。ST 段压低和 T 波直立并增高。

2. 动态性改变

（1）起病数小时内，可尚无异常或出现异常高大两肢不对称的 T 波，为超急性期改变。

（2）数小时后，ST 段明显抬高，弓背向上，与直立的 T 波连接，形成单相曲线。数小时至 2 日出现病理性 Q 波，同时 R 波减低，是为急性期改变。Q 波在 3～4 日稳定不变，以后有 70%～80% 的患者永久存在。

（3）在早期如不进行治疗干预，ST 段抬高持续数日至 2 周，逐渐回到基线水平，T 波则变为平坦或倒置，是为亚急性期改变。

（4）数周至数月后，T 波呈 V 形倒置，两支对称，波谷尖锐，是为慢性期改变。T 波倒置可永久存在，也可在数月或数年内逐渐恢复。

3. 检查要求

对疑似 ST 段抬高心肌梗死的患者，10min 内完成 12 导联心电图检查，疑有下壁心肌梗死时需加做心电图 V_{3R}～V_{5R} 和 V_7～V_9 导联检查。如早期心电图不能确诊时，需 5～10min 重复检查。T 波高尖可出现在 ST 段抬高心肌梗死的超急性期，与既往心电图检查进行比较，有助于诊断。左束支传导阻滞（LBBB）患者发生 AMI 时，心电图诊断困难，以下变化可提示 AMI：①凡在心电图检查出现 QRS 图形，并基本向上的导联中出现 ST 段未抬高甚至下降，T 波倒置，而在 QRS 图形基本向上的导联中 ST 段未降低反而抬高，T 波直立；②V_4、V_5、V_6、Ⅰ、aVR 导联出现 Q 波；③V_1 导联、V_2 导联出现显著的 R 波；④心电图呈现 ST-T 段动态变化。需强调的是，对 AMI 患者尽早进行心电监测，以发现恶性心律失常。

4. 心肌梗死的定位

通过心电图检查对梗死区 ST 段抬高的导联，可对心肌梗死部位进行基本定位。定位标准如下：①前间隔心肌梗死，$V_1 \sim V_2$ 导联；②前壁心肌梗死，$V_3 \sim V_5$ 导联；③前侧壁心肌梗死，$V_5 \sim V_7$ 导联；④广泛前壁心肌梗死，$V_1 \sim V_5$ 导联；⑤下壁心肌梗死，Ⅱ、Ⅲ、aVF 导联；⑥下间壁心肌梗死，Ⅱ、Ⅲ、aVF 导联＋$V_1 \sim V_2$ 导联；⑦下侧壁心肌梗死，Ⅱ、Ⅲ、aVF 导联＋$V_5 \sim V_7$ 导联；⑧高侧壁心肌梗死，Ⅰ、aVL 导联；⑨正后壁心肌梗死，$V_7 \sim V_9$ 导联＋Ⅰ、aVL 导联。

5. 心电图检查 aVR 导联 ST 段变化的诊断价值

aVR 导联 ST 段抬高不仅可识别 AMI 相关的病变血管，而且可判定危险程度。研究表明，aVR 导联 ST 段抬高提示左主干病变或其分支血管严重病变，是临床的严重状态。在前壁 STE MI 的患者中，aVR 导联 ST 段抬高强烈提示左前降支近端病变；在下壁心肌梗死患者中 aVR 导联 ST 段压低提示左回旋支病变，而不是右冠状动脉病变；在 NSTEMI 患者中，如果 aVR 导联没有抬高，可以排除左主干病变。

（三）影像学检查

1. 超声心动图检查

符合 AMI 的胸痛患者，在心电图不能确认是 AMI 时，此时超声心动图的表现对诊断可能有帮助，出现明确的异常收缩区支持心肌缺血诊断。AMI 患者几乎都有室壁运动异常区，对于非透壁性梗死的患者可能较少表现为室壁运动异常。早期行超声检查，对检出可能存活而处于顿抑状态的心肌有收缩功能储备，残留心肌有缺血可能，AMI 后有充血性心力衰竭及 AMI 后有机械性并发症的患者的早期发现都有帮助。

2. 核素心肌灌注

坏死心肌细胞中的 Ca^{2+} 能够结合放射性 ^{99m}Tc-焦磷酸盐，而肌凝蛋白可与 ^{111}In-抗肌凝蛋白单克隆抗体特异性地结合，均形成坏死心肌病灶的"热点"显像；^{201}Tl 或 ^{99m}Tc-MIBI 因坏死心肌无血流和瘢痕组织无血管而不能进入细胞内，形成"冷点"显像。"热点"显像用于心肌梗死急性期的诊断，"冷点"显像用于心肌梗死慢性期，对评估梗死区域有无存活心肌有较大价值。负荷核素心肌灌注显像（药物负荷或运动负荷）可用于心肌梗死出院前和出院后危险性的评估，显像异常者预示在此后的 $3 \sim 6$ 个月发生并发症的危险显著增加。

3. 核素心腔造影

常用 ^{99m}Tc 标记的红细胞或白蛋白进行心腔造影检查，观察室壁运动和 LVEF，有助于判定心室功能、室壁运动异常和室壁瘤形成。

五、诊断和鉴别诊断

（一）诊断

1. 诊断 AMI 的基本条件

① 胸痛持续 20～30min 或以上；②心电图检查 ST-T 呈现动态变化；③心肌损伤标记明显异常。具备两项即可确诊 AMI。但由于 STEMI 患者再灌注治疗的效果与时间密切相关，而诊断是否及时是影响早期再灌注治疗的关键因素，因此 AMI 的快速诊断是临床上应当重视的问题。

2. 典型缺血性胸痛

典型缺血性胸痛是快速提示和诊断 AMI 的首要条件。典型的 AMI 胸痛具体体现在胸痛的部位、性质、持续时间、伴随的症状等方面。其特点为：①部位，常位胸骨后或左侧胸部；②性质，常呈剧烈的压榨痛或紧迫、烧灼痛；③时间，持续＞20min；④伴随症状，常伴有出汗、恶心、呕吐、头晕、眩晕等；⑤治疗，含化硝酸甘油无明显缓解。

3. 非典型胸痛患者的诊断线索

对于 AMI 无典型胸痛的患者，临床上容易漏诊或误诊，因此应格外注意临床相关的诊断线索，这对 AMI 的诊断具有重要的提示价值。如果患者既往有冠心病、心绞痛病史或有冠心病的多种危险因素，出现以下情况时应考虑到 AMI 的可能：①新出现的低血压、左心衰竭和心源性休克；②新发生的 LBBB 或 AVB；③原有缺血性心肌病伴心功能不全，短时间内出现心功能的恶化；④突然的黑朦或晕厥；⑤不明原因的上腹部不适、疼痛、恶心、呕吐等症状；⑥难以解释的颈、下颌、肩部、背部疼痛。遇到上述情况，立即检查 12 导联心电图。

4. 心电图的典型改变

对快速诊断 AMI 具有决定性的意义。心电图 ST 段抬高对诊断 AMI 的特异性为 91％，敏感性为 46％。具有典型缺血性胸痛，相邻 2 个或 2 个以上导联 ST 段异常抬高或新发的 LBBB，可立即按 AMI 处理，尽早开始再灌注治疗。对于无胸痛和非典型缺血性胸痛的患者，心电图检查具有决定性的意义时，也应考虑尽早进行抗缺血和再灌注治疗。典型缺血性胸痛而心电图检查无决定性意义时，应密切监测心电图的变化，并快速检测心肌损伤标记。对于原有预激综合征、束支或室内传导阻滞、室壁瘤等患者，由于可能掩盖 AMI 时心电图检查显示 ST-T 变化，因此对于高度疑诊 AMI 者，应立即检查心肌损伤标记和超声心动图检查。

5. 即时检验心肌损伤标记

由于实验室检查较慢，影响患者到达医院后的快速诊断，建议即时检验（POCT）心肌损伤标记，尤其是肌钙蛋白，对早期诊断有重要的价值。

（二）鉴别诊断

1. 心肌梗死和心绞痛鉴别诊断

见表2-11。

表 2-11　心肌梗死和心绞痛鉴别诊断

鉴别点	心肌梗死	心绞痛
疼痛		
部位	相同,但可能在较低位置或上腹	胸骨上、中段之后
性质	相似,但更剧烈	压榨性或窒息性
诱因	不如前者常有	劳力、情绪激动、饱食等
时限	长,数小时或1～2天	短,1～5min 或 15min 以内
频率	不频繁	频繁发作
硝酸甘油疗效	作用较差	显著缓解
气喘或肺水肿	常有	极少
血压	常降低,甚至发生休克	升高或无显著改变
心包摩擦音	可有	无
坏死物质吸收的表现		
发热	常有	无
血白细胞增加	常有	无
红细胞沉降率增快	常有	无
血清心脏标志物增高	有	无
心电图变化	有特征性和动态性改变	无变化或暂时性 ST 段和 T 波变化

2. 心肌梗死与其他疾病的鉴别诊断

（1）主动脉夹层　胸痛常呈撕裂样,迅速达高峰且常放射至背部、腹部、腰部和下肢。双上肢血压和脉搏可有明显差别,可有下肢暂时性瘫痪、偏瘫和主动脉关闭不全的表现。无急性心肌梗死心电图的特征性改变及血清酶学改变。二维超声心动图检查有助于诊断。CT 和 MRI 可确诊。

（2）急性心包炎　急性非特异性心包炎也可有严重而持久的胸痛及 ST 段抬高。但胸痛与发热同时出现,呼吸和咳嗽时加重;早期可听到心包摩擦音;心电图改变常为普遍导联 ST 段弓背向上抬高,无急性心肌梗死心电图的演变过程,也无血清酶学改变。

（3）肺动脉栓塞　肺栓塞可引起胸痛、咯血、呼吸困难、休克等表现。但有右心负荷急剧增加表现，如发绀、肺动脉瓣第二心音亢进、颈静脉充盈、肝大、下肢水肿等。心电图示电轴右偏，Ⅰ导联 S 波加重，Ⅲ导联出现 Q 波和 T 波倒置，胸导联过渡区左移，右胸导联 T 波倒置等改变。与急性心肌梗死心电图的演变迥然不同，不难鉴别。

六、危险分层

（一）ST 段抬高性心肌梗死的综合危险分层

1. 危险因素

① 高龄、女性、Killip Ⅱ～Ⅳ级、既往心肌梗死史、心房颤动、前壁心肌梗死、肺部啰音、血压<100mmHg、心率>100 次/分、糖尿病、肌钙蛋白明显升高等，均是影响预后的独立危险因素，病死率高；②溶栓治疗失败（胸痛不缓解、ST 段持续抬高）或伴有右心室梗死和血流动力学异常的下壁 STEMI，也是影响预后的独立危险因素，病死率也较高；③STEMI 新发生心脏杂音时，提示可能有室间隔穿孔或二尖瓣反流，是临床的严重状态，应及时进行超声心动图检查。AMI 的血流动力学障碍主要包括低血压状态、肺淤血、急性左心衰竭、心源性休克等情况，均为高危状态，对此应当尽早分析原因并积极干预。

2. 心电图检查显示 QRS 波增宽

既往研究显示，ACS 患者 QRS 增宽与患者预后有关。近期加拿大 ACS 注册研究数据分析显示，QRS 波≥120ms 不伴束支传导阻滞者较 QRS 波<120ms 的患者院内和 1 年的病死率增高，而伴有束支传导阻滞者病死率更高。通过多因素分析显示，QRS 波≥120ms 伴有束支传导阻滞是心肌梗死患者院内和 1 年死亡的独立预测因子。进一步研究表明，急性前壁心肌梗死合并 RBBB 患者的病死率显著增高，通过多变量（年龄、Killip 分级、收缩压、脉搏和既往心肌梗死）分析发现，QRS 间期每增加 20ms 会增加 30 天的病死率，其中 QRS 间期≥160ms 者较 QRS 间期<160ms 者 30 天病死率更显著。即使 RBBB 恢复，病死率也不降低。荟萃分析表明，AMI 伴新发 LBBB 不但对近期的不良事件有预测价值，而且对远期不良事件也有预测价值。有研究表明，心肌再灌注治疗后心肌灌注差者预后更差。

3. 心电图检查 ST 段变化

aVR 导联 ST 段抬高不仅可识别 AMI 相关的病变血管，是临床上非常有用的指标，前壁 AMI 患者 aVR 导联 ST 段无压低与分别压低 0.05mV、0.1mV 和

≥0.15mV 比较，病死率均增加显著，而与下壁 AMI 无相关性。溶栓治疗 60min 后 ST 段回落的患者预后良好。

4. Killip 分级

Ⅰ级，无明显的心力衰竭；Ⅱ级，有左心衰竭，肺部啰音小于肺野的 50%，可伴有奔马律、窦性心动过速或其他心律失常，静脉压升高，X 线检查表现为肺瘀血；Ⅲ级，肺部啰音大于肺野的 50%，可出现急性肺水肿；Ⅳ级，心源性休克，有不同阶段和程度的血流动力学障碍。Killip 分级与心肌梗死的近期和远期预后均密切相关，分级越高，预后越差。

5. Forrester 血流动力学分型

根据肺毛细血管楔压（PCWP）和心脏指数（CI）评估有无肺淤血和外周组织灌注不足，并将 AMI 分为 4 个血流动力学亚型。Ⅰ型，既无肺淤血，也无外周组织灌注不足，心功能处于代偿状态，$CI > 2.2L/(min \cdot m^2)$，$PCWP \leqslant 18mmHg$，病死率约为 3%；Ⅱ型，有肺淤血，无外周组织灌注不足，$CI > 2.2L/(min \cdot m^2)$，$PCWP > 18mmHg$，病死率约为 9%，为常见的临床类型；Ⅲ型，无肺淤血，有外周组织灌注不足，$CI \leqslant 2.2L/(min \cdot m^2)$，$PCWP \leqslant 18mmHg$，病死率约为 23%；Ⅳ型，既有肺淤血，又有外周组织灌注不足，$CI \leqslant 2.2L/(min \cdot m^2)$，$PCWP > 18mmHg$，病死率约为 51%。

（二）ST 段抬高性心肌梗死无创检查危险分层

1. 高危（年病死率>3%）

静息或负荷 LVEF<35%；运动试验评分≤−11；负荷试验诱发大面积灌注不足；大面积且固定的灌注不足（尤其是前壁）；负荷试验诱发的多处中等面积灌注不足；大面积且固定的灌注不足伴左心室扩大或肺摄取[201]Tl 增加；负荷试验诱发的重度灌注不足伴左心室扩大或肺摄取[201]Tl 增加；心率<120 次/分、静息或小剂量多巴酚丁胺[≤10μg/(kg·min)]负荷情况下，超声心动图检查显示节段性室壁运动异常（至少 3 个节段）；负荷超声心动图检查显示广泛的心肌缺血。

2. 中危（年病死率 1%～3%）

静息 LVEF 35%～49%；运动试验评分介入−11～5；负荷试验诱发中度灌注不足，不伴有左心室扩大或肺摄取[201]Tl 增加；大剂量多巴酚丁胺[>10μg/(kg·min)]负荷情况下，超声心动图检查显示节段性室壁运动异常（1～2 个节段）。

3. 低危（年病死率<1%）

运动试验诱发中度灌注不足或仅有小面积的心肌灌注不足；负荷超声心动图

检查显示无节段性室壁运动异常。

七、治疗

（一）STEMI 的急救流程

早期、快速和完全地开通梗死相关动脉是改善 STEMI 患者预后的关键。

1. 缩短自发病至 FMC 的时间

应通过健康教育和媒体宣传，使公众了解急性心肌梗死的早期症状。教育患者在发生疑似心肌梗死症状（胸痛）后尽早呼叫急救中心、及时就医，避免因自行用药或长时间多次评估症状而延误治疗。缩短发病至 FMC 的时间、在医疗保护下到达医院可明显改善 STEMI 的预后。

2. 缩短自 FMC 至开通梗死相关动脉的时间

建立区域协同救治网络和规范化胸痛中心是缩短 FMC 至开通梗死相关动脉时间的有效手段。有条件时应尽可能在 FMC 后 10min 内完成首份心电图记录，并提前电话通知或经远程无线系统将心电图传输到相关医院。确诊后迅速分诊，优先将发病 12h 内的 STEMI 患者送至可行直接 PCI 的医院（特别是 FMC 后 90min 内能实施直接 PCI 者），并尽可能绕过急诊室和冠心病监护病房或普通心脏病房直接将患者送入心导管室行直接 PCI。对已经到达无直接 PCI 条件医院的患者，若能在 FMC 后 120min 内完成转运 PCI，则应将患者转运至可行 PCI 的医院实施直接 PCI。也可请有资质的医生到有 PCI 设备但不能独立进行 PCI 的医院进行直接 PCI。应在公众中普及心肌再灌注治疗知识，以减少签署手术知情同意书时的犹豫和延误。

（二）入院后一般处理

所有 STEMI 患者应立即给予吸氧和心电、血压和血氧饱和度监测，及时发现和处理心律失常、血流动力学异常和低氧血症。合并左心衰竭（肺水肿）和（或）机械并发症的患者常伴严重低氧血症，需面罩加压给氧或气管插管并机械通气。STEMI 伴剧烈胸痛患者应迅速给予有效镇痛剂，如静脉注射吗啡 3mg，必要时间隔 5min 重复 1 次，总量不宜超过 15mg。但吗啡可引起低血压和呼吸抑制，并降低 P2Y12 受体拮抗药的抗血小板作用。注意保持患者大便通畅，必要时使用缓泻药，避免用力排便导致心脏破裂、心律失常或心力衰竭。

（三）再灌注治疗

1. 溶栓治疗

（1）总体考虑　溶栓治疗快速、简便，在不具备 PCI 条件的医院或因各种原因使 FMC 至 PCI 时间明显延迟时，对有适应证的 STEMI 患者，静脉内溶栓仍是较好的选择。院前溶栓效果优于入院后溶栓。对发病 3h 内的患者，溶栓治疗的即刻疗效与直接 PCI 基本相似；有条件时可在救护车上开始溶栓治疗。

但目前我国大部分地区溶栓治疗多在医院内进行。决定是否溶栓治疗时，应综合分析预期风险/效益比、发病至就诊时间、就诊时临床及血流动力学特征、并发症、出血风险、禁忌证和预期 PCI 延误时间。左束支传导阻滞、大面积梗死（前壁心肌梗死、下壁心肌梗死合并右心室梗死）患者溶栓获益较大。

（2）适应证 ①发病 12h 以内，预期 FMC 至 PCI 时间延迟大于 120min，无溶栓禁忌证；②发病 12～24h 仍有进行性缺血性胸痛和至少 2 个胸前导联或肢体导联 ST 段抬高＞0.1mV 或血流动力学不稳定的患者，若无直接 PCI 条件，溶栓治疗是合理的；③计划进行直接 PCI 前不推荐溶栓治疗；④ST 段压低的患者（除正后壁心肌梗死或合并 aVR 导联 ST 段抬高）不应采取溶栓治疗；⑤STEMI 发病超过 12h、症状已缓解或消失的患者不应给予溶栓治疗。

（3）禁忌证 绝对禁忌证包括：①既往脑出血史或不明原因的卒中；②已知脑血管结构异常；③颅内恶性肿瘤；④3 个月内缺血性脑卒中（不包括 4.5h 内急性缺血性脑卒中）；⑤可疑主动脉夹层；⑥活动性出血或出血素质（不包括月经来潮）；⑦3 个月内严重头部闭合伤或面部创伤；⑧2 个月内颅内或脊柱内外科手术；⑨严重未控制的高血压［收缩压＞180mmHg 和（或）舒张压＞110mmHg］，对紧急治疗无反应。

相对禁忌证包括：①年龄≥75 岁；②3 个月前有缺血性脑卒中；③创伤（3 周内）或持续＞10min 心肺复苏；④3 周内接受过大手术；⑤4 周内有内脏出血；⑥近期（2 周内）不能压迫止血部位的大血管穿刺；⑦妊娠；⑧不符合绝对禁忌证的已知其他颅内病变；⑨活动性消化性溃疡；⑩正在使用抗凝药物，国际标准化比值（INR）水平越高，出血风险越大。

（4）溶栓剂选择 建议优先采用特异性纤溶酶原激活剂。重组组织型纤溶酶原激活剂阿替普酶可选择性激活纤溶酶原，对全身纤溶活性影响较小，无抗原性，是目前最常用的溶栓剂。但其半衰期短，为防止梗死相关动脉再阻塞需联合应用肝素（24～48h）。其他特异性纤溶酶原激活剂还有兰替普酶、瑞替普酶和替奈普酶等。非特异性纤溶酶原激活剂包括尿激酶和尿激酶原，可直接将循环血液中的纤溶酶原转变为有活性的纤溶酶，无抗原性和过敏反应。

（5）选药和用法

①阿替普酶：全量 90min 加速给药法：首先静脉推注 15mg，随后 0.75mg/kg 在 30min 内持续静脉滴注（最大剂量不超过 50mg），继之 0.5mg/kg 于 60min 持续静脉滴注（最大剂量不超过 35mg）。半量给药法：50mg 溶于 50mL 专用溶剂，首先静脉推注 8mg，其余 42mg 于 90min 内滴完。

② 替奈普酶：30～50mg 溶于 10mL 生理盐水中，静脉推注（如体重＜60kg，剂量为 30mg；体重每增加 10kg，剂量增加 5mg，最大剂量为 50mg）。

③ 尿激酶：150 万 U 溶于 100mL 生理盐水，30min 内静脉滴入。溶栓结束后 12h 皮下注射肝素 7500U 或低分子肝素，共 3～5 天。

④ 重组人尿激酶原：20mg 溶于 10mL 生理盐水，3min 内静脉推注，继以 30mg 溶于 90mL 生理盐水，30min 内静脉滴完。

（6）疗效评估　溶栓开始后 60～180min 内应密切监测临床症状、心电图 ST 段变化及心律失常。

血管再通的间接判定指标包括：①60～90min 内心电图抬高的 ST 段至少回落 50％；②cTn 峰值提前至发病 12h 内，CK-MB 酶峰提前到 14h 内；③2 小时内胸痛症状明显缓解；④2～3h 内出现再灌注心律失常，如加速性室性自主心律、房室传导阻滞（AVB）、束支传导阻滞突然改善或消失或下壁心肌梗死患者出现一过性窦性心动过缓、窦房传导阻滞，伴或不伴低血压。

上述 4 项中，心电图变化和心肌损伤标志物峰值前移最重要。

冠状动脉造影判断标准：心肌梗死溶栓（TIMI）2 级或 3 级血流表示血管再通，TIMI 3 级为完全性再通，溶栓失败则梗死相关血管持续闭塞（TIMI 0～1 级）。

（7）溶栓后处理　对于溶栓后患者，无论临床判断是否再通，均应早期（3～24h 内）进行旨在介入治疗的冠状动脉造影；溶栓后 PCI 的最佳时机仍有待进一步研究。无冠状动脉造影和（或）PCI 条件的医院，在溶栓治疗后应将患者转运到有 PCI 条件的医院。

（8）出血并发症及其处理　溶栓治疗的主要风险是出血，尤其是颅内出血（0.9％～1.0％）。高龄、低体重、女性、既往脑血管疾病史、入院时血压升高是颅内出血的主要危险因素。一旦发生颅内出血，应立即停止溶栓和抗栓治疗；进行急诊 CT 或磁共振检查；测定血细胞比容、血红蛋白、凝血酶原、活化部分凝血活酶时间（APTT）、血小板计数和纤维蛋白原、D-二聚体，并检测血型及交叉配血。治疗措施包括降低颅内压；4h 内使用过肝素的患者，推荐用鱼精蛋白中和（1mg 鱼精蛋白中和 100U 肝素）；出血时间异常可酌情输入 6～8U 血小板。

2. 介入治疗

开展急诊介入的心导管室每年 PCI 量≥100 例，主要操作者具备介入治疗资质且每年独立完成 PCI≥50 例。开展急诊直接 PCI 的医院应全天候应诊，并争取 STE-MI 患者首诊至直接 PCI 时间≤90min。

（1）直接 PCI　根据以下情况作出直接 PCI 决策。

Ⅰ类推荐：①发病 12h 内（包括正后壁心肌梗死）或伴有新出现左束支传导

阻滞的患者（证据水平 A）；②伴心源性休克或心力衰竭时，即使发病超过 12h 者（证据水平 B）；③常规支架置入（证据水平 A）；④一般患者优先选择经桡动脉入路（证据水平 B），重症患者可考虑经股动脉入路。

Ⅱa 类推荐：①发病 12～24h 内具有临床和（或）心电图进行性缺血证据（证据水平 B）；②除心源性休克或梗死相关动脉 PCI 后仍有持续性缺血外，应仅对梗死相关动脉病变行直接 PCI（证据水平 B）；③冠状动脉内血栓负荷大时建议应用导管血栓抽吸（证据水平 B）；④直接 PCI 时首选药物洗脱支架（DES）（证据水平 A）。

Ⅲ类推荐：①无血流动力学障碍患者，不应对非梗死相关血管进行急诊 PCI（证据水平 C）；②发病超过 24h、无心肌缺血、血流动力学和心电稳定的患者不宜行直接 PCI（证据水平 C）；③不推荐常规使用主动脉内气囊反搏泵（IABP）（证据水平 A）；④不主张常规使用血管远端保护装置（证据水平 C）。

（2）溶栓后 PCI　溶栓后尽早将患者转运到有 PCI 条件的医院，溶栓成功者于 3～24h 进行冠状动脉造影和血运重建治疗（Ⅱa，B）；溶栓失败者尽早实施挽救性 PCI（Ⅱa，B）。

溶栓治疗后无心肌缺血症状或血流动力学稳定者不推荐紧急 PCI（Ⅲ，C）。

（3）FMC　若 STEMI 患者首诊于无直接 PCI 条件的医院，当预计 FMC 至 PCI 的时间延迟＜120min 时，应尽可能地将患者转运至有直接 PCI 条件的医院（Ⅰ，B）；如预计 FMC 至 PCI 的时间延迟＞120min，则应于 30min 内溶栓治疗。根据我国国情，也可以请有资质的医生到有 PCI 设备的医院行直接 PCI（时间＜120min）（Ⅱb，B）。

（4）未接受早期再灌注治疗 STEMI 患者的 PCI（症状发病＞24h）　病变适宜 PCI 且有再发心肌梗死、自发或诱发心肌缺血或心源性休克或血流动力学不稳定的患者建议行 PCI 治疗（Ⅰ，B）。

左心室射血分数（LVEF）＜0.40、有心力衰竭、严重室性心律失常者应常规行 PCI（Ⅱa，C）；STEMI 急性发作时有临床心力衰竭的证据，但发作后左心室功能尚可（LVEF＞0.40）的患者也应考虑行 PCI（Ⅱa，C）。

对无自发或诱发心肌缺血证据，但梗死相关动脉有严重狭窄者可于发病 24h 后行 PCI（Ⅱb，C）。

对梗死相关动脉完全闭塞、无症状的 1～2 支血管病变，无心肌缺血表现，血流动力学和心电稳定患者，不推荐发病 24h 后常规行 PCI（Ⅲ，B）。

（5）STEMI 直接 PCI 时无复流的防治：综合分析临床因素和实验室测定结果，有利于检出直接 PCI 时发生无复流的高危患者。应用血栓抽吸导管（Ⅱa，B）、避免支架置入后过度扩张、冠状动脉内注射替罗非班、钙通道阻滞药等药物（Ⅱb，B）有助于预防或减轻无复流。对严重无复流患者，IABP 有助于稳定血流动力学。

3. CABG

当 STEMI 患者出现持续或反复缺血、心源性休克、严重心力衰竭，而冠状动脉解剖特点不适合行 PCI 或出现心肌梗死机械并发症需外科手术修复时可选择急诊 CABG。

（四）抗栓治疗

STEMI 的主要原因是冠状动脉内斑块破裂诱发血栓性阻塞。因此，抗栓治疗（包括抗血小板和抗凝）十分必要。

1. 抗血小板治疗

（1）阿司匹林 通过抑制血小板环氧化酶使血栓素 A_2 合成减少，达到抗血小板聚集的作用。所有无禁忌证的 STEMI 患者均应立即口服水溶性阿司匹林或嚼服肠溶阿司匹林 300mg，继以 75～100mg/d 长期维持。

（2）P2Y12 受体抑制剂 干扰二磷酸腺苷介导的血小板活化。氯吡格雷为前体药物，需肝脏细胞色素 P450 酶代谢形成活性代谢物，与 P2Y12 受体不可逆结合。替格瑞洛和普拉格雷具有更强和快速抑制血小板的作用，且前者不受基因多态性的影响。

STEMI 直接 PCI（特别是置入 DES）患者，应给予负荷量替格瑞洛 180mg，以后 90mg/次，每日 2 次，至少 12 个月或氯吡格雷 600mg 负荷量，以后 75mg/次，每日 1 次，至少 12 个月。

肾功能不全（肾小球滤过率<60mL/min）患者无须调整 P2Y12 受体抑制剂用量。

STEMI 静脉溶栓患者，如年龄≤75 岁，应给予氯吡格雷 300mg 负荷量，以后 75mg/d，维持 12 个月。如年龄>75 岁，则用氯吡格雷 75mg，以后 75mg/d，维持 12 个月。

挽救性 PCI 或延迟 PCI 时，P2Y12 抑制剂的应用与直接 PCI 相同。

未接受再灌注治疗的 STEMI 患者可给予任何一种 P2Y12 受体抑制剂，例如氯吡格雷 75mg、1 次/天或替格瑞洛 90mg、2 次/天，至少 12 个月。

正在服用 P2Y12 受体抑制剂而拟行 CABG 的患者应在术前停用 P2Y12 受体抑制剂，择期 CABG 需停用氯吡格雷至少 5 天，急诊时至少 24h；替格瑞洛需停用 5 天，急诊时至少停用 24h。

STEMI 合并房颤需持续抗凝治疗的直接 PCI 患者，建议应用氯吡格雷 600mg 负荷量，以后每天 75mg。

（3）血小板糖蛋白（GP）Ⅱb/Ⅲa 受体拮抗剂 在有效的双联抗血小板及

抗凝治疗情况下，不推荐 STEMI 患者造影前常规应用 GPⅡb/Ⅲa 受体拮抗剂。

高危患者或造影提示血栓负荷重、未给予适当负荷量 P2Y12 受体抑制剂的患者可静脉使用替罗非班或依替巴肽。

直接 PCI 时，冠状动脉内注射替罗非班有助于减少无复流、改善心肌微循环灌注。

2. 抗凝治疗

(1) 直接 PCI 患者　静脉推注肝素（70～100U/kg），维持活化凝血时间（ACT）250～300s。联合使用 GPⅡb/Ⅲa 受体拮抗剂时，静脉推注肝素（50～70U/kg），维持 ACT 200～250s。

或者静脉推注比伐卢定 0.75mg/kg，继而 1.75mg/(kg·h) 静脉滴注（合用或不合用替罗非班），并维持至 PCI 后 3～4h，以减低急性支架血栓形成的风险。

出血风险高的 STEMI 患者，单独使用比伐卢定优于联合使用肝素和 GPⅡb/Ⅲa 受体拮抗剂。

使用肝素期间应监测血小板计数，及时发现肝素诱导的血小板减少症。磺达肝癸钠有增加导管内血栓形成的风险，不宜单独用作 PCI 时的抗凝选择。

(2) 静脉溶栓患者　应至少接受 48h 抗凝治疗（最多 8 天或至血运重建）。

建议：①静脉推注肝素 4000U，继以 1000U/h 滴注，维持 APTT 1.5～2.0 倍（50～70s）。②根据年龄、体重、肌酐清除率（CrCl）给予依诺肝素。年龄＜75 岁的患者，静脉推注 30mg，继以每 12h 皮下注射 1mg/kg（前 2 次最大剂量 100mg）；年龄≥75 岁的患者仅需每 12h 皮下注射 0.75mg/kg（前 2 次最大剂量 75mg）。如 CrCl＜30mL/min，则不论年龄，每 24h 皮下注射 1mg/kg。③静脉推注磺达肝癸钠 2.5mg，之后每天皮下注射 2.5mg。如果 CrCl＜30mL/min，则不用磺达肝癸钠。

(3) 溶栓后 PCI 患者　可继续静脉应用肝素，根据 ACT 结果及是否使用 GPⅡb/Ⅲa 受体拮抗剂调整剂量。

对已使用适当剂量依诺肝素而需 PCI 的患者，若最后一次皮下注射在 8h 之内，PCI 前可不追加剂量，若最后一次皮下注射在 8～12h 之间，则应静脉注射依诺肝素 0.3mg/kg。

(4) 发病 12h 内未行再灌注治疗或发病＞12h 的患者　必须尽快给予抗凝治疗，磺达肝癸钠有利于降低死亡和再梗死，而不增加出血并发症。

(5) 预防血栓栓塞　CHA2DS2-VASc 评分≥2 的房颤患者、心脏机械瓣膜置换术后或静脉血栓栓塞患者应给予华法林治疗，但需注意出血。

合并无症状左心室附壁血栓患者应用华法林抗凝治疗是合理的。

DES 后接受双联抗血小板治疗的患者如加用华法林时应控制 INR 在 2.0～2.5。

出血风险大的患者可应用华法林加氯吡格雷治疗。

（五）其他药物治疗

1. 抗心肌缺血

（1）β受体阻滞药　有利于缩小心肌梗死面积，减少复发性心肌缺血、再梗死、心室颤动及其他恶性心律失常，对降低急性期病死率有肯定的疗效。无禁忌证的 STEMI 患者应在发病后 24h 内常规口服 β 受体阻滞药。建议口服美托洛尔，从低剂量开始，逐渐加量。若患者耐受良好，2～3 天后换用相应剂量的长效控释制剂。

以下情况时需暂缓或减量使用 β 受体阻滞药：①心力衰竭或低心排血量；②心源性休克高危患者（年龄＞70 岁、收缩压＜120mmHg、窦性心律＞110 次/分）；③其他相对禁忌证：P-R 间期＞0.24s、二度或三度房室传导通滞、活动性哮喘或反应性气道疾病。发病早期有 β 受体阻滞药使用禁忌证的 STEMI 患者，应在 24h 后重新评价并尽早使用；STEMI 合并持续性房颤、心房扑动并出现心绞痛，但血流动力学稳定时，可使用 β 受体阻滞药；STEMI 合并顽固性多形性室性心动过速，同时伴交感兴奋电风暴表现者可选择静脉 β 受体阻滞药治疗。

（2）硝酸酯类　静脉滴注硝酸酯类药物用于缓解缺血性胸痛、控制高血压或减轻肺水肿。

如患者收缩压＜90mmHg 或较基础血压降低＞30%、严重心动过缓（＜50 次/分）或心动过速（＞100 次/分）、拟诊右心室梗死的 STEMI 患者不应使用硝酸酯类药物。静脉滴注硝酸甘油应从低剂量（5～10μg/min）开始，酌情逐渐增加剂量（每 5～10min 增加 5～10μg），直至症状控制、收缩压降低 10mmHg（血压正常者）或 30mmHg（高血压患者）的有效治疗剂量。在静脉滴注硝酸甘油过程中应密切监测血压（尤其大剂量应用时），如出现心率明显加快或收缩压≤90mmHg，应降低剂量或暂停使用。静脉滴注二硝基异山梨酯的剂量范围为 2～7mg/h，初始剂量为 30μg/min，如滴注 30min 以上无不良反应则可逐渐加量。静脉用药后可过渡到口服药物维持。

使用硝酸酯类药物时可能出现头痛、反射性心动过速和低血压等不良反应。如硝酸酯类药物造成血压下降而限制 β 受体阻滞药的应用时，则不应使用硝酸酯类药物。此外，硝酸酯类药物会引起青光眼患者眼压升高；24h 内曾应用磷酸二酯酶抑制药（治疗勃起功能障碍）的患者易发生低血压，应避免使用。

（3）钙通道阻滞药　不推荐 STEMI 患者使用短效二氢吡啶类钙通道阻滞

药；对无左心室收缩功能不全或 AVB 的患者，为缓解心肌缺血、控制房颤或心房扑动的快速心室率，如果 β 受体阻滞药无效或禁忌使用（如支气管哮喘），则可应用非二氢吡啶类钙通道阻滞药。STEMI 后合并难以控制的心绞痛时，在使用 β 受体阻滞药的基础上可应用地尔硫䓬。STEMI 合并难以控制的高血压患者，可在血管紧张素转换酶抑制药（ACEI）或血管紧张素受体阻滞药（ARB）和 β 受体阻滞药的基础上应用长效二氢吡啶类钙通道阻滞药。

2. 其他治疗

（1）ACEI 和 ARB　ACEI 主要通过影响心肌重构、减轻心室过度扩张而减少慢性心力衰竭的发生，降低死亡率。所有无禁忌证的 STEMI 患者均应给予 ACEI 长期治疗。早期使用 ACEI 能降低死亡率，高危患者临床获益明显，前壁心肌梗死伴有左心室功能不全的患者获益最大。在无禁忌证的情况下，即可早期开始使用 ACEI，但剂量和时限应视病情而定。应从低剂量开始，逐渐加量。不能耐受 ACEI 者用 ARB 替代。不推荐常规联合应用 ACEI 和 ARB；可耐受 ACEI 的患者，不推荐常规用 ARB 替代 ACEI。ACEI 的禁忌证包括：STEMI 急性期收缩压<90mmHg、严重肾衰竭（血肌酐>265μmol/L）、双侧肾动脉狭窄、移植肾或孤立肾伴肾功能不全、对 ACEI 过敏或导致严重咳嗽者、妊娠及哺乳期妇女等。

（2）醛固酮受体拮抗药　通常在 ACEI 治疗的基础上使用。对 STEM 后 LVEF≤0.40、有心功能不全或糖尿病，无明显肾功能不全［血肌酐男性≤221μmol/L（2.5mg/dL），女性≤177μmol/L（2.0mg/dL）、血钾≤5.0mmol/L］的患者，应给予醛固酮受体拮抗药。

（3）他汀类药物　除调脂作用外，他汀类药物还具有抗炎、改善内皮功能、抑制血小板聚集的多效性，因此，所有无禁忌证的 STEMI 患者入院后应尽早开始他汀类药物治疗，且无须考虑胆固醇水平。

（六）右心室梗死

右心室梗死大多与下壁心肌梗死同时发生，也可单独出现。右胸前导联（尤为 V4R）ST 段抬高≥0.1mV 高度提示右心室梗死，所有下壁 STEMI 的患者均应记录右胸前导联心电图。超声心动图检查可能有助于诊断。右心室梗死易出现低血压，但很少伴发心源性休克。预防和治疗原则是维持有效的右心室前负荷，避免使用利尿药和血管扩张药。若补液 500～1000mL 后血压仍不回升，应静脉滴注血管活性药（例如多巴酚丁胺或多巴胺）。合并房颤及 AVB 时应尽早治疗，维持窦性心律和房室同步十分重要。右心室梗死患者应尽早施行再灌注治疗。

（七）并发症及处理

1. 心力衰竭

急性 STEMI 并发心力衰竭患者临床上常表现为呼吸困难（严重时可端坐呼吸，咳粉红色泡沫痰）、窦性心动过速、肺底部或全肺野啰音及末梢灌注不良。应给予吸氧、连续监测氧饱和度及定时血气测定、心电监护。X 线胸片可估价肺淤血情况。超声心动图除有助于诊断外，还可了解心肌损害的范围和可能存在的机械并发症（如二尖瓣反流或室间隔穿孔）。

轻度心力衰竭（Killip Ⅱ级）时，利尿药治疗常有迅速反应。如呋塞米 20～40mg 缓慢静脉注射，必要时 1～4h 重复 1 次。合并肾衰竭或长期应用利尿药者可能需加大剂量。无低血压患者可静脉应用硝酸酯类药物。无低血压、低血容量或明显肾衰竭的患者应在 24h 内开始应用 ACEI，不能耐受时可改用 ARB。

严重心力衰竭（Killip Ⅲ级）或急性肺水肿患者应尽早使用机械辅助通气。适量应用利尿药。无低血压者应给予静脉滴注硝酸酯类。急性肺水肿合并高血压者适宜硝普钠静脉滴注，常从小剂量（10μg/min）开始，并根据血压逐渐增加至合适剂量。当血压明显降低时，可静脉滴注多巴胺 5～15μg/(kg·min) 和（或）多巴酚丁胺。如存在肾灌注不良时，可使用小剂量多巴胺＜3μg/(kg·min)。STEMI 合并严重心力衰竭或急性肺水肿患者应考虑早期血运重建治疗。

STEMI 发病 24h 内不主张使用洋地黄制剂，以免增加室性心律失常危险。合并快速房颤时可选用胺碘酮治疗。

2. 心源性休克

通常由于大面积心肌坏死或合并严重机械性并发症（例如室间隔穿孔、游离壁破裂、乳头肌断裂）所致。心源性休克临床表现为低灌注状态，包括四肢湿冷、尿量减少和（或）精神状态改变；严重持续低血压（收缩压＜90mmHg 或平均动脉压较基础值下降≥30mmHg）伴左心室充盈压增高（肺毛细血管嵌压＞18～20mmHg，右心室舒张末期压＞10mmHg），心脏指数明显降低 [无循环支持时＜1.8L/(min·m^2)，辅助循环支持时＜2.0～2.2L/(min·m^2)]。心源性休克可为 STEMI 的首发表现，也可发生在急性期的任何时段。心源性休克的近期预后与患者血流动力学异常的程度直接相关。需注意除外其他原因导致的低血压，如低血容量、药物导致的低血压、心律失常、心脏压塞、机械并发症或右心室梗死。

除 STEMI 一般处理措施外，静脉滴注正性肌力药物有助于稳定患者的血流动力学。多巴胺＜3μg/(kg·min) 可增加肾血流量。严重低血压时静脉滴注多巴胺的剂量为 5～15μg/(kg·min)，必要时可同时静脉滴注多巴酚丁胺 3～

$10\mu g/(kg \cdot min)$。大剂量多巴胺无效时也可静脉滴注去甲肾上腺素 $2\sim 8\mu g/min$。

急诊血运重建治疗（包括直接 PCI 或急诊 CABG）可改善 STEMI 合并心源性休克患者的远期预后，直接 PCI 时可行多支血管介入干预。STEMI 合并机械性并发症时，CABG 和相应心脏手术可降低死亡率。不适宜血运重建治疗的患者可给予静脉溶栓治疗，但静脉溶栓治疗的血管开通率低，住院期病死率高。血运重建治疗术前置入 IABP 有助于稳定血流动力学状态，但对远期死亡率的作用尚有争论。经皮左心室辅助装置可部分或完全替代心脏的泵血功能，有效地减轻左心室负担，保证全身组织、器官的血液供应，但其治疗的有效性、安全性以及是否可以普遍推广等相关研究证据仍较少。

3. 机械性并发症

（1）左心室游离壁破裂　左心室游离壁破裂占心肌梗死住院死亡率的 15%，患者表现为循环"崩溃"伴电机械分离，且常在数分钟内死亡。亚急性左心室游离壁破裂（即血栓或粘连封闭破裂口）患者常发生突然血流动力学恶化伴一过性或持续性低血压，同时存在典型的心脏压塞体征，超声心动图检查发现心包积液（出血），宜立即手术治疗。

（2）室间隔穿孔　表现为临床情况突然恶化，并出现胸前区粗糙的收缩期杂音。彩色多普勒超声心动图检查可定位室间隔缺损和评估左向右分流的严重程度。如无心源性休克，血管扩张药（例如静脉滴注硝酸甘油）联合 IABP 辅助循环有助于改善症状。外科手术为对 STEMI 合并室间隔穿孔伴心源性休克患者提供生存的机会。对某些选择性患者也可行经皮导管室间隔缺损封堵术。

（3）乳头肌功能不全或断裂　常导致急性二尖瓣反流，表现为突然血流动力学恶化，二尖瓣区新出现收缩期杂音或原有杂音加重（左心房压急剧增高也可使杂音较轻）；X 线胸片示肺淤血或肺水肿；彩色多普勒超声心动图可诊断和定量二尖瓣反流。肺动脉导管表现肺毛细血管嵌入压曲线巨大 V 波。宜在血管扩张药（例如静脉滴注硝酸甘油）联合 IABP 辅助循环下尽早外科手术治疗。

4. 心律失常

（1）室性心律失常　STEMI 急性期持续性和（或）伴血流动力学不稳定的室性心律失常需要及时处理。心室颤动（室颤）或持续多形性室速应立即行非同步直流电除颤。单形性室速伴血流动力学不稳定或药物疗效不满意时，也应尽早采用同步直流电复律。室颤增加 STEMI 患者院内病死率，但与远期病死率无关。有效的再灌注治疗、早期应用 β 受体阻滞药、纠正电解质紊乱，可降低 STEMI 患者 48h 内室颤发生率。除非是尖端扭转型室性心动过速，镁剂治疗并不能终止室速，也并不降低死亡率，因此不建议在 STEMI 患者中常规补充镁剂。对于室速经电复律后仍反复发作的患者，建议静脉应用胺碘酮联合β受体阻滞药治疗。室性心律失常处理成功后不需长期应用抗心律失常药物，但长期口服β受体阻滞药将提高 STEMI 患者远期生存率。对无症状的室性期前收缩、非持续性室速（持续时间<30s）和加速性室性自主心律不需要预防性使用抗心律失常药物。

（2）房颤　STEMI 时房颤发生率为 10%～20%，可诱发或加重心力衰竭，应尽快控制心室率或恢复窦性心律。但禁用Ⅰc类抗心律失常药物转复房颤。房颤的转复和心室率控制过程中应充分重视抗凝治疗。

（3）AVB　STEMI 患者 AVB 发生率约为 7%，持续束支阻滞发生率为5.3%。下壁心肌梗死引起的 AVB 通常为一过性，其逸搏位点较高，呈现窄 QRS 波逸搏心律，心室率的频率往往>40 次/分。前壁心肌梗死引起 AVB 通常与广泛心肌坏死有关，其逸搏位点较低，心电图上呈现较宽的 QRS 波群，逸搏频率低且不稳定。STEMI 急性期发生影响血流动力学的 AVB 时应立即行临时起搏术。STEMI 急性期后，永久性起搏器置入指征为：发生希氏-浦肯野纤维系统交替束支传导阻滞的持续二度 AVB 或希氏-浦肯野纤维系统内或之下发生的三度 AVB（Ⅰ，B）；一过性房室结下二度或三度 AVB 患者，合并相关的束支传导阻滞，如果阻滞部位不明确，应行电生理检查（Ⅰ，B）；持续性、症状性二度或三度 AVB 患者（Ⅰ，C）；没有症状的房室结水平的持续二度或三度 AVB 患者（Ⅱb，B）。下列情况不推荐起搏器治疗（Ⅲ，B）：无室内传导异常的一过性 AVB；仅左前分支传导阻滞的一过性 AVB；无 AVB 的新发束支传导阻滞或分支传导阻滞；合并束支传导阻滞或分支传导阻滞的无症状持续一度 AVB。

第三章

消化系统疾病

第一节　急性胃炎

　　胃炎是一种病理状态，指胃黏膜对各种损伤的炎症反应过程，通常包括上皮损伤、黏膜炎症反应和上皮细胞再生三个过程。仅有上皮损伤和上皮细胞再生过程的称为胃病。根据临床发病的缓急和病程的长短、内镜与组织学标准，胃炎可以分为急性胃炎及慢性胃炎；其中急性胃炎以粒细胞浸润为主，慢性胃炎以单核细胞浸润为主。根据病变累及部位，胃炎可分为胃窦胃炎、胃体胃炎和全胃炎。根据病因不同，胃炎可分为幽门螺杆菌相关性胃炎、自身免疫性胃炎、应激性胃炎及特殊类型胃炎等。根据病理改变，胃炎可分为非萎缩性胃炎、萎缩性胃炎。

　　急性胃炎是各种病因引起的广泛性或局限性胃黏膜的急性炎症。内镜检查以一过性胃黏膜充血、水肿、出血、糜烂或浅表溃疡为特点。病理学以胃黏膜固有层见中性粒细胞为主的炎性细胞浸润为特点。按照病理改变不同急性胃炎通常分为急性糜烂性胃炎、特殊病因引起的急性胃炎如急性腐蚀性胃炎、急性化脓性胃炎、急性感染性胃炎等。

一、急性单纯性胃炎

　　急性单纯性胃炎是临床常见多发病，又称急性非特异性胃炎、急性浅表性胃炎，可由化学因素、物理（机械的和温度的）因素、微生物感染或细菌毒素等引起，以后者较为多见。一般短期可以治愈，少数可留有后遗症。

（一）病因及发病机制

1. 微生物感染或细菌毒素

在进食污染微生物和细菌毒素的食物引起的急性胃炎中，微生物包括沙门菌属、嗜盐杆菌、幽门螺杆菌（Hp）及某些病毒等，细菌毒素以金黄色葡萄球菌毒素为多见，偶为肉毒杆菌毒素。①沙门菌属：多存在于家畜、家禽、鱼类等的肠腔及内脏中，并可污染各种禽蛋。②嗜盐杆菌：存在于海水中，可污染蟹、螺、海蜇等海产品和腌渍食物。③Hp：主要栖居于胃窦部黏液层与上皮之间，它能产生多种酶和毒素，引起胃黏膜损伤。④金黄色葡萄球菌：易在乳类和肉类食品中繁殖生长，在30℃条件下，4～5h 就可产生大量肠毒素，该毒素耐热性强，即使煮沸半小时仍能致病。⑤急性病毒性胃肠炎：大多由轮状病毒及诺沃克病毒引起，轮状病毒在外界环境中比较稳定，在室温中可存活 7 个月，耐酸，不被胃酸破坏，粪—口途径为主要传播途径；Norwalk 病毒对各种理化因子有较强抵抗力，60℃ 30min 不能灭活，在 pH 2.7 环境中可存活 3h，感染者的吐泻物有传染性，污染食物常引起暴发流行，吐泻物污染环境则可形成气溶胶，经空气传播。⑥当患有白喉、猩红热、肺炎、流行性感冒或脓毒血症等全身感染性疾病时，病毒、细菌和（或）其毒素可通过血液循环进入胃组织而导致急性胃炎。

2. 化学因素

① 药物：主要是 NSAID，如水杨酸制剂（吲哚美辛、布洛芬等），能抑制环氧化酶-1 的活性，阻断内源性前列腺素 E_2 和前列腺素 I_2 的合成，削弱黏膜抵御损害因子的能力；NSAID 抑制胃黏液的合成和碳酸氢盐的分泌，削弱黏液-碳酸氢盐屏障；从而破坏了胃黏膜屏障，前列腺素合成减少，而胃酸分泌相对增加。洋地黄、利血平、金霉素、氯化铵及某些抗癌药物等均可刺激胃黏膜，损害胃黏膜屏障。②误食毒蕈、砷、汞、灭虫、杀鼠等毒物，均可刺激胃黏膜引起炎症。③酗酒、服烈性酒及浓茶、咖啡等一些饮料也可引起急性胃炎。其机制可能是增加 H^+ 向黏膜内的渗透，损伤黏膜内和黏膜下的毛细血管，血管充血、渗出所致，并可使胃酸分泌增加。

3. 物理因素

进食过冷、过热或粗糙食物以及胃内冷冻、放射治疗，均可损伤胃黏膜，引起炎症。

4. 其他因素

某些全身性疾病如尿毒症、肝硬化、慢性肺心病呼吸衰竭及晚期癌肿等均可作为内源性刺激因子，引起胃黏膜急性炎症。

（二）病理变化

以弥漫性病变多见，也可为局限性。胃黏膜充血、水肿，黏液分泌增加，表面覆盖白色或黄色渗出物。黏膜皱襞上常有点状出血和（或）轻度糜烂，深的糜烂可累及腺体，但不超过黏膜肌层。镜检可见表层上皮细胞脱落，固有层血管受损引起出血和血浆外渗，伴多量中性粒细胞浸润，并有淋巴细胞、浆细胞和少量嗜酸粒细胞浸润，严重者黏膜下层亦有水肿。腺体细胞，特别是腺颈部细胞呈不同程度变性和坏死。

（三）临床表现

临床上以感染或进食了被细菌毒素污染的食物后所致的急性单纯性胃炎为多见。一般起病较急，在进食污染食物后数小时至 24h 发病，症状轻重不一，表现为中上腹不适、疼痛，以至剧烈的腹部绞痛，厌食、恶心、呕吐，因常伴有肠炎而有腹泻，大便呈水样，严重者可有发热、呕血和（或）便血、脱水、休克和酸中毒等症状。因饮酒、刺激性食物和药物引起的急性单纯性胃炎多表现为上腹部胀满不适、疼痛、食欲减退、恶心、呕吐等消化不良症状，症状轻重不一，伴肠炎者可出现发热、中下腹绞痛、腹泻等症状。体检有上腹部或脐周压痛，肠鸣音亢进。沙门菌感染者常有发热、脱水症状。轮状病毒引起的胃肠炎多见于 5 岁以下儿童，冬季为发病高峰，有水样腹泻、呕吐、腹痛、发热等症状，并常伴脱水，病程约 1 周。Norwalk 病毒性胃肠炎症状较轻，潜伏期 1～2 天，病程平均 2 天，无季节性，症状有腹痛、恶心、呕吐、腹泻、发热、咽痛等。

（四）辅助检查

1. 实验室检查

感染因素引起者外周血白细胞计数一般轻度增高，中性粒细胞比例增高；伴肠炎者粪常规检查可见少量黏液及红细胞、白细胞，大便培养可检出病原菌。病程中可有短暂的胃酸分泌低下。

2. 内镜检查

内镜检查可见胃黏膜明显充血、水肿，有时见糜烂及出血点，黏膜表面覆盖黏稠的炎性渗出物和黏液。但内镜不必作为常规检查。

（五）诊断和鉴别诊断

根据病史、症状和体征一般可做出诊断。但若伴有上消化道出血，尤其有酗酒或服水杨酸制剂等诱因者，应考虑急性糜烂性胃炎的可能。以上腹痛为主要症状者应与急性胰腺炎、胆囊炎、胆石症等疾病相鉴别。

1. 急性胆囊炎

本病的特点是右上腹持续性剧痛或绞痛，阵发性加重，可放射到右肩部，Murphy 征阳性，腹部 B 超、CT 或 MRI 等影像学检查可确立诊断。

2. 急性胰腺炎

患者常有暴饮暴食史或胆道结石病史，突发性上腹部疼痛，重者呈刀割样疼痛，伴持续性腹胀和恶心、呕吐。血、尿淀粉酶在早期升高，重症患者腹水中淀粉酶含量明显增高。B 超、CT 等辅助检查可发现胰腺呈弥漫性或局限性肿大有利于诊断。

3. 空腔器官穿孔

患者多起病急骤，表现为全腹剧烈疼痛，体检腹肌紧张呈板样、有压痛及反跳痛、叩诊肝浊音界缩小或消失。腹部 X 线透视或平片可见膈下游离气体。

4. 肠梗阻

肠梗阻呈持续性腹痛，阵发性加剧。伴剧烈呕吐，肛门停止排便排气。早期腹部听诊可闻及高亢的肠鸣音或气过水声，晚期肠鸣音减弱或消失。腹部 X 线平片可见充气肠袢及多个液平。

（六）治疗和预后

1. 治疗

（1）一般治疗　应去除病因，卧床休息，停止一切对胃有刺激的饮食或药物，给予清淡饮食，必要时禁食 1～2 餐，多饮水，腹泻较重时可饮糖盐水，避免体内电解质紊乱，保持体内酸碱平衡。

（2）对症治疗　针对不同的症状进行治疗。①腹痛者可行局部热敷，疼痛剧烈者给予解痉止痛剂如阿托品、复方颠茄片、山莨菪碱等。②剧烈呕吐时可肌内注射甲氧氯普胺，每次 10mg，2～3 次/天，针刺足三里、内关等穴位。③必要时给予口服 H_2RA 如西咪替丁 1.2g/d、雷尼替丁 300mg/d，减少胃酸分泌，以减轻黏膜刺激，也可应用铝碳酸镁片（6～8 片/天）或硫糖铝（0.75g/次，3 次/天）等制酸药或黏膜保护药。

（3）抗感染治疗　一般不需要抗感染治疗，但由细菌引起尤其伴腹泻者，可选用黄连素、呋喃唑酮、磺胺类制剂等抗菌药物，但需注意药物的不良反应。

（4）维持水、电解质及酸碱平衡　因呕吐、腹泻导致水、电解质紊乱时，在纠正原发病同时，轻者可给予口服补液法，重者应予静脉补液，可选用平衡盐液或 5% 葡萄糖盐水，并注意补钾，对于有酸中毒者用 5% 碳酸氢钠注射液进行纠正。

2. 预后

常在数天内恢复。如致病因素持续存在，可发展为慢性浅表性胃炎，最终可导致胃腺体萎缩。

二、急性糜烂性胃炎

急性糜烂性胃炎是以胃黏膜多发性糜烂、出血为特征的急性胃炎，近年来有上升趋势，又称急性胃黏膜病变（AGML）或急性糜烂出血性胃炎。本病已成为上消化道出血的重要病因之一，约占上消化道出血的20%。

（一）病因

1. 化学物质、物理因素、微生物感染或细菌毒素

前述引起急性单纯性胃炎的各种外源性刺激因子均可破坏胃黏膜屏障而导致胃黏膜的急性糜烂。

2. 应激状态

一些危重疾病如严重创伤、大面积烧伤、败血症、颅内病变、休克及重要器官的功能衰竭等严重应激状态亦是常见病因。

（二）发病机制

（1）外源性病因可严重地破坏胃黏膜屏障，导致氢离子及胃蛋白酶的逆向弥散，引起胃黏膜损伤而发生糜烂、出血。

（2）应激状态时交感神经及迷走神经兴奋，内脏血管收缩，胃血流量减少，缺血、缺氧使黏膜上皮的线粒体功能降低，影响氧化磷酸化过程，使胃黏膜的糖原储存减少，故黏膜易受损伤；而胃黏膜缺血时，不能清除逆向弥散的氢离子，氢离子损害胃黏膜并刺激肥大细胞释放组胺，使血管扩张，通透性增加；同时应激状态下可使 HCO_3^- 分泌减少，黏液分泌不足，前列腺素合成减少，削弱胃黏膜屏障功能。

（3）严重应激时胃肠运动迟缓、幽门功能失调，可造成胆酸、肠液、胰液等反流，其中，次级胆酸对胃黏膜上皮细胞膜的损伤作用大于初级胆酸，酸性环境（pH 2～5）时结合胆酸的毒性大，碱性或中性环境下非结合胆酸的损伤作用最明显，结合胆酸在胞内积聚后，导致上皮细胞内离子化，细胞膜通透性增加、细胞间的紧密连接受损，细胞坏死。胰液中的蛋白酶、脂肪酶、磷脂酶 A_2 均对胃黏膜有损伤作用。阿司匹林、胆盐等可破坏溶酶体膜的稳定性，促使酸性水解酶释放。

（三）病理变化

病变多见于胃底及胃体部，有时也累及胃窦。胃黏膜呈多发性糜烂，从针尖大小到数毫米，呈点状、片状、线状或不规则形，伴有点片状新鲜出血点或陈旧性出血灶，有时见浅小溃疡，覆以白苔或黄苔，周边黏膜充血水肿。组织学检查见糜烂处表层上皮细胞有灶性脱落，腺体因水肿、出血而扭曲，固有层有中性粒细胞和单核细胞浸润。

（四）临床表现

发病前有服用 NSAID、酗酒以及烧伤、大手术、颅脑外伤、重要器官功能衰竭等应激状态病史，临床症状多为上腹部的隐痛或剧痛，伴恶心等症状，由药物所致者，亦称为药物性胃炎。少数患者由于原发病症状较重，因此出血前的胃肠道症状如上腹部隐痛不适、烧灼感常被忽视或无明显症状。常以上消化道出血为首发症状，表现为呕血和（或）柏油样便，出血常为间歇性，部分患者表现为急性大量出血，病情较重，可出现失血性休克。

（五）诊断

因无特征性临床表现，诊断主要依靠病史及内镜检查。

（1）当患者病前有服用 NSAID（如阿司匹林）、酗酒以及烧伤、创伤、大手术、重要器官功能衰竭等应激状态病史，而既往无消化性溃疡病史，出现上消化道出血症状，出血前无明显上腹痛等症状者，应考虑本病的可能。

（2）确诊有赖于急诊内镜检查，在出血后的 $24\sim48h$ 内做急诊内镜检查，有确诊价值，超过 48h，病变可能已不复存在。内镜下见胃黏膜局限性或弥漫性充血、水肿，黏液分泌增多。胃黏膜常有点状或片状出血、血痂，重者可见散在多发圆形或椭圆形糜烂，直径 $1\sim2mm$，黏液湖可见新鲜和陈旧血液。

（3）X 线检查　胃肠道钡剂造影检查常不能发现糜烂性病变，且不适用于急性活动性出血患者，因为钡剂可涂布于黏膜表面，使近期不能做内镜或血管造影检查；在急性出血时肠系膜上动脉选择性血管造影术可做出出血的定位诊断，出血间歇时则常为阴性。

（六）鉴别诊断

1. 消化性溃疡并出血

消化性溃疡可以上消化道出血为首发症状，需与急性糜烂性胃炎鉴别，急诊胃镜检查可鉴别。

2. 肝硬化食管静脉曲张破裂出血

患者多有肝炎病史，并有肝功能减退和门静脉高压表现如低蛋白血症、腹水、侧支循环建立等，结合 X 线钡剂造影和胃镜检查，可与急性糜烂性胃炎相鉴别。

3. 其他

急性糜烂性胃炎还需与引起上消化道出血的其他疾病如胃癌、食管-贲门黏膜撕裂综合征、胆道疾病等鉴别，通过这些原发疾病的临床表现和胃镜、B 超、CT、MRI 等辅助检查，一般可做出鉴别。

（七）治疗

1. 一般治疗

去除诱发病因，治疗原发病。患者应卧床休息，禁食或流质饮食，保持安静，烦躁不安时给予适量的镇静药如地西泮。出血明显者应保持呼吸道通畅防止误吸，必要时吸氧。加强护理，密切观察神志、呼吸、脉搏、血压变化及出血情况，记录 24 小时出入量。

2. 黏膜保护药

无明显出血者，可应用黏膜保护药如硫糖铝混悬剂 2 包口服，3～4 次/天，铝碳酸镁 3 片嚼服，3～4 次/天。近年来多应用替普瑞酮（施维舒）胶囊 50mg 口服，3 次/天或前列腺素 E_2 衍生物米索前列醇（喜克溃），常用量为 $200\mu g$，4 次/天，餐前和睡前口服，还可选用胶体果胶铋、吉法酯或麦滋林-S 颗粒等黏膜保护药。

3. H_2RA

轻者可口服 H_2RA，如西咪替丁 1.0～1.2g/d，分 4 次口服；雷尼替丁 300mg/d，分 2 次口服；法莫替丁 40mg/d，分 2 次口服。重者可静脉滴注用药。H_2RA 可有效抑制胃酸的分泌，减轻 H^+ 逆弥散，使用中需注意 H_2RA 的不良反应。

4. PPI

一般而言，其抑酸作用要强于 H_2RA。轻者可选用口服制剂，如奥美拉唑 20～40mg/d，兰索拉唑 30～60mg/d，泮托拉唑 40mg/d。近年来抑酸作用更强的制剂已应用于临床，主要有雷贝拉唑（波利特），10～20mg/d，因其药代动力学的特点属非酶代谢（即不依赖肝细胞色素 P450 同工酶 CYP2C19 进行代谢），故其抑酸效果无个体差异性；埃索美拉唑，20～40mg/d，口服。

5. 大出血者应积极采取以下治疗措施

（1）补充血容量 对伴上消化道大出血者应立即建立静脉通道，积极补液，酌量输血，迅速纠正休克及水电解质紊乱，防止微循环障碍及代谢性酸中毒。输液开始宜快，可选用生理盐水、林格液、右旋糖酐等，补液量根据失血量而定，但右旋糖酐 24h 不宜超过 1000mL。输血指征为：①血红蛋白<70g/L，红细胞计数<3×10^{12}/L 或血细胞比容<30％；②收缩压<80mmHg；③脉率>120 次/分。

（2）局部止血 留置胃管，可观察出血情况、判断治疗效果、降低胃内压力，也可经胃管注入药物止血。①去甲肾上腺素：6～8mg 加入 100mL 生理盐水中，分次口服或胃内间歇灌注。②凝血酶：1000～4000U 加水稀释，分次口服或胃管注入。③云南白药：0.5g 加水溶解后口服，3 次/天。④冰生理盐水：注入 3～5℃生理盐水，每次约 500mL，反复冲洗，直至冲洗液清亮，总量不超过 3000mL，可清除胃内积血，使黏膜下层血管收缩，有利于止血。

（3）止血药 ①卡巴克络（安络血）：可以减低毛细血管的渗透性并增加断裂毛细血管断端回缩作用，每 4～8h 肌内注射 10mg。②酚磺乙胺（止血敏）：能促使血小板凝血活性物质的释放，并增加其集聚活性与黏附性，可用 2～4g 加入 5％葡萄糖溶液或生理盐水中输入。③也可酌情选用血凝酶（立止血）、氨基己酸、氨甲苯酸等药物。

（4）抑酸药 抑酸药可以减少胃酸分泌，防止氢离子逆向弥散，pH 上升后，可使胃蛋白酶失去活性，有利于凝血块的形成，从而达到间接止血的目的。①H_2RA：如西咪替丁每次 600～1200mg，1～2 次/天；法莫替丁每次 20～40mg，1～2 次/天，加入葡萄糖或生理盐水中静脉滴注。②PPI：奥美拉唑静脉滴注 40mg，1～2 次/天；泮托拉唑 40mg 静脉滴注，1～2 次/天。

（5）生长抑素 人工合成的生长抑素具有减少胃酸和胃蛋白酶分泌及降低内脏血流量的作用，常用奥曲肽（8 肽，善宁）首剂 100μg，皮下或静脉注射，然后以 20～50μg/h 的速度静脉维持 24～48 小时；生长抑素（14 肽 somatostatin，思他宁），首次以 250μg 静脉注射，再以 250μg/h 静脉持续滴注，必要时剂量可加倍。

（6）内镜下止血 可用 5％～10％孟氏液 30～50mL 或去甲肾上腺素、凝血酶局部喷洒止血，也可酌情选用电凝、激光、微波凝固止血，常规止血方法无效时可选用内镜下止血方法。

（7）选择性动脉内灌注垂体后叶素 常规止血方法无效时可考虑应用放射介入治疗，方法为经股动脉穿刺插管，将垂体后叶素灌注入腹腔动脉及肠系膜上动脉，每 5min 0.1～0.3U，维持 18～24 小时。近年来多选用三甘氨酰基赖氨酸加压素（特利加压素）1～2mg/次灌注，疗效更好且不良反应少。

（8）手术治疗　单纯的广泛糜烂出血性胃炎不宜手术治疗。少数伴有应激性溃疡出血者经 24～48 小时内科积极治疗仍难以控制出血时，在急诊胃镜检查后基本明确诊断的基础上，可选用外科手术治疗。术前准备要充分，并补充足够血容量。

（八）预防

对多器官功能衰竭、脓毒血症、大面积烧伤、严重创伤等应激状态患者应该给予上述抑酸药或制酸药，以维持胃内 pH 在 3.5～4，可以有效预防急性胃黏膜病变的发生。对于必须服用 NSAID 的患者，应小剂量服用或减少服用次数，加服抑酸药或前列腺素类似物，可以有效预防急性胃黏膜病变。

三、急性化脓性胃炎

急性化脓性胃炎是胃壁受到细菌感染而引起的化脓性病变，又称急性蜂窝织炎性胃炎，是败血症的并发症之一。本病自从广泛应用抗生素以来已较罕见。

（一）病因

最常见的致病菌为 α 型溶血性链球菌，但也可由金黄色葡萄球菌、肺炎链球菌、大肠埃希菌或产气荚膜杆菌等引起。本病常继发于身体其他部位的感染，如败血症、脓毒血症、丹毒、蜂窝织炎、化脓性扁桃体炎等，化脓菌经血液循环或淋巴液传播或在胃壁原有病变如慢性胃炎、胃溃疡、胃息肉摘除、胃部创伤的基础上繁殖，而导致急性化脓性胃炎。

（二）病理变化

化脓菌侵入胃壁后，多经黏膜下层扩散，主要病理变化为黏膜下层化脓性炎症，并可形成坏死区，血管内血栓形成，有大量中性粒细胞浸润。胃壁水肿，变硬增厚，黏膜充血平坦，失去正常皱襞，有时可见糜烂、浅溃疡及散在出血点。浆膜也可发生纤维素性炎。病变多限于胃部，很少超出贲门或幽门。局限型可见胃壁脓肿形成，严重者胃壁发生坏死、穿孔，引起弥漫性腹膜炎。

（三）诊断

1. 临床表现

发病突然且凶险，多为突发性上腹部剧烈疼痛，也可为全腹痛，取前倾坐位可使腹痛缓解，为本病的特征。其他症状有恶心、呕吐频繁，有时出现呕血及黑粪，伴有寒战、高热。体检时上腹部压痛明显，有反跳痛和肌紧张等腹膜炎征象，有时有脓性腹水形成，出现中毒性休克，可并发胃穿孔、血栓性门静脉炎及肝脓肿。

2. 辅助检查

（1）三大常规检查　白细胞计数一般＞10×10^9/L，以中性粒细胞为主，伴有核左移；尿内可有蛋白及管型；大便隐血试验可呈阳性。

（2）呕吐物检查　呕吐物中有坏死黏膜混合脓性呕吐物。

（3）X线检查　腹部X线平片示胃扩张，如系产气菌感染则可见胃壁内积聚一层小的气泡。钡剂造影检查相对禁忌，一般显示胃体扩大，黏膜增粗，常见巨大皱襞，可有钡剂潴留。

（4）内镜检查　一般认为本病禁忌行内镜检查，因为充气和操作不慎可能诱发胃穿孔。

（四）鉴别诊断

本病需与下列疾病鉴别。

1. 溃疡病穿孔

此类患者多有溃疡病史，开始无发热，穿孔后突然出现剧烈上腹痛并迅速遍及全腹，全腹均有压痛及反跳痛，腹肌呈板状强硬，叩诊肝浊音界缩小或消失，X线透视可见膈肌高位，膈下有游离气体。但急性化脓性胃炎也可并发胃穿孔。

2. 急性胰腺炎

有突然发作的上腹部剧烈疼痛，放射至背部及腰部，早期呕吐为胃内容物，以后为胆汁。血清淀粉酶在早期升高，一般都超过500U（Somogyi法），腹腔穿刺如抽出血性液体且淀粉酶测定浓度高，可确诊本病。结合腹部B超、CT、MRI等辅助检查常可确诊。

3. 急性胆囊炎

本病特点是右上腹部持续性疼痛，阵发性加重，可放射至右肩胛部，Murphy征阳性，腹部B超、CT等检查可协助诊断。

（五）治疗和预后

本病治疗的关键在于及早确诊，对于有全身细菌感染而突发上腹痛、恶心呕吐，且呕吐物呈脓样或含坏死黏膜组织，伴发热，胃扩张并有上腹部明显压痛和局部肌紧张等腹膜炎征象时，应及早积极治疗，包括大量抗菌药物控制感染，纠正休克、水电解质紊乱。也可选用胃黏膜保护药及抑酸药治疗，如并发胃穿孔，经抗生素积极治疗无效时，且全身一般情况尚好，则可行外科手术治疗，可行胃壁脓肿切开引流或胃次全切除术。

本病预后较差，据报道死亡率高达 48%～64%。

四、急性腐蚀性胃炎

急性腐蚀性胃炎是由于自服或误服强酸（如硫酸、盐酸、硝酸、乙酸、来苏）、强碱（如氢氧化钠、氢氧化钾）或其他腐蚀剂（如砷及磷等）后引起胃黏膜发生变性、糜烂、溃疡或坏死。早期临床表现为口腔、咽喉、胸骨后及上腹部的剧痛，重者导致出血或穿孔，晚期可导致食管狭窄。

（一）发病机制及病理变化

腐蚀剂进入消化道引起损伤的范围和严重性与腐蚀剂的性质、浓度和数量以及腐蚀剂与胃肠道黏膜接触的时间及胃内所含食物量有关。强酸类腐蚀剂与强碱类腐蚀剂引起损伤的性质和部位不同，前者常产生胃的灼伤，尤其是幽门窦和小弯，食管往往可免受其害，而后者损害食管较胃为重。胃内充满食物时，吞入的腐蚀剂沿小弯到达幽门使幽门痉挛，故损伤常局限于幽门。

浓酸可使蛋白质和角质溶解或凝固，组织呈界限明显的灼伤或凝固性坏死伴有焦痂。此坏死块可限制腐蚀剂穿透至更深的组织，但受损组织收缩变脆，故可产生大块坏死组织脱落造成继发性胃穿孔、腹膜炎或纵隔炎。如吞服酸量很少或浓度低，可能只产生轻度炎症，而无后遗症。中等程度的损害则可使胃壁产生一层或多层凝固性坏死。由于幽门痉挛，吞服的酸在胃窦潴留，几周至几月后可致瘢痕形成和狭窄。

强碱与组织接触后，迅速吸收组织内的水分，并与组织蛋白质结合成为胶冻样的碱性蛋白盐，与脂肪酸结合成为皂盐，造成严重的组织坏死，故其可透入组织，常产生全层灼伤。此种坏死组织易液化而遗留较深的溃疡乃至穿孔，晚期可引起消化道狭窄。

（二）临床表现

在吞服腐蚀剂后，口腔黏膜、食管黏膜和胃黏膜都有不同程度的损害。口腔咽喉的黏膜有充血、水肿和糜烂，引起疼痛、吞咽困难和呼吸困难；胃部症状表现为上腹痛、恶心、呕吐，吐出物常为血性黏液，严重时因广泛的食管、胃的腐蚀性坏死而致休克，也可出现食管及胃的穿孔，引起胸膜炎和弥漫性腹膜炎。继发感染者出现高热。不同的腐蚀剂可在口、唇及咽喉部黏膜产生不同颜色的灼痂。吞服硫酸后口腔黏膜呈黑色，硝酸呈深黄色痂，盐酸呈灰棕色，来苏尔使口腔黏膜呈灰白色，后转为棕黄色，强碱则呈透明的水肿。此外，各种腐蚀剂吸收后还可引起全身中毒症状。例如，来苏尔吸收后引起肾小管损害，导致肾衰竭；

酸类吸收可致严重酸中毒引起呼吸困难。几周至几个月后，患者可出现食管、幽门狭窄和梗阻症状。

（三）诊断

根据病史和临床表现，诊断并不困难。早期绝对禁忌胃镜检查。晚期如患者可进流质或半流质，则可谨慎做胃镜检查，以了解食管与胃窦、幽门有无狭窄或梗阻。如食管高度狭窄，胃镜不能通过时，不应硬性插入，以免发生穿孔。急性期一般不宜做上消化道钡剂造影检查，以免引起食管和胃穿孔，待急性期过后，钡剂造影检查可了解胃窦黏膜有无粗乱、胃腔有无变形，食管有无狭窄，也可了解胃窦狭窄或幽门梗阻的程度。晚期如患者只能吞咽流质时，可吞服碘水造影检查。

（四）治疗

1. 治疗原则

应了解口服的腐蚀剂种类，并及早静脉输液补充足够的营养，纠正电解质和酸碱失衡，保持呼吸道畅通。禁食，一般忌洗胃，以免发生穿孔，如有食管或胃穿孔的征象，应及早手术。

2. 减轻腐蚀剂继发的损害

为了减少毒物的吸收，减轻黏膜灼伤的程度，吞服强酸者，可先饮清水，口服氢氧化铝凝胶 30～100mL 或尽快给予牛乳、鸡蛋清、植物油 100～200mL 口服；吞服强碱者可给予食醋 300～500mL 加温水 300～500mL 口服，一般不宜服浓食醋，因浓食醋与碱性化合物作用时，产生的热量可加重损害。然后再服少量蛋清、牛乳或植物油。

3. 对症治疗

剧痛者给予止痛药如吗啡 10mg 肌内注射。呼吸困难者给予氧气吸入，已有喉头水肿、呼吸严重阻塞者，应及早做气管切开，并应用广谱抗生素防止继发感染。在早期，为了避免发生喉头水肿，可酌情在发病 24h 内，使用糖皮质激素，以减轻咽喉局部水肿，并可减少胶原及纤维瘢痕组织的形成。可用氢化可的松 100～200mg 或地塞米松 5～10mg 静脉滴注，数日后可改成泼尼松口服，但不应长期服用。

4. 并发症的治疗

如并发食管狭窄、幽门梗阻者可行内镜下气囊扩张治疗。食管局部狭窄时，可植入支架治疗，不宜行扩张或支架治疗者应行手术治疗。食管狭窄的内镜下扩张治疗已日益广泛地应用于临床，使不少患者避免了手术治疗。

第二节　慢性胃炎

慢性胃炎是指不同病因引起的胃黏膜的慢性炎症或萎缩性病变。临床上十分常见，占接受胃镜检查患者的 80%～90%，男性多于女性，随年龄增长，发病率逐渐增高。由于过去对慢性胃炎的病理研究不够深入，对各种病理改变的命名不相同。2012 年 11 月有国内消化病学专家及病理学家在上海举行了全国慢性胃炎诊治会议，针对目前诊治进展更新了慢性胃炎的诊疗共识。2014 年 1 月由全球 40 余位相关领域专家在日本京都制定了幽门螺杆菌（$H.pylori$）胃炎全球共识，明确了幽门螺杆菌胃炎相关共识。对慢性胃炎有了更深、更清晰的认识。慢性胃炎目前分类为：非萎缩性胃炎（浅表性胃炎）、萎缩性胃炎和特殊类型胃炎。特殊类型胃炎的分类与病因和病理有关，包括化学性、放射性、淋巴细胞性、肉芽肿性、嗜酸粒细胞性以及其他感染性疾病所致者等。

一、幽门螺杆菌胃炎

幽门螺杆菌胃炎是 $H.pylori$ 原发感染引起的慢性活动性黏膜炎症，为一种传染性感染性疾病。是幽门螺杆菌感染的基础病变，幽门螺杆菌感染是慢性胃炎原因中感染性胃炎的首位，占慢性活动胃炎中的 70% 以上。在幽门螺杆菌感染黏膜产生黏膜炎症基础上，部分患者可发生消化性溃疡（十二指肠溃疡、胃溃疡）、胃癌以及胃黏膜相关淋巴样组织（MALT）淋巴瘤等严重疾病，部分患者可有消化不良症状。

1. 幽门螺杆菌胃炎的传染性

幽门螺杆菌可以在人与人之间传播，感染者和可能包括被污染水源是最主要的传染源。口—口和粪—口是其主要传播途径，以口—口传播为主。前者主要通过唾液在母亲和儿童以及夫妻之间传播，后者主要通过感染者粪便污染水源传播，儿童和成人均为易感人群。感染性疾病分为传染性和非传染性，因此幽门螺杆菌胃炎定义为传染病更为确切。

2. 幽门螺杆菌相关消化不良

功能性消化不良分两种，一种是与幽门螺杆菌感染有关，另一种是与幽门螺杆菌感染无关。

3. 幽门螺杆菌感染与慢性胃炎

幽门螺杆菌（$H.pylori$，Hp）是革兰氏阴性菌，微需氧，在体内呈螺旋状，一端有 2~6 个鞭毛。生长在黏膜表面与黏液层之间。致病的多样性与其能够产生的尿素酶、黏附因子、应激反应蛋白、脂多糖、空泡毒素（VacA）以及细胞毒素相关蛋白（CagA）等毒力因子关系密切。Hp 虽为非侵袭性病原，但能引起强烈的炎症反应。这是因为 Hp 既能直接刺激免疫细胞，又能直接刺激上皮细胞因子，其产生的细菌产物，如氢等对上皮细胞有直接毒性作用。Hp 分泌的脂多糖或其他膜蛋白从胃腔表面扩散入黏膜内，引起趋化反应，吞噬细胞的激活及淋巴细胞的增殖引起各种不同类型的慢性胃炎，如浅表性胃炎、弥散性胃窦炎及多灶性萎缩性胃炎。Hp 感染引起胃炎的致病机制涉及多种因素和多个环节，是 Hp 的致病因素和宿主免疫应答、炎症反应的综合结果。

Hp 感染是慢性活动性胃炎的主要病因。80%~95% 的慢性活动性胃炎患者胃黏膜中有 Hp 感染，Hp 相关性胃炎患者 Hp 的胃内分布与炎症一致；根除 Hp 可使胃黏膜炎症消退，一般中性粒细胞消退较快，淋巴细胞、浆细胞消退需较长时间；志愿者和动物模型已证实 Hp 感染可引起慢性胃炎。在结节状胃炎中，Hp 的感染率最高可接近 100%。该型胃炎多见于年轻女性，胃黏膜病理组织则以大量淋巴滤泡为主。

Hp 感染几乎均会引起胃黏膜活动性炎症，长期感染后部分患者可发生胃黏膜萎缩和肠化生；宿主、环境和 Hp 因素的协同作用决定了 Hp 感染后相关性胃炎的类型和发展。Hp 感染几乎均会引起胃黏膜活动性炎症；胃黏膜活动性炎症的存在高度提示 Hp 感染。长期 Hp 感染所致的炎症、免疫反应可使部分患者发生胃黏膜萎缩和肠化生。Hp 相关性慢性胃炎有两种常见类型：全胃炎胃窦为主胃炎和全胃炎胃体为主胃炎。前者胃酸分泌增加，发生十二指肠溃疡的危险性增加；后者胃酸分泌减少，发生胃癌的危险性增加。宿主［如白介素-1B 等细胞因子基因多态性、环境（吸烟、高盐饮食等）］和 Hp 因素（毒力基因）的协同作用决定了 Hp 感染相关性胃炎的类型以及萎缩和肠化生的发生和发展。

4. 清除 Hp 方案

（1）常用的抗 Hp 抗生素

① 阿莫西林：是一种广谱抗生素，对多种革兰氏阳性菌和阴性菌有良好杀灭作用，它作用于细菌的细胞壁，与合成细胞壁的转肽酶发生不可逆的结合，从而使菌壁发生缺陷，致使菌体解体。对 Hp 的根除率较高。用药量一般为 500mg/次，4 次/天，2 周为 1 个疗程。不良反应包括恶心、呕吐、腹泻、皮疹，症状较轻微，一般停药后可迅速缓解。

② 甲硝唑和替硝唑：这两种药物多用于治疗阴道滴虫病、阿米巴及某些厌氧菌感染。此类药通过咪唑环减去一个硝基团而形成羟氨衍生物，后者引起细菌 DNA 损伤，最终导致细胞死亡。用药量一般为 400mg/次，3 次/天，7~14 天为 1 个疗程。不良反应包括口腔异味、恶心、腹痛、一过性白细胞降低、头痛、

皮疹等，严重者可出现眩晕、共济失调、惊厥等。替硝唑不良反应比甲硝唑小。

③克拉霉素：是一种大环内酯类抗生素，其抗菌机制是刺激细菌内肽链 tR-NA，使其在肽链延长过程中从核糖体（核蛋白体）解离，从而抑制蛋白质合成，导致菌体死亡。本药口服吸收比较好，对胃液的稳定性比红霉素强 100 倍，体内消除半衰期比红霉素长。有与红霉素相似的不良反应，如恶心、腹痛、腹泻、消化不良等，但明显少于红霉素。使用药量一般为每次 500mg。

④左氧氟沙星：喹诺酮类药物中的一种，具有广谱抗菌作用，抗菌作用强，其作用机制是通过抑制细菌 DNA 旋转酶的活性，阻止细菌 DNA 的合成和复制而导致细菌死亡。对多数肠杆菌科细菌，如大肠埃希菌、克雷伯菌属、变形杆菌属、沙门菌属、志贺菌属和流感嗜血杆菌、嗜肺军团菌、淋病奈瑟菌等革兰氏阴性菌有较强的抗菌活性。对金黄色葡萄球菌、肺炎链球菌、化脓性链球菌等革兰氏阳性菌和肺炎支原体、肺炎衣原体也有抗菌作用，但对厌氧菌和肠球菌的作用较差。常用剂量：0.2g/次，2 次/天或 0.1g/次，3 次/天。不良反应主要是胃肠道反应，18 岁以下儿童慎用。

⑤四环素：广谱抑菌剂，高浓度时具杀菌作用，对革兰氏阳性菌、革兰氏阴性菌、立克次体、螺旋体属及原虫类都有很好的抑制作用；对结核菌、变形菌等则无效。其作用机制是与核蛋白体的 30S 亚单位结合，阻止氨酰基-tRNA 进入 A 位，从而阻止核糖核蛋白体结合。口服，成人常用量：一次 0.25～0.5g，每 6h 1 次。不良反应主要是牙齿黄染、牙釉质发育不良、龋齿和骨生长抑制，故 8 岁以下小儿不宜用该品。

⑥呋喃唑酮：是一种硝基呋喃类抗生素，可用于治疗细菌和原虫引起的痢疾、肠炎、胃溃疡等胃肠道疾病。呋喃唑酮为广谱抗菌药，对常见的革兰氏阴性菌和阳性菌有抑制作用。口服，成人 0.1g/次，3～4 次/天；常见有恶心、呕吐等肠胃道反应，有时有过敏反应如荨麻疹、药物热及哮喘。孕妇和新生儿禁用。

⑦质子泵抑制药：特异性地作用于胃黏膜壁细胞，降低壁细胞中的 H^+-K^+-ATP 酶的活性，从而抑制胃酸分泌，提高抗生素在胃内的活性。通常用于消化性溃疡的治疗，慢性胃炎一般不主张应用。但慢性胃炎伴 Hp 阳性者，可用奥美拉唑或其他质子泵抑制药加抗炎药物使用。疗程 1～2 周，糜烂治愈及 Hp 根除率可达到 70%～80%。通常服用剂量：奥美拉唑 20mg、2 次/天，或兰索拉唑 30mg、2 次/天。不良反应甚轻微，发生率不到 1%，较常见的有便秘、腹泻、呕吐、头痛，一过性血浆促胃液素（胃泌素）及转氢酶升高，停药后可恢复。

⑧枸橼酸铋钾：是铋剂和枸橼酸的络合盐。目前市场上有多种含铋剂的胃黏膜保护药。其主要成分均有三钾二枸橼酸络合铋。该药中和胃酸的作用弱，对 Hp 有杀菌作用，并抑制其产生的尿素酶、蛋白酶和磷脂酶，削弱其致病性，同

时对胃黏膜具有保护作用。服用方法为枸橼酸铋钾（胶体次枸橼酸铋）120mg，4 次/天或 240mg，2 次/天。仅约 0.2mg 吸收入血，常规用药较安全，疗程最长不要超过 8 周。常见的不良反应为黑粪，少数患者出现便秘、恶心、谷丙转氨酶升高、舌苔及牙齿变黑等，不影响治疗，停药后可恢复。

（2）抗 Hp 感染的治疗方案　根除 Hp 的治疗方案大体上可分为质子泵抑制药为基础和胶体铋剂为基础的两大类方案。随着 Hp 耐药率的上升，标准三联疗法的根除率已显著下降，不同国家或地区的 Hp 耐药率、药物可获得性、经济条件等存在差异，因此根除方案的选择应根据各地不同情况，基于药敏试验结果治疗和经验治疗是抗感染治疗的两种基本策略。定期监测人群抗菌药物耐药率，可为经验治疗抗菌药物的选择提供依据；是否实施基于药敏试验结果的个体化治疗，很大程度上取决于经验治疗的成功率。

① 标准三联疗法：常用质子泵抑制药或铋剂加上甲硝唑、阿莫西林、克拉霉素中的两种，三联疗法的特点是疗程相对较短，10 天或 2 周，方案应用多样，剂量变化较大。但目前由于耐药性的增加，清除率较前下降。

② 四联疗法：目前我国幽门螺杆菌治疗共识和 2014 年日本京都全球共识都推荐经验性铋剂四联疗法。标准剂量铋剂＋标准剂量质子泵抑制药＋2 种抗菌药物组成的四联疗法。抗菌药物组成方案有 4 种：a. 阿莫西林（1000mg/次，2 次/天）＋克拉霉素（500mg/次，2 次/天）；b. 阿莫西林（1000mg/次，2 次/天）＋左氧氟沙星（500mg/次，1 次/天或 200mg/次，2 次/天）；c. 阿莫西林（1000mg/次，2 次/天）＋呋喃唑酮（100mg/次，2 次/天）；d. 四环素（750mg/次，2 次/天）＋甲硝唑（400mg/次，2 次/天或 3 次/天）或呋喃唑酮（100mg/次，2 次/天）。疗程 10 天或 14 天。标准剂量铋剂（枸橼酸铋钾 220mg/次，2 次/天）＋标准剂量质子泵抑制药（埃索美拉唑 20mg、雷贝拉唑 10mg、奥美拉唑 20mg、兰索拉唑 30mg、泮托拉唑 40mg，2 次/天），餐前半小时服用。

③ 补救治疗：选择其中一种方案为初始治疗失败后，可在剩余的方案中任选一种进行补救治疗。如果两次治疗失败后，需要再次评估根除治疗的风险-获益比，胃 MALT 淋巴瘤、有并发症史的消化性溃疡、有胃癌危险的胃炎（严重全胃炎、胃体为主胃炎或严重萎缩性胃炎等）或有胃癌家族史者，根除 Hp 获益较大。方案的选择需要有经验的医生在全面评估已有药物、分析可能失败的原因的基础上精心设计。如有条件，可进行药敏试验。

二、慢性萎缩性胃炎

慢性萎缩性胃炎是指胃黏膜的固有腺体（幽门腺或胃底腺）的数目减少、消失或腺管长度缩短、黏膜厚度变薄的一种慢性胃炎。胃黏膜萎缩分为单纯性萎缩和化生性萎缩，肠化生也属于萎缩。根据萎缩性胃炎发生的部位结合血清壁细胞抗体，将慢性萎缩性胃炎分为 A 型（胃体炎、壁细胞抗体阳性）及 B 型（胃窦炎、壁细胞抗体阴性）。目前多数人认为引起胃壁黏膜萎缩的主要原因是幽门螺杆菌。

（一）诊断和鉴别诊断

1. 诊断

临床症状无特异性，常见上腹胀、隐痛、嗳气等消化不良症状，可伴有贫血。

（1）内镜下特征　病变最先从胃窦部小弯侧开始，沿胃小弯逐渐向上发展，呈倒"V"字形，萎缩灶逐渐融合，最后整个胃黏膜可被化生的黏膜所取代。由于萎缩性胃炎是灶性分布，活检需要多点进行，从胃窦、移行部、胃体小弯及大弯侧、前后壁侧各取一块，至少应从胃窦、胃体大弯及小弯、移行部、贲门部的小弯侧各取一块，以防漏诊，并了解萎缩的范围。

（2）病理变化　主要特点为多发分布的萎缩、化生及炎症灶。这种多灶性萎缩性胃炎是慢性萎缩性胃炎最常见的形式。早期的病灶集中于胃窦，胃体也可受累但数量少、程度轻，Hp 的持续感染是其进展到萎缩性胃炎的重要因素。肠化生是萎缩性胃炎的常见病变。肠化上皮由吸收细胞、杯状细胞及潘氏细胞等正常肠黏膜成分构成。根据细胞形态及分泌黏液类型分为小肠型完全肠化生、小肠型不完全肠化生、大肠型完全肠化生和大肠型不完全肠化生。Whithcad 将萎缩性胃炎分三度。①轻度：只有 1～2 组腺管消失。②重度：腺管全部消失或仅留 1～2 组腺管。③中度：介于轻度与重度之间。也有人根据萎缩的程度将其分为三级。①轻度：固有腺的萎缩不超过原有腺体 1/3，大部分腺体保留，黏膜层结构基本完整。②中度：萎缩的固有腺占腺体 1/3～2/3，残留的腺体分布不规则，黏膜层结构紊乱、变薄。③重度：2/3 以上的固有腺萎缩或消失，仅残留少量散在的腺体或萎缩部被增生和化生的腺体所替代，黏膜层变薄，结构明显紊乱。

2. 鉴别诊断

（1）淋巴细胞性胃炎　临床较少见，症状无特异性，主要表现为体重下降、腹痛、恶心及呕吐，常累及胃体黏膜，内镜可以观察到痘疮样病灶、肥大皱襞、糜烂灶。明确诊断靠组织学检查，100 个胃腺上皮细胞内淋巴细胞浸润超过 25 个即可诊断。

（2）嗜酸粒细胞性胃炎　以胃壁嗜酸粒细胞浸润为特征，常伴有外周血嗜酸粒细胞升高，病变可浸润至胃壁黏膜、黏膜下、肌层以及浆膜。病因不甚明确，50%的患者有个人或家族过敏史（如哮喘、过敏性鼻炎、荨麻疹），部分患者症状可由某些特殊食物引起，血中 IgE 水平增高，被认为是外源性或内源性过敏原造成的变态反应所致。临床表现多样，无特异性，主要有腹痛、恶心、呕吐、腹泻，少数出现腹膜炎、腹水等。诊断依据：①进食特殊食物后出现胃肠道症状；②外周血嗜酸粒细胞升高；③内镜下活检证实胃壁嗜酸粒细胞明显增多。

（3）胆汁反流性胃炎　患者出现上腹痛、胆汁性呕吐、消化不良等症状，可有胃切除术和胆系疾病史。其组织病理学改变与萎缩性胃炎不同，较少有炎性细胞浸润。确诊需进行胃内 24 小时胆红素监测、^{99m}Tc-EHIDA 核素显像等检查。

（4）消化性溃疡　发病也与食物、环境危险因素及 Hp 感染有关，可有腹痛、反酸、恶心、呕吐等消化道症状，病史较长。但溃疡病的腹痛多呈节律性、慢性周期性、季节性，发病年龄较萎缩性胃炎更早一些，常合并出现上消化道出血、幽门梗阻及穿孔。确诊需在胃镜下发现典型的溃疡病灶。

（二）治疗

1. 胃酸低或缺乏

可给予稀盐酸每次 5～10mL、胃蛋白酶合剂每次 5～10mL 或复方消化酶胶囊（商品名达吉）1～2 粒，3 次/天。复方消化酶含有包括胃蛋白酶在内的 6 种消化酶，并含熊去氧胆酸，故该药除了可用于治疗慢性萎缩性胃炎胃酸低或缺乏造成的消化不良之外，还能促进胆汁分泌，增强胰酶活性，促进脂肪和脂肪酸的分解，带动脂溶性维生素的吸收。恶性贫血患者注意补充营养，给予高蛋白质饮食，补充维生素 C，必要时予以铁剂。

2. 胃酸不低而疼痛较明显

可服制酸解痉药。应用制酸药可以提高胃内 pH，降低 H^+ 浓度，减轻 H^+ 对胃黏膜的损害及 H^+ 的反弥散程度，从而为胃黏膜的炎症修复创造有利的局部环境。同时，低酸又可以促进促胃液素释放，促胃液素具有胃黏膜营养作用，促进胃黏膜细胞的增殖和修复。依患者的病情选择质子泵抑制药（如奥美拉唑、兰索拉唑、雷贝拉唑、埃索美拉唑等）。

3. 胃黏膜保护药

胃黏膜保护药主要作用就是增强胃黏膜屏障功能，增强胃黏膜抵御损害因素的能力。按其作用机制及药物成分，有以下几类：①硫糖铝：1g，3 次/天。②三钾二枸橼酸络合铋：是铋剂和枸橼酸的络合盐，该药主要是在局部起到黏膜保护作用，并有杀灭 Hp 的作用，240mg，2 次/天。③前列腺素类药物：前列腺素（PG）是体内广泛存在的自体活性物质。PG 对胃的作用主要表现为 PGE 和 PGI 均抑制胃酸的基础分泌和受刺激后的分泌；PGE 对胃黏膜具有保护作用，包括促进黏液及重碳酸盐的合成和分泌，增进黏膜血流量及细胞修复等。此外，PG 对人体其他系统如循环系统、血液系统等均有作用。用于胃炎治疗的前列腺素包括恩前列腺素、罗沙前列腺素、米索前列醇等。目前，只有米索前列醇用于临床。④替普瑞酮：亦称施维舒，其功能为促进胃黏膜微粒体中糖脂质中间体的生物合成，促使胃黏膜及胃黏液的主要防御因子高分子糖蛋白和磷脂增加，提高胃黏膜的防御功能，并能促使胃黏膜损伤愈合。该药对胃黏膜的保护作用可能有如下机制：增加局部内源性 PG 的生成，尤其可以促进 PGE 的合成，防止非甾体类消炎药所引的胃黏膜损害；增加黏液表面层大分子糖蛋白，维持黏液层和黏液屏障的结构和功能；能有效地增加胃黏膜血流，促使胃黏膜损害的修复。该药用药量为 50mg，3 次/天，饭后 30min 内服。该药可出现头痛、恶心、便秘、腹胀等不良反应，有的出现皮肤瘙痒、皮疹，丙氨酸转氨酶和天冬氨酸转氨酶可轻度上升等，停药后即能恢复正常。⑤依安欣：新型胃黏膜保护药，是一种有机锌化合物，化学名称醋氨己酸锌。它通过增加胃黏膜血流量，促进黏膜分泌，促进细胞再生，稳定细胞膜，对胃黏膜具有保护作用。⑥谷氨酰胺：其主要成分为 L-谷氨酰胺。谷氨酰胺是人体内最丰富的游离氨基酸，其对维护体内多种器官的功能起重要作用。研究表明，L 谷氨酰胺对胃黏膜有明显的保护作用，其机制尚不完全清楚。有报道认为，它可以促进黏蛋白的生物合成，使胃黏液量增多。此外，谷氨酰胺还有促进胃黏膜细胞增殖的作用。其代表药物为麦滋林和国产的自维。药物的不良反应有恶心、呕吐、便秘、腹泻及腹痛。

4. 胃肠激素类

目前已发现的数十种胃肠激素中，有一些对胃黏膜具有明显增强作用及防御功能。①表皮生长因子：分布于涎腺、十二指肠 Brnnner 腺、胰腺等组织。在胃肠道的主要作用为抑制胃酸分泌和促进胃肠黏膜细胞增生、修复。此外，在胃肠激素族中，转化生长因子 α、成纤维细胞生长因子、神经降压素、降钙素基因相关肽、蛙皮素等有胃黏膜保护效应，在增强胃黏膜防御功能方面具有重要作用。②生长抑素：主要由胃黏膜 D 细胞分泌，也分布于中枢神经系统及胃肠道和胰腺等多种组织中。

5. 中医中药治疗

对胃炎的治疗历史悠久，采用辨证施治的治疗取得了良好的治疗效果，在临床应用中较为广泛。某些中成药如增生平等对防止肠化生和不典型增生的加重有一定意义。

因有癌变可能，故对有大肠不完全肠化、不典型增生的 Hp 阳性的患者，应积极根除 Hp，应每 6～12 个月定期进行胃镜复查，及时了解病变发展情况。

三、慢性非萎缩性胃炎

（一）流行病学

慢性非萎缩性胃炎是慢性胃炎的一种类型，指在致病因素作用下胃黏膜发生的不伴有胃黏膜萎缩性改变，以淋巴细胞和浆细胞浸润为主并可能伴有糜烂、胆汁反流的慢性炎症。慢性非萎缩性胃炎在全球均为消化系统常见病，由于多数慢性非萎缩性胃炎患者无任何症状，因此难以获得确切的患病率。目前认为，Hp 感染是慢性胃炎最主要的病因，慢性胃炎可分为非萎缩和萎缩性胃炎，而萎缩性胃炎绝大多数由持续存在的非萎缩性胃炎演变而来，因此，Hp 感染也是慢性非萎缩性胃炎的最常见病因。此外，还有其他一些感染和非感染因素也可引起胃黏膜损伤。慢性非萎缩性胃炎的临床表现缺乏特异性，诊断主要靠胃镜及镜下病理活检以及 Hp 检测。目前我国基于内镜诊断的慢性胃炎患病率接近 90%，其中慢性非萎缩性胃炎最常见，约占 49.4%。随着年龄的增长，慢性非萎缩性胃炎的比例也呈上升趋势，其中原因主要与 Hp 感染率随年龄增长而上升有关。此外，慢性非萎缩性胃炎的患病率在不同国家和地区间存在较大差异，这可能与 Hp 感染率及遗传背景差异有关。

（二）发病机制

1. 感染性因素

（1）幽门螺杆菌　Hp 感染是慢性胃炎的最主要病因，大量研究证实，Hp 感染者几乎都存在胃黏膜活动性炎症反应，同样慢性非萎缩性胃炎也与 Hp 感染密切相关。Hp 毒力致病因子主要是 CagA、VacA、BabA、SabA、OipA、DupA 等，其中以 CagA 致病作用最强，这些毒力致病因子具有显著的基因多态性有助于适应宿主的定植环境并且有利于菌株持续感染。Hp 感染早期多表现为非萎缩性胃炎，感染后一般难以自发清除而导致终身感染（极少数患者可出现自然除菌），除非进行根除治疗，长期感染部分患者可发生胃黏膜萎缩和肠化，甚至是异型增生和胃癌，而 Hp 根除后胃黏膜炎症反应可减轻。Hp 的感染呈世界范围分布，我国属于 Hp 感染高发地区，感染率仍高达 50%。

（2）海尔曼螺杆菌　已知的胃内不同于 Hp 的另一株革兰氏阴性杆菌，同为螺杆菌属，人类感染率文献报道较少，多为胃镜检出结果，感染率明显低于 Hp（<1%），约有 5% 的患者会同时感染 Hp。海尔曼螺杆菌可在人类胃黏膜定植引

起胃黏膜损伤，但与 Hp 相比，胃黏膜急性和慢性炎症程度相对轻，可能与胃黏膜螺杆菌的定植量有关。

（3）其他病菌 细菌（如分枝杆菌）、病毒（如巨细胞病毒、疱疹病毒）、寄生虫（如类圆线虫属、血吸虫或裂头绦虫）、真菌（如组织胞质菌）等感染亦可引起急慢性炎症反应，导致胃黏膜损伤。

2. 非感染性因素

（1）物理因素 不良饮食习惯，如进食过冷、过热、过于粗糙或刺激的食物，长期作用可导致胃黏膜的损伤。

（2）化学因素 非甾体抗炎药（NSAID，如阿司匹林、吲哚美辛）等药物和酒精可引起胃黏膜损伤。各种原因引起的幽门括约肌功能不全，可导致含有胆汁和胰液的十二指肠液反流入胃，削弱或破坏胃黏膜屏障功能，使胃黏膜遭到消化液所用，导致胃黏膜损伤。

（3）放射因素 一般发生于首次放射治疗后的 2～9 个月，小剂量放射引起的胃黏膜损伤可以恢复，但高剂量放射导致的黏膜损伤往往是不可逆转的，甚至会引起萎缩以及缺血相关性溃疡。

（4）其他 嗜酸粒细胞性、淋巴细胞性、肉芽肿性胃炎和 Menetrier 病相对少见。但随着克罗恩病在我国发病率的上升，肉芽肿性胃炎的诊断率可能会有所增加。此外，其他系统的疾病，如尿毒症、心力衰竭、门静脉高压症和糖尿病、甲状腺病、干燥综合征等也与慢性非萎缩性胃炎的发病有关。

（三）病理变化

慢性胃炎的过程是胃黏膜损伤与修复的慢性过程，其主要组织病理学特征是炎症、萎缩与肠化。然而，慢性非萎缩性胃炎的主要组织病理学特征是以淋巴细胞和浆细胞浸润为主要的慢性炎症，同时黏膜内无固有腺体减少。

慢性胃炎观察内容包括 5 项组织学变化和 4 个分级。5 项组织学变化分别为 Hp、慢性炎性反应（单个核细胞浸润）、活动性（中性粒细胞浸润）、萎缩（固有腺体减少）、肠化（肠上皮化生）。慢性非萎缩性胃炎的组织病理学特点中无腺体萎缩和肠上皮化生，因此，主要观察 Hp、慢性炎性反应、活动性三项组织学变化。4 个分级分别为：0 提示无，＋提示轻度，＋＋提示中度，＋＋＋提示重度。诊断标准采用我国慢性胃炎的病理诊断标准和新悉尼系统的直观模拟评分法。直观模拟评分法是新悉尼系统为提高慢性胃炎国际交流一致率而提出的。我国慢性胃炎的病理诊断标准较具体，易操作，与新悉尼系统基本类似。但我国标准仅有文字叙述，可因理解不同而造成诊断上的差异。与新悉尼系统评分图结合，可提高与国际诊断标准的一致性。

1. 幽门螺杆菌

观察胃黏膜黏液层、表面上皮、小凹上皮和腺管上皮表面的 Hp。无即特殊染色片上未见 Hp；轻度为偶见或小于标本全长 1/3 有少数 Hp；中度为 H. pylori 分布超过标本全长 1/3 而未达 2/3 或连续性、薄而稀疏地存在于上皮表面；重度为 Hp 成堆存在，基本分布于标本全长。

2. 慢性炎性反应

表现为黏膜层以淋巴细胞和浆细胞为主的慢性炎性细胞浸润，Hp 感染引起的慢性胃炎常见淋巴滤泡形成。根据黏膜层慢性炎性细胞的密集程度和浸润深度分级，两者不一致时以前者为主。正常指单个核细胞（淋巴细胞、浆细胞和单核细胞）每高倍视野不超过 5 个，如数量略超过正常而内镜下无明显异常，病理可诊断为基本正常；轻度为慢性炎性细胞浸润较少，局限于黏膜浅层，不超过黏膜层的 1/3；中度为慢性炎性细胞浸润较密集，浸润深度超过 1/3 而不及 2/3；重度为慢性炎性细胞浸润密集，浸润深度达黏膜全层。

3. 活动性

慢性炎性病变背景上有中性粒细胞浸润时提示有活动性炎症，称为慢性活动性炎症，多提示存在 Hp 感染。轻度为黏膜固有层有少数中性粒细胞浸润；中度为中性粒细胞较多存在于黏膜层，可见于表面上皮细胞、小凹上皮细胞或腺管上皮内；重度为中性粒细胞较密集或除中度所见外还可见小凹脓肿。

（四）临床表现

1. 症状

大多数患者无明显自觉症状，部分有症状患者临床表现也缺乏特异性，常见表现为中上腹不适、饱胀、钝痛、烧灼痛等，也伴有食欲缺乏、嗳气、反酸、恶心等消化不良症状。症状一般无明显规律性，且严重程度与内镜下表现、胃黏膜病理组织学分级均无明显相关性。如病程时间久，少数患者可伴乏力、体重减轻等全身症状。

2. 体征

大多数患者无明显临床体征，部分可有上腹部轻压痛。

（五）辅助检查

由于慢性非萎缩性胃炎临床症状无特异性，体征也很少，因此，慢性非萎缩性胃炎的确诊主要依赖于内镜检查和胃黏膜活检，尤其是胃黏膜活检的诊断价值更大。

1. 实验室检查

（1）血清胃蛋白酶原检测　胃蛋白酶原（PG）是胃部分泌的胃蛋白酶无活性前体，通常约 1% 的 PG 可通过胃黏膜进入血液循环，可分为胃蛋白酶原Ⅰ（PGⅠ）和胃蛋白酶原Ⅱ（PGⅡ）两种，是反映胃体黏膜泌酸功能的良好指标，可提示胃底腺黏膜萎缩情况。

（2）血清胃泌素检测　胃泌素-17（G-17）是由胃窦 G 细胞合成和分泌的酰胺化胃泌素，是反映胃窦分泌功能的敏感指标之一，可提示胃窦黏膜萎缩状况。

2. 幽门螺杆菌检测

Hp 感染是慢性非萎缩性胃炎的最常见病因，因此，需要常规检测 Hp。Hp 检测方法分为侵入性和非侵入性两大类。侵入性指需要通过胃镜检查获取胃黏膜标本的相关检查，主要包括快速尿素酶试验、组织学检查、Hp 培养和组织 PCR 技术。非侵入性检查指不需要通过胃镜检查获得标本，包括血清抗体检测、^{13}C 或 ^{14}C 尿素呼气试验、粪便 Hp 抗原检测。不同检测方法具有各自优势和局限，需要根据实际情况选择最优方法，目前临床最常用的是 ^{13}C 或 ^{14}C 尿素呼气试验、快速尿素酶试验和组织学检查。

3. 胃镜检查

慢性非萎缩性胃炎的诊断包括内镜诊断和病理诊断，确诊应以病理诊断为依据。电子染色放大内镜和共聚焦激光显微内镜对慢性非萎缩性胃炎的诊断和鉴别诊断有一定价值。

（1）普通白光内镜　白光内镜诊断是指内镜下肉眼成像方法所见的黏膜炎性变化，需与病理检查结果结合做出最终判断。内镜下将慢性胃炎分为慢性非萎缩性胃炎和慢性萎缩性胃炎两大基本类型。慢性非萎缩性胃炎内镜下可见黏膜红斑、黏膜出血点或斑块、黏膜粗糙伴或不伴水肿、充血渗出等基本表现，同时可存在糜烂、出血或胆汁反流等征象，这些在内镜检查中可获得可靠的证据。其中糜烂可分为两种类型，即平坦型和隆起型，前者表现为胃黏膜有单个或多个糜烂灶，其大小从针尖样到直径数厘米不等；后者可见单个或多个疣状、膨大皱襞状或丘疹样隆起，直径 5～10mm，顶端可见黏膜缺损或脐样凹陷，中央有糜烂。糜烂的发生可与 Hp 感染和服用黏膜损伤药物等有关。此外，通过白光内镜的特征性表现，也可以判断是否存在 Hp 感染。如 Hp 感染胃黏膜可见胃体-胃底部的点状发红、弥散性发红、伴随的集合细静脉的规律排列（RAC）消失、皱襞异常（肿大、蛇形、消失）、黏膜肿胀、增生性息肉、黄斑瘤、鸡皮样以及黏稠的白色混浊黏液等表现。

（2）电子染色放大内镜　能清楚地显示胃黏膜微结构和微血管，尽管慢性胃炎的放大像丰富多彩，但随着胃炎的进展，变化还是具有一定的规律。从正常胃底腺黏膜的放大像，到萎缩黏膜、肠上皮化生，胃黏膜的变化会具有相应的改变。如观察肠化区域时，NBI（内镜窄带成像术）模式下可见来自上皮细胞边缘亮蓝色的细线样反光，称之为亮蓝嵴（LBC）。研究发现 LBC 对于肠化诊断有较好的敏感性和特异性。

（3）共聚焦激光显微内镜　共聚焦激光显微内镜光学活检技术对胃黏膜的观察可达到细胞水平，能够辨认胃柱状上皮细胞、胃小凹、上皮下间质、间质内细胞和组织、血管以及胃上皮表面的 Hp，凭借这些变量，对慢性胃炎的诊断和组织学变化分级（慢性炎性反应、活动性、萎缩和肠化生）具有一定的参考价值。同时，光学活检可选择性对可疑部位进行靶向活检，有助于提高活检取材的准确性。慢性非萎缩性胃炎在共聚焦激光显微内镜下观察，主要表现为水肿、Hp 感染、上皮细胞轮廓不清、胃小凹形态与数目改变、胃小凹间质增宽等。

（4）血红蛋白指数测定　血红蛋白指数（IHB）测定是一种内镜下光学技术，主要原理是将胃黏膜表层镜下区域内血红蛋白含量通过二维分布近似度以图像显示出来。胃黏膜有丰富微血管分布，IHB 的色调变化可以反映微血管中所含血红蛋白含量，通过以正常的胃黏膜 IHB 值设定标准区间，对 IHB 值的高、低部分相应地进行色彩强调处理，从而获取内镜图像中的红色、绿色、蓝色等成分，进而推导出血红蛋白的浓度指数。慢性胃炎患者黏膜色调的改变与炎症程度有一定的关系，设定 IHB 标准数值区间后正常的胃黏膜组织呈绿色；在慢性非萎缩性胃炎的胃黏膜组织中，因为炎症反应的存在，使局部血流量增多导致 IHB 值高造成黏膜颜色增高而呈现偏暖色调，如黄色、红色；而慢性萎缩性胃炎由于黏膜及腺体发生萎缩，微血管减少，血流亦减少故而呈现为蓝色等偏冷色调。已有研究显示，IHB 测定对诊断慢性胃炎的类型，严重程度以及是否存在 Hp 感染具有意义，因此可提高对慢性非萎缩性胃炎诊断的准确性。

（六）诊断和鉴别诊断

鉴于多数慢性非萎缩性胃炎患者无任何症状，即使有症状也缺乏特异性，而且体征也很少，因此根据症状和体征难以做出慢性非萎缩性胃炎的正确诊断。慢性非萎缩性胃炎的确诊主要依赖内镜检查和胃黏膜活检组织学检查，尤其是后者的诊断价值更大。慢性非萎缩性胃炎的诊断应力求明确病因，考虑 Hp 是最常见病因，因此建议常规检测 Hp。同时，慢性非萎缩性胃炎诊断中需要排除萎缩性胃炎、特殊类型胃炎以及是否有其他消化系疾病并存等。慢性萎缩性胃炎内镜下可见黏膜变薄、红白相间、血管纹理透见等表现，病理学检测提示胃黏膜萎缩，伴不同程度肠上皮化生等，同时胃泌素、胃蛋白酶原检测也有助于判断胃黏膜有无萎缩。若怀疑自身免疫所致者建议检测血清维生素 B_{12} 以及壁细胞抗体、内因子抗体等。在排除萎缩性胃炎基础上，需进一步排除包括感染性胃炎、化学性胃炎、Menetrier 病、嗜酸粒细胞性胃炎、淋巴细胞性胃炎、非感染性肉芽肿性胃炎、放射性胃炎、充血性胃病等特殊类型胃炎。临床上部分慢性非萎缩性患者可能同时存在其他消化系疾病，如合并反流性食管炎、功能性消化不良、慢性胆囊炎、胆石症、慢性胰腺炎、胰腺肿瘤等。在有报警症状时，应检测相关肿瘤标志物、B 超及 CT 等，并定期复查胃镜；对于合并中重度焦虑抑郁患者，应注意诊断和进行专科治疗。

（七）治疗

慢性非萎缩性胃炎的治疗应尽可能针对病因，遵循个体化原则。治疗目的包括去除病因、保护胃黏膜、缓解症状，从而提高患者的生活质量，同时要改善胃黏膜炎症，以阻止非萎缩性胃炎进展，减少或防止萎缩性胃炎、肠上皮化生、上皮内瘤变及胃癌的发生。然而，对于无症状、Hp 阴性的慢性非萎缩性胃炎无须特殊治疗。

目前，某些食物摄入与慢性胃炎症状之间的关系尚无明确临床证据，同也缺乏饮食干预疗效的相关大型临床研究，但饮食习惯和生活方式的调整一直是慢性胃炎治疗不可或缺的一部分。因此，常规建议患者改善饮食与生活习惯，如避免过量饮用咖啡、大量饮酒和长期大量吸烟，同时尽量避免长期大量服用引起胃黏膜损伤的药物如 NSAID 等。

Hp 感染是慢性非萎缩性胃炎的主要病因，既往 Hp 胃炎是否均需要根除尚缺乏统一意见。随着 Hp 研究深入，目前国内最新 Hp 感染处理共识推荐 Hp 阳性的慢性胃炎，无论有无症状和并发症，均应进行根除治疗，除非有抗衡因素存在（包括患者伴存某些疾病、社区高再感染率、卫生资源优先度安排等）。大量研究证实，及时根除 Hp 后，部分患者消化道症状能得到控制，同时胃黏膜的炎症能明显好转。Hp 根除治疗采用我国第 5 次 Hp 共识推荐的铋剂四联根除方案：PPI＋铋剂＋2 种抗菌药物，疗程为 10 天或 14 天，推荐抗生素有阿莫西林、呋喃唑酮、四环素、甲硝唑、克拉霉素、左氧氟沙星。同时，根除治疗后所有患者都应常规进行 Hp 复查，评估根除疗效；评估最佳的非侵入性方法是尿素呼气试验，应在治疗完成后至少 4 周进行。

服用 NSAID 等药物引起胃黏膜损伤患者，首先应根据患者使用药物的治疗目的评估是否可以停用该药物；对于必须长期服用者，应进行 Hp 筛查并根除，并根据病情或症状的严重程度选用质子泵抑制剂（PPI）、H_2 受体拮抗药（H_2RA）或胃黏膜保护药。已有多项高质量临床试验研究显示，

PPI 是预防和治疗 NSAID 相关消化道损伤的首选药物，疗效优于 H_2RA 和胃黏膜保护药。

胆汁反流也是慢性非萎缩性胃炎的病因之一。胆汁反流入胃可削弱或破坏胃黏膜屏障功能，遭到消化液作用，从而产生炎性反应、糜烂、出血和上皮化生等病变。促动力药如盐酸伊托必利、莫沙必利和多潘立酮等可防止或减少胆汁反流，铝碳酸镁制剂有结合胆酸作用增强胃黏膜屏障功能，从而减轻或消除胃黏膜损伤。此外，有条件者可短期服用熊去氧胆酸制剂。

对于有胃黏膜糜烂和（或）以上腹痛和上腹烧灼感等症状为主者，考虑胃酸、胃蛋白酶在其中所起的重要作用，可根据病情或症状严重程度选用胃黏膜保护药、H_2RA 或 PPI。以上腹饱胀、恶心或呕吐等为主要症状者，考虑可能与胃排空迟缓相关，结合胃动力异常是慢性胃炎不可忽视的因素，因此，促动力药可改善上述症状。在促动力药物选择中需要注意，多潘立酮是选择性外周多巴胺 D_2 受体拮抗药，能增加胃和十二指肠动力，促进胃排空。有报道显示多潘立酮在每日剂量超过 30mg 和（或）伴有心脏病患者、接受化学疗法的肿瘤患者、电解质紊乱等严重器质性疾病的患者、年龄 >60 岁的患者中，发生严重室性心律失常甚至心源性猝死的风险可能升高。因此，2016 年 9 月多潘立酮说明书有关药物安全性方面进行了修订，建议上述患者应用时要慎重或在医师指导下使用。莫沙必利是选择性 5-羟色胺 4 受体激动药，能促进食管动力、胃排空和小肠传输，临床上治疗剂量未见心律失常活性，对 Q-T 间期亦无临床有意义的影响。伊托必利为多巴胺 D_2 受体拮抗药和乙酰胆碱酯酶抑制药，2016 年"罗马功能性胃肠病"提出，盐酸伊托必利可有效缓解早饱、腹胀等症状，而且安全性好，不良反应发生率低。具有明显的进食相关的腹胀、食欲缺乏等消化不良症状者，可考虑应用消化酶制剂。推荐餐中服用，效果优于餐前和餐后服用，以便在进食同时提供充足的消化酶，帮助营养物质消化，缓解相应症状。我国常用的消化酶制剂包括复方阿嗪米特肠溶片、米曲菌胰酶片、胰酶肠溶胶囊、复方消化酶胶囊等。

中医药治疗可拓宽慢性胃炎治疗途径，在治疗慢性胃炎伴消化不良方面有其独特的理论和经验。根据我国慢性胃炎中医诊疗共识意见，慢性非萎缩性胃炎的基本病机为胃膜受伤，胃失和降；以餐后饱胀不适为主症者，属于中医"胃痞"的范围，以上腹痛为主症者，属于中医"胃痛"范畴。中医药治疗主要采用辨证治疗、随症加减、中成药治疗和针灸治疗等方法，可改善部分患者消化不良症状，甚至可能有助于改善胃黏膜病理状况，但目前尚缺乏多中心、安慰剂对照、大样本、长期随访的临床研究证据。对于常规西医治疗效果不佳的患者，可以采用中医药治疗或者中西医结合治疗。

精神心理因素与消化不良症状发生相关，尤其是焦虑症和抑郁症患者。抗抑郁药物或抗焦虑药物可作为伴有明显精神心理因素者以及常规治疗无效和疗效差者的补救治疗，包括三环类抗抑郁药或选择性 5-羟色胺再摄取抑制药等。在服用抗焦虑或抑郁药期间，要遵从医嘱坚持规律服用药物，定期复诊，调整用药方案，监测药物的不良反应。

第三节　急性胃扩张

急性胃扩张（AGD）是指由于胃壁的肌肉张力降低或者麻痹，短时间内胃内容物不能排出，导致大量的气体及液体潴留在胃内，进而产生胃及十二指肠上段极度扩张的一种临床综合征。本病多在手术后发生，亦可因暴饮暴食所致。儿童和成人均可发病，男性多见。临床症状主要为上腹部胀满不适、频繁呕吐胃内容物、水电解质紊乱等，如扩张持续加重甚至还会导致胃壁缺血、坏死、穿孔、破裂、休克和患者死亡。

一、病因及发病机制

器质性疾病和功能性因素均可引起急性胃扩张，常见原因可归纳为以下三类。

（一）外科手术

创伤、麻醉和外科手术，尤其是腹腔、盆腔手术及迷走神经切断术均可直接刺激躯体或内脏神经，引起胃的自主神经功能失调和胃壁的反射性抑制，造成胃平滑肌弛缓，进而形成扩张。部分患者麻醉时气管插管，术后给氧和胃管鼻饲，亦可导致大量气体进入胃内形成扩张。

（二）饮食过量或饮食不当（尤其是暴饮暴食）

暴饮暴食是急性胃扩张最常见的发病原因，短时间内大量进食使胃突然过度充盈、胃壁肌肉受到过度的牵拉而发生反射性麻痹，食物积聚于胃内，胃持续扩大。慢性消耗性疾病、饥饿和神经性畏食或因肥胖症而节食者突然大量进食后尤易发生。

（三）疾病状态

多种影响胃张力和胃排空能力的疾病均是导致急性胃扩张的病因。
① 胃扭转、嵌顿性食管裂孔疝以及各种原因所致的十二指肠壅积症、十二

指肠肿瘤、异物等。

② 幽门附近的病变，如脊柱畸形、环状胰腺、胰癌等压迫胃的输出道。

③ 石膏套固定胸背部 1~2 天后可因脊柱伸展过度，十二指肠受肠系膜上动脉压迫导致胃肠张力失调，引起的所谓 "石膏套综合征"。

④ 情绪紧张、精神抑郁、营养不良均可引起自主神经功能紊乱，使胃的张力减低和排空延迟。

⑤ 糖尿病神经病变、抗胆碱能药物的应用、水电解质代谢失调、严重感染（如败血症）均可影响胃的张力和胃的排空。

本病主要的发病机制是胃肠壁神经性麻痹和机械性梗阻。急性胃扩张时胃内压的急剧上升导致胃壁血管功能受阻、胃张力下降、胃麻痹和胃顺应性下降，进而影响食管上括约肌的功能，使该处肌肉松弛，空气被大量吞入引起了胃内压进一步升高和胃黏膜分泌增强，使得胃壁的静脉回流受阻，最终导致了胃部大量血液和血浆的渗出使得胃部急剧膨胀。

二、病理与病理生理

各种病因导致胃腔明显扩张后，与食管的角度发生改变，使胃内容物包括气体难以经食管排出，同时胃黏膜的表面积剧增，胃壁受压引起血液循环受阻。胃窦的扩张和胃内容物的刺激使胃窦分泌的胃泌素增多，刺激了胃液的分泌。另一方面，小肠因扩大胃的推移造成肠系膜受到牵拉，影响腹腔神经后加重了胃麻痹，同时十二指肠横部受到肠系膜上动脉的压迫而出现梗阻，加上幽门松弛等因素，使十二指肠液的反流增多。上述所有因素互为因果，形成恶性循环，终使胃腔急剧地、进行性地扩大，最终形成急性胃扩张。如果这种扩张呈持续状态还可能导致胃壁逐渐变薄或者是过度伸展，造成黏膜炎性水肿，胃壁各层可见出血，胃黏膜充血并有小糜烂，血管可有血栓形成，胃壁可发生坏死而穿孔。

三、临床表现

急性胃扩张因其早期临床表现不典型，极易与其他急腹症混淆。临床上对于高危人群一旦出现腹痛、腹胀、呕吐等消化道症状，均不能排除本病的可能。患者发病初期以上腹饱胀、上腹或脐部疼痛为主要症状，一般为持续性胀痛，可有阵发性加重，但多不剧烈。继之则出现频繁呕吐，呕吐物常为棕褐色酸性液体或胃内容物，每次量不多，且呕吐后腹胀无明显缓解，隐血试验可呈阳性。随着病情加重患者会逐渐出现口渴、精神萎靡、大部分患者排便停止，病情进展迅速者短期内可有休克、低钾低氯性碱中毒以及呼吸困难表现，如出现胃壁坏死或穿孔等并发症时还可表现出剧烈腹痛。查体腹部多隆起，有时可见扩大的胃型，腹部闻及振水音，肠鸣音多减弱或消失，若胃窦极度扩张，可出现"巨胃窦征"（即脐右偏上出现局限性包块，外观隆起，触之光滑而有弹性，有轻度压痛，其右下边界较清）。

四、辅助检查

（一）实验室检查

急性胃扩张患者胃部可有少量出血，但因大量体液丧失，所以血红蛋白及红细胞可增加，并可出现低钾血症、低钠血症、低氯血症。另外胃液中含有盐酸而呈酸性，故若以丢失胃液为主，则会发生代谢性碱中毒，若以丢失胰液等消化液为主，则发生代谢性酸中毒。

（二）影像学检查

腹部立位 X 线片可示上腹部有均匀一致的阴影，胃显著扩张（胃影可达盆腔），积气或有巨大气液平面。若采用 X 线钡剂造影，不仅可以看到增大的胃及十二指肠的轮廓，而且还可以发现十二指肠梗阻，钡剂不能进入空肠。如合并穿孔和胃壁坏死可出现膈下游离气体。

五、诊断和鉴别诊断

该病临床上较为少见，因此需结合患者的体征、病史、实验室检查等结果进行综合诊断。主要的诊断依据如下：①存在手术后初期创伤、疾病状态或过分饱食等病因；②出现明显的腹胀症状，伴溢出样呕吐咖啡色恶臭液体，胃部有大量的积气和积液；③实验室检查的结果常提示患者有红细胞计数和血红蛋白含量升高，非蛋白氮升高，并伴有低钾低氯性碱中毒；④腹部 X 线片见胃影增大，上腹部巨大液气平面或胃管吸出大量液体，即可确诊。

本病需同肠梗阻和腹膜炎等其他胃肠疾病鉴别。鉴别要点如下：①弥散性腹膜炎常有胃肠道穿孔或内脏破裂病史，有明显的腹膜刺激征，肠管普遍胀气，肠鸣音消失，体温及白细胞增高；②肠梗阻患者临床症状与急性胃扩张非常类似，腹部 X 线片也可见多个气液的平面，但通常情况下肠梗阻的腹痛以腹中部及脐周最为明显，胃内也不会存在过多的气体和积液；③急性胃炎患者腹胀感不会非常显著，且呕吐后腹胀痛感会明显减轻，而急性胃炎合并胃扭转时会出现干呕，通过腹部 X 线检查可以确诊和鉴别。

六、预防

普及卫生知识，积极宣传暴饮暴食的危害性；术前积极纠正各种诱发因素，若患者一般状态差，最好术前进行胃肠减压，直到术后胃肠功能完全恢复；术后患者饮食逐渐从流食过渡到普通饮食，避免暴饮暴食；术后预防腹腔感染，注意营养支持。

七、治疗

（一）非手术治疗

急性胃扩张患者如未并发胃壁坏死或穿孔，均应首先采用非手术疗法。临床上大部分患者早期经过治疗，均能获得良好效果。

1. 禁食

待腹胀显著减轻、肠蠕动恢复后方可开始给予流质饮食。

2. 紧急胃肠减压

经胃管吸出胃内积液后，可先用温生理盐水洗胃，但量要少，以免造成胃穿孔；然后持续胃肠减压，引流量应做详细的记录；当吸出量逐渐减少并变清时，可在饮水后夹住胃管2h，如无不适及饱胀感，可考虑拔除胃管，但一般应至少保留36h。

3. 改变体位

以解除对十二指肠水平部的压迫，促进胃内容物的引流。

4. 支持治疗

纠正脱水与电解质紊乱、酸碱平衡失调，必要时输血，有休克者予抗休克治疗。

5. 促进胃张力和蠕动的恢复

口服莫沙必利、多潘立酮等治疗，中药也有一定疗效，可经胃管注入大承气汤等中药治疗。

（二）手术治疗

如果保守治疗失败、合并腹腔间隔室综合征或者怀疑胃穿孔，应及时进行手术治疗。手术方式以简单、有效为原则。手术可在胃前壁做一个小切口，清除胃内容物，进行胃修补及胃造口。胃壁坏死常发生于贲门下及胃底贲门处，范围小的胃壁坏死可行内翻缝合；对较大片坏死的病例，宜采用近侧胃部分切除加胃食管吻合术为妥。

第四节　胃下垂

胃下垂是一种消化系统常见的功能性胃肠疾病，作为以器官形态改变为病名的一种病症，是指站立时胃的下缘到达盆腔，胃小弯弧线最低点降至髂嵴连线以下，常伴有十二指肠球部位置改变，其形态学改变具有可逆性，下腹饱餐后呈葫芦样外观是其特异性临床表现。该病多发生于妇女产后腹压突然下降，或身材瘦长体形者，慢性消耗性疾病及腹部手术后长期从事站立工作者。

一、病因及发病机制

胃下垂的发病机制是固定胃的韧带张力减弱，内脏平滑肌张力低下，腹壁脂肪减少，腹肌弛缓，无力撑托胃体而导致下垂。在正常情况下，人体腹腔内脏位置的固定主要依靠三个因素：一是横膈的位置和膈肌的活动能力；二是腹肌力量，腹壁脂肪层厚度的作用；三是邻近脏器或某些相关韧带的固定作用。凡能影响造成膈肌位置下降的因素，如膈肌活动力降低，腹腔压力降低，腹肌收缩力减弱，胃膈韧带、胃肝韧带、胃脾韧带、胃结肠韧带过于松弛等均可导致胃下垂。除此之外，胃壁本身肌张力减弱或胃移动度增大也可引起胃下垂。由于病因及患者体质的不同，其肌力低下的程度、韧带松弛的程度也存在差异，因此胃下垂的程度也不同，如无力型患者往往因其悬吊、固定脏器的组织韧带张力全部下降，常合并全身脏器下垂，而慢性消耗性疾病或久卧少动者，往往是腹肌张力下降，膈肌悬吊力不足和胃肝韧带松弛为主，全身其他脏器无明显异常。

二、病理与病理生理

有研究表明，胃平滑肌的慢波起点是在胃大弯侧中上 1/3 外纵环肌交界部位和内层肌黏膜下的 Cajal 细胞，它可以产生节律并把电节律传给胃平滑肌细胞，调控正常的胃电活动、机械收缩的耦联和胃窦、幽门、十二指肠的协调运动。胃下垂时胃体形态结构的改变，可能会导致 Cajal 细胞数量的改变、平滑肌细胞结构的破坏、胃肠道连接处的收缩活动改变，进而使胃电波节律紊乱，则不能产生有效的机械收缩，导致胃动力减弱，胃排空减少。除了上述因素，神经源性因素可能也参与了胃下垂的病理生理过程，胃肠道神经系统（ENS）是存在于胃肠壁内一个独立于大脑之外的完整神经网络，由黏膜下神经丛和肌间神经丛组成，具有高度的自主性，因此众多胃肠神经激素例如乙酰胆碱、速激肽、5-羟色胺、三磷腺苷等也可能参与了胃肠平滑肌的运动调节。

三、临床表现

轻度胃下垂者多无症状，中度以上者常出现胃肠动力差，消化不良等症状，患者多自述腹部有胀满感、沉重感、压迫感，腹痛多为持续性隐痛，常于餐后或活动后发生，且与食量有关，进食量愈大，疼痛时间愈长，疼痛程度越重。由于胃下垂症状治疗疗程长且疗效不显著，患者还可能伴有失眠、头痛、头昏、迟钝、忧郁等神经精神症状，甚至产生低血压、心悸以及站立性昏厥等表现。查体上腹部常可触及较明显的腹主动脉搏动，部分患者可有上腹轻压痛，压痛点不固定，冲击触诊或快速变换体位可听到脐下振水音。

四、辅助检查

（一）X 线钡剂造影

X 线钡剂造影检查可见立位时胃体明显下降并且向左移位，严重者几乎完全位于脊柱中线的左侧，胃小弯角切迹低于髂嵴连线水平，胃蠕动减弱或见不规则的微弱蠕动收缩波，餐后 6h 仍有 1/4～1/3 的钡剂残留。根据站立位胃角切迹与两侧髂嵴连线的位置，将胃下垂分为轻、中、重三度：轻度，胃小弯弧线切迹的位置低于髂嵴连线以下 1～5cm；中度，胃小弯弧线切迹的位置位于髂嵴连线下 5～10cm；重度，胃小弯弧线切迹的位置低于髂嵴连线以下 10cm 以上。

（二）上消化道内镜

内镜下诊断胃下垂的依据是门齿-幽门间距/身高比值。患者取仰卧位以及侧卧位，采用常规内镜检查，检查过程中减少注气，避免误差。内镜先端抵达幽门口后测量门齿至幽门之间的距离，并动态观察胃黏膜蠕动情况，内镜检查结束后直立位测量身高，计算门齿-幽门间距/身高比值，＞0.52 即可诊断为胃下垂。除此之外，如果内镜测量门齿-齿状线距离＜40cm 时，门齿-幽门距离＞80cm 也提示胃下垂可能。

内镜下依据胃动力可将胃下垂分为四型。①胃窦弛缓型（Ⅰ型）：胃窦腔扩大，蠕动波减少（＜2 次/分），蠕动幅度减弱或向幽门区传播不全，幽门口持续开大，胃底舒张不全。②胃窦紧张型（Ⅱ型）：胃窦腔缩窄，蠕动波增加（＞4 次/分），蠕动幅度增大或见假幽门形成，幽门口持续关闭，胃底腔常扩大，空腹胃液量增加。③反流型（Ⅲ型）：患者可见贲门口松弛或食管炎黏膜改变，部分患者同时出现胃十二指肠反流的征象。④正常型（Ⅳ型）：无上述异常改变者为正常型。

(三) 胃超声造影

受检者空腹 12h 后摄入 400～600mL 温水，胃充盈后取坐位或者立位进行检查，超声下显示胃小弯角切迹低于髂脊连线即可诊断该病。

五、诊断和鉴别诊断

胃下垂的诊断不能仅依据胃在腹腔内位置下移，还必须伴有神经肌肉系统功能减弱和肌张力低下。胃下垂的综合诊断依据包括以下几个方面：①胃位置明显低下，即站立位充盈像上胃角切迹位置低于两髂嵴连线以下/胃下界位置到达骨盆腔。②胃张力极度低下（内镜或 X 线造影检查提示胃蠕动减弱或有不规则的蠕动波）。③伴有或不伴有并发症/临床症状。

胃下垂的临床症状无特异性，因此应与慢性胃炎、功能性消化不良、肠易激综合征、胃神经官能症、神经性嗳气、神经性畏食、餐后不适综合征、上腹痛综合征、功能性便秘等相鉴别。

六、治疗

(一) 一般治疗

积极地治疗各种慢性消耗性疾病，纠正不良的习惯性体位，加强体质锻炼和腹肌锻炼，增加腹肌力量，其有利于腹部肌肉力量的增加和胃肠肌肉紧张度的加强。

(二) 饮食

要少吃多餐，主食宜少。蔬菜应多，细嚼慢咽以利消化吸收，避免吃刺激性及不易消化性食物，不暴饮暴食及偏食，食后可做短时间的平卧休息。保持稳定乐观的情绪，劳逸适度。

(三) 放置胃托

可防止后天性胃下垂，胃托在佩戴好后形成向上向内的合力，压迫腹肌将胃托起，减轻胃内容物重力对胃肌和韧带的牵拉作用，促进胃肌和韧带张力的恢复。壮胃药垫中含有多种胃动力作用显著和健胃和中作用的中草药，通过透皮吸收、局部穴位刺激和经络传导，促进胃蠕动，改善胃张力，起辅助治疗作用。对经产妇及腹压改变者有效。

（四）对症治疗

（1）可服用助消化药，增加营养，对腹胀者少量用促进蠕动排空药如甲氧氯普胺、多潘立酮、莫沙必利等。

（2）便秘者可给予酚酞、麻仁丸、乳果糖等缓泻药。

（3）有神经精神症状者选用艾司唑仑（舒乐安定）、氟哌噻吨美利曲辛片（黛力新）等。

（4）食欲缺乏、消瘦者，可选用胰岛素，目的是造成人工饥饿，以增加食欲，剂量为 4～8U，每日饭前半小时皮下注射或试用肌内注射苯丙酸诺龙，第 1 个月每周 2 次，每次 25mg，以后每 2 个月每周注射 1 次，每次 25mg，连续 3 个月为 1 个疗程。

（5）可试用平滑肌兴奋药物，如加兰他敏 25mg，每日注射 1 次。

（五）其他治疗

中医学对胃下垂有较深刻的认识，积累了丰富的经验。从病证上看，胃下垂亦属脾胃涉及肝、肾和肠等脏腑，临床常见辨证分型主要有：脾虚气陷证，肝胃不和证，脾虚水停证，胃阴不足证，肝胃不和证，胃络瘀阻证等。

1. 针灸

（1）取穴 梁门、中脘、关元、气海、足三里、两元穴窍，胃脘胀痛者加太白、公孙。

（2）灸法 每日施灸 2 次，每穴 5～10 壮，10 天为 1 个疗程，灸后可用右手托胃底部，用力缓缓向上推移，反复数次。

2. 按摩

基本方法可分为腹部推拿及背部推拿。手法有一指禅推法、摩法、揉法、托法、振法等。取穴部位有中脘、气海、鸠尾、天元、腔中、脾俞、胃俞、关天俞、肝俞等。

3. 埋线

常用胃俞透肝俞，中脘透上脘，植入羊肠线，每隔 30 天施术 1 次。

（六）手术治疗

适用于症状严重、内科治疗无效的重度胃下垂者。可以采用毕Ⅱ式胃部分切除术，可以：①缩小胃体积，减少胃内容物潴留。②消除了钩形胃，减少胃的游离度，恢复正常胃的体积和位置，消除了坠胀感。③术后胃内容物减少，胃排空时间缩短，减少胃壁施加牵引的张力，以利于胃肠道功能的恢复。

七、护理

（1）体质瘦弱者积极进行体质锻炼，最适于胃下垂治疗的锻炼项目是仰卧起坐、按摩腹部、柔软体操、游泳等。

（2）慢性消耗性疾病者选择富有营养、易消化的高蛋白、高热量的饮食。

八、预后

一般来说，胃下垂预后较好，但也受患者的体质，慢性疾病等因素影响。治疗不及时可发生慢性扩张、胃扭转、直立性晕厥、心悸、低血压等。

第五节　消化性溃疡

一、病因

（一）Hp 感染

目前认为幽门螺杆菌（Hp）是多数消化性溃疡患者的致病因素，支持这一观点的证据如下。

① 前瞻性研究表明，Hp 阳性胃炎的患者 10 年内有 11% 发展为溃疡病，而对照组溃疡病的发生率 <1%。

② 十二指肠溃疡患者 Hp 的检出率约 90%，而胃溃疡患者为 70%～90%。

③ 根除 Hp 感染能够预防溃疡病复发，这是支持 Hp 为溃疡病病因的强有力证据。

④ 根除 Hp 感染能减少溃疡病并发症的发生率。

⑤ 抗生素与抑酸药联合应用较抑酸药能更快和更有效地促进溃疡愈合。

Hp 引起溃疡病的机制尚未完全明了，目前认为 Hp 的致病能力取决于细菌毒力、宿主遗传易感性和环境因素。细菌毒力因子与细菌定植、逃避宿主防御和损害宿主组织有关，毒力因子包括尿素酶、黏附因子、蛋白酶、脂肪酶、过氧化氢酶、超氧化物歧化酶、血小板激活因子等。一些菌株还合成其他增加毒性的毒力因子，它们由称之为 cagA 致病岛的特殊基因序列编码，其次为编码空泡毒素蛋白的 VacA 基因。

Hp 也能诱导 B 淋巴细胞介导的免疫反应。黏膜的免疫反应诱使 IL-1、IL-6、IL-8 和 TNF-α 表达增加，使炎症和上皮损伤加重。部分细胞因子能趋化和激活单个核细胞和中性粒细胞，后者释放的介质能进一步损害上皮细胞，并参与溃疡的形成。Hp 的脂多糖成分与上皮细胞有交叉抗原，针对 Hp 的抗体能识别这些抗原，引起胃慢性炎症。

Hp 阳性患者的基础、24 小时、餐刺激、铃蟾肽刺激和促胃液素释放肽（GRP）刺激的促胃液素水平显著高于根除 Hp 以后。Hp 感染者高促胃液素血症可能由胃窦 D 细胞减少或生长抑素及生长抑素 mRNA 水平下降引起。根除 Hp 感染后生长抑素 mRNA 的水平回升。与无症状 Hp 感染者相比，Hp 阳性十二指肠溃疡患者基础和 GRP 刺激酸分泌增加，它反映了机体对促胃液素刺激更为敏感。根除 Hp 感染后基础酸分泌量减少约 50%，GRP 刺激的酸分泌亦减少。根除 Hp 感染后，十二指肠溃疡患者十二指肠分泌碳酸氢盐的能力恢复正常。

不同部位的 Hp 感染引起溃疡的机制有所不同。以胃窦部感染为主的患者中，Hp 通过抑制 D 细胞活性，从而导致高胃泌素血症，引起胃酸分泌增加。同时，Hp 也直接作用于肠嗜铬样细胞（ECL 细胞），释放组胺引起壁细胞分泌增加。这种胃窦部的高酸状态易诱发十二指肠溃疡。以胃体部感染为主的患者中，Hp 直接作用于泌酸细胞，下调质子泵，引起胃酸分泌过少，易诱发胃溃疡和腺癌。

（二）非甾体抗炎药

非甾体抗炎药（NSAID）除传统药效外，阿司匹林可用于预防心脑血管疾病和大肠癌的发生，因而增加了 NSAID 的用量。全世界每天约有 3 千万人摄入 NSAID，仅美国每天就有 1400 万人服 NSAID。流行病学调查显示，在服用 NSAID 的人群中，15%～30% 可患消化性溃疡，其中胃溃疡发生率为 12%～30%，十二指肠溃疡为 2%～19%。NSAID 具有胃肠道毒性，轻者引起恶心和消化不良症状，重则导致胃肠道出血和穿孔。NSAID 使溃疡并发症（出血、穿孔等）发生的危险性增加 4～6 倍，而老年人中消化性溃疡及并发症发生率和死亡率约 25% 与 NSAID 有关。

NSAID 诱导胃黏膜损害的机制尚未完全明了，目前认为 NSAID 有局部和全身两种方式引起胃黏膜损害。阿司匹林和大多数 NSAID 都是弱有机酸，其等电点（pI）为 3～5，在强酸（pH<2.5）的环境下呈非离子状态，能自由弥散通过细胞膜进入细胞内，在细胞内接近中性的环境里解离出氢离子和相应的氢根离子。由于非离子状态 NSAID 通过细胞内外弥散达到平衡，致使 NSAID 在细胞内的浓度远高于细胞外——这一过程称之为"离子捕获"。高浓度的离子对细胞有直接损害作用，其机制包括：增加氢离子反渗等异常的离子内流，这种情况在接触 NSAID 后迅速发生；干扰细胞能量代谢，引起细胞膜通透性改变和离子转运抑制；降低黏液层疏水性，从而在局部引起胃黏膜的浅表损害，表现为黏膜下

出血和糜烂。NSAID 诱导的溃疡病可由其全身不良反应引起，主要作用机制为抑制胃黏膜内源性前列腺素特别是 PGE_1、PGE_2 和 PGI_2 的合成，前列腺素可通过多种途径参与胃黏膜的保护，包括：增加黏液和碳酸氢根分泌，维护黏液-碳酸氢根屏障的完整性；营养胃黏膜上皮细胞，促进受损上皮再生；增加黏膜血流量；具有一定程度的抑制胃酸分泌作用。因此，一旦黏膜前列腺素合成明显受损，就可能诱导溃疡病的发生。NSAID 诱导溃疡病的其他机制还有：NSAID 促进中性粒细胞黏附于血管内皮，干扰黏膜血液供应；增加白三烯 B4 合成；抑制 NO 合成，从而减少黏膜血流。此外，NSAID 能不可逆抑制血小板的前列环化酶（COX）的活性，干扰血小板凝聚，延长出血时间，参与上消化道出血等溃疡并发症的形成。

影响 NSAID 相关溃疡及其并发症的因素有以下几个方面。

1. 既往病史

有溃疡病或胃肠道出血史者，NSAID 引起溃疡病并发症的危险性增加 14 倍，而且多于服药后 1～3 个月出现。

2. 年龄

出现 NSAID 相关溃疡并发症的概率与年龄呈线性关系。年龄超过 60 岁者危险性增加 5 倍。

3. 药物剂量

NSAID 相关溃疡并发症的发生呈剂量依赖性，一组研究资料显示，摄入阿司匹林 300mg/d 或 1200mg/d 发生胃肠道出血的危险性增加 8 倍和 14 倍。然而，NSAID 特别是阿司匹林即使小剂量（如 30mg/d）也能引起出血等并发症。

4. NSAID 与 Hp

两个独立的致溃疡病因素，然而，预先存在的 Hp 感染增加摄入 NSAID 者患溃疡病的危险性。因此，Hp 阳性者如需要长期服 NSAID，则应根除 Hp 感染。

5. NSAID 的种类

化学上 NSAID 可被分为几类，不同的 NSAID 在吸收、药代动力学和用药方法上不同，但总的来说临床疗效和胃肠道不良反应方面差别不大。然而，非乙酰化的 NSAID 胃肠道不良反应较小，一些新型 NSAID（萘丁美酮和依托度酸）也较少引起胃肠道不良反应，其原因与它们对 COX-1 影响较小有关。选择性 COX-2 抑制剂具有 NSAID 相同的解热镇痛效果，但很少有胃肠道不良反应，具有较广阔的应用前景。

6. NSAID 影响消化道的范围

除胃和十二指肠外，NSAID 也可引起空肠和回肠溃疡、出血和狭窄。与

NSAID 相关的结肠溃疡、狭窄和穿孔也有报道。此外，NSAID 还加重结肠憩室和血管畸形出血。

（三）吸烟

大量流行病学资料显示，吸烟者患溃疡病及其并发症的危险性增加。男女吸烟者患溃疡病的危险性均增加 2 倍以上，其发病率与吸烟量呈正相关。此外，吸烟者溃疡病并发症发生率也增加，溃疡病穿孔的危险性增加 10 倍。而且，溃疡病患者吸烟会干扰溃疡愈合。目前认为吸烟通过以下机制干扰溃疡的愈合：吸烟增加胃酸分泌和胃泌酸黏膜对五肽促胃液素的敏感性；吸烟显著延长胃对固体和液体的排空；吸烟明显降低溃疡病患者（尤其是老年患者）胃十二指肠黏膜前列腺素的含量；吸烟能减少近端十二指肠黏膜碳酸氢根的分泌；吸烟妨碍氧自由基的清除，从而不利于溃疡的修复。

（四）遗传

流行病学调查发现，约 50% 单卵双胞胎同患溃疡病，双卵双胞胎患溃疡病的危险性也增加。溃疡病患者第一代直系亲属一生溃疡病的发病率是普通人群的 3 倍以上。20%～50% 的溃疡病患者有家族史。与遗传有关的其他因素包括：O 型血抗原、未分泌 ABH 抗原和人类白细胞抗原（HLA）亚型（HLA-B5、HLA-B12、HLA-BW-35）。此外，一些罕见的遗传综合征如 MEN-Ⅰ 和系统性肥大细胞增多症可并发溃疡病。

（五）与溃疡病伴发的疾病

溃疡病常与一些疾病伴随出现，如胃泌素瘤、系统性肥大细胞增多症、Ⅰ型多发性内分泌肿瘤、慢性肺部疾病、慢性肾衰竭、肝硬化、肾结石、α-抗胰蛋白酶缺乏症等。其他一些疾病也可能增加溃疡病的发生，包括克罗恩病、不伴Ⅰ型多发性内分泌肿瘤的甲状旁腺功能亢进、冠状动脉疾病、慢性胰腺炎等。

二、发病机制

（一）正常胃十二指肠黏膜防御机制

正常胃十二指肠黏膜防御机制包括三个层次，即上皮前、上皮和上皮后。上皮前的防御机制由黏液-碳酸氢根屏障、黏液帽和表面活性磷脂组成。黏液层对酸反渗具有中度屏障作用，对胃蛋白酶和其他大分子屏障作用强。上皮细胞分泌的碳酸氢根进入黏液层内，形成 pH 梯度，以维持上皮细胞表面中性环境。胃肠腔酸化和前列腺素是刺激碳酸氢根分泌的重要因素。全身和局部血流障碍时碳酸氢根分泌减少，可部分解释应激性胃十二指肠黏膜损害的机制。黏液层的磷脂随同黏液一起分泌，它的非极性脂肪酸成分组成黏液层的疏水面，从细胞膜延伸至胃肠腔，从而阻止胃酸的渗透。胃十二指肠黏膜上皮细胞提供第二层防御，它包括上皮重建、上皮细胞 Na^+-H^+ 和 Cl^--HCO_3^- 交换、上皮细胞再生。当黏膜出现浅表损害时，受损面周边固有层颈黏液细胞区的上皮细胞向之迁移，覆盖创面，以维护黏膜上皮的完整性。上皮重建需要碱性微环境，在微丝的参与下迅速完成，而无须细胞分裂过程。在缺血和酸性环境中，上皮重建受阻。胃十二指肠黏膜受损时其表面可形成黏液帽，它由胶状黏液、纤维蛋白和细胞碎片组成，除了为创面提供额外的保护外，其下的 pH 接近中性，有助于上皮重建和修复。当黏膜-碳酸氢根屏障受损时，胃黏膜上皮细胞借 Na^+-H^+ 和 Cl^- HCO_3^- 交换以维护细胞内 pH 稳定。十二指肠上皮细胞也有 Na^+-HCO_3^- 交换，上述离子交换能清除进入细胞内的氢离子，维护细胞内的中性环境。上皮后的防御机制主要指足够的黏膜血液供应，它是维持正常上皮细胞功能和黏膜防御的基础。为了防止深层黏膜损害，壁细胞每分泌一个 H^+，其基底侧通过 Cl^--HCO_3^- 交换泵出一个 HCO_3^-，它通过血管网运送到胃腔面上皮细胞，然后由上皮细胞转运至黏液层。在这一过程中，既调节了上皮细胞内的 pH，又加固了黏膜-碳酸氢根屏障。如果出现黏膜血液供应障碍，会削弱黏膜的防御机制。内源性前列腺素和 NO 能增加黏膜血流，是重要的黏膜保护因子，而中性粒细胞对血管内皮细胞的黏附及其释放的细胞因子则干扰黏膜血液供应。

（二）病理生理改变

多年来溃疡病的病理生理基础一直被认为是损害因素与保护因素失衡所致，目前仍认为溃疡病的发生无单一的致病模式，是多种因素综合作用的结果，分述如下。

1. 酸分泌

胃酸在溃疡病特别是十二指肠溃疡致病机制中所起的作用不容置疑：十二指肠溃疡患者壁细胞数高于正常人群，而且与最大刺激泌酸量一致；有的十二指肠溃疡患者其基础酸分泌量（BAO）超过正常范围；十二指肠溃疡患者平均夜间酸分泌较正常人群高，据认为与夜间迷走神经张力增高有关；部分溃疡病患者两餐之间酸分泌也较正常人高，其原因与餐刺激酸分泌时间延长有关；部分十二指肠溃疡患者 MAO 或 PAO 高于正常人上限。与十二指肠溃疡不同，多数胃溃疡患者基础和刺激性胃酸分泌在正常范围内，极少数患者甚至出现胃酸缺乏。胃溃疡似可在较少的胃酸环境下形成，可能与胃黏膜保护因素明显损害有关。部分胃溃疡患者对标准剂量的抗溃疡药物治疗反应不佳，而需要更大剂量的 H_2 受体拮抗药或 PPI 才显效也支持此观点。

2. 促胃液素

人促胃液素是由 17～34 个氨基酸组成的环状结构，17 氨基酸促胃液素的浓度胃窦最高，而 34 氨基酸促胃液素主要位于十二指肠。由于 Hp 致病可能通过促胃液素起作用，因而研究溃疡病促胃液素的变化时应了解 Hp 的感染情况。胃窦促胃液素功能亢进（也称之为促胃液素细胞增生）是罕见的综合征，它具有家族遗传性，空腹和餐后血清促胃液素明显增高，促胃液素激发实验阴性，伴有高胃酸分泌，十二指肠溃疡常见。

3. 黏膜屏障削弱

已有研究显示，一些胃或十二指肠溃疡的患者黏液屏障减弱，其机制尚不清楚。活动性十二指肠溃疡患者十二指肠碳酸氢根的生成明显减少，且这种变化与正常人群较少重叠。引起碳酸氢根减少的原因未完全明了，如前所述，前列腺素能促进胃十二指肠碳酸氢根生成，而在非活动性溃疡病时，这种功效明显减弱，提示细胞和亚细胞水平上碳酸氢根分泌缺陷。

4. 胃排空异常

胃溃疡患者静息和刺激（酸和脂肪）后幽门括约肌的压力降低，推测幽门括约肌功能异常使十二指肠内容物反流到胃内，其中的胆酸（尤其是脱氧胆酸）、溶血磷脂酰胆碱和胰肽酶能对胃黏膜造成损伤。胃溃疡患者存在胃排空异常，由于胃溃疡侵犯黏膜肌层，所以不难理解这种胃排空功能改变。

5. 黏膜血流

胃溃疡在邻近胃角处多发，此处以束状肌肉为主，黏膜血流直接来自胃左动脉而非黏膜下丰富的血管网。如前所述，NSAID 诱导溃疡病发生的机制之一是干扰胃黏膜血流。已有研究显示，胃溃疡患者胃黏膜血流减少。因此，黏膜血流减少可能是溃疡病的共同致病因素之一。

三、诊断

（一）临床表现特点

上腹痛是 PU 的主要症状，性质多为灼痛，亦可为钝痛、胀痛、剧痛或饥饿样不适感。多位于中上腹，可偏左或偏右。一般为轻至中度持续性痛。部分患者可无症状或症状较轻以致不为患者所注意，而以出血、穿孔等并发症为首发症状。典型的 PU 有如下临床特点：①慢性过程，病史可达数年至数十年；②周期性发作，发作与自发缓解相交替，发作期可为数周或数月，缓解期亦长短不一，短者数周、长者数年；发作常有季节性，多在秋冬或冬春之交发病；③发作时上腹痛呈节律性，表现为空腹痛即餐后 2～4h 和（或）午夜痛，腹痛多为进食或服用抗酸药所缓解，典型节律性表现在 DU 多见。

部分患者无上述典型表现的疼痛，而仅表现为无规律性的上腹隐痛或不适。具或不具典型疼痛者均可伴有反酸、嗳气、上腹胀等症状。

溃疡活动时上腹部可有局限性轻压痛，缓解期无明显体征。

（二）辅助检查

1. 内镜检查

确诊消化性溃疡首选的检查方法。其目的有：确定有无病变、部位及分期；鉴别良恶性溃疡；评价治疗效果；对合并出血者予以止血治疗等。内镜下将溃疡分为三期。活动期（A 期）：圆形或椭圆形，覆厚黄或白色苔，边缘光滑，充血水肿，呈红晕环绕。愈合期（H 期）：溃疡变浅缩小，表面薄白苔，周围充血水肿消退后可出现皱襞集中。瘢痕（S 期）：溃疡被红色上皮覆盖，渐变为白色上皮，纠集的皱襞消失。

2. X 线钡餐检查

适用于对胃镜检查有禁忌或不愿接受胃镜检查者。溃疡的 X 线征象有直接和间接两种。龛影是直接征象，对溃疡有确诊价值。局部压痛、十二指肠球部激惹和球部畸形、胃大弯侧痉挛性切迹均为间接征象，仅提示可能有溃疡。

3. 幽门螺杆菌检测

幽门螺杆菌检测应列为消化性溃疡诊断的常规检查项目，因为有无幽门螺杆菌感染决定治疗方案的选择。

（三）特殊类型的消化性溃疡

1. 复合溃疡

指胃和十二指肠同时发生的溃疡。DU 常先于 GU 出现。幽门梗阻发生率较高。复合溃疡中的 GU 较单独的 GU 癌变率低。

2. 幽门管溃疡

幽门管溃疡与 DU 相似，胃酸分泌较高。幽门管溃疡上腹痛的节律性不明显，对药物治疗反应较差，呕吐多见，较易发生幽门梗阻、出血和穿孔等并发症。

3. 球后溃疡

DU 大多发生在十二指肠球部。发生在十二指肠降段、水平段的溃疡称球后溃疡，多发生在十二指肠降段的初始部及乳头附近，溃疡多在后内侧壁，可穿透入胰腺。具 DU 的临床特点，但午夜痛及背部放射痛多见，对药物治疗反应较差，较易并发出血。严重的炎症反应可导致胆总管引流障碍，出现梗阻性黄疸或致急性胰腺炎。

4. 巨大溃疡

指直径大于 2cm 的溃疡。对药物治疗反应较差，愈合时间慢，易发生慢性穿透或穿孔。常见于有 NSAID 服用史及老年患者。

5. 无症状性溃疡

约 15% 的 PU 患者可无症状，而以出血穿孔等并发症为首发症状。可见于任何年龄，以老年人较多见。NSAID 引起的溃疡近半数无症状。

6. 老年人消化性溃疡

以胃溃疡多见。临床表现多不典型，疼痛多无规律，较易出现体重减轻和贫血。GU 多位于胃体上部甚至胃底部，溃疡常较大，易误诊为胃癌。

7. 食管溃疡

食管溃疡常发生于食管下段，多为单发。主要症状是胸骨下段后方或高位上腹部疼痛，常在进食或饮水后出现，卧位时加重。多发于伴有反流性食管炎和滑动性食管裂孔疝的患者，也可发生于食管胃吻合术或食管空肠吻合术后。

8. 难治性溃疡

难治性溃疡是指经正规抗溃疡治疗而溃疡仍未愈合者。因素可能有：①病因尚未去除，如仍有 Hp 感染，继续服用 NSAID 等；②穿透性溃疡、有幽门梗阻等并发症；③特殊病因，如克罗恩病、促胃泌素瘤；④某些疾病或药物影响抗溃疡药物吸收或效价降低；⑤误诊，如胃或十二指肠恶性肿瘤；⑥不良诱因存在，包括吸烟、酗酒及精神应激等。

9. Dieulafoy 溃疡

多发生于距贲门 6cm 以内的胃底贲门部。仅限于黏膜肌层的浅小溃疡，但黏膜下有易破裂出血的管径较粗的小动脉，即恒径动脉。恒径动脉是一种发育异常的血管，易形成迂曲或瘤样扩张，一旦黏膜受损，血管容易受损而引起大出血。

10. Meckel 憩室溃疡

常见的先天性回肠末段肠壁上的憩室，憩室内常含有异位组织，最多见是胃黏膜，其次是胰腺组织、十二指肠和空肠黏膜。异位胃黏膜组织分泌胃酸引起憩室和周围黏膜产生溃疡。儿童多见，常表现为大量出血或穿孔。死亡者多为老年人，因延误诊断所致。

11. 应激性溃疡

指在严重烧伤、颅脑外伤、严重外伤、脑肿瘤、大手术、严重的急性或慢性内科疾病等应激的情况下，在胃或十二指肠、食管产生的急性黏膜糜烂和溃疡。其中，由严重烧伤引起的应激性溃疡又称为库欣溃疡；由颅脑外伤、脑肿瘤或颅脑大手术引起的应激性溃疡又称为库欣溃疡。主要表现是大出血，且较难控制。内镜检查时溃疡多发生于高位胃体，呈多发性浅表性不规则的溃疡，直径多在0.5～1.0cm，周围水肿不明显，溃疡愈合后一般不留瘢痕。

（四）消化性溃疡并发症

1. 上消化道出血

是本病最常见并发症，也是上消化道出血的最常见原因，部分患者以出血为消化性溃疡的首见症状。DU 的上消化道出血发生率多于 GU。

2. 穿孔

溃疡穿透浆膜层达游离腹腔导致急性穿孔，穿孔部位多为十二指肠前壁或胃前壁。临床上突然出现剧烈腹痛。腹痛常起始于右上腹或中上腹，持续而较快蔓延至全腹。也可放射至肩部（大多为右侧）。因腹痛剧烈而卧床，两腿卷曲而不愿移动。体检腹肌强直，有压痛和反跳痛。腹部 X 线透视膈下有游离气体。十二指肠后壁和胃后壁溃疡穿透至浆膜层，易与邻近器官、组织粘连，穿孔时胃肠内容物不流入腹腔而在局部形成包裹性积液，则称为穿透性溃疡或溃疡慢性穿孔。后壁穿孔或穿孔较小者只引起局限性腹膜炎时，称亚急性穿孔。亚急性或慢性穿孔者可有局限性腹膜炎、肠粘连或肠梗阻征象，抗酸治疗效果差。

3. 幽门梗阻

大多由十二指肠和幽门管溃疡所致。溃疡周围组织的炎性充血、水肿可引起幽门反射性痉挛，此类幽门梗阻内科治疗有效，称为功能性或内科性幽门梗阻。反之，由于溃疡愈合，瘢痕组织收缩或与周围组织粘连而阻塞幽门通道所致者，则属持久性，需经外科手术治疗，称为器质性或外科性幽门梗阻。梗阻引起胃潴留，呕吐更是幽门梗阻的主要症状。空腹时上腹部饱胀和逆蠕动的胃型以及上腹部振水音，是幽门梗阻的特征性体征。

4. 癌变

GU 癌变率在 1% 左右，DU 则更少。长期 GU 病史、年龄 45 岁以上、溃疡顽固不愈者应提高警惕。对可疑癌变者，在胃镜下取多点活检做病理检查；在积极治疗后复查胃镜，直到溃疡完全愈合；必要时定期随访复查。

（五）鉴别诊断

PU 应注意与下列疾病鉴别。

1. 胃癌

胃镜发现 GU 时，应注意与癌性溃疡鉴别，应常规在溃疡边缘取活检。对有 GU 的中老年患者，当溃疡迁延不愈时，应多点活检，并在正规治疗 6～8 周后复查胃镜，直到溃疡完全愈合。

2. 促胃液素瘤

促胃液素瘤是一种胃肠胰神经内分泌肿瘤，多位于胰腺和十二指肠，肿瘤通常较小，生长缓慢，多为良性，但最终都将发展为恶性。肿瘤病理性分泌大量促胃液素，刺激胃酸过度分泌，致严重而顽固的溃疡，多数溃疡位于十二指肠球部和胃窦小弯侧，其余分布于食管下段、十二指肠球后及空肠等非典型部位。临床以高胃酸分泌，血促胃液素水平升高，多发、顽固及不典型部位消化性溃疡，多伴有腹泻和明显消瘦为特征，易并发出血、穿孔。因此，当溃疡为多发或位于不典型部位、对正规抗溃疡药物疗效差、病理检查已除外胃癌时，应考虑到本病。胃液分析、血清促胃液素检测等有助于促胃液素瘤定性诊断，而超声检查（包括超声内镜）、CT、MRI、选择性 DSA 等有助于定位诊断。因此类肿瘤具有大量生长抑素受体表达，采用长效生长抑素类似物如奥曲肽微球治疗，可有效缓解症状，使溃疡愈合，且能抑制肿瘤生长。

3. 其他疾病

如慢性胃炎、功能性消化不良、慢性胆囊炎、克罗恩病等。

四、治疗

（一）一般治疗

生活要有规律，工作宜劳逸结合，避免过度劳累和精神紧张，如有焦虑不安，应予开导，必要时可给予镇静药。原则上需强调进餐要定时，注意饮食规律，避免辛辣、过咸食物及浓茶、咖啡等饮料，如有烟酒嗜好而确认与溃疡的发病有关者应戒烟、酒。牛乳和豆浆能稀释胃酸，但其所含钙和蛋白质能刺激胃酸分泌，故不宜多饮。服用 NSAID 者尽可能停用，即使未用亦要告诫患者今后慎用。

（二）抑制胃酸分泌的药物及其应用

溃疡的愈合特别是 DU 的愈合与抑酸治疗的强度和时间成正比，药物治疗中

24h 胃内 pH＞3 总时间可预测溃疡愈合率。碱性抗酸药物（如氢氧化铝、氢氧化镁和其他复方制剂）具有中和胃酸作用，可迅速缓解疼痛症状，但一般剂量难以促进溃疡愈合，目前已很少单一应用碱性抗酸药来治疗溃疡，仅作为加强止痛的辅助治疗。常用的抗酸分泌药有 H_2 受体拮抗药（H_2RA）和 PPI 两大类。随着 PPI 的开发与广泛临床应用，H_2RA 已逐步摒弃。

质子泵抑制药（PPI）作用于壁细胞胃酸分泌终末步骤中的关键酶 H^+-K^+-ATP 酶，使其不可逆失活，因此抑酸作用比 H_2RA 更强且作用持久。与 H_2RA 相比，PPI 促进溃疡愈合的速度较快、溃疡愈合率较高，因此特别适用于难治性溃疡或 NSAID 溃疡患者不能停用 NSAID 时的治疗。对根除幽门螺杆菌治疗，PPI 与抗生素的协同作用较 H_2RA 好，因此是根除幽门螺杆菌治疗方案中最常用的基础药物。使用推荐剂量的各种 PPI，对消化性溃疡的疗效相仿，不良反应较少，不良反应率为 1.1%～2.8%。主要有头痛、头晕、口干、恶心、腹胀、失眠。偶有皮疹、外周神经炎、血清氨基转移酶或胆红素增高等。长期持续抑制胃酸分泌，可致胃内细菌滋长。早期研究曾发现长期应用奥美拉唑可使大鼠产生高胃泌素血症，并引起胃肠嗜铬样细胞增生或类癌。现认为这是种属特异现象，也可见于 H_2 受体拮抗药等基础胃酸抑制后。在临床应用 6 年以上患者，血清胃泌素升高 1.5 倍，但未见壁细胞密度增加。

研究表明，PPI 常规剂量（奥美拉唑 20mg，2 次/天、兰索拉唑 30mg，2 次/天、泮托拉唑 40mg，2 次/天、雷贝拉唑 20mg，2 次/天）治疗十二指肠溃疡（DU）和胃溃疡（GU）均能取得满意的效果，明显优于 H_2 受体拮抗药，且 5 种 PPI 的疗效相当。对于 DU，疗程一般为 2～4 周，2 周愈合率平均为 70%，4 周愈合率平均为 90% 或高达 95%；对于 GU，疗程一般为 4～8 周，4 周溃疡愈合率平均为 70%，8 周愈合率平均为 90%。其中雷贝拉唑在减轻消化性溃疡疼痛方面优于奥美拉唑且耐受性好。雷贝拉唑在第 4 周对 DU 和第 8 周对 GU 的治愈率与奥美拉唑相同，但雷贝拉唑对 24h 胃内 pH＞3 的时间明显长于奥美拉唑 20mg/d 治疗的患者，能够更快、更明显地改善症状，6 周时疼痛频率和夜间疼痛完全缓解更持久且有很好的耐受性。埃索美拉唑是奥美拉唑的 S-异构体，相对于奥美拉唑，具有更高的生物利用度，给药后吸收迅速，1～2h 即可达血药峰值，5 天胃内 pH＞4 的平均时间为 14h，较奥美拉唑、兰索拉唑、泮托拉唑、雷贝拉唑四种 PPI 明显增加。且持续抑酸作用时间更长，因此能够快速、持久缓解症状。研究表明，与奥美拉唑相比，埃索美拉唑治疗 DU4 周的愈合率相当，但在缓解胃肠道症状方面（如上腹痛、反酸、胃灼热感）明显优于奥美拉唑。最新上市艾普拉唑与其他 5 种 PPI 相比在结构上新添了一个吡咯环，吸电子能力强，与酶结合容易。相对于前 5 种 PPI，艾普拉唑经 CYP3A4 代谢而不是经 CYP2C19 代谢，因此完全避免了 CYP2C19 基因多态性对其疗效的影响。PPI 可抑制胃酸分泌，提高胃内 pH，有助于上消化道出血的预防和治疗。奥美拉唑可广泛用于胃、十二指肠病变所致的上消化道出血，泮托拉唑静脉滴注也常用于急性上消化道出血。消化性溃疡合并出血时，迅速有效地提高胃内 pH 是治疗成功的关键。血小板在低 pH 时不能聚集，血凝块可被胃蛋白酶溶解，其他凝血机制在低 pH 时也受损，而 pH 为 7.0 时胃蛋白酶不能溶解血凝块，故胃内 pH 为 7.0 时最佳。另外，静脉内使用 PPI 可使胃内 pH 达到 6.0 以上，能有效改善上消化道出血的预后，并使再出血率、输血需要量和紧急手术率下降，PPI 可以降低消化性溃疡再出血的风险，并可减少接受手术治疗的概率，但对于总死亡率的降低并无多少意义。消化性溃疡合并出血时静脉注射 PPI 的选择：推荐大剂量 PPI 治疗，如埃索美拉唑 80mg 静脉推注后，以 8mg/h 速度持续输注 72h，适用于大量出血患者；常规剂量 PPI 治疗，如埃索美拉唑 40mg 静脉输注，每 12h 1 次，实用性强，适于在基层医院开展。

目前国内上市的 PPI 有奥美拉唑、兰索拉唑、泮托拉唑、雷贝拉唑、埃索美拉唑以及最近上市的艾普拉唑。第一代 PPI（奥美拉唑、泮托拉唑和兰索拉唑）依赖肝细胞色素 P450 同工酶进行代谢和清除，因此，与其他经该同工酶进行代谢和清除的药物有明显的相互作用。由于 CYP2C19 的基因多态性，导致该同工酶的活性及第一代 PPI 的代谢表型发生了变异，使不同个体间的 CYP2C19 表现型存在着强代谢型（EM）和弱代谢型（PM）之分。另外，抑酸的不稳定性、发挥作用需要浓聚和酶的活性、半衰期短等局限性影响了临床的应用；影响疗效因素多（如易受进餐和给药时间、给药途径的影响）；起效慢、治愈率和缓解率不稳定，甚至一些患者出现奥美拉唑耐药或失败；不能克服夜间酸突破等，由此可见，第一代 PPI 的药效发挥受代谢影响极大，使疗效存在显著的个体差异。第二代 PPI（雷贝拉唑、埃索美拉唑、艾普拉唑）则有共同的优点，起效更快，抑酸效果更好，能 24h 持续抑酸，个体差异少，与其他药物相互作用少。新一代 PPI 的进步首先是药效更强，这和化学结构改变有关，如埃索美拉唑是奥美拉唑中作用强的 S-异构体，把药效差的 L-异构体剔除后，其抑酸作用大大增强。而艾普拉唑结构上新添的吡咯环吸电子能力强，与酶结合容易，艾普拉唑对质子泵的抑制活性是奥美拉唑的 16 倍，雷贝拉唑的 2 倍；其次新一代 PPI 有药代动力学方面优势，如雷贝拉唑的解离常数（pK_a）值较高，因此在壁细胞中能更快聚积，更快和更好地发挥作用。再次新一代 PPI 较少依赖肝 P450 酶系列中的 CYP2C19 酶代谢。另外，第二代 PPI 半衰期相对较长，因此保持有效血药浓度时间较长，抑酸作用更持久，尤其是新上市的艾普拉唑，半衰期为 3～4h，为所有 PPI 中最长的，因而作用也最持久。

结果 PPI 的疗效，治疗 2 周、4 周、8 周溃疡的愈合率分别为 75％、95％及 100％，治疗 4 周及 8 周胃溃疡的愈合率分别为 85％及 98％，服药后患者症状迅速缓解。可见 PPI 对 PU 疗效极高，根除 Hp 后溃疡的复发率也很低。因此，药物治疗即可达到治愈。

（三）保护胃黏膜药物

替普瑞酮、铝碳酸镁、硫糖铝、胶体枸橼酸铋、马来酸伊索拉定（盖世龙）、蒙托石、麦滋林、谷氨酰胺胶囊等均有不同程度制酸、保护胃黏膜及溃疡面、促进溃疡愈合作用。

（四）根除幽门螺杆菌治疗

对幽门螺杆菌感染引起的消化性溃疡，根除幽门螺杆菌不但可促进溃疡愈合，而且可预防溃疡复发，从而彻底治愈溃疡。因此，凡有幽门螺杆菌感染的消化性溃疡，无论初发或复发、活动期或静止期、有无并发症，均应予以根除幽门螺杆菌治疗。因此，根除幽门螺杆是溃疡愈合及预防复发的有效措施。根除组 DU 愈合优于非根除组，但 GU 溃疡愈合两组无差异。预防 DU 和 GU 复发方面，根除组优于对照组。

1. 治疗方案

目前幽门螺杆菌根除方案有序贯疗法、PPI 四联疗法（PPI＋阿莫西林＋克拉霉素＋甲硝唑）、铋剂＋两种抗生素三联疗法、含喹诺酮类疗法、含呋喃唑酮疗法、含有辅助药物（如益生菌、胃蛋白酶）的疗法以及中医中药治疗等。评价根除幽门螺杆菌疗效的方法用试验治疗分析（PP，符合方案集）和意向性治疗分析（ITT）。根据 ITT 对治疗方案的疗效分为 5 级，即 A 级（＞95％）、B 级（90％～94％）、C 级（85％～90％）、D 级（81％～84％）、E 级（＜80％），理想的根除率应是 D 级以上。

随着抗生素的广泛应用，幽门螺杆菌耐药菌株在不断增加，这是造成根除率下降的主要原因。一项荟萃分析研究显示，在成年患者中，抗生素耐药是衡量三联或四联疗法根除幽门螺杆菌疗效的有力预测指标。在四联疗法中含有克拉霉素和甲硝唑时，可减少克拉霉素和甲硝唑耐药，但如发生两者同时用药，则疗效更差。在三联疗法中克拉霉素耐药比硝基咪唑类药物耐药对疗效的影响更大。克拉霉素耐药使克拉霉素＋PPI＋甲硝唑和克拉霉素＋PPI＋阿莫西林方案的有效率下降了 35％和 66％。出现耐药时目前提倡选用第三代或第四代喹诺酮类、四环素类抗生素或呋喃唑酮作为补救治疗。新近又提出 10 天序贯治疗来提高幽门螺杆菌根除率。

2. 治疗方案的选择

应选择疗效高、不良反应少、用药时间短、费用低廉、依从性好、不易产生耐药性的治疗方案。开始均选用一线药物治疗。

（1）按病情选择　幽门螺杆菌阳性的活动性溃疡疼痛明显时，选用抗酸药为基础的方案；幽门螺杆菌阳性的慢性萎缩性胃炎则选用铋剂和抗生素为主的治疗方案。

（2）按疗效选择　所用三联或四联疗法中包括克拉霉素，因克拉霉素可使根除率提高。如PPI＋丽珠胃三联或四联疗法，疗程2周，幽门螺杆菌根除率高达95.7％。

（3）从经济角度考虑选择　尽可能用国产、疗效好、价格适中的药物，如克拉霉素、阿莫西林、甲硝唑、替硝唑氟喹诺酮类等均可应用。

（4）对出现耐药菌株的治疗选择　对甲硝唑、替硝唑耐药者可用呋喃唑酮或氟喹诺酮类代替；对克拉玛依霉素耐药者或选用左氧氟沙星或洛美沙星代替；PPI可用雷贝拉唑、绊托拉唑或埃索美拉唑。此外，可适当考虑增加用药剂量。有条件下者，应培养或耐药基因工程检测，针对结果选用敏感抗生素。

（5）从疗程角度选择　疗程长短并不是决定疗效的因素，主要看药物联合是否合理、理想。目前许多报告提出用药2周疗效最佳。

3. 推荐的幽门螺杆菌治疗方案

（1）标准初始治疗（可从下列3种中选择1种）

① 三联疗法7～14天

PPI，治愈剂量，2次/天

阿莫西林，1g，2次/天

克拉霉素，500mg，2次/天

② 四联疗法10～14天

PI，治愈剂量，2次/天

三钾二枸橼酸铋（德诺），240mg，2次/天

四环素，500mg，4次/天

甲硝唑，400mg，2次/天

③ 序贯疗法10天

a. 第1～5天

PPI，治愈剂量，2次/天

阿莫西林，1g，2次/天

b. 第6～10天

PPI，治愈剂量，2次/天

克拉霉素，500mg，2次/天

替硝唑，500mg，2次/天

（2）二线治疗（如果最初使用了含克拉霉素的三联疗法，可用下述方案中的

1 种)

① 三联疗法 7~14 天

PPI，治愈剂量，1 次/天

阿莫西林，1g，2 次/天

甲硝唑，400mg，2 次/天

② 四联疗法，与初始治疗的建议相同。

（3）几点说明和注意点

① PPI 的剂量：奥美拉 20mg、埃索美拉唑 20mg、雷贝拉唑 10mg、泮托拉唑 40mg、兰索拉唑 30mg，均为 2 次/天。

② 如果患者对阿莫西林过敏，则用甲硝唑替代，而在初始三联疗法中的克拉霉素剂量减半。

③ 在克拉霉素或甲硝唑耐药率高（＞20％）的地区或者在最近暴露于或反复暴露于克拉霉素或甲硝唑的患者中，四联疗法适合作为一线治疗。

④ 用甲硝唑或替硝唑治疗期间应避免饮酒，因为有可能出现类似于饮酒后对双硫仑的反应。

⑤ 强调个体化治疗。治疗方案、疗程、药物选择需考虑既往抗菌药物应用史、吸烟、药物过敏-潜在不良反应、根除适应证、伴随疾病和年龄等。

⑥ 根除治疗前，停服 PPI 不少于 2 周，停服抗菌药物、铋剂等不少于 4 周，若为补救，治疗建议间隔 2~3 个月。

在根除幽门螺杆菌疗程结束后，继续给予一个常规疗程的抗溃疡治疗（如 DU 患者予 PPI 常规剂量，每日 1 次，总疗程 2~4 周或 H_2RA 常规剂量，疗程 4~6 周；GU 患者 PPI 常规剂量，每日 1 次，总疗程 4~6 周或 H_2RA 常规剂量，疗程 6~8 周）是最理想的。这在有并发症或溃疡面积大的患者尤为必要，但对无并发症且根除治疗结束时症状已得到完全缓解者，也可考虑停药。

（五）NSAID 溃疡的治疗、复发预防及初始预防

对服用 NSAID 后出现的溃疡，如情况允许应立即停用 NSAID，如病情不允许可换用对黏膜损伤少的 NSAID 如特异性 COX-2 抑制剂（如塞来昔布）。对停用 NSAID 者，可予常规剂量常规疗程的 PPI 治疗；对不能停用 NSAID 者，应选用 PPI 治疗。因幽门螺杆菌和 NSAID 是引起溃疡的两个独立因素，因此应同时检测幽门螺杆菌，如有幽门螺杆菌感染应同时根除幽门螺杆菌。溃疡愈合后，如不能停用 NSAID，无论幽门螺杆菌阳性还是阴性都必须继续 PPI 或米索前列醇（喜克馈）长程维持治疗以预防溃疡复发。对初始使用 NSAID 的患者是否应常规给药预防溃疡的发生仍有争论。已明确的是，对于发生 NSAID 溃疡并发症的高危患者，如既往有溃疡病史、高龄、同时应用抗凝血药（包括低剂量的阿司

匹林）或糖皮质激素者，应常规予抗溃疡药物预防，目前认为 PPI 或米索前列醇预防效果较好。

减少 NSAID 相关溃疡的策略：用非 NSAID 止痛药；尽可能小剂量；用选择性 COX-2 抑制剂时；联合抗溃疡药；PPI、米索前列醇；根除幽门螺杆菌。上述方案，以 PPI 效果最佳。PPI 对 NSAID 胃病高危人群有预防作用：显著降低用 NSAID 6 个月后再出血率；显著降低用阿司匹林 1 年后再出血率。

第六节　急性消化道出血

一、急性上消化道出血

（一）概论

上消化道出血是指屈氏韧带以上的消化道包括食管、胃、十二指肠、胆管及胰管的出血，胃空肠吻合术后的空肠上段出血也包括在内。大量出血是指短时间内出血量超过 1000mL 或达血容量 20% 的出血。上消化道出血为临床常见急症，以呕血、黑粪为主要症状，常伴有血容量不足的临床表现。

1. 病因

（1）上消化道疾病和全身性疾病　均可引起上消化道出血，临床上较常见的病因是消化性溃疡、食管-胃底静脉曲张破裂、急性胃黏膜损害及胃癌。糜烂性食管炎、食管贲门黏膜撕裂综合征引起的出血也不少见。

（2）不明原因消化道出血　指常规消化内镜检查（包括检查食管至十二指肠降段的上消化道内镜与肛门直肠至回盲瓣的结肠镜）和 X 线小肠钡剂检查（口服钡剂或钡剂灌肠造影）或小肠 CT 不能明确病因的持续或反复发作的出血。可分为不明原因的隐性出血和显性出血，前者表现为反复发作的缺铁性贫血和大便隐血试验阳性，后者表现为黑粪、血便或呕血等肉眼可见的出血。此类出血占消化道出血的 3%～5%。上消化道疾病导致不明原因消化道出血的可能病因包括 Cameron 糜烂、血管扩张性病变、静脉曲张、Dieulafoy 病变、胃窦血管扩张症、门静脉高压性胃病等。

2. 诊断

（1）临床表现特点

① 呕血与黑粪：是上消化道出血的直接证据。幽门以上出血且出血量大者常表现为呕血。呕出鲜红色血液或血块者表明出血量大、速度快，血液在胃内停

留时间短。若出血速度较慢，血液在胃内经胃酸作用后变性，则呕吐物可呈咖啡样。幽门以下出血表现为黑粪，但如出血量大而迅速，幽门以下出血也可以反流到胃腔而引起恶心、呕吐，表现为呕血。黑粪的颜色取决于出血的速度与肠道蠕动的快慢。粪便在肠道内停留的时间短，可排出暗红色粪便。反之，空肠、回肠甚至右半结肠出血，如在肠道中停留时间长，也可表现为黑粪。

② 失血性周围循环衰竭：急性周围循环衰竭是急性失血的后果，其程度的轻重与出血量及速度有关。少量出血可因机体的代偿机制而不出现临床症状。中等量以上出血常表现为头晕、心悸、口渴、冷汗、烦躁及昏厥。体检可发现面色苍白、皮肤湿冷、心率加快、血压下降。大量出血者可在黑粪排出前出现晕厥与休克，应与其他原因引起的休克鉴别。老年人大量出血可引起心、脑方面的并发症，应引起重视。

③ 氮质血症：上消化道出血后常出现血中尿素氮浓度升高，24～28h 达高峰，一般不超过 14.3mmol/L（40mg/dL），3～4 天降至正常。若出血前肾功能正常，出血后血尿素氮浓度持续升高或下降后又再升高，应警惕继续出血或止血后再出血的可能。

④ 发热：上消化道出血后，多数患者在 24h 内出现低热，但一般不超过 38℃，持续 3～5 天降至正常。引起发热的原因尚不清楚，可能与出血后循环血容量减少，周围循环障碍，导致体温调节中枢的功能紊乱，再加贫血的影响等因素有关。

（2）实验室检查及其他辅助检查特点

① 血常规：红细胞及血红蛋白在急性出血后 3～4h 开始下降，血细胞比容也下降。白细胞稍有反应性升高。

② 隐血试验：呕吐物或黑粪的隐血反应呈强阳性。

③ 血尿素氮：出血后数小时内开始升高，24～28h 内达高峰，3～4 天降至正常。

（3）诊断和鉴别诊断：根据呕血、黑粪和血容量不足的临床表现以及呕吐物、粪隐血反应呈强阳性、红细胞计数和血红蛋白含量下降的实验室证据，可做出消化道出血的诊断。下面几点在临床工作中值得注意。

① 上消化道出血的早期识别：呕血及黑粪是上消化道出血的特征性表现，但应注意部分患者在呕血及黑粪前即出现急性周围循环衰竭的征象，应与其他原因引起的休克或内出血鉴别。及时进行直肠指检可较早发现尚未排出体外的血液，有助于早期诊断。

呕血和黑粪应与鼻出血、拔牙或扁桃体切除术后吞下血液鉴别，通过询问发病过程与手术史不难加以区别。进食动物血液、口服铁剂、铋剂及某些中药，也可引起黑色粪便，但均无血容量不足的表现与红细胞计数、血红蛋白含量降低的证据，可以借此加以区别。呕血有时尚需与咯血鉴别，支持咯血的要点是：a. 患者有肺结核、支气管扩张、肺癌、二尖瓣狭窄等病史。b. 出血方式为咯出，咯出物呈鲜红色，有气泡与痰液，呈碱性。c. 咯血前有咳嗽、喉痒、胸闷、气促等呼吸道症状。d. 咯血后通常不伴黑粪，但仍有血丝痰。e. 胸部 X 线片通常可发现肺部病灶。

② 出血严重程度的估计：由于出血大部分积存于胃肠道，单凭呕出或排出量估计实际出血量是不准确的。根据临床实践经验，下列指标有助于估计出血量。出血量每天超过 5mL 时，粪隐血试验则可呈阳性；当出血量超过 60mL，可表现为黑粪；呕血则表示出血量较大或出血速度快。若出血量在 500mL 以内，由于周围血管及内脏血管的代偿性收缩，可使重要器官获得足够的血液供应，因而症状轻微或者不引起症状。若出血量超过 500mL，可出现全身症状如头晕、心悸、乏力、出冷汗等。若短时间内出血量＞1000mL 或达全身血容量的 20％时，可出现循环衰竭表现如四肢厥冷、少尿、晕厥等，此时收缩压可＜90mmHg 或较基础血压下降 25％，心率＞120 次/分，血红蛋白含量＜70g/L。事实上，当患者体位改变时出现血压下降及心率加快，说明患者血容量明显不足、出血量较大。因此，仔细测量患者卧位与直立位的血压与心率，对估计出血量很有帮助。另外，应注意不同年龄与体质的患者对出血后血容量不足的代偿功能相差很大，因而相同出血量在不同患者引起的症状也有很大差别。

③ 出血是否停止的判断：上消化道出血经过恰当的治疗，可于短时间内停止出血。但由于肠道内积血需经数天（约 3 天）才能排尽，因此不能以黑粪作为判断继续出血的指征。临床上出现以下情况应考虑继续出血的可能：a. 反复呕血或黑粪次数增多，粪质转为稀烂或呈暗红色。b. 周围循环衰竭经积极补液输血后未见明显改善。c. 红细胞计数、血红蛋白含量与血细胞比容继续下降，网织红细胞持续增高。d. 在补液与尿量足够的情况下，血尿素氮持续或再次增高。

一般来讲，一次出血后 48h 以上未再出血，再出血的可能性较小。而过去有多次出血史，本次出血量大或伴呕血，24h 内反复大出血，出血原因为食管胃底静脉曲张破裂、有高血压病史或有明显动脉硬化者，再出血的可能性较大。

④ 出血的病因诊断：过去病史、症状与体征可为出血的病因诊断提供重要线索，但确诊出血原因与部位需靠器械检查。

a. 胃镜检查：是诊断上消化道出血最常用与准确的方法。出血后 24～48h 内的紧急胃镜检查价值更大，可发现十二指肠降部以上的出血灶，尤其对急性胃黏膜损害的诊断更具意义，因为该类损害可在几天内愈合而不留下痕迹。有报道，紧急内镜检查可发现约 90％的出血原因。在紧急内镜检查前需先补充血容量，纠正休克。一般认为患者收缩压＞90mmHg、心率＜110 次/分、血红蛋白含量≥70g/L 时，进行内镜检查较为安全。若有活动性出血，内镜检查前应先插鼻胃管，抽吸胃内积血，并用生理盐水灌洗至抽吸物清亮，然后拔管行胃镜检查，以免积血影响观察。

b. X线钡餐检查：早期活动性出血期间胃内积血或血块影响观察，且患者处于危急状态，需要进行输血、补液等抢救措施而难以配合检查。早期行X线钡餐检查还有引起再出血之虞。鉴于上述原因，X线钡餐检查对上消化道出血的诊断价值有限，只用于不能耐受胃镜检查患者，最好在出血停止和病情稳定数天后再进行。

c. 选择性腹腔动脉造影：若上述检查未能发现出血部位与原因，可行选择性肠系膜上动脉造影。若有活动性出血且出血速度>0.5mL/min时，可发现出血病灶。可同时行栓塞治疗而达到止血的目的。

d. 胶囊内镜：用于常规胃、肠镜检查无法找到出血灶的原因未明消化道出血患者，是近年来主要用于小肠疾病检查的新技术。国内外已有较多胶囊内镜用于不明原因消化道出血检查的报道，病灶检出率在50%~75%，显性出血者病变检出率高于隐性出血者。胶囊内镜检查的优点是无创、患者容易接受，可提示活动性出血的部位。缺点是胶囊内镜不能操控，对病灶的暴露有时不理想，易遗漏病变，肠道狭窄时有发生嵌顿的风险，也不能取病理活检等。

e. 小肠镜：小肠镜可检查全小肠，大大提高了不明原因消化道出血的病因诊断率，当胶囊内镜发现可疑病灶或者不宜行胶囊内镜检查时可行小肠镜检查，其优势在于能够对可疑病灶进行仔细观察、取活检，且可进行内镜下止血治疗，如氩离子凝固术、注射止血术或息肉切除术等。不足之处在于该技术属于侵入性检查，操作技术要求高，有一定的并发症发生率，如急性胰腺炎、肠穿孔等。双气囊小肠镜，据国内外报道双气囊全小肠镜对不明原因消化道出血的病因诊断率在43%~75%，对显性出血的不明原因消化道出血诊断阳性率高于隐性出血。单气囊小肠镜，没有内镜前端的气囊，可单人操作，可较为安全地完成小肠检查，对出血的诊断率与双气囊小肠镜相似。螺旋式小肠镜是由螺旋式的外套管和内镜组成，也可配合普通小肠镜内镜使用。推进式小肠镜只能检查部分上段空肠，且插入时间长、患者不适感强，现已很少使用。对原因未明的消化道出血患者，有条件的医院应尽早行全小肠镜检查。

f. 放射性核素^{99m}Tc标记红细胞扫描：注射^{99m}Tc标记红细胞后，连续扫描10~60min，如发现腹腔内异常放射性浓聚区则视为阳性。可依据放射性浓聚区所在部位及其在胃肠道的移动来判断消化道出血的可能部位，适用于怀疑小肠出血的患者，也可作为选择性腹腔动脉造影的初筛方法，为选择性动脉造影提供依据。

g. CT/MRI影像学检查：包括CT/MRI消化道成像技术，为非侵入性检查，易为医师与患者接受。可完成全消化道及腹部实质脏器、肠腔内外情况的评价。

对占位性病变、肠道狭窄或扩张、瘘管形成等有较高的诊断价值，并能显示病变与周围血管、淋巴结之间的关系，但对黏膜的表浅病变，如小溃疡或血管发育不良等病变，则价值有限。本检查适合于不能耐受内镜检查、内镜不能通过的患者检查，也能单独作为评价消化道病变的检查。

3. 治疗

上消化道出血病情急，变化快，严重时可危及患者生命，应采取积极措施进行抢救。这里叙述各种病因引起的上消化道出血的治疗的共同原则，其不同点在随后各节中分别叙述。

（1）上消化道出血的初步诊断一经确立，则抗休克、迅速补充血容量应放在一切医疗措施的首位，不应忙于进行各种检查。可选用生理盐水、林格液、右旋糖酐或其他血浆代用品。对高龄、伴心肺肾疾病患者，应防止输液量过多，以免引起急性肺水肿。对于急性大量出血者。应尽可能施行中心静脉压监测以指导液体的输入量。出血量较大者，特别是出现循环衰竭者，应尽快输入足量同型浓缩红细胞或全血。出现下列情况时有紧急输血指征：①患者改变体位时出现晕厥，心率增快（＞120 次/分）；②收缩压＜90mmHg 或较基础收缩压降低幅度＞30mmHg；③血红蛋白浓度＜70g/L，血细胞比容＜25％。对于肝硬化食管-胃底静脉曲张破裂出血者应尽量输入新鲜血，且输血量适中，以免门静脉压力增高导致再出血。下述征象提示血容量补充充分：意识恢复；四肢末端由湿冷、青紫转为温暖、红润，肛温与皮温差减小（1℃）；脉搏由快、弱转为正常有力，收缩压接近正常，脉压差大于 30mmHg；尿量多于 0.5mL/(kg·h)；中心静脉压改善。在积极补液的前提下，可以适当地选用血管活性药物（如多巴胺）以改善重要脏器的血液灌注。

（2）迅速提高胃内酸碱度（pH）　当胃内 pH 提高至 5 时，胃内胃蛋白酶原的激活明显减少，活性降低。而 pH 升高至 7 时，则胃内的消化酶活性基本消失，对出血部位凝血块的消化作用消失，起到协助止血的作用。自身消化作用的减弱或消失，对溃疡或破损部位的修复也起促进作用，有利于出血病灶的愈合。

（3）根据不同的病因与具体情况，因地制宜选用最有效的止血措施。

（4）严密监测病情变化　患者应卧床休息，保持安静，保持呼吸道通畅，避免呕血时血阻塞呼吸道而引起窒息。严密监测患者的生命体征，如血压、脉搏、呼吸、尿量及神志变化。观察呕血及黑粪情况，定期复查红细胞数、血红蛋白浓度、血细胞比容。必要时行中心静脉压测定。对老年患者根据具体情况进行心电监护。留置鼻胃管可根据抽吸物颜色监测胃内出血情况。

（二）消化性溃疡出血

胃及十二指肠溃疡出血占全部上消化道出血病因的 50％左右。

1. 诊断

（1）根据本病的慢性过程、周期性发作及节律性上腹痛，一般可做出初步诊断。出血前上腹部疼痛常加重，出血后可减轻或缓解。应注意约15%患者可无上腹痛病史，而以上消化道出血为首发症状。也有部分患者虽有上腹部疼痛症状，但规律性并不明显。应注意不少老年人消化性溃疡症状不典型或无症状，特别注意询问患者有无服用阿司匹林或非甾体抗炎药史，因为此类药物可以引起消化道黏膜损伤，且多数患者没有症状。

（2）胃镜检查常可发现溃疡灶。对无明显病史、诊断疑难或有助于治疗时，应争取行紧急胃镜检查。若有胃镜检查禁忌证或无条件行胃镜检查，可于出血停止后数天行X线钡餐检查。

2. 治疗

治疗原则与上述相同。一般少量出血经适当内科治疗后可于短期内止血，大量出血则应引起高度重视，宜采取综合治疗措施。

（1）饮食　目前不主张过分严格的禁食。若患者无呕血或明显活动性出血的征象，可予流质饮食，并逐渐过渡到半流质饮食。但若患者有频繁呕血或解稀烂黑粪，甚至暗红色血便，则主张暂时禁食，直至活动性出血停止才予进食。

（2）提高胃内pH的措施　主要措施是静脉内使用抑制胃酸分泌的药物。临床常用的抑酸剂包括质子泵抑制药（PPI）和 H_2 受体拮抗药（H_2RA），常用的PPI针剂有埃索美拉唑、奥美拉唑、泮托拉唑、兰索拉唑、雷贝拉唑等，常用的 H_2RA 针剂包括雷尼替丁、法莫替丁等。临床研究资料表明：①PPI的止血效果显著优于 H_2RA，起效快并可显著降低再出血的发生率。②尽可能早期应用PPI，内镜检查前应用PPI可以减少内镜下止血的需要。③内镜止血治疗后，应用大剂量PPI可以降低患者再出血的发生率，降低外科手术率。④静脉注射PPI剂量的选择：推荐大剂量PPI治疗，如奥美拉唑或埃索美拉唑80mg静脉推注后，以8mg/h速度持续输注72h，适用于大量出血患者；常规剂量PPI治疗，如埃索美拉唑40mg静脉输注，每12h1次。当活动性出血停止后，可改口服治疗。

（3）内镜下止血　是溃疡出血止血的首选方法，疗效肯定，推荐对Forrest分级Ⅰa～Ⅱb的出血病变行内镜下止血治疗。常用方法包括药物局部注射、热凝止血和机械止血三种。药物注射可选用在出血部位附近注射1:10000肾上腺素盐水、高渗钠-肾上腺素溶液（HSE）等，其优点为方法简便易行。热凝止血包括高频电凝、氩离子凝固术（APC）、热探头、微波等方法，止血效果可靠，但需要一定的设备与技术经验。机械止血主要采用各种止血夹，尤其适用于活动性出血，但对某些部位的病灶难以操作。目前主张首选热凝固疗法或联合治疗，即注射疗法加热凝固方法或止血夹加注射疗法。可根据条件及医师经验选用。但不主张单纯的局部注射治疗，因为注射治疗后再出血的机会明显高于热凝固治疗或止血夹治疗。

（三）食管-胃底静脉曲张破裂出血

食管-胃底静脉曲张破裂出血为上消化道出血常见病因，出血量往往较大，病情凶险，病死率较高。

1. **诊断**

（1）起病急，出血量往往较大，常有呕血。

（2）有慢性肝病史。若发现黄疸、蜘蛛痣、肝掌、腹壁静脉曲张、脾大、腹水等有助于诊断。

（3）实验室检查可发现肝功能异常，特别是白/球蛋白比例倒置、凝血酶原时间延长、血清胆红素增高。血常规检查有红细胞、白细胞及血小板减少等脾功能亢进表现。

（4）胃镜检查发现食管静脉曲张。

值得注意的是，有不少的肝硬化消化道出血原因不是食管-胃底静脉曲张破裂出血所致，而是急性胃黏膜糜烂或消化性溃疡。急诊胃镜检查对出血原因部位的诊断具有重要意义。

2. **治疗**

除按前述紧急治疗、输液及输血抗休克、使用抑制胃酸分泌药物外，下列方法可根据具体情况选用。

（1）药物治疗　是各种止血治疗措施的基础，在建立静脉通路后即可使用，为后续的各种治疗措施创造条件。

① 生长抑素及其类似品：可降低门静脉压力。国内外临床试验表明，该类药物对控制食管-胃底曲张静脉出血有效，止血有效率在 $70\%\sim90\%$。目前供应临床使用的有 14 肽生长抑素、8 肽生长抑素类似物、伐普肽等。14 肽生长抑素能显著改善提高止血率，不良反应发生率低。用法是首剂 $250\mu g$ 静脉推注，继而 3mg 加入 5%葡萄糖液 500mL 中，$250\mu g/h$ 连续静脉滴注，连用 $3\sim5$ 天。因该药半衰期短，若输液中断超过 3 分，需追加 $250\mu g$ 静脉推注，以维持有效的血药浓度。奥曲肽是一种合成的 8 肽生长抑素类似物，具有与 14 肽相似的生物学活性，半衰期较长。其用法是奥曲肽首剂 $100\mu g$ 静脉推注，继而 $600\mu g$，加入 5%葡萄糖液 500mL 中，以 $25\sim50\mu g/h$ 速度静脉滴注，连用 $3\sim5$ 天。伐普肽是新近人工合成的生长抑素类似物，用法为起始剂量 $50\mu g$，之后 $50\mu g/h$ 静脉滴注。在硬化治疗前使用有利于减少活动性出血，使视野清晰，便于治疗。硬化治

疗后再静脉滴注一段时间可减少再出血的机会。

②血管升压素及其类似物：包括垂体后叶素、特利加压素、血管升压素等。静脉使用血管升压素类药物作用机制是通过对内脏血管的收缩作用，减少门静脉血流量，降低门静脉及其侧支的压力，从而控制食管-胃底静脉曲张破裂出血，可明显控制静脉曲张出血，但未能降低死亡率。垂体后叶素用法为 0.2～0.4U/min 持续静脉泵入，视治疗反应调整剂量，最高可加至 0.8U/min；由于具有收缩全身血管的作用，其不良反应包括血压升高、心动过缓、心律失常、心绞痛、心肌梗死、缺血性腹痛等；为减少垂体后叶素引起的不良反应，到达有效剂量时必须联合静脉滴注硝酸甘油，40～400μg/min 静脉滴注，并保证收缩压＞90mmHg。特利加压素是合成的血管升压素类似物，可有效减少门静脉血流，起始剂量为每 4h 2mg，出血停止后再改为每天 2 次，每次 1mg，一般维持 5 天。

(2) 内镜治疗　内镜治疗包括内镜下曲张静脉套扎术、硬化剂或组织黏合剂注射治疗，目的是控制急性食管静脉曲张出血，并尽可能使静脉曲张消失或减轻以防止其再出血。药物联合内镜治疗是目前治疗急性静脉曲张出血的主要方法之一，可提高止血成功率。

①食管静脉曲张套扎术（EVL）：食管静脉曲张套扎术止血率可达 90％左右，不引起注射部位出血和系统并发症，值得推广。

a. 适应证：急性食管静脉曲张出血；外科手术后食管静脉曲张再发；中重度食管静脉曲张虽无出血史但存在出血危险倾向（一级预防）；既往有食管静脉曲张出血史（二级预防）。

b. 禁忌证：有上消化道内镜检查禁忌证；出血性休克未纠正；肝性脑病≥Ⅱ期；过于粗大或细小的静脉曲张。

c. 术后处理：术后一般禁食 24h，观察有无并发症，如术中出血（曲张静脉套勒割裂出血）、皮圈脱落（早期再发出血）、发热及局部哽噎感等。首次套扎间隔 10～14 天可行第二次套扎，直至静脉曲张消失或基本消失。建议疗程结束后 1 个月复查胃镜，然后每隔 3 个月复查第二、三次胃镜；以后每 6～12 个月进行胃镜检查，如有复发则在必要时行追加治疗。

②硬化注射治疗（EIS）：在有条件的医疗单位，硬化注射治疗为当今控制食管静脉曲张破裂出血的首选疗法。多数报道硬化注射治疗紧急止血成功率超过 90％，硬化注射治疗组出血致死率较其他疗法明显降低。

a. 适应证：一般来说，不论什么原因引起的食管静脉曲张破裂出血，均可考虑行硬化注射治疗；对于不适合套扎治疗的食管静脉曲张者，也可考虑应用硬化注射治疗。下列情况下更是硬化注射治疗的指征：重度肝功能不全、储备功能低下如 Child C 级、低血浆蛋白质、血清胆红素升高的病例。合并有心、肺、脑、肾等重要器官疾病而不宜手术者。合并有预后不良或无法切除之恶性肿瘤者，尤以肝癌为常见。已行手术治疗而再度出血，不可再次手术治疗，而常规治疗无效者。经非手术治疗（包括三腔二囊管压迫）无效者。由于胃曲张静脉直径较大，出血速度较快，硬化剂不能很好地闭塞血管，因此胃静脉曲张较少应用硬化注射治疗。但在下列情况下可以胃静脉曲张硬化注射治疗作为临时止血措施：急诊上消化道出血行胃镜检查见胃静脉喷射状出血；胃曲张静脉有血囊、纤维素样渗出或其附近有糜烂或溃疡。

b. 禁忌证：有上消化道内镜检查禁忌证；出血性休克未纠正；肝性脑病≥Ⅱ期；伴有严重肝肾功能障碍、大量腹水或出血抢救时根据医师经验及医院情况而定。

c. 硬化剂的选择：常用的硬化剂有下列几种。乙氧硬化醇（AS）主要成分为表面麻醉药 polidocanol 与乙醇。乙氧硬化醇的特点是对组织损伤作用小，有较强的致组织纤维作用，黏度低，可用较细的注射针注入，是一种比较安全的硬化剂；乙氧硬化醇可用于血管旁与血管内注射，血管旁每点 2～3mL，每条静脉内 4～5mL，每次总量不超过 30mL。乙醇胺油酸酯（EO）以血管内注射为主，因可引起较明显的组织损害，每条静脉内不超过 5mL，血管旁每点不超过 3mL，每次总量不超过 20mL。十四羟基硫酸钠（TSS）据报道硬化作用较强，止血效果好，用于血管内注射。纯乙醇：以血管内注射为主，每条静脉不超过 1mL，血管外每点不超过 0.6mL。鱼肝油酸钠以血管内注射为主，每条静脉 2～5mL，总量不超过 20mL。

d. 术后治疗：术后应继续卧床休息，密切注意出血情况，监测血压等生命指征，严密观察出血、穿孔、发热、败血症及异位栓塞等并发症征象；禁食 6～8h 后可进流质饮食；补液，酌情使用抗生素，根据病情继续使用降低门静脉压力的药物。首次治疗止血成功后，应每隔 1～2 周后进行重复治疗，直至曲张静脉完全消失或只留白色硬索状血管，多数病例施行 3～5 次治疗后可达到此目的。如发现静脉再生，必要时行追加治疗。

e. 并发症：ⓐ出血，在穿刺部位出现渗血或喷血，可在出血处再补注 1～2 针，可达到止血作用。ⓑ胸痛、胸腔积液和发热，可能与硬化剂引起曲张静脉周围炎症、食管溃疡、纵隔炎、胸膜炎的发生有关。ⓒ食管溃疡和狭窄。ⓓ胃溃疡及出血性胃炎：可能与 EIS 后胃血流淤滞加重、应激、从穿刺点溢出的硬化剂对胃黏膜的直接损害有关。

③ 组织黏合剂治疗：对于合并有胃静脉曲张出血，组织黏合剂疗法有效而经济，但组织黏合剂治疗后可发生排胶出血、败血症和异位栓塞等并发症，且有一定的操作难度及风险。

a. 适应证：急性胃静脉曲张出血；对于胃静脉曲张有红色征或表面糜烂且有出血史者可行二级预防治疗。

b. 术后处理：同硬化注射治疗。给予抗生素治疗 5～7 天，注意酌情应用抑酸药。术后 1 周、1 个月、3 个月及 6 个月时复查胃镜。可重复治疗直至胃静脉闭塞。选用何种内镜治疗方法应结合医院具体条件、医师经验和患者病情综合考虑。硬化注射治疗和食管静脉曲张套扎术以其安全有效、并发症少成为食管静脉曲张的一线疗法，联用食管静脉曲张套扎术和硬化注射治疗并发症较少、根除率较高、再出血率较低。对于胃底静脉曲张出血患者，有条件时建议使用组织黏合剂进行内镜下闭塞治疗，在某些情况下也可使用内镜下套扎治疗。

（3）三腔双囊管压迫 是传统的有效止血方法，其止血成功率在 44％～90％，由于存在一定的并发症，目前大医院已较少使用。主要用于药物效果不佳，暂时无法进行内镜治疗者，也适用于基层单位不具备内镜治疗的技术或条件者。

① 插管前准备：a. 向患者说明插管的必要性与重要性，取得其合作。b. 仔细检查三腔管各通道是否通畅，气囊充气后做水下检查有无漏气，同时测量气囊充气量，一般胃囊注气 200～300mL（用血压计测定内压，以 40～50mmHg 为宜），食管囊注气 150～200mL（压力以 30～40mmHg 为宜），同时要求注气后气囊膨胀均匀，大小、张力适中，并做好各管刻度标记。c. 插管时若患者能忍受，最好不用咽部麻醉剂，以保存喉头反射，防止吸入性肺炎。

② 正确的气囊压迫：插管前先测知胃囊上端至管前端的距离，然后将气囊完全抽空，气囊与导管均外涂液状石蜡，通过鼻孔或口腔缓缓插入。当至 50～60cm 刻度时，套上 50mL 注射器从胃管做回抽。如抽出血性液体，表示已到达胃腔，并有活动性出血。先将胃内积血抽空，用生理盐水冲洗。然后用注射器注气，将胃气囊充气 200～300mL，再将管轻轻提拉，直到感到管子有弹性阻力时，表示胃气囊已压于胃底贲门部，此时可用宽胶布将管子固定于上唇一侧，并用滑车加重量 500g（如 500mL 生理盐水瓶加水 250mL）牵引止血。定时抽吸胃管，若不再抽出血性液体，说明压迫有效，此时可继续观察，不用再向食管囊注气。否则应向食管囊充气 150～200mL，使压力维持在 30～40mmHg，压迫出血的食管曲张静脉。

③ 气囊压迫时间：第一个 24h 可持续压迫，定时监测气囊压力，及时补充气体。每 1～2h 从胃管抽吸胃内容物，观察出血情况，并可同时监测胃内 pH。压迫 24h 后每间隔 6h 放气 1 次，放气前宜让患者吞入液状石蜡 15mL，润滑食管黏膜，以防止囊壁与黏膜黏附。先解除牵拉的重力，抽出食管囊气体，再放胃囊气体，也有人主张可不放胃囊气体，只需把三腔管向胃腔内推入少许则可解除胃底黏膜压迫。每次放气观察 15～30min 后再注气压迫。间歇放气的目的在于改善局部血循环，避免发生黏膜坏死糜烂。出血停止 24h 后可完全放气，但仍将三腔管保留于胃内，再观察 24h，如仍无再出血方可拔出。一般三腔双囊管放置

时间以不超过 72h 为宜，也有报告长达 7 天而未见黏膜糜烂者。

④ 拔管前后注意事项：拔管前先给患者服用液状石蜡 15～30mL，然后抽空 2 个气囊中的气体，慢慢拔出三腔双囊管。拔管后仍需禁食 1 天，然后给予温流质饮食，视具体情况再逐渐过渡到半流质和软食。

三腔双囊管如使用不当，可出现以下并发症：a. 曲张静脉糜烂破裂。b. 气囊脱出阻塞呼吸道引起窒息。c. 胃气囊进入食管导致食管破裂。d. 食管和（或）胃底黏膜因受压发生糜烂。e. 呕吐反流引起吸入性肺炎。f. 气囊漏气使止血失败，若不注意观察可继续出血引起休克。

（4）介入治疗

① 经皮经颈静脉肝穿刺肝内门体分流术（TIPS）：TIPS 是影像学 X 线监视下的介入治疗技术。通过颈静脉插管到达肝静脉，用特制穿刺针穿过肝实质，进入门静脉。放置导线后反复扩张，最后在这个人工隧道内置入 1 个可扩张的金属支架，建立人工瘘管，实施门体分流，降低门静脉压力，达到治疗食管-胃底曲张静脉破裂出血的目的。与外科门体分流术相比，TIPS 具有创伤小、成功率高、降低门静脉压力效果确切、可控制分流道直径、能同时行断流术（栓塞静脉曲张）、并发症少等优点。TIPS 要求有相当的设备与技术，费用昂贵，推广普及尚有困难。对于食管-胃底静脉曲张破裂大出血经保守治疗（药物、内镜下治疗等）效果不佳，外科手术后再发静脉曲张破裂出血以及终末期肝病等待肝移植术期间静脉曲张破裂出血等患者可考虑 TIPS 治疗。TIPS 对急诊静脉曲张破裂出血的即刻止血成功率可达 90％～99％，但其中远期（≥1 年）疗效尚不十分满意。

② 其他介入疗法：包括经球囊导管阻塞下逆行闭塞静脉曲张术（BORTO）、脾动脉栓塞术、经皮经肝曲张静脉栓塞术（PTVE）等。

二、急性下消化道出血

急性下消化道出血是指屈氏韧带以下的空肠、回肠、结肠部位出血。临床上主要表现为血便和大便带血。根据出血量可分为急性大出血、显性出血和隐性出血。一般所说的急性下消化道出血多指下消化道大量出血，一次出血量超过 450mL 者，常可导致急性贫血、血压下降甚至休克等。

（一）病因

急性下消化道出血可由肠道炎症、肿瘤、息肉及肠道血管畸形等因素引起。

1. 溃疡和炎症

溃疡和炎症是下消化道出血的主要原因。肠道炎症性病变可分为特异性炎症和非特异性炎症。

（1）**特异性炎症**　包括结核、梅毒、伤寒及肠道寄生虫感染等。小肠和结肠非常适合细菌及寄生虫等发育、定居和繁殖，从而造成肠黏膜充血、水肿、糜烂和溃疡，导致出血的发生。急性出血坏死性小肠炎是一类与 C 型产气荚膜芽孢杆菌感染有关的急性肠炎，主要表现为便血、腹痛、呕吐和腹胀等，严重者可出现休克、肠麻痹甚至穿孔等并发症，病情危重，预后不良。

（2）**非特异性炎症**　是指病因还不清楚的一些疾病，如溃疡性结肠炎、克罗恩病、嗜酸性胃肠炎等。

（3）**放射性肠炎**　由于放射损伤或治疗后引起的肠黏膜损害，出现肠道充血、水肿、糜烂和溃疡，从而出现下消化道出血。

2. 恶性肿瘤

以结肠癌为多见，多见于中老年人群。小肠恶性肿瘤则相对少见，主要有淋巴瘤、间质肉瘤等。肿瘤活动性出血主要发生于肿瘤的中央坏死部位以及黏膜溃疡部位，侵及血管者则出血量更大。

3. 息肉

无论是单发还是多发息肉均可以出现下消化道出血，以家族性腺瘤样息肉病更为明显。

4. 良性肿瘤

以小肠间质瘤为多见，其他有脂肪瘤、腺瘤、血管瘤、神经纤维瘤和淋巴管瘤等。

5. 憩室

憩室可发生在肠道的任何部位，以十二指肠降部最为常见。由于憩室颈部狭小，容易造成食物及粪便潴留，从而引起憩室部位炎症、溃疡甚至出血。

6. 肠道血管性病变

肠道血管性病变引起的下消化道出血往往反复发作，出血量多少不一，诊断比较困难。

（1）**肠道血管发育不良**　发病原因不明，男女发病率相当，年龄一般小于60 岁。早期病理变化为黏膜下静脉血管扩张呈簇状，后期形成动静脉瘘。伴出血者为 $50\% \sim 80\%$。

（2）**肠道血管畸形**　多见于老年人，随着年龄的增加有升高的趋势，也是引起下消化道出血的常见原因之一。随着检查技术的发展和普及，肠道血管畸形的检出率有明显增加。

（3）**奥斯勒-韦伯-朗迪病**　即遗传性毛细血管扩张症，好发于胃及近端小肠，消化道出血可能是唯一的临床表现。

7. 胆管胰腺疾病

胆管出血在临床上并不多见，常有典型的三联征即发热、黄疸和腹痛，多有外伤及胆管手术史。

8. 全身疾病

引起出凝血机制障碍的疾病都可能导致下消化道出血，如血液系统疾病、尿毒症、肝硬化、结缔组织病等。

（二）诊断

1. 临床表现

对便血患者应详细了解病史，了解粪便的颜色、血与粪便是否相混、便血量及次数等对估计出血部位、病因有较大的价值。体检时要注意有无贫血、休克等情况，有无腹块及压痛等。对出血量较大或黑粪的患者，应插入胃管持续引流胃液，以鉴别是否为上消化道出血，必要时行胃镜检查。对不能排除的全身性疾病所致的出血应行相应的检查，如血小板、凝血因子、肾功能和肝功能等。

（1）血便和大便带血　下消化道出血一般很少由胃部呕出，绝大多数都通过肠道排出而呈血便或者血液与粪便混合排出。根据出血的速度、量，特别是在肠道停留的时间长短，血液的颜色从黑色到果酱色、红色不等。出血的位置越高，在肠道停留的时间越长，颜色就越深；位置越接近肛门，出血后排出越快，颜色就越红。

（2）循环衰竭的表现　根据出血的速度和量的多少，表现有不同的全身症状。若出血速度慢，量又少，一般无明显全身症状，仅在出血时间多后显示有贫血。若出血量多又快，则可出现心慌、冷汗、苍白甚至血压下降等急性失血表现。

（3）原发疾病的症状　引起下消化道出血的原因甚多，不同的病因会出现不同的症状。如间质肉瘤引发的出血，常伴腹痛、腹块；克罗恩病和溃疡性结肠炎引起的出血一般都伴有腹泻、腹痛、发热；肠癌引起的出血则可能有肠梗阻和腹块。

2. 辅助检查

对于不能排除上消化道出血的患者，应通过胃镜或鼻胃管胃冲洗加以鉴别。同时，还可通过鼻胃管给予清肠剂（口服困难者），以完成肠镜检查前的肠道准备。近年来，内镜和影像技术的迅速发展使得结肠镜和 CT 血管成像在诊治下消化道出血中愈发重要。

（1）结肠镜检查　90％以上的下消化道出血患者可经急诊结肠镜检查而确诊。因结肠镜还可通过内镜下喷洒药物、黏膜下注射、套扎以及金属夹夹闭等技术实现内镜下止血。基于诊治一体化的优势，目前结肠镜检查已成为急性下消化道出血的首选诊疗手段。

存在血流动力学不稳的便血患者，应立即行胃镜检查以排除上消化道出血可能。血流动力学稳定的患者须在出血后24h内进行结肠镜检查，但出血急性期也存在病情不稳定、肠道准备困难等不利因素，应结合病情实施个体化方案。结肠镜检查前的肠道准备对于保证内镜下清晰的视野以及后续的诊治至关重要。故只要病情允许，在结肠镜检查前应尽量完成肠道准备。聚乙二醇因其安全性较好，是目前常用的清肠剂。推荐剂量3～6L，需在3～4h内口服完毕。而对于有持续性出血且不能耐受口服清肠剂的患者，在排除存在误吸高风险的基础上，可短期内置入鼻胃管以协助肠道准备。当然，不是所有下消化道出血患者结肠镜检查前都需要肠道准备。以下情况，如出血较快且血压不稳、可预判出血部位（息肉切除后出血）、直肠或左半结肠出血可能性高，可不做肠道准备直接行结肠镜检查。

（2）CT血管成像　多层螺旋CT血管成像（MDCTA）较常规CT可获得高分辨率的薄层轴位图像，可检出0.3mL/min的急性下消化道出血。MDCTA对活动性消化道出血总体敏感性为85.2%，特异性为92.1%，具有简单、快速、无创等优势，基本可取代传统血管造影的诊断作用。同时，MDCTA一旦明确出血部位，可立即通过超选择栓塞"罪犯血管"止血，在憩室引起的急性下消化道出血止血成功率达85%。该项技术主要不足是对比剂肾毒性、射线暴露等。

（3）核素显像　利用^{99m}锝（^{99m}Tc）标记红细胞行放射性核素扫描消化道活动性出血，具有较高的敏感性，可检出0.1～0.5mL/min的出血。核素显像对急性下消化道出血的诊断阳性率为45%～90%，但只能靠腹部投影大致判断出血部位，定位的精准度有限。因此，核素显像需要与其他检查手段联合诊断下消化道出血。

（三）治疗

1. 一般治疗

（1）监测生命体征，注意病情变化。出血量大的时候应住院治疗或卧床休息，严密监测血压、脉搏、心率、呼吸等变化。

（2）根据病情禁食或无渣饮食或静脉营养，有活动性出血的时候一般需要禁食，待病情稳定后进清淡饮食、软食、流质或半流质，注意保持正常的饮食习惯。

（3）补充有效血容量，积极抗休克治疗。迅速建立通畅的静脉通路，充分补充血容量，出血量较大者，则需输血，尽快尽早地使循环保持稳定。无血的情况下可先输注平衡盐液和糖盐水或其他血浆代用品。

（4）针对原发病的治疗，如怀疑有感染者，应选用足量有效的抗生素。特异及非特异性炎症采用相应的治疗。

2. 药物止血治疗

（1）肠道局部用药　可用冰生理盐水口服或胃管内注入，即100mL生理盐水中加入8mg去甲肾上腺素，每2～4h一次。凝血酶400～2000U溶于适量的生理盐水中，口服或胃管内注入，每4～8h一次。出血量不大时也可口服云南白药。

（2）全身给药　静脉使用酚磺乙胺、氨甲苯酸、维生素K、凝血酶原复合物等，对于有血管性出血也可使用生长抑素及其类似物。

3. 内镜治疗

病变位于内镜所及的局限性病变如息肉、血管畸形等，可通过内镜下行电凝、热探头、激光、微波等治疗。也可在局部注射高渗盐水、肾上腺素和硬化剂等止血治疗。

4. 动脉栓塞治疗

通过选择性动脉插管找到出血部位后，采用明胶海绵、聚乙烯醇颗粒、微弹簧圈及液体栓塞剂等对病变供血血管进行栓塞。对于肿瘤及动静脉瘘者，一般选用弹簧圈等永久性栓塞物质，在急性止血的同时，也是对原发病的治疗。而对于溃疡、糜烂、憩室及渗出性出血，可选用明胶海绵等临时性栓塞物质。一般要求尽量减少栓塞范围，达到止血目的，获得最佳效果。

第七节　溃疡性结肠炎

一、病因及发病机制

溃疡性结肠炎（ulcerative colitis，UC）的病因及发病机制至今仍未完全阐明。多认为其发病与多种因素有关。研究的焦点仍然集中在感染、免疫因素、环境因素、遗传因素等方面。目前普遍认为UC的发病是基因易感性、宿主免疫、环境因素共同作用的结果。基因易感人群的自身免疫失调可引起黏膜的急性或慢性炎症以及病理改变。引起炎症的活化抗原可来源于致病菌和共生菌以及它们的产物，甚至是正常的肠上皮。值得一提的是，近年来基因研究方法的进展，也大大促进了UC与基因的研究。

（一）感染因素

自UC被认为是一种独立的疾病以来，感染一直被认为是可能病因，但又一直未能被完全肯定。最初疑其病原菌为与其临床表现相似疾病的病原菌痢疾杆菌、结核杆菌。后来，又曾考虑与人结肠上皮可能有其共同抗原的某些大肠埃希菌、细胞壁缺陷的 L 细菌、支（衣）原体、病毒可能是 UC 的病因，但也未获确切的依据。最近的研究认为，感染作为 UC 的病因是间接的，UC 的发生可能在某种（或某些）感染因子的作用下，机体全身或肠道局部免疫系统的平衡被破坏，致使产生 UC。也有可能是感染后正常的肠道菌群失调而致病。但这些假说还缺乏足够的证据。

（二）免疫因素

支持 UC 发病与免疫因素有关的证据有：①病变部位肠黏膜免疫活性细胞增多。②已在 UC 患者中检出外周型抗中性粒细胞胞质抗体等多种自身抗体。③UC 的肠外表现多为自身免疫性疾病。④糖皮质激素及免疫抑制药治疗有效。

60％～85％的 UC 患者可检出核周型抗中性粒细胞胞质抗体（pANCA），提示其与 UC 的发病有关。最新研究表明，Th17 细胞介导的炎症机制与克罗恩病及 UC 的发病有关。Th17 细胞可产生大量的细胞因子（主要是 IL-6 和 IL-7）。IL-7 是极强的炎症因子，除可促进 Th17 细胞活化外，还可激活多种其他细胞，如成纤维细胞、巨噬细胞、上皮细胞和内皮细胞，促发这些细胞进一步产生大量的炎症因子（包括 IL-2、IL-6、TNF-α 及趋化因子等）。虽然至今所发现 UC 患者之免疫学异常谱很广，但没有一种特定的异常能完全解释 UC 的发病及其病理生理改变。

（三）遗传因素

提示 UC 与遗传有关的现象很多：①不同种族，发病率相差很大，白种人的发病率为有色人种的 4 倍；此外犹太人 UC 的发病率是非犹太人的 7 倍。②UC 患者的一级亲属的患病率为 10％～30％，明显高于对照组。③单卵双胞的发病率明显高于双卵双胞。④UC 患者的组织抗原型多为 HLA-DR$_2$ 和 HLA-B$_5$-DR$_2$；但 UC 的遗传学基础尚未完全阐明。NOD$_2$/CARD$_{15}$ 被认为是第一个与 IBD 相关的基因，其突变可能与 IBD 的发病有关，但其与克罗恩病的关系可能较 UC 更密切。也有研究证实，IBD 的基因易感点位于第 1、2、3、5、6、7、10、12、17 号染色体上，其中染色体 12 与家族性 UC 的发病关系密切。近期研究表明，与 NOD2/CARD15 不同，MDRI 基因 C3435T 位点的多态性与 UC 易感性密切相关，其编码产生的 P-糖蛋白高表达于肠上皮细胞，起着重要的屏障保护作用。

（四）环境因素

发达国家 UC 的发病率高于发展中国家，而发展中国家的 UC 发病率又在不断升高，城市 UC 发病率高于农村。对英国 UC 发病率的调查显示，与英国本地人群相比，亚裔人群更易患 UC。这些研究提示环境因素可能，与 UC 的发病有关，但其机制不详。有学者认为，发展中国家发病率的增加，可能与清洁消毒的广泛应用，卫生水平提高，外界微生物免疫系统、肠道的刺激减少，机体免疫功能下降有关，即所谓"卫生假说"。

目前认为 IBD 的发生是抗原持续刺激的结果，这些抗原包括肠内共生菌、真菌或病毒。若易感宿主发生黏膜屏障受损、宿主清除病菌能力减弱或免疫失调，则可引起慢性炎症，从而导致 IBD。大量临床研究及实验表明肠道菌群是 IBD 的病因之一。克罗恩病和 UC 常侵犯含肠菌量最多的末端回肠和结肠，粪便移植可治疗甚至预防克罗恩病和 UC。肠道正常菌群导致 UC 的机制可能是：①引起肠道炎症，诱导下游炎症因子的产生或产生外毒素；②因肠道菌群失调而致 UC；③易感宿主的清除病菌能力减弱或黏膜屏障受损导致免疫高反应性，从而诱导炎症因子的产生。由于尚无法分离及确定特异性致病菌，现仍很难证实感染是 UC 的单一致病因素。

除感染因素外，吸烟与 UC 的关系也得到了公认。目前认为吸烟是 UC 的保护因素。①流行病学研究表明，未吸烟人群 UC 的发病风险是吸烟人群的 2～6 倍。②UC 的发病与吸烟呈剂量依赖性：大量吸烟者，UC 的发病率低。③UC 患者戒烟后，病情可能一过性加重或由静止期转变为活动期。④用烟草提取物灌肠对溃疡性直肠炎有一定的治疗作用。但没有证据说明吸烟可以预防 UC 的发生、发展及影响其预后。吸烟对 UC 保护作用的机制尚不清楚，现推测，吸烟可通过调节细胞和体液免疫，调节因子水平，增加氧自由基以及缓解花生四烯酸介导的炎症反应，还可通过改变肠黏膜血流来影响黏液的产生，从而对 UC 的发病起保护性作用。然而，被动吸烟与 UC 的发病无关。

二、临床表现

起病多数缓慢，少数急性起病，偶见急性暴发起病。病程呈慢性经过，多表现为发作期与缓解期交替，少数症状持续并逐渐加重。部分患者在发作间歇期可因饮食失调、劳累、精神刺激、感染等诱因诱发或加重症状。临床表现与病变范围、疾病分期及疾病活动严重程度等有关。

（一）消化系统表现

1. 腹泻和黏液脓血便

见于绝大多数患者。腹泻主要与炎症导致大肠黏膜对水钠吸收障碍以及结肠运动功能失常有关，粪便中的黏液脓血则为炎症渗出、黏膜糜烂及溃疡所致。黏液脓血便是本病活动期的重要表现。大便次数及便血的程度反映病情轻重，轻者每日排便 2～4 次，便血轻或无；重者每日可达 10 次以上，脓血显见，甚至大量便血。粪质亦与病情轻重有关，多数为糊状，严重时可呈稀水样。病变限于直肠或累及乙状结肠患者，除可有便频、便血外，偶尔可有便秘，这是病变引起直肠排空功能障碍所致。

2. 腹痛

轻型患者可无腹痛或仅有腹部不适。一般诉有轻度至中度腹痛，多为左下腹或下腹阵痛，亦可涉及全腹。有疼痛时有便意、便后疼痛缓解的规律，常有里急后重感。若并发中毒性巨结肠或炎症波及腹膜，有持续性剧烈腹痛。

3. 其他症状

可有腹胀，严重病例有食欲缺乏、恶心、呕吐等症状。

4. 体征

轻中度患者仅有左下腹轻压痛，有时可触及痉挛的降结肠或乙状结肠。重度患者常有腹部明显压痛和鼓肠。若有腹肌紧张、反跳痛、肠鸣音减弱应注意中毒性巨结肠、肠穿孔等并发症。

（二）全身表现

一般出现在中重度患者。中重度患者活动期常有低度至中度发热，高热多提示并发症或见于急性暴发型。重度或病情持续活动可出现衰弱、消瘦、贫血、低蛋白血症、水与电解质平衡紊乱等表现。

（三）肠外表现

本病可伴有多种肠外表现，包括皮肤黏膜表现（如口腔溃疡、结节性红斑和坏疽性脓皮病）、关节损害（如外周关节炎、脊柱关节炎等）、眼部病变（如虹膜炎、巩膜炎、葡萄膜炎等）、肝胆疾病（如脂肪肝、原发性硬化性胆管炎、胆石症等）、血栓栓塞性疾病等。这些肠外表现在结肠炎控制或结肠切除后可以缓解或恢复。有些肠外表现可与溃疡性结肠炎共存，但与溃疡性结肠炎本身的病情变化无关。国内报道肠外表现的发生率低于国外。

（四）临床分型

按本病的病程、程度、范围及病期进行综合分型。

1. 临床类型

（1）初发型　指无既往病史而首次发作。

（2）慢性复发型 指临床缓解期再次出现症状，临床最常见。

2. 病情分期

活动期和缓解期。

3. 疾病活动性的严重程度

UC 病情分为活动期和缓解期，活动期的疾病按严重程度分为轻、中、重度。改良的 Truelove 和 Witts 严重程度分型标准易于掌握，临床上实用。

4. 病变范围

推荐采用蒙特利尔分类。该分型特别有助癌变危险度的估计及监测策略的制订，亦有助于选择治疗方案。

三、并发症

（一）中毒性巨结肠

多发生在重度溃疡性结肠炎患者。国外报道发生率在重度患者中约为 5％。此时结肠病变广泛而严重，累及肌层与肠肌神经丛，肠壁张力减退，结肠蠕动消失，肠内容物与气体大量积聚，引起急性结肠扩张，一般以横结肠最为严重。常因低钾、钡剂灌肠、使用抗胆碱能药物或阿片类制剂而诱发。临床表现为病情急剧恶化，毒血症明显，有脱水与电解质平衡紊乱，出现鼓肠、腹部压痛、肠鸣音消失。血常规示白细胞计数显著升高。腹部 X 线片可见结肠明显扩张、结肠袋消失。本并发症预后差，易引起急性肠穿孔。

（二）结直肠癌变

多见于广泛性结肠炎、幼年起病而病程漫长者。国外有报道起病 20 年和 30 年后癌变率分别为 7.2％和 16.5％，在 UC 诊断 8～10 年后，CRC 的发病风险每年增加 0.5％～1.0％。

（三）其他并发症

下消化道大出血在本病发生率约 3％。肠穿孔多与中毒性巨结肠有关。肠梗阻少见，发生率远低于克罗恩病。

四、辅助检查

（一）血液检查

血红蛋白在轻度病例多正常或轻度下降，中重度病例有轻度或中度下降甚至重度下降。白细胞计数在活动期可有增高。红细胞沉降率加快和 C 反应蛋白增高是活动期的标志。严重病例中血清白蛋白下降。

（二）粪便检查

粪便常规检查肉眼观常有黏液脓血，显微镜检见红细胞和脓细胞，急性发作期可见巨噬细胞。粪便病原学检查的目的是要排除感染性结肠炎，是本病诊断的一个重要步骤，需反复多次进行（至少连续 3 次），检查内容包括：①常规致病菌培养，排除痢疾杆菌和沙门菌等感染，可根据情况选择特殊细菌培养以排除空肠弯曲菌、艰难梭菌、耶尔森菌、真菌等感染；②取新鲜粪便，注意保温，找溶组织内阿米巴滋养体及包囊；③有血吸虫疫水接触史者做粪便集卵和孵化以排除血吸虫病。

（三）自身抗体检测

近年来研究发现，血中外周型抗中性粒细胞胞质抗体（p-ANCA）和抗酿酒酵母抗体（ASCA）分别为 UC 和 CD 的相对特异性抗体，同时检测这两种抗体有助于 UC 和 CD 的诊断和鉴别诊断，但其诊断的敏感性和特异性尚有待进一步评估。

（四）结肠镜检查

结肠镜检查并活检是 UC 诊断的主要依据。应做全结肠及回肠末段检查，直接观察肠黏膜变化，取活组织检查，并确定病变范围。本病病变呈连续性、弥散性分布，从肛端直肠开始逆行向上扩展，呈倒灌性肠炎表现，内镜下所见重要改变有：①黏膜血管纹理模糊、紊乱或消失，黏膜充血、水肿、质脆、自发或接触出血和脓性分泌物附着，亦常见黏膜粗糙、呈细颗粒状；②病变明显处可见弥散性、多发性糜烂或溃疡；③慢性病变可见结肠袋变浅、变钝或消失以及假息肉、桥黏膜等。

结肠镜下黏膜活检建议多段多点活检。组织学可见以下改变。

（1）活动期　①固有膜内弥散性急慢性炎性细胞浸润，包括中性粒细胞、淋巴细胞、浆细胞和嗜酸粒细胞等，尤其是上皮细胞间中性粒细胞浸润及隐窝炎，乃至形成隐窝脓肿；②隐窝结构改变如隐窝大小、形态不规则，排列紊乱，杯状细胞减少等；③可见黏膜表面糜烂，浅溃疡形成和肉芽组织增生。

（2）缓解期　①黏膜糜烂或溃疡愈合；②固有膜内中性粒细胞浸润减少或消失，慢性炎性细胞浸润减少；③隐窝结构改变：隐窝结构改变可加重，如隐窝减少、萎缩，可见潘氏细胞化生（结肠脾曲以远）。

（五）X 线钡剂灌肠检查

所见 X 线征主要有：①黏膜粗乱和（或）颗粒样改变；②多发性浅溃疡，表现为管壁边缘毛糙呈毛刺状或锯齿状以及见小龛影，亦可有炎症性息肉而表现为多个小的圆或卵圆形充盈缺损；③肠管缩短，结肠袋消失，肠壁变硬，可呈铅管状。结肠镜检查比 X 线钡剂灌肠检查准确，有条件宜做全结肠镜检查，检查有困难时辅以钡剂灌肠检查。重度或暴发型病例不宜做钡剂灌肠检查，以免加重病情或诱发中毒性巨结肠。

五、诊断和鉴别诊断

（一）诊断

在排除其他疾病（如急性感染性肠炎、阿米巴痢疾、慢性血吸虫病、肠结核等感染性结肠炎以及结肠克罗恩病、缺血性肠炎、放射性肠炎等非感染性结肠炎）基础上，可按下列要点诊断：①具有上述典型临床表现者为临床疑诊，安排进一步检查；②同时具备上述结肠镜和（或）放射影像特征者，可临床拟诊；③如再加上上述黏膜活检和（或）手术切除标本组织病理学特征者，可以确诊；④初发病例如临床表现、结肠镜及活检组织学改变不典型者，暂不确诊 UC，应予随访 3~6 个月，观察发作情况。

应强调，本病并无特异性改变，各种病因均可引起类似的肠道炎症改变，故只有在认真排除各种，可能有关的病因后才能做出本病诊断。一个完整的诊断应包括其临床类型、病情分期、疾病活动严重程度、病变范围及并发症。

（二）鉴别诊断

1. 急性感染性肠炎

各种细菌感染如志贺菌、空肠弯曲菌、沙门菌、产气单孢菌、大肠埃希菌、耶尔森菌等，均可引起急性感染性肠炎。常有流行病学特点（如不洁食物史或疫区接触史），急性起病常伴发热和腹痛，具有自限性（病程一般数天至 1 周，不超过 6 周）；抗菌药物治疗有效；粪便检出病原体可确诊。

2. 阿米巴肠炎

有流行病学特征，果酱样大便。病变主要侵犯右侧结肠，也可累及左侧结肠，结肠镜下见溃疡较深、边缘潜行，间以外观正常黏膜，确诊有赖于粪便或组织中找到病原体，非流行区患者血清抗阿米巴抗体阳性有助诊断。高度疑诊病例经抗阿米巴治疗有效。

3. 血吸虫病

血吸虫病有疫水接触史，常有肝、脾大。确诊有赖粪便检查见血吸虫卵或孵化毛蚴阳性；急性期结肠镜下直肠乙状结肠见黏膜黄褐色颗粒，活检黏膜压片或组织病理见血吸虫卵。免疫学检查有助于鉴别。

4. 克罗恩病

克罗恩病的腹泻一般无肉眼血便，结肠镜及 X 线检查病变主要在回肠末段和邻近结肠，病变呈节段性、跳跃性分布并有其特征改变，与溃疡性结肠炎鉴别一般不难。但要注意，克罗恩病可表现为病变单纯累及结肠，此时与溃疡性结肠炎鉴别诊断十分重要。对结肠 IBD 一时难以区分 UC 与 CD 者，即仅有结肠病变，但内镜及活检缺乏 UC 或 CD 的特征，临床可诊断为 IBD 类型待定（IBDU）；而未定型结肠炎（IC）指结肠切除术后病理检查仍然无法区分 UC 和 CD 者。

5. 结肠癌

结肠癌多见于中年以后，结肠镜或 X 线钡剂灌肠检查对鉴别诊断有价值，活检可确诊。需注意溃疡性结肠炎也可发生结肠癌变。

6. 肠易激综合征

粪便可有黏液但无脓血，显微镜检查正常，隐血试验阴性。结肠镜检查无器质性病变证据。

7. 其他

肠结核、真菌性肠炎、抗生素相关性肠炎（包括假膜性肠炎）、缺血性结肠炎、放射性肠炎、嗜酸性肠炎、过敏性紫癜、胶原性结肠炎、白塞病、结肠息肉病、结肠憩室炎以及人类免疫缺陷病毒（HIV）感染合并的结肠病变亦应与本病鉴别。还要注意，结肠镜检查发现的直肠轻度炎症改变，如不符合 UC 的其他诊断要点，常为非特异性，应认真寻找病因，观察病情变化。

8. UC 合并艰难梭菌或巨细胞病毒（CMV）感染

重度 UC 或在免疫抑制药维持治疗病情处于缓解期患者出现难以解释的症状恶化时，应考虑到合并艰难梭菌或 CMV 感染的可能。确诊艰难梭菌感染可行粪便艰难梭菌毒素试验（酶联免疫测定 toxinA/B）。确诊 CMV 感染可行肠镜下活检 HE 染色找巨细胞包涵体及免疫组化染色以及血 CMV-DNA 定量。

六、治疗

治疗目的是诱导并维持临床缓解及黏膜愈合，防治并发症，提高患者的生活质量。

（一）对症治疗

强调休息、饮食和营养。重度患者应入院治疗，及时纠正水、电解质平衡紊乱，贫血者可输血，低蛋白血症者输注入血清白蛋白。病情严重者应禁食，并予完全胃肠外营养治疗。

对腹痛、腹泻的对症治疗，要权衡利弊，使用抗胆碱能药物或止泻药如地芬诺酯（苯乙哌啶）或洛哌丁胺宜慎重，在重度患者应禁用，因有诱发中毒性巨结肠的危险。

抗生素治疗对一般病例并无指征。但对重度有继发感染者，应积极抗感染治疗，给予广谱抗生素，静脉给药，合用甲硝唑对厌氧菌感染有效。

（二）药物治疗

1. 氨基水杨酸制剂

氨基水杨酸制剂是治疗轻中度 UC 的主要药物。包括传统的柳氮磺吡啶（SASP）和其他各种不同类型 5-氨基水杨酸（5-ASA）制剂。

SASP 疗效与其他 5-ASA 制剂相似，但不良反应远较这些 5-ASA 制剂多见。SASP 口服后大部分到达结肠，经肠道微生物分解为 5-ASA 与磺胺吡啶，前者是主要有效成分，其滞留在结肠内与肠上皮接触而发挥抗炎作用。该药适用于轻中度患者或重度经糖皮质激素治疗已有缓解者。用药方法为 4g/d，分 4 次口服。病情完全缓解后仍要继续用药长期维持治疗。该药不良反应分为两类。一类是剂量相关的不良反应，如恶心、呕吐、食欲减退、头痛、可逆性男性不育等，餐后服药可减轻消化道反应。另一类不良反应属于过敏，如皮疹、粒细胞减少、自身免疫性溶血、再生障碍性贫血等，因此服药期间必须定期复查血常规，一旦出现此类不良反应，应改用其他药物。

口服 5-ASA 新型制剂可避免在小肠近段被吸收，而在结肠内发挥药效，这类制剂有各种控释剂型的美沙拉秦、奥沙拉秦和巴柳氮。口服 5-ASA 新型制剂疗效与 SASP 相仿，优点是不良反应明显减少，缺点是价格昂贵，因此对 SASP 不能耐受者尤为适用。5-ASA 的灌肠剂适用于病变局限在直肠乙状结肠者，栓剂适用于病变局限在直肠者。

2. 糖皮质激素

糖皮质激素适用于对氨基水杨酸制剂疗效不佳的轻中度 UC 患者，对重度 UC 患者静脉糖皮质激素为首选治疗药物。按泼尼松 $0.75 \sim 1\text{mg}/(\text{kg} \cdot \text{d})$（其他类型全身作用激素的剂量按相当于上述泼尼松剂量折算）给药。重度患者先予较大剂量静脉滴注，即甲泼尼龙 $40 \sim 60\text{mg}/\text{d}$ 或氢化可的松 $300 \sim 400\text{mg}/\text{d}$，5 天

（可适当提早至 3 天或延迟至 7 天）后评估病情，若明显好转改为口服泼尼松治疗，若仍然无效，应转换治疗方案（免疫抑制药、生物制剂、手术等）。达到症状完全缓解开始逐步减量，每周减 5mg，减至 20mg/d 时每周减 2.5mg 至停用，快速减量会导致早期复发。注意药物相关不良反应并做相应处理，宜同时补充钙剂和维生素 D。减量期间加用氨基水杨酸制剂或免疫抑制药逐渐接替激素治疗。

对病变局限在直肠或乙状结肠者，强调局部用药（病变局限在直肠用栓剂、局限在直肠乙状结肠用灌肠剂），口服与局部用药联合应用疗效更佳。局部用药有美沙拉秦栓剂每次 0.5~1g、1~2 次/天；布地奈德泡沫剂每次 2mg、1~2 次/天，适用于病变局限在直肠者，该药激素的全身不良反应少；美沙拉秦灌肠剂每次 1~2g、1~2 次/天；琥珀酸钠氢化可的松（禁用酒石酸制剂）100mg 加生理盐水 100mL 保留灌肠，每晚 1 次。

3. 免疫抑制药（硫唑嘌呤类药物）

硫唑嘌呤（AZA）或巯嘌呤（6-MP）适用于激素无效或依赖患者。AZA 欧美推荐的目标剂量为 1.5~2.5mg/(kg·d)。近年国外报道，对严重溃疡性结肠炎急性发作静脉用糖皮质激素治疗无效的病例，应用环孢素 2~4mg/(kg·d)静脉滴注，短期有效率可达 60%~80%，可有效减少急诊手术率。

4. 生物制剂

当激素及上述免疫抑制药治疗无效或激素依赖或不能耐受上述药物治疗时，可考虑生物制剂治疗。国外研究已肯定英利昔单抗（IFX）对 UC 的疗效，我国亦已结束Ⅲ期临床试验。IFX 是一种抗 TNF-α 的人鼠嵌合体单克隆抗体，为促炎性细胞因子的拮抗剂。使用方法为 5mg/kg，静脉滴注，在第 0 周、2 周、6 周给予作为诱导缓解；随后每隔 8 周给予相同剂量作长程维持治疗。在使用 IFX 前正在接受激素治疗时应继续原来治疗，在取得临床完全缓解后将激素逐步减量至停用。对原先已使用免疫抑制药无效者，无必要继续合用免疫抑制药；但对 IFX 治疗前未接受过免疫抑制药治疗者，IFX 与 AZA 合用可提高撤离激素缓解率及黏膜愈合率。

（三）维持治疗

激素不能作为维持治疗药物。维持治疗药物选择视诱导缓解时用药情况而定。由氨基水杨酸制剂或激素诱导缓解后以氨基水杨酸制剂维持，用原诱导缓解剂量的全量或半量，如用 SASP 维持，剂量一般为 2~3g/d，并应补充叶酸。远段结肠炎以美沙拉秦局部用药为主，加上口服氨基水杨酸制剂更好。硫唑嘌呤类药物用于激素依赖、氨基水杨酸制剂不耐受者的维持治疗，剂量与诱导缓解时相同。以 IFX 诱导缓解后继续 IFX 维持。氨基水杨酸制剂维持治疗的疗程为 3~5

年或更长。对硫嘌呤类药物及 IFX 维持治疗的疗程未有共识，视患者具体情况而定。

（四）患者教育

① 活动期患者应有充分休息，调节好情绪，避免心理压力过大。

② 急性活动期可给予流质或半流质饮食，病情好转后改为营养丰富且易消化的少渣饮食，调味不宜过于辛辣。注重饮食卫生，避免肠道感染性疾病。不宜长期饮酒。

③ 按医嘱服药及定期医疗随访，不要擅自停药。反复病情活动者，应有终身服药的心理准备。

第八节　酒精性肝病

酒精性肝病是由于长期大量饮酒所致的肝脏疾病。初期通常表现为脂肪肝，进而可发展成酒精性肝炎、酒精性肝纤维化和酒精性肝硬化。严重酗酒时可诱发广泛肝细胞坏死甚至肝功能衰竭。本病在欧美等国多见，近年我国的饮酒人群、人均酒精消耗量和酒精肝患病率呈现上升趋势。酒精性肝病已成为我国最主要的慢性肝病之一。

一、病因及发病机制

饮酒后乙醇主要在小肠吸收，其中 90% 以上在肝内代谢，乙醇经过乙醇脱氢酶（ADH）、肝微粒体乙醇氧化酶系统（MEOS）和过氧化氢酶氧化成乙醛。血中乙醇在低至中浓度时主要通过 ADH 作用脱氢转化为乙醛；血中乙醇在高浓度时，MEOS 被诱导，在该系统催化下，辅酶 II（NADPH）与 O_2 将乙醇氧化为乙醛。形成的乙醛进入微粒体内经乙醛脱氢酶（ALDH）作用脱氢转化为乙酸，后者在外周组织中降解为水和 CO_2。在乙醇脱氢转为乙醛、再进而脱氢转化为乙酸过程中，氧化型辅酶 I（NAD）转变为还原型辅酶 I（NADH）。

乙醇对肝损害的机制尚未完全阐明，可能涉及下列多种机制：①乙醇的中间代谢物乙醛是高度反应活性分子，能与蛋白质结合形成乙醛-蛋白加合物，后者不但对肝细胞有直接损伤作用，而且可以作为新抗原诱导细胞及体液免疫反应，导致肝细胞受免疫反应的攻击；②乙醇代谢的耗氧过程导致小叶中央区缺氧；③乙醇在 MEOS 途径中产生活性氧对肝组织的损害；④乙醇代谢过程消耗 NAD 而使 NADH 增加，导致依赖 NAD 的生化反应减弱而依赖 NADH 的生化反应增高，这一肝内代谢的紊乱可能是导致高脂血症和脂肪肝的原因之一；⑤肝脏微循环障碍和低氧血症，长期大量饮酒患者血液中酒精浓度过高，肝内血管收缩、血流减少、血流动力学紊乱、氧供减少以及酒精代谢氧耗增加，加重低氧血症，导致肝功能恶化。

二、临床表现

患者的临床表现因饮酒的方式、个体对乙醇的敏感性及肝组织损伤的严重程度不同而有明显的差异。症状一般与饮酒的量和酗酒的时间长短有关，患者可在长时间内没有任何肝脏的症状和体征。

酒精性脂肪肝一般情况良好，常无症状或症状轻微，可有乏力、食欲缺乏、右上腹隐痛或不适。肝脏不同程度大。

酒精性肝炎临床表现差异较大，与组织学损害程度相关。常发生在近期（数周至数月）大量饮酒后，出现全身不适、食欲缺乏、恶心呕吐、乏力、肝区疼痛等症状。可有发热（一般为低热），常有黄疸，肝大并有触痛。严重者可并发急性肝衰竭。

酒精性肝硬化发生于长期大量饮酒者，其临床表现与其他原因引起的肝硬化相似，可以门脉高压为主要表现，可伴有慢性乙醇中毒的其他表现如精神神经症状、慢性胰腺炎等。

三、体格检查

大多数酒精性肝病患者有肝大，酒精性肝炎和肝硬化患者还伴有肝区压痛、杂音、蜘蛛痣、脾大及水肿等。大约60％的患者会出现黄疸与腹水，重症患者可表现为不同程度的肝性脑病，一些酒精性肝炎患者可出现持续发热，体温可达40℃。

大多数肝硬化代偿期患者肝、脾明显大，随着病情发展，肝脏体积缩小，质地变硬，呈结节状。肝硬化失代偿期患者表现为肌肉萎缩、腹水、蜘蛛痣、肝掌、腮腺和泪腺增大等，重症患者还出现 Muercke 线或白甲，肝肺综合征患者可见杵状指。

四、实验室及其他检查

（一）血常规及生化检查

酒精性脂肪肝一般有不同程度的肝功能改变，表现为血清谷草转氨酶（AST）、谷丙转氨酶（ALT）等轻度升高，戒酒后这些指标可明显下降，通常4

周内基本恢复正常。AST/ALT 比值＜1 提示非酒精性脂肪肝，AST/ALT≥2
则提示酒精性肝病。酒精性肝炎具有特征性的酶学改变：AST 升高比 ALT 升高
明显，AST/ALT 比值常＞2，但 AST 和 ALT 值很少大于 500IU/L，否则，应
考虑是否合并有其他原因引起的肝损害。γ-谷氨酰转肽酶（GGT）、总胆红素
（TBil）、凝血酶原时间（PT）和平均红细胞容积（MCV）等指标也可有不同程
度的改变，联合检测有助于诊断酒精性肝病。

（二）影像学检查

用于反映肝脏脂肪浸润的分布类型，粗略判断弥散性脂肪肝的程度，提示是
否存在肝硬化，但其不能区分单纯性脂肪肝和脂肪性肝炎，且难以检出＜33％的
肝细胞脂肪变。

（三）肝穿刺活检

肝活组织检查是确定酒精性肝病及分期分级的可靠方法，是判断其严重程度
和预后的重要依据。但很难与其他病因引起的肝损害鉴别。

五、诊断和鉴别诊断

（一）诊断标准

（1）有长期饮酒史，一般超过 5 年，按乙醇量换算公式：酒精量（g）＝饮
酒量（mL）×乙醇含量（％）×0.8，折合乙醇量男性≥40g/d，女性≥20g/d
或 2 周内有大量饮酒史，折合乙醇量＞80g/d，单纯饮酒不进食或同时饮用多种
不同的酒容易发生 ALD。

（2）临床症状为非特异性，因病变类型或病程不同而表现差异较大。单纯酒
精性脂肪肝多无症状，而部分酒精性肝炎或肝硬化的患者可出现相应的肝病症状
和体征，如右上腹胀痛、食欲缺乏、乏力、体重减轻、黄疸等，随着病情加重，
可有神经精神症状、蜘蛛痣、肝掌等。

（3）血清氨基转移酶（AST、ALT）、γ-谷氨酰转肽酶（GGT）、总胆红素
（TBil）、凝血酶原时间（PT）和平均红细胞容积（MCV）等指标升高，禁酒后
明显下降，通常 4 周内基本恢复正常，AST/ALT＞2，有助于诊断。

（4）肝脏影像学检查，如 B 超或 CT 有典型表现。

（5）排除嗜肝病毒的感染、药物和中毒性肝损伤等。

符合（1）、（2）、（3）和（5）条或（1）、（2）、（4）和（5）条可诊断酒精性
肝病；仅符合（1）、（2）和（5）条可疑诊酒精性肝病。

（二）临床分型诊断

符合酒精性肝病临床诊断标准者，其临床分型诊断如下。

1. 轻症酒精性肝病

肝脏生物化学指标、影像学和组织病理学检查基本正常或轻微异常。

2. 酒精性脂肪肝

影像学诊断符合脂肪肝标准，血清 ALT、AST 或 GGT 可轻微异常。

3. 酒精性肝炎

酒精性肝炎是短期内肝细胞大量坏死引起的一组临床病理综合征，可发生于有或无肝硬化的基础上，主要表现为血清 ALT、AST 升高和血清 TBil 明显增高，可伴有发热、外周血中性粒细胞升高。重症酒精性肝炎是指酒精性肝炎患者出现肝衰竭的表现，如凝血机制障碍、黄疸、肝性脑病、急性肾衰竭、上消化道出血等，常伴有内毒素血症。

4. 酒精性肝硬化

有肝硬化的临床表现和血清生物化学指标的改变。

（三）影像学诊断

超声检查诊断：具备以下 3 项腹部超声表现中的 2 项者为弥散性脂肪肝。①肝区近场回声弥散性增强，回声强于肾脏；②肝区远场回声逐渐减弱；③有肝内管道结构显示欠清晰。CT 平扫可准确显示肝脏形态改变及分辨密度变化。重度脂肪肝密度明显降低，肝脏与脾脏的 CT 值之比<1，诊断准确率高。

CT 检查诊断：弥散性肝脏密度降低，肝脏/脾脏的 CT 比值<1。弥散性肝脏密度降低，肝脏/脾脏 CT 比值<1.0 但>0.7 者为轻度；肝脏/脾脏 CT 比值≤0.7 但>0.5 者为中度；肝脏/脾脏 CT 比值≤0.5 者为重度。

（四）组织病理学诊断

酒精性肝病的病理学诊断报告应包括肝脂肪变程度（F 0～4）、炎症程度（C 0～4）、肝纤维化分级（S 0～4）。

1. 单纯性脂肪肝

依据脂肪变性肝细胞占肝组织切片的比例，可将脂肪肝分为 4 度，F0 为＜5％肝细胞脂肪变；F1 为 5％～33％肝细胞脂肪变；F2 为 33％～66％肝细胞脂肪变；F3 为 66％～75％肝细胞脂肪变；F4 为＞75％肝细胞脂肪变。

2. 酒精性肝炎和肝纤维化

酒精性肝炎时依据炎症程度分为 5 级（G 0～4）。G0 为无炎症；G1 为腺泡

3 带呈现少数气球样肝细胞，腺泡内散在个别点灶状坏死和中央静脉周围炎；G2 为腺泡 3 带明显气球样肝细胞，腺泡内点灶状坏死增多，出现 Mallory 小体，门管区轻至中度炎症；G3 为腺泡 3 带广泛的气球样肝细胞，腺泡内点灶状坏死明显，出现 Mallory 小体和凋亡小体，门管区中度炎症伴和（或）门管区周围炎症；G4 为融合性坏死和（或）桥接坏死。

依据纤维化的范围和形态，将肝纤维化分为 5 期（S 0～4）。S0 为无纤维化；S1 为腺泡 3 带局灶性或广泛的窦周/细胞周纤维化和中央静脉周围纤维化；S2 为纤维化扩展到门管区，中央静脉周围硬化性玻璃样坏死，局灶性或广泛的门管区星芒状纤维化；S3 为腺泡内广泛纤维化，局灶性或广泛的桥接纤维化；S4 为肝硬化。

3. 肝硬化

肝小叶结构完全毁损，代之以假小叶形成和广泛纤维化，为小结节性肝硬化。根据纤维间隔是否有界面性肝炎，分为活动性和静止性。

（五）鉴别诊断

1. 非酒精性脂肪肝

该病患者饮酒<20g/d，常无症状，通常表现为外周胰岛素抵抗、肥胖、高血压和血脂异常。MCV、AST/ALT 比值、体重指数（BMI）、性别及血清 CDT 水平等有助于鉴别。

2. 遗传性血色病

临床上，晚期酒精性肝硬化患者血清铁与铁蛋白水平增高，超过 20％的患者有肝铁质沉着，而有 15％～40％的遗传性血色病患者摄入乙醇量>80g/d。两种疾病均可出现肝大、睾丸萎缩、心肌病及葡萄糖耐受不良。遗传性血色病基因 HFE 突变的检测最有助于鉴别，因为极少酒精性肝硬化和铁超载患者是 C282Y 纯合子或 C282Y 和 H63D HFE 的杂合子，并且，遗传性血色病肝铁指数值>1.9。

3. 胺碘酮肝损伤

应用胺碘酮的患者 15％～30％出现无症状性肝损伤，呈用药剂量正相关，多数停药后自行恢复。其诊断遵循一般药物性肝损伤的诊断标准，包括：有与药物性肝损伤发病规律一致的潜伏期；有停药后异常肝脏指标迅速恢复的临床过程；必须排除其他病因或疾病所致的肝损伤；再次用药反应阳性等。

4. 布加综合征

肝静脉或下腔静脉造影和肝穿刺活检等，有助于鉴别布加综合征和酒精性肝病。抗凝或门静脉分流术前若出现误诊与漏诊，将导致死亡率增加。

5. 药物性肝损伤

最常见的药物性肝损伤是对乙酰氨基酚（扑热息痛）肝损伤，常见于自杀或意外摄入大量对乙酰氨基酚以及易感个体摄入少量对乙酰氨基酚后肝酶上调，将对乙酰氨基酚转化为肝毒性代谢物。后者最常见于慢性酗酒者为缓解头痛、牙痛等，持续数天乃至数周服用过量药物。血清 AST 值通常＞1000U/L，远大于酒精性肝病患者。该病发病率与死亡率相当高，因此血清转氨酶水平异常升高时，需仔细询问患者近期用药情况。患者大多有酗酒史，无法肝移植。

六、治疗

酒精性肝病的治疗原则：戒酒和营养支持，减轻酒精性肝病的严重程度；改善已存在的继发性营养不良和对症治疗酒精性肝硬化及其并发症，临床上对于单纯脂肪肝主要采取戒酒和营养支持，阻止病变进一步发展；出现酒精性肝炎时，应积极护肝治疗，使用一些稳定肝细胞膜、降酶退黄和清除氧自由基的药物；出现肝硬化的患者需维持肝功能、纠正低蛋白血症、降低门脉高压与防治并发症。

（一）戒酒

戒酒是治疗酒精性肝病最重要的措施，是决定预后的关键，戒酒过程中应注意防治戒断综合征。

酒精性脂肪肝戒酒 4~6 周脂肪肝可停止进展，最终恢复正常。戒酒后，轻中度的酒精性肝炎临床症状、血清氨基转移酶升高乃至病理学改变逐渐减轻，酒精性肝炎、纤维化及肝硬化患者的存活率明显提高。但对临床上出现肝衰竭表现（凝血酶原时间明显延长、腹水、肝性脑病等）或病理学有明显炎症浸润或纤维化者，戒酒未必可阻断病程发展。

（二）营养支持

长期饮酒者，乙醇取代了食物供给的热量，蛋白质和维生素摄入不足引起营养不良。在戒酒的基础上提供高热量、高蛋白、低脂饮食，并注意补充 B 族维生素、维生素 C、维生素 K 及叶酸。

（三）药物治疗

糖皮质激素用于治疗酒精性肝病尚有争论，但可改善重症酒精性肝炎患者（有脑病者或 Maddrey 指数＞32）症状、生化指标及生存率。美他多辛可加速乙醇从血清中清除，有助于改善乙醇中毒症状和行为异常。酒精性肝炎可引起腺苷蛋氨酸代谢异常，导致胆汁流动异常、肝损害及肝脏解毒能力下降，腺苷蛋氨酸有助于肝细胞功能恢复。多烯磷脂酰胆碱可稳定肝窦内皮细胞和肝细胞膜，降低脂质过氧化，减轻肝细胞脂肪变性及其伴随的炎症与纤维化。甘草酸制剂、水飞蓟宾、多烯磷脂酰胆碱和还原型谷胱甘肽等药物有不同程度的抗氧化、抗炎、保护肝细胞膜及细胞器等作用，改善生化指标。双环醇治疗可改善酒精性肝损伤。但不宜同时应用多种抗炎保肝药物，以免加重肝脏负担及因药物间相互作用而引起不良反应。酒精性肝病患者肝脏常伴有肝纤维化的病理改变，故应该重视抗肝纤维化规范治疗并积极治疗并发症。

（四）肝移植

严重酒精性肝硬化患者可考虑肝移植，但要求患者肝移植前戒酒 3～6 个月，并且无严重的其他脏器的酒精性损害。

第四章

神经系统疾病

第一节　偏头痛

　　偏头痛是一种慢性发作性神经血管疾病，以发作性、偏侧、搏动样头痛为临床特征。严重的偏头痛被世界卫生组织定为最致残的慢性疾病之一，类同于痴呆、四肢瘫痪和严重精神疾病。最新流行病学调查显示：在我国 18～65 岁人口中，偏头痛的发病率为 9.3%，男女发病率基本相同，都是 6%，但随着年龄的增长，女性的偏头痛发病率逐渐增高，男：女为 1：3。

一、病因及发病机制

（一）病因

　　目前偏头痛的发病原因并不完全清楚，但从临床上观察，许多因素可促使其诱发。

1. 激素性

月经、排卵、口服避孕药、激素替代。

2. 食物性

乙醇、亚硝酸盐、谷氨酸钠、阿司帕坦、巧克力、奶酪、饮食不规律。

3. 心理性

精神紧张、焦虑、抑郁。

4. 环境性

强光、日晒、噪声、气味、天气变化、高海拔。

5. 睡眠相关性

缺少睡眠、过多睡眠。

6. 药物性

硝酸甘油、组胺、雌激素、雷尼替丁、利血平等。

7. 其他

头部外伤、强体力劳动、疲劳。

(二) 发病机制

1. 血管学说

认为血管先收缩，如眼动脉收缩造成视觉先兆如偏盲、闪光等，继之血管剧烈扩张，血流淤滞而头痛，2～4h后恢复正常。

2. 神经学说

认为脑功能紊乱始于枕叶，以2～3mm/min的速度向前推进并蔓延至全头部，借此解释视觉先兆和头痛，称为扩散性皮质抑制现象。

3. 神经源性炎症反应学说

认为不明原因的刺激物刺激三叉神经，使三叉神经末端释放化学特质如P物质，导致局部炎性反应和血管舒张，激发头痛。

4. 血管神经联合学说

认为各种不同刺激物可影响皮质、丘脑、下丘脑，然后刺激脑干。一方面，脑干的兴奋导致皮质功能改变，出现先兆症状，然后引起血管扩张，刺激三叉神经，使神经末端产生局部炎症反应；另一方面促使血小板释放5-羟色胺（5-HT），促使5-HT浓度下降，抗疼痛的作用减弱，导致头痛加重。

二、诊断和鉴别诊断

(一) 临床表现

典型的偏头痛患者将经历下列四个阶段。

1. 前驱症状

在偏头痛发作前一天或数天患者会有一些异常现象，如畏光、怕声、情绪不稳定、困倦、水肿等。

2. 先兆症状

先兆症状主要是视觉症状（如眼前闪光、冒金星、视野缺损等）、感觉症状（如针刺感、麻木感等）、语言功能障碍。持续时间约数分钟至 1h。有少许患者只有先兆而不头痛。

3. 头痛症状

剧烈头痛，头痛多位于一侧，呈搏动感，逐渐蔓延及全头部，伴恶心、呕吐、畏光、怕声，持续时间 4～72h。

4. 后遗症状

发作终止后，患者感到疲劳、无力、食欲差，1～2 天后好转或消失。

（二）辅助检查

所有的检查对单纯的偏头痛患者无诊断价值，检查的目的是排除其他引起头痛的疾病，可根据患者的情况，选择进行头颅 CT、MR 及脑电图、脑脊液等检查。

（三）诊断要点

偏头痛的诊断主要根据患者的病史、临床表现（包括头痛的部位、性质、程度、持续时间、伴随症状、先兆表现和活动的影响）、家族史、神经系统检查及相关检查结果进行综合判断，必须排除继发性头痛和其他类型的原发性头痛。目前偏头痛的诊断主要根据国际头痛协会制订的第三版国际头痛疾病分类（ICHD-3）的诊断标准进行分类和诊断。

1. 无先兆偏头痛（普通型偏头痛，单纯型偏头痛）

（1）至少有 5 次发作符合下述（2）～（4）项标准。

（2）头痛发作持续时间 4～72h（未经治疗或治疗无效者）。

（3）头痛至少具有下列特点中的两项。

① 局限于单侧。

② 搏动性。

③ 程度为中度或重度。

④ 日常体力活动（如走路或爬楼梯）会加重头痛或头痛时避免此类活动。

（4）头痛期至少具有下列中的一项。

① 恶心和（或）呕吐。

② 畏光和怕声。

（5）不能归因于其他疾病。

2. 有先兆偏头痛（典型偏头痛，复杂型偏头痛）

（1）至少符合无先兆头痛（2）～（4）项特征的 2 次发作。

（2）先兆至少有下列一种表现，没有运动无力症状。

① 完全可逆的视觉症状：包括阳性症状（如闪烁的光、点、线）和（或）阴性症状（如视觉丧失）。

② 完全可逆的感觉症状：包括阳性症状（如针刺感）和（或）阴性症状（如麻木感）。

③ 完全可逆的语言功能障碍。

（3）至少满足下列的两项。

① 同向视觉症状和（或）单侧感觉症状。

② 至少一个先兆症状逐渐发展的过程≥5min，和（或）不同先兆症状接连发生，过程≥5min。

③ 每个症状持续 5～60min。

（4）在先兆症状同时或在先兆发生后 60min 内出现头痛，头痛符合无先兆偏头痛标准（2）～（4）项。

（5）不能归因于其他疾病。

3. 慢性偏头痛

（1）每个月头痛≥15 天，持续 3 个月以上。

（2）平均持续时间超过每次 4h（未治疗）。

（3）至少符合以下 1 项。

① 符合国际头痛协会（International Headache Society，IHS）诊断的偏头痛病史。

② 典型偏头痛特征弱化或消失但发作频率增加超过 3 个月。

③ 期间有符合 IHS 诊断标准的偏头痛发作。

（4）不符合新发每日头痛或持续偏侧头痛的诊断。

（5）除外其他原因引起的头痛。

4. 特殊类型的偏头痛

（1）偏瘫型偏头痛　多在儿童期发病，成年后停止；偏瘫可单独发生，也可伴有偏侧麻木、失语；偏头痛消退后可持续 10min 至数周不等。有家族型和散发型。

（2）基底型偏头痛　儿童和青春期女性发病较多，先兆症状为完全可逆的视觉症状（如闪光、暗点）、脑干症状（如眩晕、复视、眼球震颤、共济失调、黑矇），也可出现意识模糊和跌倒发作；先兆症状持续 20～30min 后出现枕部搏动性疼痛,常伴有恶心和呕吐。

(3) 前庭性偏头痛 具有前庭性眩晕的症状和偏头痛的发作特点,反复出现发作性的眩晕、恶心呕吐,持续 5min 至 72h,可伴有畏光、畏声等类似于偏头痛的伴随症状,且对于抗偏头痛药物有良好反应。

(4) 偏头痛持续状态 偏头痛发作时间持续 72h 以上,但期间可有短于 4h 的缓解期。

(四) 鉴别诊断

1. 丛集性头痛

头痛部位多为一侧眼眶或球后、额颞部,头痛性质多为发作性、剧烈样疼痛,常伴有同侧结膜充血、流泪、流涕和霍纳征,不伴恶心、呕吐。发作频率为隔日 1 次至每日 8 次,每次持续时间 15min 至 3h。男女比为 9∶1。

2. 紧张性头痛

头痛部位多在双侧颞部、枕部、额顶部和 (或) 全头部,可扩展至颈、肩、背部;头痛性质多呈紧缩性、压迫性;程度为轻至中度,可呈发作性或持续性;多伴有焦虑、抑郁表现。

3. 症状性偏头痛

临床上也可表现为类似偏头痛性质的头痛,可伴有恶心、呕吐,但无典型的偏头痛发作过程。大部分病例可有局灶性神经功能缺失或刺激症状,头颅影像学检查可显示病灶。同时注意排除高血压。

三、预防和治疗

(一) 偏头痛的治疗策略

偏头痛治疗应注意以下几个方面的问题。

(1) 偏头痛是多病因的,包括遗传因素、外部 (酒精、应激) 和内部 (激素) 的诱发因素,因此,多种不同的治疗方法都被证明是有效的。

(2) 偏头痛是短暂的脑、硬脑膜和硬脑膜血管功能障碍,并不涉及脑实质,也不会增加脑瘤和动静脉畸形的危险。

(3) 偏头痛不是精神障碍,亦无神经源性,但心理因素在偏头痛的频繁发作中起着重要作用。

(4) 虽然偏头痛不能治愈,但可成功地治疗急性发作,还可用药物和行为方法减少发作。

（5）教条的原则无助于成功的治疗。

（二）急性偏头痛发作的治疗

1. 止吐药

在治疗偏头痛时，遇到呕吐的病例，由于呕吐会延缓药物吸收，使镇吐药不能迅速达到血药峰值。止吐药甲氧氯普胺和多潘立酮可减轻呕吐等自主性失调，加速胃排空，在发作开始时应尽早使用。具有抗多巴胺作用的止吐药有时也能改善头痛。甲氧氯普胺通常与口服药包括非甾体抗炎药（NSAID）或曲普坦类药物联合使用。口服剂量为 10～20mg，直肠栓剂为 20mg 或肌内注射剂量 10mg。如果有呕吐的风险，可在给予急性抗偏头痛药物前 10～20min 先给甲氧氯普胺。对于偏头痛持续状态患者，可联用甲氧氯普胺（5mg，静脉注射）与双氢麦角碱（静脉注射）。甲氧氯普胺主要有锥体外系运动不良反应，如肌张力障碍、震颤、静坐不能、眼动现象。如果在偏头痛前驱症状期给予多潘立酮 30mg，可终止偏头痛发作。甲氧氯普胺和多潘立酮都不能用于儿童。在美国，不使用多潘立酮，而使用抗多巴胺药，如氯丙嗪或丙氯拉嗪。静脉注射丙氯拉嗪 10mg 治疗偏头痛，不仅对恶心、呕吐有效，而且对疼痛本身也有效。在急诊室，丙氯拉嗪可作为阿片类药物的替代用药，必要时，可在 30min 重复使用。丙氯拉嗪可引起肌张力障碍，但其镇静作用较氯丙嗪弱。其不良反应直立性低血压也不如氯丙嗪常见。

2. 镇痛药

镇痛药、非甾体抗炎药（NSAID）和阿司匹林可通过抑制前列腺素的合成，影响外周受体和炎性递质的释放。阿司匹林、布洛芬和对乙酸氨基酚对于轻至中度偏头痛发作是首选的镇痛药。阿司匹林与甲氧氯普胺合用几乎与专门的偏头痛治疗药舒马曲坦一样有效。对乙酰氨基酚的镇痛和退热作用与阿司匹林相当，但消炎作用较弱。最近试验结果表明，对乙酰氨基酚与多潘立酮合用能较快和较好地解除疼痛。对乙酰氨基酚的耐受性好，不良反应少，偶见皮疹。

3. 麦角胺和双氢麦角胺

麦角胺和双氢麦角胺为血管收缩药，在动物模型上能抑制无菌性外周血管炎，在人和动物还能抑制 CGRP 的释放。麦角胺和双氢麦角胺有许多不良反应，包括恶心、呕吐、头痛加重、麻痹、头晕、眼花、眩晕、胃部不适、口干和焦虑不安。常规服用可引起麦角胺中毒，导致偏头痛加重，出现每日发作的、钝性的、弥散性的头痛（麦角胺性头痛），与慢性紧张性头痛难以区分。双氢麦角胺的不良反应轻一些。一旦停服麦角胺头痛会加重（反弹性头痛）。此外，常规服用麦角胺会使偏头痛预防失败。服用麦角胺和双氢麦角胺的禁忌证包括缺血性心脏病、心肌梗死、间歇性跛行、Raynaud 病、高血压和妊娠期妇女。

4. 曲普坦类药物

曲普坦类药物是一类特异性 5-HT（5-HT$_{1B/D}$）受体激动药。所有的曲普坦类药物都作用于血管壁的突触前 5-HT$_{1B}$ 受体，在动物模型上，它们引起大脑和硬膜动脉收缩的作用强于冠状动脉和外周动脉。此外，这类药物可抑制刺激三叉神经节 5-HT$_{1D}$ 受体而引起的硬膜无菌性脉管炎。注射舒马曲坦后，偏头痛发作时颈静脉内升高的 CGRP 水平下降。舒马曲坦不能通过完好的血脑屏障，而新型 5-HT$_{1D}$ 受体激动药佐米曲坦、那拉曲坦、利扎曲坦和依来曲坦可以通过并结合于三叉神经核和神经元上。

口服 5-HT$_{1B/D}$ 激动药在 60min 内使 30%～40% 的发作患者头痛缓解，2h 后可使 50%～70% 的发作患者头痛缓解，恶心、呕吐、畏光、畏声随之得到改善。但如果首剂无效，再给第二剂也无效，曲坦类药物存在的问题是 24h 内有 30%～40% 的患者头痛复发，这是因为药物并未根治脑干内的病源。舒马曲坦有较宽的治疗剂量范围，可根据发作的程度和不良反应强度来选择剂量。佐米曲坦的疗效与舒马曲坦相同，但可用于对舒马曲坦无反应的患者。利扎曲坦起效较快，收缩冠状动脉的作用较弱，这是否使之不良反应较轻还有待进一步检验。在 II 期临床试验中，依来曲坦 40mg 和 80mg 的疗效要优于舒马曲坦，但其 80mg 的不良反应强于舒马曲坦 100mg。

5-HT$_{1B/D}$ 受体激动药典型的不良反应有疲乏、头晕、咽喉症状、虚弱、颈痛、镇静和胸部症状。皮下注射舒马曲坦还可见注射不良反应，如麻刺感、温热感、头晕或眩晕、面红、颈痛、紧迫感等。最常见的不良反应难以与偏头痛本身症状相区别，但只有 2%～6% 的患者因不良反应而退出试验，无心肌梗死、心律失常等严重不良反应发生。理想的偏头痛治疗药物应该有舒马曲坦的疗效，而没有收缩血管不良反应。然而没有收缩血管作用的强神经源性炎症抑制药，如 SP 拮抗药、内皮素拮抗药均无治疗偏头痛作用。

（三）严重偏头痛发作的治疗

严重偏头痛发作可给予甲氧氯普胺 10mg 静脉注射或肌内注射。阿司匹林 0.5～1.0g 静脉注射或双氢麦角胺 1mg 肌内注射也有效。安定类、阿片类、巴比妥类、苯二氮䓬类和可的松类药物在紧急状态下可广泛使用，在这方面几乎没有严格的安慰剂对照试验。

严重头痛发作治疗失败主要有以下几方面原因。

（1）诊断不正确，如患者是紧张性头痛而不是偏头痛。

（2）单独使用镇痛药或麦角类药物而未与止吐药合用。

（3）使用较长时间才能达到有效血药浓度的制剂（如片剂）。

（4）使用错误剂型，如呕吐时用片剂，腹泻时用栓剂。

（5）剂量不足。

（6）使用镇静药或阿片类药物，镇静药、催眠药和阿片类药物或者无效或者有成瘾的危险。

（7）镇痛药与其他药配伍用，试验表明，用镇痛药＋咖啡因＋麦角胺治疗头痛的效果并不比正确剂量的单一药物效果好，长期服用咖啡因后突然停药会导致头痛发作。

（8）滥用药物，许多患者常规服用偏头痛治疗药物，导致药物性慢性头痛，急性发作时药物不再起作用，越有效的药物导致药物性头痛的危险性越大。

（9）高限药效，许多药物都在某一剂量时达到最大药效，超过此剂量，药效不再增加，进而引起更大的不良反应。

（四）偏头痛的预防

理想的偏头痛预防药物应杜绝头痛发作，解除症状，然而这个目标现在还难以达到。

1. 下列情况下应开始进行偏头痛预防

① 每月发作 3 次或更多。②发作时间>48h。③头痛极度严重。④急性发作后头痛未充分缓解。⑤发作前的先兆期长。⑥急性发作治疗导致不良反应的发生。

2. 问题

大部分预防偏头痛药物的作用方式尚不清楚，也没有研究该药物的动物模型。安慰剂在 3 个月内可使头痛发作减少至 70％。联合用药是否比单一用药效果好也不得而知，但最好避免联合用药，以降低不良反应。另一个问题是患者可有不同的不良反应谱。试验结果发现，因不同原因服用同类药物时，偏头痛患者更常出现不良反应。

（1）β受体阻滞药　β受体阻滞药预防偏头痛的作用是在治疗同时患有高血压和偏头痛时偶然发现的。普萘洛尔和美托洛尔都有预防偏头痛的作用。在 53 项试验中，3403 名患者用普萘洛尔 160mg 或另一相关药物或安慰剂，结果普萘洛尔使偏头痛发作平均减少 44％，5.3％的患者由于不良反应退出试验。阿替洛尔、噻吗洛尔、纳多洛尔和比索洛尔也有潜在的预防作用；而醋丁洛尔、阿普洛尔、氧烯洛尔和吲哚洛尔没有预防作用。

（2）钙通道阻滞药　氟桂利嗪用于预防偏头痛是基于它有抗脑缺氧作用，然而它有许多不良反应，例如抗多巴胺作用（锥体外系不良反应）、抗 5-HT 作用

（镇静、体重增加）和抗肾上腺素作用（抑郁）。该药在许多国家都未获准用于预防偏头痛，尽管许多试验表明它确实有效。其他钙通道阻滞药如维拉帕米仅稍见效，硝苯地平和尼莫地平无效。环扁桃酯在最近的研究中显示有可与β受体阻滞药相比的预防效果，并且不良反应少。

（3）双氢麦角胺 双氢麦角胺在一些欧洲国家广泛用于预防偏头痛，确能减少偏头痛发作，但长期服用双氢麦角胺会导致慢性头痛。

（4）5-HT拮抗药 苯噻啶和美西麦角是5-HT拮抗药，能有效预防偏头痛，但不良反应较多。美西麦角能导致腹膜后纤维化，因而服用不能超过6个月，现在只限用于持续头痛和其他预防药无效的偏头痛患者。

（5）阿司匹林和NSAID 在一项22071名男性医师参加的隔日口服阿司匹林325mg预防心肌梗死和脑卒中的试验中发现，661名患有偏头痛的医师服用阿司匹林后头痛发作减少20％。另一项试验比较了每日服用美托洛尔200mg和阿司匹林1500mg的效果，结果美托洛尔组67％的患者发作明显减少，而阿司匹林组只有14％减少。最近一项270名患者参加的试验再次证明阿司匹林300mg的预防效果不如美托洛尔200mg，反应率分别为42.7％和56.9％，但不良反应较少。萘普生钠能较好地预防偏头痛发作，其效果与苯噻啶相当。其他NSAIDs类药物如酮洛芬、甲芬那酸、托芬那酸和氯诺昔康也有效。但有些患者因胃肠作用不能长期服用。

（6）其他药物 麦角乙脲在一些国家被获准用于预防偏头痛发作，它可能是通过多巴胺和5-HT受体起作用。阿米替林的疗效较弱，可用于合并有紧张性头痛和发作较少的偏头痛。丙戊酸可减少偏头痛发作，但不减轻头痛严重程度和持续时间。

3. 选药顺序

开始预防治疗前，患者应注意记录偏头痛发作的频率、严重程度和持续时间。用药应从小剂量开始。预防治疗应进行9～12个月以逐步减少药量，然后观察2～3个月，如一种药使用3～5个月无效应换另一种药。

β受体阻滞药应作为首选治疗偏头痛的药物，如患者同时患有高血压和焦虑，其疗效会很显著。低血压和睡眠障碍等不应使用β受体阻滞药。禁忌证是心力衰竭、房室传导阻滞、1型糖尿病和哮喘等。有畏食、睡眠障碍的患者最好选用氟桂利嗪，而有震颤、抑郁和锥体外系症状的患者禁用。第三选择是5-HT拮抗药，但常出现不良反应（如镇静、头晕、体重增加和抑郁），禁忌证包括妊娠、冠心病、外周血管疾病、高血压和肝肾功能障碍等。

4. 失败原因

与急性发作的治疗相似，预防治疗偏头痛失败的原因包括：①诊断错误。

②使用未确切疗效的药物。③未首选β受体阻滞药或氟桂利嗪。④未从小剂量开始，以致出现患者不能耐受的不良反应。⑤用药时间过短，至少应用 3 个月。⑥用药时间过长，给药 9～12 个月停药。⑦期望值过高，希望能治愈，但预防治疗只能减少发作频率和严重程度。⑧不良反应，应告知患者有关的不良反应。

第二节　化脓性脑膜炎

一、流行病学

化脓性脑膜炎系由各种化脓菌感染引起的脑膜炎症。小儿尤其是婴幼儿常见。自使用抗生素以来其病死率已由 50％～90％降至 10％以下，但仍是小儿严重感染性疾病之一。其中脑膜炎双球菌引起者最多见，可以发生流行。

二、病因及发病机制

（一）病因

常见细菌有肺炎链球菌、大肠埃希菌、流感嗜血杆菌、金黄色葡萄球菌、B 组溶血性链球菌以及脑膜炎双球菌。我国一般以肺炎链球菌所致者多，其次为流感杆菌，在我国脑膜炎球菌、肺炎链球菌及流感杆菌引起的化脓性脑膜炎占小儿化脓性脑膜炎总数 2/3 以上。但在欧美各国，流感杆菌脑膜炎所占比例较高。新生儿易发肠道革兰氏阴性杆菌脑膜炎，其中大肠埃希菌占第一位，其次为变形杆菌、铜绿假单胞菌、产气杆菌等；B 组溶血性链球菌所致者国外较多见。金黄色葡萄球菌脑膜炎多系败血症所致或因创伤、手术、先天畸形而并发此菌感染。

（二）发病机制

通常脑膜炎是由菌血症发展而来。细菌多由上呼吸道侵入，先在鼻咽部隐匿、繁殖，继而进入血流，直接抵达营养中枢神经系统的血管或在该处形成局部血栓，并释放出细菌栓子到血液循环中。由于小儿防御、免疫功能均较成年人弱，病原菌容易通过血脑屏障到达脑膜引起化脓性脑膜炎。婴幼儿的皮肤、黏膜、肠胃道以及新生儿的脐部也常是感染侵入门户。鼻窦炎、中耳炎、乳突炎，可因病变扩展直接波及脑膜。

三、临床表现

急性或暴发性起病，各种年龄均可发病，以儿童多见。

1. 感染中毒症状

有发热，常为高热；畏寒，精神差，全身酸痛，四肢乏力，食欲缺乏和嗜睡等。

2. 颅内高压症状

有头痛，常为剧烈头痛；呕吐，部分患者呈喷射状呕吐；视力障碍，可有视盘水肿。婴幼儿表现为前囟饱满，角弓反张。严重时发生小脑幕切迹疝或枕骨大孔疝，表现为意识障碍，呼吸困难严重时呼吸停止，一侧瞳孔或双侧瞳孔散大。

3. 大脑皮质刺激症状

有癫痫发作，呈强直-阵挛性发作或部分性发作，甚至为难以控制的癫痫发作或癫痫持续状态。

4. 脑膜刺激症状和体征

有头痛，颈项强痛，Kernig 征和 Brudzinski 征阳性。

5. 脑神经损害的症状

常累及动眼神经、展神经、面神经和听神经，引起受累脑神经受损的症状和体征。

6. 脑局灶性损害的症状

患者表现为偏瘫、失语、偏身感觉障碍等。

7. 化脓性脑膜炎的并发症

可引起硬膜下积液，常见于 2 岁以下幼儿。硬膜下积脓，常见于青壮年。其他有脑脓肿、脑梗死、静脉窦血栓形成和脑积水等。

四、辅助检查

（一）血常规检查

白细胞计数增加，通常为（10～30）$\times 10^9$/L，以中性粒细胞为主，偶可正常或超过 40×10^9/L。

（二）影像学检查

1. 脑 CT 检查

早期可无明显异常，当炎性渗出物沉积时，可见蛛网膜下隙扩大、模糊。在化脓期增强扫描时，可见脑底池脑膜密度增强。在晚期，可见到脑动脉炎所致的脑梗死和脑软化，脑膜粘连所致的脑积水以及儿童常并发的硬膜下积液、积脓。

2. 磁共振

平扫和钆增强扫描对脑实质炎症、脑水肿、脑疝、脑脓肿及其他脑部并发症可提供清晰的影像。

（三）免疫学试验

聚合酶链反应（PCR）、对流免疫电泳法（CIE）、乳胶凝集试验（LPA）、酶联免疫吸附试验（ELISA）、放射免疫法（RIA）。

（四）脑脊液检查

只有在 CT 排除颅内占位性病变之后才能进行腰椎穿刺。脑脊液压力常升高；外观浑浊或呈脓性；细胞数明显升高，以中性粒细胞为主，通常为（1000～10000）$\times10^6$/L；蛋白质升高；含糖量下降，通常低于 2.2mmol/L；氯化物降低。涂片革兰氏染色阳性率在 60％以上，细菌培养阳性率在 80％以上。

（五）与病原学有关的实验室检查

1. 脑脊液乳酸（LA）测定

细菌性脑膜炎脑脊液乳酸含量高达 25mg/dL，而在病毒性脑膜炎常低于25mg/dL，有人主张把脑脊液乳酸＞35mg/dL 作为细菌性脑膜炎的诊断标准。但脑脊液乳酸增高的机制是脑缺氧和脑水肿导致乳酸增高，因而也见于脑真菌感染，脑外伤、脑出血和其他脑缺氧的病例应加以鉴别。但可作为与病毒性脑膜炎鉴别的方法。

2. 乳酸脱氢酶（LDH）

急性化脓性脑膜炎脑脊液总 LDH 含量持续增高，其中 LDH4 和 LDH5 与中性粒细胞浸润有关，反映脑膜炎的轻重，有助于与病毒性脑膜炎的鉴别。脑脊液总 LDH 含量增高对疾病的预后有一定的价值。LDH1 和 LDH2 与脑组织损害有关，急剧增高，提示神经系统脑实质性损害严重，死亡风险高。

五、诊断和鉴别诊断

（一）诊断

① 急性起病，有明显的感染中毒症状。如发热、寒战、全身酸软乏力、食欲缺乏和嗜睡等。

② 有脑膜刺激症状和体征、头痛、颈项强痛和脑膜刺激征阳性。

③ 可能有身体其他部位的感染病灶，如化脓性中耳炎和肺部感染等。

④ 脑脊液检查符合化脓性脑膜炎改变，革兰氏染色涂片和细菌培养阳性可以确诊。

⑤ 脑 CT 和 MRI 检查，有脑膜强化，特别是脑底部脑膜密度增强。

（二）鉴别诊断

1. 病毒性脑膜炎

脑脊液白细胞计数通常低于 $1000 \times 10^6 /L$，糖及氯化物一般正常或稍低，细菌涂片或细菌培养结果阴性。

2. 隐球菌性脑膜炎

通常隐匿起病，病程迁延，脑神经尤其是视神经受累常见，脑脊液白细胞计数通常低于 $500 \times 10^6 /L$，以淋巴细胞为主，墨汁染色可见新型隐球菌，乳胶凝集试验可检测出隐球菌抗原。

3. 结核性脑膜炎

通常亚急性起病，脑神经损害常见，脑脊液检查白细胞计数升高往往不如化脓性脑膜炎明显，病原学检查有助于进一步鉴别。

六、治疗

（一）治疗原则

应及早使用抗生素，通常在确定病原菌之前使用广谱抗生素，若明确病原菌则选用敏感抗生素。

（二）抗菌治疗

1. 未确定病原菌

三代头孢中的头孢曲松或头孢噻肟常作为化脓性脑膜炎首选用药，对脑膜炎双球菌、肺炎球菌、流感嗜血杆菌及 B 组溶血性链球菌引起的化脓性脑膜炎疗效较好。

2. 确定病原菌

应根据病原菌选择敏感的抗生素。

（1）肺炎球菌　对青霉素敏感者可用大剂量青霉素，成人每天 2000 万～2400 万 U，儿童每天 40 万 U/kg，分次静脉滴注。对青霉素耐药者，可考虑用头孢曲松，必要时联合万古霉素治疗。2 周为 1 个疗程，通常开始抗生素治疗后 24～36h 复查脑脊液，以评价治疗效果。

（2）脑膜炎球菌　首选青霉素，耐药者选用头孢噻肟或头孢曲松，可与氨苄西林或氯霉素联用。对青霉素或 β-内酰胺类抗生素过敏者可用氯霉素。

（3）革兰氏阴性杆菌　对铜绿假单胞菌引起的脑膜炎可使用头孢他啶，其他革兰氏阴性杆菌脑膜炎可用头孢曲松、头孢噻肟或头孢他啶，疗程常为 3 周。

（三）对症支持治疗

（1）首要的治疗是保持患者的有效血容量，维持患者血压，治疗败血症性休克，对于高颅压的患者应及时给予脱水降颅压治疗。

（2）监测生命体征，维持收缩压在 12kPa（90mmHg）以上。输液不能过多、过快，以免发生充血性心力衰竭。如有呼吸功能障碍，必要时行气管插管和辅助呼吸。

（3）保证呼吸道通畅，昏迷患者呼吸道分泌物多者要及时吸痰。必要时给予气管内插管。

（4）保证水、电解质和酸碱平衡，尤其患者合并高热或应用脱水药物时应记录出入量，给予常规监测。

（5）加强护理，并做好密切接触者的宣教，防止交叉感染。

第三节　短暂性脑缺血发作

短暂性脑缺血发作（transient ischemia attack，TIA）是由于局部脑或视网膜缺血引起的短暂性神经功能缺损，临床症状一般不超过 1h，最长不超过 24h，且无责任病灶的证据。凡神经影像学检查有神经功能缺损对应的明确病灶者不宜称为 TIA。

一、病因及发病机制

关于 TIA 的病因和发病机制学说很多，主要有以下几个方面。

1. 微血栓

来源于颈部大动脉，尤其是动脉分叉处的动脉粥样硬化斑块破裂后栓子脱落或心源性（多见于心房颤动患者）的微栓子脱落，随血液流入脑中，阻塞远端血管引起临床症状。而当微栓子崩解或向远端转移后，局部血流恢复，症状便消失。

2. 血流动力学改变

在各种原因引起的颈部或颅内动脉狭窄的基础上，当出现低血压或血压波动时，狭窄部位远端血管的血流减少，可发生短暂性脑缺血症状，当血压回升后，局部脑血流恢复正常，TIA 的症状消失。这种类型的 TIA 占很大部分。此外，脑动脉狭窄导致的 TIA 发作多具有短暂、刻板、频繁的特点。

3. 血液成分改变

血液系统疾病如贫血、白血病、血小板增多症、异常蛋白血症、血纤维蛋白原含量增高和各种原因所致的血液高凝状态等都可能引起 TIA。真性红细胞增多症，血液中红细胞在脑部微血管中淤积，阻塞微血管也可导致 TIA。

4. 其他

颅内动脉炎和脑盗血综合征也会引起 TIA。当无名动脉和锁骨下动脉狭窄或闭塞时，上肢活动也有可能引起椎动脉-锁骨下动脉盗血现象，导致椎-基底动脉系统 TIA。脑血管痉挛或受压也可引起脑缺血发作。

二、诊断

多数 TIA 患者就诊时临床症状已经消失，故诊断主要依靠病史。中老年人突然出现局灶性脑损害症状，符合颈内动脉系统与椎-基底动脉系统及其分支缺血后的表现，持续数分钟或数小时后完全恢复，应高度怀疑为 TIA。如头部 CT 和 MRI 正常或未显示责任病灶，在排除其他疾病后，即可诊断 TIA。诊断流程为：首先确定是否为 TIA；其次判断是哪个系统的 TIA；然后根据病因发病机制进行分类；最后对 TIA 危险因素评估。

TIA 患者发生脑卒中的风险高，根据各种风险因素制定相应评分工具包括 ABCD 评分工具，评估指标包括年龄、血压、临床特征、症状持续时间等，并赋予相应的分值。ABCD 评分更注重单侧肢体无力及症状持续时间的分值，适宜评价 TIA 后 7 天内的脑卒中风险，而 California 评分（年龄大于 60 岁、糖尿病、症状持续时间超过 10min 以及出现肢体无力或言语障碍症状为 TIA 后卒中的独立预测因子，每项赋值 1 分）则将糖尿病作为脑卒中风险因素之一。这两种评分系统整合在一起，形成 ABCD2 评分标准，用来预测 TIA 后 2 天内的脑卒中风险。在 ABCD2 评分基础上增加"7 天内有 TIA 再次发作史"内容，总分增加 2 分，制定出 ABCD3 评分；在 ABCD3 的基础上增加了 TIA 再次发作病史、同侧颈动脉狭窄和 DWI 异常信号，提出了 ABCD3-Ⅰ评分方法。在 ABCD2 评分基础上增加 TIA 发作频率与影像学检查（ABCD3 和 ABCD3-Ⅰ），能更有效地评估

TIA 患者的早期脑卒中风险。在临床应用中，建议怀疑 TIA 患者应早期行 AB-CD2 评估，并尽早进行全面检查与评估。

三、治疗

TIA 是卒中的高危因素，应给予足够重视，积极筛查病因及危险因素，全面评估，积极给予相应治疗，同时应遵循个体化原则。

（一）病因治疗

1. 高血压

对于发病前未经降压治疗的 TIA 患者，若发病后数日收缩压≥140mmHg 或舒张压≥90mmHg，应给予抗高血压药物治疗。若有高血压病史并曾经接受降压治疗，为了预防脑卒中复发或其他血管事件，应在发病初期的数天内恢复降压治疗。

2. 血脂异常

对于有动脉粥样硬化病因、低密度脂蛋白胆固醇≥100mg/dL 的 TIA 患者，无论其有无其他动脉粥样硬化性心血管疾病，均应使用他汀类药物强化降脂治疗以降低脑卒中和心血管事件的风险；对于假定有动脉粥样硬化病因、低密度脂蛋白胆固醇<100mg/dL 的 TIA 患者，无其他动脉粥样硬化性心血管疾病的证据，仍推荐使用他汀类药物强化降脂治疗以降低脑卒中和心血管事件的风险。

3. 糖代谢紊乱

TIA 患者应通过空腹血糖、糖化血红蛋白或口服葡萄糖耐量试验筛查糖尿病。并通过综合临床情况确定筛查的项目和时机，认识到疾病在急性期可能引起暂时的血糖紊乱。一般来说，在发病后短期内糖化血红蛋白的结果可能较其他筛查试验更为准确。

4. 肥胖

TIA 患者应测量体重指数筛查肥胖症，尽管控制体重有助于降低心血管事件的风险，但其对 TIA 患者的获益尚不明确。

5. 缺乏体育运动

对于有能力并愿意增加运动量的缺血性脑卒中患者，推荐采取综合的、行为导向的运动方案。

6. 营养

对于有 TIA 病史的患者，应给予营养评估，以判断是否有营养过剩或营养不良；对于有 TIA 病史的患者，若合并有营养不良，应接受个体化的营养辅导，不应常规补充单一维生素或复合维生素；对于有 TIA 病史的患者，需要减少钠盐的摄入（<2.4g/d），若进一步减少钠盐摄入（<1.5g/d）则可产生更明显的降压效果；对于有 TIA 病史的患者，需要指导他们以地中海式饮食（强调多吃蔬菜、水果、全麦食品、低脂乳制品、家禽、鱼类、豆类、橄榄油和坚果，并限制糖和红肉的摄入）取代高脂饮食。

7. 睡眠呼吸暂停

在 TIA 患者中睡眠呼吸暂停的发生率非常高，并且已证明对普通人群进行睡眠呼吸暂停的相关治疗将改善他们的预后，因此对于缺血性脑卒中患者，可以给予睡眠监测。对于合并睡眠呼吸暂停的 TIA 患者可考虑进行持续气道正压通气治疗改善预后。

8. 心房颤动

对于 TIA 患者，若没有其他明显病因，应在事件发生后 6 个月内进行约 30 天的心率监测，明确是否有房颤的发生。对阵发性或永久性房颤患者，可应用维生素 K 拮抗剂、阿哌沙班、达比加群预防脑卒中复发。对于合并房颤的 TIA 患者，不能口服抗凝药时，推荐单用阿司匹林治疗。

9. 高同型半胱氨酸血症

高同型半胱氨酸血症对近期发生缺血性脑卒中或 TIA 且血同型半胱氨酸轻度到中度增高的患者，补充叶酸、维生素 B_6 以及维生素 B_{12} 可降低同型半胱氨酸水平。但目前尚无足够证据支持降低同型半胱氨酸水平能够减少脑卒中复发风险。

10. 高凝状态

对于刚发病的缺血性脑卒中患者，若存在凝血功能检测异常，且患者没有进行抗凝治疗则推荐进行抗血小板治疗。

11. 吸烟、饮酒

医护人员强烈建议每个有吸烟史的 TIA 患者进行戒烟并建议 TIA 患者避免接触烟雾环境（被动吸烟）。咨询辅导、尼古丁替代制品和口服戒烟药物有助于患者戒烟。对于有缺血性脑卒中、TIA 或出血性脑卒中的大量饮酒者，应戒酒或减少乙醇摄入量。

（二）药物治疗

1. 抗血小板药物

使用抗血小板制剂能预防动脉粥样硬化所致的血栓性 TIA 进一步发展为

卒中。首选阿司匹林，其用量开始 300mg/d，2 周后改为 80mg/d。阿司匹林对血小板的作用取决于药物的吸收率。当服用阿司匹林过程中仍有发作或因为消化道不良反应，患者不能耐受治疗时改为氯吡格雷 75mg/d。盐酸噻氯匹定能阻止二磷酸腺苷（ADP）凝聚血小板，但腹泻、中性粒细胞减少是噻氯匹定常见的不良反应，但均为可逆性，故建议每 2 周全血细胞计数，以便早期发现不良反应。氯吡格雷抑制 ADP 凝聚血小板，不良反应较噻氯匹定少，因此其应用较为广泛。对于发病 24h 内且 $ABCD^2$ 评分≥4 分的非心源性 TIA 患者可给予阿司匹林联合氯吡格雷的双重抗血小板治疗，双抗治疗持续时间不超过 3 周。对存在颅内大动脉粥样硬化性严重狭窄的急性非心源性 TIA 患者，可考虑给予阿司匹林联合氯吡格雷的双重抗血小板治疗，双抗治疗持续时间不超过 3 个月。

2. 抗凝药

不主张常规抗凝治疗 TIA。当怀疑心源性栓子引起，既往大血管狭窄，症状频繁发作或症状持续时间前组血管超过 8min，后组血管超过 12min 时，可实行抗凝治疗。此时在全部检查过程完成前应使用抗凝治疗。慢性心房纤颤者可使用华法林，其在老年人群更有效。机械性心瓣膜存在是抗凝治疗适应证。颅外颈内动脉内膜剥脱，严重的颈内动脉狭窄需行内膜剥脱术，抗磷脂抗体综合征，脑静脉窦血栓形成等所致 TIA 对抗凝治疗反应良好。

3. 钙通道阻滞药

使用钙通道阻滞药能阻止细胞内钙超载，防止血管痉挛，增加血流量，改善微循环。尼莫地平 20～40mg，3 次/日；盐酸氟桂利嗪 5～10mg，每日睡前口服一次。

4. 其他

可应用中医中药，也可用改善循环药物。如患者血纤蛋白原明显升高，可以考虑应用降纤药物如巴曲酶、降纤酶、蚓激酶等。

（三）手术和介入治疗

常用方法包括颈动脉内膜切除术和动脉血管成形术。对 2～4 周内发生有症状的、大脑半球性、非致残性颈动脉缺血事件且同侧颈动脉狭窄程度为 70%～90% 的患者可行颈动脉内膜切除术，对于有症状的视网膜短暂性缺血患者也可能有益。颈动脉手术可能适用于同侧颈动脉狭窄程度为 50%～69% 且不伴严重神经学缺陷的颈动脉区域 TIA 患者。同侧颈动脉狭窄程度＜50% 的颈动脉区域 TIA 患者，不建议行颈动脉内膜切除术。

第四节 脑出血

一、病因及发病机制

脑内出血的原因较多，最常见的是高血压。其他病因包括：脑动脉粥样硬化、血液病（白血病、再生障碍性贫血、血小板减少性紫癜、血友病、红细胞增多症和镰状细胞病等）以及动脉瘤、动静脉畸形、烟雾病、脑动脉炎、硬膜静脉窦血栓形成、夹层动脉瘤、脑梗死继发脑出血、抗凝或溶栓治疗等。脑淀粉样血管病是脑出血的罕见原因，本病在老年患者（平均年龄70岁）最常见，典型病例为多灶性脑叶出血。偶见原发性或转移性脑肿瘤性出血。伴发出血的肿瘤包括多形性胶质母细胞瘤、黑色素瘤、绒毛膜癌、肾细胞癌及支气管源性癌等。

长期慢性高血压会使脑血管发生一系列病理变化。

1. 脑内小动脉玻璃样变、纤维素样坏死和动脉瘤形成

脑动脉的外膜和中膜在结构上较其他脏器血管的结构要薄弱，在长期血压逐渐升高的患者中，脑内小动脉可发生玻璃样变和纤维素样坏死，这些病变使脑动脉管壁内发育完好的内膜受到损伤，高血压可促使这种被损伤的小动脉内膜破裂，形成夹层动脉瘤，动脉瘤破裂即可引起出血。在慢性高血压时，小动脉上还可间断地发生直径约1mm的微动脉瘤，这种动脉瘤是经薄弱的中层膨出的内膜。当血压骤然升高，微动脉瘤或纤维素样坏死的细小动脉直接破裂，引起出血。

2. 脑内小动脉痉挛

在高血压过程中，若平均动脉压迅速增高，可引起血管自动调节过强或不足，当血压超过自动调节上限而且持续时间较长，可导致弥散性血管痉挛，使进入微循环的血流量减少，引起毛细血管和神经元缺血，可使液体漏至细胞外间隙，发生脑水肿，同时毛细血管由于缺血、缺氧可导致破裂，发生点状出血，若病变广泛或呈多灶性，则可引起片状脑内出血。

二、病理变化

（一）血肿扩大

血肿体积增大超过首次CT血肿体积的33%或20mL为血肿扩大。血肿扩大

是脑内出血病情进行性恶化的首要原因。血肿扩大的机制尚不清楚，目前的观点是血肿扩大是由于血管已破裂部位的持续出血或再次出血。有证据表明血肿扩大可以是出血灶周围坏死和水肿组织内的继发性出血，这一观点与外形不规则的血肿更容易扩大的现象吻合，因为血肿形状不规则提示多根血管的活动性出血。

（二）血肿周围脑组织损伤

脑出血后血肿周围脑组织内存在复杂的病理生理变化过程，可引起血肿周围脑组织损伤和水肿形成。

1. 血肿周围脑组织缺血

脑出血后血肿周围脑组织局部血流量下降的原因有以下几种：①血肿直接压迫周围脑组织使血管床缩小；②血肿占位效应激活脑血流-容积自我调节系统，局部血流量下降；③血肿或血肿周围组织释放的血管活性物质引起血管痉挛等。该区域内的病理改变在一定时间内是可逆性的，如果能在此时间窗内给予适当的治疗措施，可使受损组织恢复功能，因此该区域被称为血肿周边半影区或半暗带。

2. 血肿周围脑组织水肿

血肿周围脑组织水肿主要有间质性和细胞性两种。其产生原因分别为缺血性、渗透性、代谢性和神经内分泌性。

缺血性水肿与机械压迫和血管活性物质异常升高有关。

血肿形成后很快开始溶解，血浆中的各种蛋白质、细胞膜性成分降解物即由细胞内逸出的各种大分子物质可经组织间隙向脑组织渗透，引起细胞外间隙的胶体渗透压升高，造成渗透性水肿。

血肿溶解可以释放细胞毒性物质引起细胞代谢紊乱，最终导致细胞死亡或细胞水肿，主要有血红蛋白、自由基、蛋白酶等。蛋白酶中以凝血酶和基质金属蛋白酶（MMP）最重要。凝血酶可诱发脑水肿形成，凝血酶抑制剂则可阻止凝血酶诱发脑水肿形成。脑内出血后 MMP 活性增高，血管基质破坏增加，血脑屏障完整性破坏，通透性增加，引起血管源性水肿，使用 MMP 抑制剂可减轻水肿。

高血压性脑内出血后血管升压素与心房利钠肽的水平失衡及由此产生的脑细胞体积调节障碍，也可能引起细胞或组织水肿。

3. 颅内压增高

脑内出血后因血肿的占位效应使颅内压增高，而且由于血肿压迫周围组织及血液中血管活性物质的释放引起继发性脑缺血、脑水肿，可进一步使颅内压升高。

三、临床表现

脑出血患者多数有高血压病史，大多在活动状态时发病，突发剧烈头痛伴呕吐，多有意识障碍，发病时血压骤高。

（一）基底节内囊区出血

基底节内囊区是高血压颅内出血最常见的部位。典型临床表现为对侧"三偏"（偏瘫、偏身感觉障碍、偏盲）。内囊区出血病变范围较大，神经损害症状较重。但若出血偏于内囊外侧，主要损害外囊部位，则临床症状多较轻，多无意识障碍，偏瘫也轻，预后较好。

（二）丘脑出血

如属一侧丘脑出血，且出血量较少时，表现为对侧轻偏瘫、对侧偏身感觉障碍，特别是本体感觉障碍明显。如出血量大，受损部位波及对侧丘脑及丘脑下部，则呕吐频繁，呈喷射状，呕吐咖啡样物，且有多尿、尿糖、四肢瘫痪、双眼向鼻尖注视等。病情往往危重，预后不好。

（三）脑叶出血

脑叶出血也称为皮质下白质出血，可发生于任何脑叶。一般症状均略轻些，预后相对较好。脑叶出血除表现为头痛、呕吐外，不同脑叶的出血，临床表现亦有不同。

（1）额叶出血　可出现精神症状，如烦躁不安、记忆和智力障碍、痫性发作、对侧偏瘫、运动性失语等。

（2）顶叶出血　可出现对侧感觉障碍。

（3）颞叶出血　可出现感觉性失语、精神症状、癫痫、幻嗅、幻听等。

（4）枕叶出血　以偏盲最为常见。

（四）脑干出血

脑桥是脑干出血的好发部位，偶见中脑出血，延髓出血极少见。

1. 脑桥出血的表现

突然头痛、呕吐、眩晕、复视、注视麻痹、交叉性瘫痪或偏瘫、四肢瘫等。出血量较大时，患者很快进入意识障碍、针尖样瞳孔、去大脑强直、呼吸障碍，并可伴有高热、大汗、应激性溃疡等。出血量较少时可表现为一些典型的综合征，如 Foville 综合征、Millard-Gubler 综合征和闭锁综合征等。

2. 延髓出血的表现

突然意识障碍，血压下降、呼吸节律不规则、心律失常，继而死亡。轻者可表现为不典型的 Wallenberg 综合征。

3. 中脑出血的表现

突然出现复视、眼睑下垂。一侧或两侧瞳孔扩大、眼球不同轴、水平或垂直眼震、同侧肢体共济失调，也可表现为 Weber 综合征或 Benedikt 综合征。严重者很快出现意识障碍、去大脑强直。

（五）小脑出血

初期患者大多意识清楚或有轻度意识障碍，表现为眩晕、频繁呕吐、枕部剧烈头痛和平衡障碍等，但无肢体瘫痪是其常见的临床特点。轻症者表现出一侧肢体笨拙、行动不稳、共济失调和眼球震颤，无瘫痪；两眼向病灶对侧凝视，吞咽及发音困难，四肢锥体束征，病侧或对侧瞳孔缩小、对光反射减弱，晚期瞳孔散大，中枢性呼吸障碍，因枕大孔疝死亡。暴发型则常突然昏迷，在数小时内迅速死亡。

（六）脑室出血

脑室出血一般分为原发性和继发性两种。原发性较少见，继发性常伴有脑实质出血的定位症状和体征。根据脑室内血肿大小可将脑室出血分为全脑室积血（Ⅰ型）、部分性脑室出血（Ⅱ型）及新鲜血液流入脑室内但不形成血凝块（Ⅲ型）三种类型。

1. Ⅰ型

因影响脑脊液循环而急剧出现颅内压增高、昏迷、高热、四肢弛缓性瘫痪或呈去皮质状态，呼吸不规则。

2. Ⅱ型及Ⅲ型

有头痛、恶心、呕吐、脑膜刺激征阳性，无局灶性神经体征。出血量大、病情严重者迅速出现昏迷或昏迷加深，早期出现去皮质强直，脑膜刺激征阳性。常出现丘脑下部受损的症状及体征，如上消化道出血、中枢性高热、大汗、应激性溃疡、急性肺水肿、血糖增高、尿崩症等，病情多严重，预后不良。

四、辅助检查

（一）脑脊液检查

脑出血患者一般无须进行腰椎穿刺检查，以免诱发脑疝形成，如需排除颅内感染和蛛网膜下隙出血，可谨慎进行。

（二）DSA

怀疑有血管畸形、血管炎或烟雾病需外科手术或血管介入治疗时可考虑进行，可显示异常血管和对比剂外漏的破裂血管及部位。

（三）脑 CT

首选项目，可清楚显示出血部位、出血量大小、血肿形态、是否破入脑室及血肿周围有无低密度血肿带和占位效应等。病灶多呈圆形或卵圆形均匀高密度影，边界清楚，脑室大量积血时多呈高密度铸型，脑室扩大。1 周后血肿周围有环形增强，血肿吸收后呈低密度或囊性变。脑室积血多在 2～3 周完全吸收，而较大的脑实质内血肿一般需 6～7 周才可彻底消散。动态 CT 检查还可以评价出血的进展情况。

出血量（mL）＝$\pi/6$×最大面积长轴（cm）×最大面积短轴（cm）×层面数

（四）MRI 和 MRA 检查

MRI 对检出脑干和小脑出血灶及监测脑出血的演进过程优于 CT 扫描，对急性脑出血诊断不及 CT。超急性期（<24h）为长 T_1、长 T_2 信号，与脑梗死、水肿不易鉴别。急性期（2～7 天）为等 T_1、短 T_2 信号，亚急性期（8 天至 4 周）为短 T_1、长 T_2 信号，慢性期（>4 周）为长 T_1、长 T_2 信号，MRA 可发现脑血管畸形、血管瘤等病变。

（五）其他检查

血常规、血液生化、凝血功能、心电图检查和胸部 X 线摄片检查等。外周白细胞可暂时增高，血糖和尿素氮水平也可暂时升高，凝血活酶时间和部分凝血活酶时间异常提示有凝血功能障碍。

五、诊断和鉴别诊断

（一）诊断

（1）脑出血多为中老年患者。多数患者有高血压病史，因某种因素血压急骤升高而发病。起病急骤，多在兴奋状态下发病。有头痛、呕吐、偏瘫，多数患者有意识障碍，严重者昏迷和脑疝形成。

（2）脑膜刺激征阳性，多数患者为血性脑脊液，脑 CT 和 MRI 可见出血病灶。

（二）鉴别诊断

1. 血栓形成性脑梗死

血栓形成性脑梗死具有以下特点：①常见病因为动脉粥样硬化；②多在安静时发病；③起病较缓慢；④多无头痛及呕吐；⑤意识清楚；⑥血压正常或偏高；⑦无脑膜刺激征。典型病例根据上述特点可与脑出血鉴别，但大面积脑梗死因有明显头痛、呕吐、昏迷，临床表现与壳核-内囊出血相似，而小量出血因无头痛、呕吐、脑膜刺激征及意识障碍难与一般脑梗死鉴别，需靠脑 CT 检查才能确定，脑梗死的 CT 表现为脑内低密度灶。

2. 高血压脑病

高血压脑病为一过性头痛、呕吐、抽搐或意识障碍，无明确的神经系统体征。血压降低幅度不宜过大，否则可能造成脑低灌注。收缩压<165mmHg 或舒张压<95mmHg，不需降压治疗。

3. 蛛网膜下隙出血

两病均为急性起病的头痛、呕吐，脑膜刺激征阳性。但蛛网膜下隙出血一般无偏瘫，脑 CT 表现为不同部位的出血灶，可以鉴别。

4. 其他

本病还应与糖尿病性昏迷、肝性脑病、尿毒症、急性酒精中毒、低血糖、药物中毒、CO 中毒等鉴别。

六、治疗

（一）治疗原则

（1）安静卧床，防止继续出血。

（2）积极抗脑水肿，脱水减低颅内压。

（3）调整血压，改善循环。

（4）加强护理，防治并发症，以挽救生命，降低病死率、致残率和减少复发。

（二）一般处理

（1）一般应卧床休息 2～4 周，保持安静，避免情绪激动和过度劳累。

（2）有意识障碍、消化道出血者宜禁食 24～48h，必要时应排空胃内容物。

（3）注意水、电解质平衡，预防吸入性肺炎和早期积极控制感染。

（4）便秘者可选用缓泻药。

（三）药物治疗

1. 镇静、镇痛

明显头痛、过度烦躁不安，可酌情适当给予镇静及镇痛药物。

2. 控制脑水肿，降低颅内压

脑水肿常于发病后 3～5 天达高峰。治疗目标是降低颅内压、维持足够脑灌注和预防脑疝发生。

3. 调控血压

当收缩压＞200mmHg 或平均动脉压＞150mmHg 时，要持续静脉用抗高血压药物积极降低血压，当收缩压＞180mmHg 或平均动脉压＞130mmHg 时，同时有疑似颅内压增高的证据，要考虑监测颅内压，可用间断或持续静脉抗高血压药物来降低血压，但要保证脑灌注压在 60～80mmHg。如果没有颅内压增高的证据，降压目标则为 160/90mmHg 或平均动脉压 110mmHg。降血压不能过快，要加强监测，防止因血压下降过快引起脑低灌注。

4. 止血治疗

若有凝血功能障碍，可针对性给予止血药物治疗，如肝素治疗并发的脑出血可用鱼精蛋白中和，华法林治疗并发的脑出血可用维生素 K_1 拮抗。

5. 维持电解质平衡和营养

病后每日摄入量可按尿量＋500mL 计算，如有高热、多汗、呕吐或腹泻可适当增加摄入量。

6. 防治并发症

脑出血患者需注意防治感染、应激性溃疡、稀释性低钠血症、痫性发作、中枢性高热和下肢深静脉血栓形成等并发症。

（四）手术治疗

严重脑出血危及患者生命时内科治疗通常无效，外科治疗则有可能挽救生命；但如果患者预期幸存，外科治疗较内科治疗通常增加严重残疾风险。

1. 需要手术的情况

① 基底核区中等量以上出血（壳核出血≥30mL，丘脑出血≥15mL）；②小脑出血≥10mL 或直径≥3cm 或合并明显脑积水；③重症脑室出血（脑室铸型）；④合并脑血管畸形、动脉瘤等血管病变。

2. 主要手术方法

去骨瓣减压术、小骨窗开颅血肿清除术、钻孔血肿抽吸术和脑室穿刺引流术等。

3. 主要根据

出血部位、病因、出血量及患者年龄、意识状态、全身状况决定。

4. 手术时间

目前对于外科手术适应证、方法和时机选择尚无一致性意见，一般认为手术宜在早期（发病后 6～24h）进行。

（五）康复治疗

脑出血后，只要患者的生命体征平稳、病情不再进展，宜尽早进行康复治疗。早期分阶段综合康复治疗对恢复患者的神经功能、提高生活质量有益。

第五章

泌尿系统疾病

第一节　尿路感染

尿路感染是指病原体在尿路中生长、繁殖而引起的感染性疾病。病原体可包括细菌、真菌、支原体、衣原体、病毒等。根据感染发生部位可分为上尿路感染和下尿路感染，前者主要为肾盂肾炎，后者主要为膀胱炎；根据患者的基础疾病，可分为复杂性和单纯性尿路感染。

一、病因及发病机制

（一）病原微生物

革兰氏阴性杆菌为尿路感染常见的致病菌，其中以大肠埃希菌最为常见，占单纯性尿路感染的 75%～90%，其次为克雷伯杆菌、变形杆菌、柠檬酸杆菌属等。5%～15% 的尿路感染由革兰氏阳性细菌引起，主要是肠球菌和凝固酶阴性葡萄球菌。大肠埃希菌最常见于无症状性细菌尿、单纯性尿路感染或首次发生的尿路感染。医院内感染、复杂性或复发性尿感、尿路器械检查后发生的尿路感染则多为肠球菌、变形杆菌、克雷伯杆菌和铜绿假单胞菌所致。其中变形杆菌常见于伴有尿路结石者，铜绿假单胞菌多见于尿路器械检查后，金黄色葡萄球菌则常见于血源性尿感。腺病毒可以在儿童和一些年轻人中引起急性出血性膀胱炎，甚至引起流行。此外，结核杆菌、衣原体、真菌等也可导致尿路感染。近年来，由于抗生素和免疫抑制药的广泛应用，革兰氏阳性菌和真菌性尿感增多，耐药甚至耐多药现象呈增加趋势。

（二）发病机制

尿路感染的发病机制较为复杂，感染途径包括血行播散感染和上行感染。目前认为，可能与微生物、宿主行为和遗传等因素有关。其致病菌主要来源于胃肠道，多为大肠埃希菌，经尿道周围进入膀胱。一些少见病原体包括金黄色葡萄球菌、克雷伯杆菌、变形杆菌和肠球菌等，往往与导管相关性和医院获得性尿路感染有关。

细菌进入膀胱上皮后，可触发黏膜上皮和白细胞 TLR4 依赖的脂多糖诱发的炎症反应，引起 NF-κB 激活，进而导致炎症细胞因子的大量释放和中性粒细胞趋化和聚集。宿主的免疫应答、阴道正常菌群、排尿对尿路感染起一定保护作用。另外，当细菌入侵后，宿主细胞尚可释放一些保护性因子，包括抗微生物多肽、补体、溶酶体等，可通过直接发挥抗菌作用、增加局部免疫细胞和改变局部微环境等抵御尿路感染的发生。另外，研究认为，遗传因素也可能与尿路感染的发生有关；非分泌性 ABO 血型抗原增加复发性膀胱炎的风险；P1 血型表型是女性肾盂肾炎复发的危险因素；易患肾盂肾炎儿童 CXCR1（白介素-8 受体）基因突变频率明显增加或其表达下降。

尿路感染存在明显的性别差异，其原因可能与男性尿道长、病原菌移行距离远、男性尿道周围环境干燥等有关。而女性单纯性尿路感染的危险因素主要包括性交、杀精剂产品和反复尿路感染史等。

二、病理变化

急性膀胱炎的病理变化主要表现为膀胱黏膜血管扩张、充血、上皮细胞肿胀、黏膜下组织充血、水肿及炎症细胞浸润，重者可有点状或片状出血甚至黏膜溃疡。

急性肾盂肾炎可单侧或双侧肾脏受累，表现为局限或广泛的肾盂、肾盏黏膜充血、水肿，表面有脓性分泌物，黏膜下可有细小脓肿，于一个或几个肾乳头可见大小不一、尖端指向肾乳头、基底伸向肾皮质的楔形炎症病灶。病灶内可见不同程度的肾小管上皮细胞肿胀、坏死、脱落，肾小管腔中有脓性分泌物。肾间质水肿，内有白细胞浸润和小脓肿形成。炎症剧烈时可有广泛性出血，较大的炎症病灶愈合后局部形成瘢痕。肾小球一般无形态学改变。合并有尿路梗阻者，炎症范围常广泛。

慢性肾盂肾炎双侧肾脏病变常不一致，肾脏体积缩小，表面不光滑，有肾盂、肾盏粘连、变形，肾乳头瘢痕形成，肾小管萎缩及肾间质淋巴-单核细胞浸润等慢性炎症表现。

三、临床表现

（一）膀胱炎

占尿路感染的 60% 以上，分为急性单纯性膀胱炎和反复发作性膀胱炎。主要表现为尿频、尿急、尿痛（尿路刺激征）。可有耻骨上方疼痛或压痛，部分患者出现排尿困难。尿液常浑浊，约 30% 可出现血尿。一般无全身感染症状。致病菌多为大肠埃希菌，占 75% 以上。

（二）肾盂肾炎

1. 急性肾盂肾炎

可发生于各年龄段，育龄女性最多见。临床表现与感染程度有关，通常起病较急。

（1）全身症状　发热、寒战、头痛、全身酸痛、恶心、呕吐等，体温多在 38.0℃ 以上，多为弛张热，也可呈稽留热或间歇热。部分患者出现革兰氏阴性杆菌菌血症。

（2）泌尿系统症状　尿频、尿急、尿痛、排尿困难等。部分患者泌尿系统症状不典型或缺如。

（3）腰痛　腰痛程度不一，多为钝痛或酸痛。体检时可发现肋脊角或输尿管点压痛和（或）肾区叩击痛。

2. 慢性肾盂肾炎

临床表现较为复杂，全身及泌尿系统局部表现可不典型，有时仅表现为无症状性菌尿。半数以上患者可有急性肾盂肾炎病史，后出现程度不同的低热、间歇性尿频、排尿不适、腰部酸痛及肾小管功能受损表现，如夜尿增多、低比重尿等。病情持续可发展为慢性肾衰竭。急性发作时患者症状明显，类似急性肾盂肾炎。

（三）无症状细菌尿

无症状细菌尿是指患者有真性菌尿而无尿路感染的症状，可由症状性尿感演变而来或无急性尿路感染病史。20～40 岁女性无症状性细菌尿的发病率低于 5%，而老年女性及男性发病率为 40%～50%。致病菌多为大肠埃希菌，患者可长期无症状，尿常规可无明显异常或白细胞增加，但尿培养有真性菌尿。

（四）复杂性尿路感染

在伴有泌尿系统结构/功能异常（包括异物）或免疫低下的患者发生的尿路

感染。复杂性尿路感染显著增加治疗失败的风险，增加疾病的严重性。患者的临床表现可为多样，从轻度的泌尿系统症状到膀胱炎、肾盂肾炎，严重者可导致菌血症、败血症。

导管相关性尿路感染是指留置导尿管或先前 48h 内留置导尿管者发生的感染。导管相关性尿路感染极为常见。导管上生物被膜的形成为细菌定植和繁殖提供了条件，是其重要的发病机制。全身应用抗生素、膀胱冲洗、局部应用消毒剂等均不能将其清除，最有效的减少导管相关性尿路感染的方式是避免不必要的导尿管留置，并尽早拔出导尿管。

四、实验室和其他辅助检查

尿路感染的实验室检测方法主要包括尿白细胞计数、尿细菌计数及清洁中段尿培养等。其中，尿培养是诊断尿路感染的金标准。除传统指标以外，生物标志物如白细胞酯酶、C反应蛋白、降钙素原、白介素、弹性蛋白酶 α_1-蛋白酶抑制剂复合物、髓过氧化物酶及可溶性髓系细胞触发受体-1 等近年在尿路感染的诊断中也备受关注。

对有梗阻、结石、腰痛或尿脓毒血症等表现患者，应考虑为其提供泌尿外科咨询及评估。另外，对复杂性或单纯性尿路感染经 72h 治疗后疗效不满意患者也应进行相应的病情评估以排除并发因素。肾脏超声有助检测肾脏和膀胱大小及轮廓、发现肾脏包块或脓肿以及泌尿系结石、肾盂积水、残余尿量等。腹部平片可发现泌尿道不透 X 线结石，尤其是对输尿管近端或远端易被超声检查遗漏位置的结石。然而对多数复杂性尿路感染，超声和 KUB 均不及 CT 敏感。因此对提示可能包块或积水情况下，应进行 CT 检查。CT 可更好提供局部解剖结构，是发现病灶炎症、肾脏或肾周包块及脓肿、透 X 线及不透 X 线结石的较好选择。但 CT 静脉对比剂等风险也需权衡和注意，非对比增强螺旋 CT 是一种快速、安全且敏感的检测结石手段。放射性核素显像在成人尿路感染评估中无多大作用，但在儿童肾盂肾炎评估中有重要作用。

下行性尿路造影术和膀胱镜检查在女性复发性膀胱炎中往往未发现异常，且对患者治疗方案无明显影响，故不推荐应用。影像学检查对年轻女性急性肾盂肾炎患者诊断价值欠佳，但对反复发作的肾盂肾炎或存在相关并发症因素时，需进行相应影像学检查以明确其原因。对单纯尿路感染、不存在相关并发症因素且对治疗反应良好的男性患者，影像学及膀胱镜检查也并不必要。

五、诊断与治疗

1. 年轻女性急性非复杂性膀胱炎

急性非复杂性膀胱炎常表现为急性排尿困难、尿频、尿急或下腹部疼痛。急性排尿困难除见于急性膀胱炎外，尚可见于沙眼衣原体、淋病奈瑟菌、单纯疱疹病毒所致急性尿道炎及假丝酵母菌或阴道毛滴虫所致阴道炎，可通过病史询问、体格检查和实验室检查以资鉴别。绝大多数急性膀胱炎女性患者及淋病奈瑟菌或沙眼衣原体所致的急性尿道炎存在脓尿，血尿（镜下或肉眼）在女性尿路感染中也较为常见。

尿路感染确诊需存在真性细菌尿，传统诊断标准为清洁中段尿细菌定量培养 $\geq 10^5/mL$。然而研究表明，约半数女性膀胱炎患者菌落计数较低，达不到此标准。美国传染病学会（IDSA）共识将膀胱炎菌落数定义为 $\geq 10^3/mL$。女性非复杂性膀胱炎通常不需行尿培养，病原体类型可进行预测，因培养结果通常滞后于治疗开始的时间。

非复杂性尿路感染的大肠埃希菌通常对磺胺类和阿莫西林耐药，欧洲、美国引起单纯性尿感的大肠埃希菌菌株对磺胺耐药达 15%～42%。呋喃妥英虽对变形杆菌、克雷伯菌属和一些肠杆菌属不敏感，但对大肠埃希菌有效，其耐药率 < 5%。新近研究发现，美国门诊患者大肠埃希菌对氟喹诺酮类耐药性为 17%，并且耐超广谱 β-内酰胺酶菌株所致尿路感染的数量近年也明显增加。

IDSA 强调在选择治疗方案时，需考虑抗菌药物对微生态的影响，即需警惕多重耐药风险。短程疗法被推荐作为急性非复杂性膀胱炎的一线治疗，因其疗效与长程治疗相当，并具有依从性好、成本低、不良反应少等优点。一些传统药物如呋喃妥英疗效和耐受性良好（每天两次给药连续 5 天），并对微环境不良影响小。另外，尽管复方磺胺甲噁唑高耐药性，但该药具有较好的疗效，并且其廉价、具有较好的耐受性。虽然磷霉素在临床应用少于复方磺胺甲噁唑和喹诺酮类药，但由于其对微环境影响小，也被认为是一线治疗，其对抗 β-内酰胺酶大肠埃希菌所致尿路感染有效。

抗菌药物选择须遵循个体化原则，需综合考虑患者过敏史、依从性、耐药性、既往用药和经济因素等。除上述传统一线药物以外，喹诺酮类或 β-内酰胺类也可考虑选择，但需注意其对微环境的影响。尽管氟喹诺酮药物 3 天疗法治疗膀胱炎非常有效，但一些专家建议将其作为治疗单纯性膀胱炎的二线治疗，以保持其治疗其他感染的有效性。

体外研究证明，β-内酰胺类抗生素如头孢克肟、头孢泊肟、头孢罗齐、氨苄西林、阿莫西林克拉维酸钾等在被证明对非复杂性膀胱炎多数病原体有效，但临床数据少。

但有研究发现，阿莫西林克拉维酸或头孢泊肟酯 3 天疗法对尿路感染疗效可能低于环丙沙星。此外，在应用广谱抗菌药物时，须考虑其对肠道微生态的影响及耐药性。对女性非复杂性膀胱炎，在开始治疗后，常规尿培养并不被推荐，除非该患者症状缓解不佳。3 天后如患者仍有症状，表明其存在持续感染，基于药敏，常为氟喹诺酮类，需延长其使用疗程。

女性膀胱炎复发多由重复感染所致，一些患者因初始菌群持续存在而引起复发。如在治疗后1~2周内复发，一应需考虑抗生素耐药致病菌，需行尿培养，更换敏感抗生素。

如2周以上复发，治疗方案与初始方案可相同，但如近6个月内已使用过磺胺类药物，则建议选用其他类型抗生素。

复发性膀胱炎长期管理目标是提高患者生活质量、尽可能使用最低剂量抗生素。女性复发性膀胱炎可通过改善行为或能受益，如避免使用杀精剂、增加液体摄入量、性交后排尿等，尽管这些措施的益处尚有待阐明。体外实验和小样本临床研究发现，摄入蔓越莓可抑制致病菌在尿道上皮的黏附与种植，可能对尿路感染有一定预防作用，但随后的随机对照（RCT）研究未显示受益。因此，一些学者认为，对于改善行为等方式未获益的女性建议低剂量抗生素给予预防。抗生素预防可降低95%的膀胱炎复发性风险。

预防性治疗建议应用于尿路感染1年内发生3次或以上的女性患者。另外，对于围绝经期女性复发性泌尿道感染，阴道内可局部应用雌三醇，其可恢复阴道内正常菌群，进而降低大肠埃希菌阴道移位风险。

2. 女性非复杂性急性肾盂肾炎

急性肾盂肾炎常表现为发热（体温≥38℃）、寒战、腰痛、恶心和呕吐和肋脊角触痛，伴或不伴尿路刺激症状。临床表现轻重程度不等，一些患者可表现为轻微不适，但严重时也可出现脓毒血症，伴或不伴休克以及肾功能不全。常伴有脓尿，有时可见白细胞管型等。尿沉渣革兰氏染色有助于区分革兰氏阳性菌或阴性菌感染，进而有助于抗菌药物的经验性选择。急性肾盂肾炎患者均应行尿液培养，95%患者尿培养菌落数超过 10^4 cfu/mL。肾脏病理检查提示局部炎症反应、中性粒细胞和单核细胞浸润、小管损伤和间质水肿。

口服抗生素可作为部分患者的初始治疗或是静脉应用抗生素患者临床症状缓解的后续治疗。有研究显示，急性肾盂肾炎成年女性患者仅7%需住院治疗。当患者诊断未确定、严重疾病伴高热、严重疼痛、明显衰竭、无法口服药物或饮水、患者依从性差等情况下，需考虑住院静脉治疗。

口服喹诺酮类可用于由革兰氏阴性杆菌引起的初始感染的经验治疗，但妊娠期妇女应谨慎使用该类药物。也可考虑使用复方磺胺甲噁唑或其他药物。如怀疑肠球菌感染，需加用阿莫西林到病原体被明确，第二代和第三代头孢菌素效果良好，但呋喃妥英和磷霉素不被推荐用于治疗肾盂肾炎。如口服抗生素不耐受或出现耐药时，可考虑广谱抗生素的静脉使用。用药后发热和其他症状迅速缓解的轻中度患者，急性单纯性肾盂肾炎的治疗疗程7天左右。然而，一些研究发现，短于14天的 β-内酰胺类治疗，其疗效在部分患者中欠佳。另有研究发现，环丙沙星 7 天治疗方案明显优于复方磺胺甲噁唑 14 日治疗的疗效，其原因可能与尿路感染病原体对复方磺胺甲噁唑高耐药性有关。

对症状持续或复发的急性非复杂性肾盂肾炎女性患者，应行尿培养，以确定后续的针对病原菌治疗方案的确定。

复发性感染的治疗疗程为敏感抗生素治疗 7～14 天。与初始感染同一种致病菌株的持续性感染有症状患者，应至少保证 10～14 天治疗或更长，并应积极寻找尿路感染的复杂性因素，并予以纠正。

3. 复杂尿路感染

复杂性尿路感染的患者可伴有典型膀胱炎和（或）肾盂肾炎体征，同时也可伴有疲乏、易怒、恶心、头痛、腹痛或腰背部疼痛等非特异表现。与非复杂尿路感染一样，复杂性尿路感染通常伴有脓尿、菌尿。可疑的复杂性尿路感染应需做尿培养，美国 IDSA 协会定义复杂尿路感染为尿培养菌落计数女性＞10^5 cfu/mL、男性＞10^4 cfu/mL 或导尿留取的尿标本细菌菌落计数＞10^4 cfu/mL。与非复杂性尿路感染一样，有症状患者如存在较低的菌落计数，往往也提示真性菌尿，因此，有学者建议最低菌落数＞10^3 cfu/mL，诊断复杂尿路感染似乎更为合理。由于复杂性尿路感染多存在不同泌尿系结构和功能异常（如肾结石或肿瘤引起梗阻、尿道狭窄、膀胱憩室、肾囊肿、神经源性膀胱、膀胱输尿管反流、肾造瘘和导尿管、输尿管支架的留置等）、基础状况（糖尿病、免疫抑制药等的使用）和多样的细菌感染谱，目前为止，尚缺乏大样本随机对照试验研究，故抗菌治疗尚难规范化。

对于复杂性尿路感染的治疗，需尝试纠正患者泌尿系结构、功能及代谢等异常。轻至中度感染患者可用口服药物经验性治疗，喹诺酮类药物为较好选择，因其具有抗菌谱较广，可覆盖多数病原菌，且在尿液和泌尿系统组织药物浓度较高等优点。但与环丙沙星、左氧氟沙星等其他喹诺酮类药物不同，莫西沙星在尿中浓度较低，对复杂尿路感染疗效欠佳。如已知感染病原菌类型敏感，也可选择复方新诺明或其他敏感药物也可考虑选择。

对于症状较重的住院患者，初始治疗可采用多种抗菌药物静脉联合治疗。与非复杂尿路感染不同，金黄色葡萄球菌在复杂尿路感染更为常见。如怀疑金葡菌感染，应针对金葡菌选择有效抗菌药物。研究提示，金黄色葡萄球菌往往对甲氧西林耐药，故疑金葡菌感染时，经验性治疗需考虑万古霉素。复杂尿路感染治疗，尚需考虑喹诺酮类药物耐药情况及是否存在肠球菌感染。

感染菌株确定后，可根据抗菌谱调整抗菌药物；临床症状改善后，也可改静脉给药为口服治疗。对于症状较轻患者，建议尽可能控制治疗疗程，以减少耐药菌株的发生。

有研究发现，急性肾盂肾炎和复杂尿路感染患者，经左氧氟沙星治疗 5 天或环丙沙星治疗 10 天，临床和微生物治愈率基本一致，表明对于复杂尿路感染患者，7～10 天治疗疗程较为合理。症状较轻、病原菌对抗生素敏感、治疗反应快速的患者可能所需疗程更短，如 5 天喹诺酮的应用；但对治疗反应延迟的患者推荐的治疗疗程至少是 10～14 天。

4. 无症状性菌尿

无症状性菌尿较为常见，往往伴有脓尿，尤其在老年患者，在一些患者中预示发展为有症状明显尿路感染，致病病原菌与导致尿路感染病原菌相同。一般不强调对无症状细菌尿患者的积极追踪和治疗，但对存在并发症高风险的无症状性菌尿人群，如孕妇、接受泌尿外科手术患者等需要积极诊断与治疗。目前，肾移植患者的管理策略包括长期应用抗生素预防无症状性菌尿及有症状性尿路感染。但对肾移植患者是否值得进行无症状性菌尿的筛查与治疗尚不十分清楚。有学者构建议对存在泌尿道解剖或功能异常、糖尿病或奇异变形杆菌、克雷伯杆菌等感染的无症状细菌尿患者需进行干预治疗，尚需循证医学证明其必要性。

对院内留置导尿管的无症状性细菌尿患者，尽管认为其往往呈现良性改变，但在这些患者中发现大量耐药致病菌，增加了患者交叉感染概率，进而导致不规范使用抗生素频率增加。

5. 多重耐药菌尿路感染的治疗

近年，尿路感染抗生素多重耐药越来越受到关注，革兰氏阴性细菌，特别是肠杆菌科属细菌是社区和医院获得性尿路感染的最常见原因，其可获得编码广谱 β-内酰胺酶（ESBL）、AmpC-β-内酰胺酶及碳青霉烯酶等多重基因，从而导致对多种抗菌药物抵抗。为控制抗生素耐药性的逐年增加，在治疗尿路感染时，需严格按照抗菌药物"阶梯应用"原则来合理选择和使用抗生素。了解常见易感病原体类型和易感模式有助于经验性治疗方案的制订。一线经验性治疗急性单纯性细菌性膀胱炎对健康成年未孕女性推荐呋喃妥因 5 天治疗或 3g 磷霉素单次使用。二线药物可选择氟喹诺酮类和 β-内酰胺类，如阿莫西林-克拉维酸等。

目前针对 AmpC-β-内酰胺酶细菌感染的常用治疗药物包括磷霉素、呋喃妥因、喹诺酮类、头孢吡肟、哌拉西林/他唑巴坦和碳青霉烯类等。针对产 ESBL 肠杆菌科细菌尿路感染治疗药物主要包括呋喃妥因、磷霉素、喹诺酮类、头孢西丁、哌拉西林/他唑巴坦、碳青霉烯类抗生素、头孢他啶、阿维巴坦（新型 β-内酰胺酶抑制剂）、头孢洛扎（第 5 代头孢菌素）/他唑巴坦和氨基糖苷类等。基于细菌鉴定及药敏结果，产 ESBL 肠杆菌科细菌所致的轻中度尿路感染，除碳青霉烯类，尚可选择头孢他啶、阿维巴坦、多黏菌素 B、磷霉素、氨曲南、氨基糖苷类及替加环素等。另外，治疗由多重耐药（MDR）菌——假单胞菌属引起的尿路感染，可选择喹诺酮类、头孢他啶、头孢吡肟、哌拉西林/他唑巴坦、碳青霉烯类、氨基糖苷类、多黏菌素、头孢他啶、阿维巴坦，头孢洛扎/他唑巴坦等药物。由于耐药率渐增，喹诺酮类作为尿路感染的经验性治疗应当有所限制。

第二节 急性肾小球肾炎

急性肾小球肾炎简称急性肾炎，是儿童常见肾病，以急性肾炎综合征为主要临床表现，以血尿、蛋白尿、高血压和水肿为特征，可伴有少尿和氮质血症。多种病原微生物如细菌、病毒及寄生虫等均可致病，但大多为链球菌感染后肾小球肾炎。

一、病因及发病机制

多为 β 型溶血性链球菌"致肾炎菌株"感染后所致。常在上呼吸道感染、皮肤感染、猩红热等链球菌感染后发生，主要是由链球菌胞壁 M 蛋白或细菌的某些分泌产物引起的免疫反应而导致肾脏损伤。其发病机制有：①循环免疫复合物沉积于肾脏；②抗原种植于肾脏形成原位免疫复合物；③改变肾脏正常抗原成为自身抗原；④通过类似抗原，诱导自身免疫反应。

二、病理变化

病理改变为弥散性毛细血管内增生性肾小球肾炎。肾小球内增生的细胞主要为系膜细胞和内皮细胞，少部分患者可有新月体形成。急性期肾小球内有较多的中性粒细胞及单个核细胞浸润。Masson 染色可见上皮下有免疫复合物沉积。肾间质可有水肿和炎症细胞浸润，肾小管病变不明显。免疫荧光检查可见毛细血管壁和系膜区有弥漫粗颗粒状物质沉积，其主要成分是 IgG 和 C3，IgA 和 IgM 少见。电镜检查可见上皮细胞下有"驼峰"状电子致密物沉积。PSGN 病理改变呈自限性，可以完全恢复。

三、临床表现

常有前驱感染史，潜伏期为 7～21 天，突发水肿、血尿、蛋白尿、高血压。

1. 尿液改变

少数患者有肉眼血尿。

2. 高血压

75％以上患者会出现高血压，老年人更多见。一般为轻中度高血压。其主要原因是水钠潴留，经利尿治疗后可很快恢复正常，约半数患者需要降压治疗。

3. 水肿

90%的患者可发生水肿，常为患者就诊的首发症状。表现为晨起时颜面水肿，水肿和高血压均随利尿而好转，通常在1～2周内消失。

4. 肾功能异常

部分患者出现一过性氮质血症，多数于利尿消肿恢复正常，仅极少数发展至急性肾功能衰竭。

四、实验室和其他辅助检查

1. 尿液检查

几乎所有患者都有镜下血尿，多为畸形红细胞，还可见白细胞、肾小管上皮细胞，并可有红细胞管型、颗粒管型、透明管型。常有蛋白尿，半数患者尿蛋白少于500mg/d，仅20%患者出现大量蛋白尿（>3.5g/24h），多见于成人。血尿和蛋白尿会持续数月，常于1年内恢复。若蛋白尿持续异常超过1年，提示已演变为慢性肾炎。

2. 血液检查

可有轻度贫血，与水钠潴留、血液稀释有关。白细胞计数可正常或升高。血沉在急性期常加快。

3. 肝、肾功能检查

可有一过性氮质血症，肾小管功能常不受影响，浓缩功能多正常。

4. 有关链球菌感染的细菌学及血清学检查

（1）咽拭子和皮肤细菌培养 咽拭子或皮肤感染灶分泌物做细菌培养，可发现相应的病原菌。

（2）抗链球菌溶血素O抗体 抗链球菌溶血素O抗体（ASO）滴度90%患者大于200U，动态观察ASO滴度，滴度逐渐上升比一次查滴度高更有意义。ASO滴度上升2倍以上，高度提示近期曾有链球菌感染。

5. 免疫学检查

疾病早期，C3和总补体溶血活性（CH_{50}）下降，8周内逐渐恢复到正常水平，是PSGN的重要特征。血浆中可溶性补体终末产物C5b-9在急性期上升，随疾病恢复逐渐恢复正常。若患者有持续的低补体血症常提示其他疾病，如膜增生性肾炎、急进性肾炎Ⅱ型、乙型肝炎病毒相关性肾炎、狼疮性肾炎、心内膜炎或先天性低补体血症等。

6. 肾活检

典型的肾脏病理表现为毛细血管内增生性肾小球肾炎。

五、诊断和鉴别诊断

链球菌感染后 1～3 周发生急性肾炎综合征，伴血清 C3 一过性下降，可临床诊断急性肾炎。若血肌酐持续升高或 2 个月病情尚未见好转应及时肾穿刺活检，以明确诊断。

本病需要与其他表现为急性肾炎综合征的肾小球疾病鉴别。①其他病原体感染后的急性肾炎：应寻找其他病原菌感染的证据，病毒感染后常不伴血清补体降低，少有水肿和高血压，肾功能一般正常，临床过程自限。②膜增生性肾小球肾炎（MPGN）：临床上常伴肾病综合征，50%～70% 患者有持续性低补体血症，8 周内不恢复。③IgA 肾病：部分患者有前驱感染，通常在感染后数小时至数日内出现肉眼血尿，部分患者血清 IgA 升高，血清 C3 一般正常，病情无自愈倾向。当临床诊断困难时，急性肾炎综合征患者需考虑进行肾活检以明确诊断，指导治疗。肾活检的指征为：①少尿 1 周以上或进行性尿量减少伴肾功能恶化者；②病程超过 2 个月而无好转趋势者；③急性肾炎综合征伴肾病综合征者。

六、治疗

本病治疗以休息及对症治疗为主，改善肾功能，预防和控制并发症，促进机体自然恢复，不宜应用糖皮质激素及细胞毒类药物。

（一）去除病因及诱因治疗

（1）有明确感染灶时应选用无肾毒性抗生素治疗，但一般不主张长期预防性使用抗生素。

（2）若病程已达 3～6 个月，尿化验检查仍异常，且考虑与扁桃体病灶相关时，在肾炎病情稳定的情况下（无水肿及高血压、肾功能正常，尿蛋白少于（＋），尿沉渣红细胞少于 10/HP），可行扁桃体摘除术，术前后 2 周均需注射青霉素。

（二）对症治疗

1. 休息

急性肾小球肾炎卧床休息十分重要。当水肿消退、肉眼血尿消失、血压恢复正常，可适量增加活动量，防止骤然增加。

2. 饮食

水肿明显及高血压患者应限制饮食中水和钠的摄入；肾功能正常者无须限制蛋白质的摄入，肾功能不全者应以优质低量蛋白质为主。

3. 利尿消肿

轻度水肿无须治疗，经限盐和休息即可消失。明显水肿者，可用呋塞米、氢氯噻嗪等。一般不用保钾利尿药，尤其少尿时，易导致高钾血症。

4. 降压治疗

抗高血压药首选利尿药，利尿后血压仍控制不满意者，再选用血管扩张药、α受体阻滞药、钙通道阻滞药。急性肾小球肾炎血浆肾素水平常降低，故β受体阻滞药或 ACEI 降压效果常不佳，且后者尚可引起高血钾，一般不用。

（三）替代治疗

少数急性肾衰竭有透析指征者，应给予透析治疗以帮助渡过急性期，本病具有自愈倾向，肾功能多可逐渐恢复，一般不需长期透析。

第三节　慢性肾小球肾炎

慢性肾小球肾炎是指各种病因引起的不同病理类型的双侧肾小球弥散性或局灶性炎症改变，临床起病隐匿，病程冗长，病情多发展缓慢的一组原发性肾小球疾病的总称，其临床表现复杂，有水肿、血尿、高血压等表现，尿常规检查结果以蛋白尿、管型、红细胞为主。治疗困难，预后相对较差。

一、病因及发病机制

绝大多数慢性肾炎由不同病因的原发性肾小球疾病发展而来，仅有少数慢性肾炎是由急性肾炎发展所致（直接迁延或临床痊愈若干年后再现）。慢性肾炎的病因、发病机制和病理类型不尽相同，但起始因素多为免疫介导炎症。此外，高血压、大量蛋白尿、高血脂等非免疫非炎症因素也起到重要作用。

二、病理变化

慢性肾炎可见于多种肾脏病理类型，主要为系膜增生性肾小球肾炎（包括 IgA 和非 IgA 系膜增生性肾小球肾炎）、系膜毛细血管性肾小球肾炎、膜性肾病及局灶节段性肾小球硬化等。病变进展至晚期，肾脏体积缩小、肾皮质变薄，所有病理类型均可进展为程度不等的肾小球硬化，相应肾单位的肾小管萎缩、肾间质纤维化。

三、临床表现

本病大多数隐匿起病，病程冗长，病情多缓慢进展。由于不同病理类型，临床表现不一致，多数病例以水肿为首发症状，轻重不一，轻者仅面部及下肢微肿，重者可出现肾病综合征，有的病例则以高血压为首发症状而发现为慢性肾小球肾炎，亦可表现为无症状蛋白尿和（或）血尿或仅出现多尿及夜尿或在整个病程无明显体力减退直至出现严重贫血或尿毒症为首发症状。

1. 水肿

在整个疾病的过程中，大多数患者会出现不同程度的水肿。水肿程度可轻可重，轻者仅早晨起床后发现眼眶周围、面部肿胀或午后双下肢、踝部出现水肿。严重的患者，可出现全身水肿。然而，也有极少数患者，在整个病程中始终不出现水肿，往往容易被忽视。

2. 高血压

有些患者是以高血压症状来医院救治的，医师通过尿液检查诊断为慢性肾小球肾炎引起的血压升高。对慢性肾小球肾炎患者来说，高血压的发生是一个迟早的事件，其血压升高可以是持续性的，也可以间歇出现，并以舒张压升高为特点。

3. 尿异常改变

尿异常几乎是慢性肾小球肾炎患者必有的现象，包括尿量变化和镜检的异常。有水肿的患者会出现尿量减少，且水肿程度越重，尿量减少越明显，无水肿患者尿量多数正常。当患者肾受到严重损害，尿的浓缩-稀释功能发生障碍后，还会出现夜尿量增多和尿比重下降等现象。几乎所有的慢性肾小球肾炎患者都有蛋白尿，尿蛋白的含量不等，可以从（±）到（＋＋＋＋）。在尿沉渣中可见到程度不等的红细胞、白细胞、颗粒管型、透明管型。当急性发作时，可有明显的血尿，甚至出现肉眼血尿。除此之外，慢性肾小球肾炎患者还会出现头晕、失眠、精神差、食欲缺乏、不耐疲劳、程度不等的贫血等。

四、实验室和其他辅助检查

1. 实验室检查

（1）血常规　肾功能减退时可有不同程度的贫血。

（2）尿常规　尿液检查可表现为轻重不等的蛋白尿（1～3g/d）和（或）血尿、管型尿等。

（3）肾功能　早期正常，后期可有不同程度的血肌酐（Cr）、血尿素氮（BUN）的升高，内生肌酐清除率（Ccr）下降；尿浓缩-稀释功能减退。

2. 影像学检查

双肾B超示肾早期双肾大小、形态多属正常或见双肾弥散性损害，回声不均匀；后期随肾功能下降，双肾对称性缩小，皮质变薄。

3. 病理检查

（1）慢性肾小球肾炎可由多种病理类型引起，常见类型有系膜增生性肾小球肾炎、系膜毛细血管性肾小球肾炎、膜性肾病、微小病变性肾小球硬化及局灶性节段性肾小球肾炎。

（2）病变进展至后期，所有上述不同类型的病理变化均可转化为程度不等的肾小球硬化，相应肾单位的肾小管萎缩，肾间质纤维化。晚期病理类型均可转化为硬化性肾小球肾炎。

到目前为止，无法从慢性肾小球肾炎的临床表现推论其确切病理变化如何，因此只能依靠肾穿刺活检，才能做出病理诊断。

五、诊断和鉴别诊断

（一）诊断

（1）起病隐匿，进展缓慢，病情迁延，临床表现可轻可重或时轻时重。随着病情发展，肾功能逐渐减退，后期可出现贫血、电解质紊乱、血尿素氮升高、血肌酐升高等情况。

（2）尿检查异常，常有长期持续性蛋白尿、血尿（相差显微镜多见多形态改变的红细胞），可有管型尿，不同程度的水肿、高血压等表现。

（3）病程中可因呼吸道感染等原因诱发慢性肾小球肾炎急性发作，出现类似急性肾小球肾炎的表现。

（4）排除继发性肾小球肾炎后，方可诊断为原发性肾小球肾炎。

（二）鉴别诊断

1. 原发性肾病综合征

慢性肾小球肾炎与原发性肾病综合征在临床表现上可十分相似，但慢性肾小球肾炎多见于青壮年，常有血尿，出现高血压和肾功能减退也较多，尿蛋白的选择性差；而原发性肾病综合征多见于儿童，无血尿、高血压、肾功能不全等表现，尿蛋白有良好的选择性。对激素和免疫抑制药的治疗，原发性肾小球肾病患者非常敏感，而慢性肾小球肾炎患者效果较差。最后，肾活检可帮助诊断。

2. 慢性肾盂肾炎

慢性肾盂肾炎的临床表现可类似慢性肾小球肾炎，但详细询问有泌尿系感染的病史（尤其是女性），尿中白细胞较多，可有白细胞管型，尿细菌培养阳性，静脉肾盂造影和核素肾图检查有双侧肾损害程度不等的表现，这些都有利于慢性肾盂肾炎的诊断。

3. 结缔组织疾病

系统性红斑狼疮、结节性多动脉炎等胶原性疾病中肾损害的发生率很高，其临床表现可与慢性肾小球肾炎相似，但此类疾病大都同时伴有全身和其他系统的症状，如发热、皮疹、关节痛、肝脾大，化验时可以发现特征性指标异常（如狼疮肾炎血液化验可见血细胞下降，免疫球蛋白增加，可查到狼疮细胞，抗核抗体阳性，血清补体水平下降，肾组织学检查可见免疫复合物广泛沉积于肾小球的各个部位。免疫荧光检查常呈"满堂亮"表现）。

4. 恶性高血压病

多见于患有高血压病的中年人，常在短期内会引起肾功能不全，故易与慢性肾小球肾炎并发高血压者相混淆。恶性高血压病的血压比慢性肾小球肾炎为高，常在 200/130mmHg 或更高。但起病初期尿改变大多不明显，尿蛋白量少，无低蛋白血症，无明显水肿。由于恶性高血压病时的小动脉硬化坏死是全身性的，故常见视网膜小动脉高度缩窄、硬化，并常伴有出血和渗血、视盘水肿、心脏扩大，心功能不全也较明显，这些均可作为鉴别诊断的依据。若慢性肾小球肾炎并发高血压而演变为恶性高血压者，则是有长期慢性肾炎病史的患者，病情突然恶化，出现血压明显升高，肾功能迅速恶化，并出现视网膜出血、视盘水肿，甚至出现高血压脑病等症状。

六、治疗

（一）治疗原则

防治肾损伤和肾功能恶化的诱因和病因，保护肾功能和延缓肾功能进行性恶化，防治并发症。

（二）具体治疗

（1）一般治疗 适度运动，增强体质，预防感染。避免加重肾损害的因素，如感染、劳累及肾毒性药物使用。

（2）饮食　肾功能异常患者应给予优质低蛋白［$0.6 \sim 0.8g/(kg \cdot d)$］和足够热量饮食，并同时采用必需氨基酸或复方 α-酮酸治疗。

（3）积极控制高血压　血压应控制在理想水平，血压控制标准：24h 尿蛋白 $\geqslant 1.0g/d$，血压控制在 125/75mmHg 以下；24h 尿蛋白 $> 1.0g/d$，血压控制在 130/80mmHg 以下。可首选血管紧张素转换酶抑制药（ACEI）或血管紧张素受体拮抗药（ARB）治疗，但在肾功能异常患者使用时应注意血清钾及血尿素氮、血肌酐水平。对于血压控制仍未达标者，可联合使用钙通道阻滞药、β 受体阻滞药或 α 受体阻滞药。

（4）减少尿蛋白　可选用 ACEI 和（或）ARB 药物。糖皮质激素和细胞毒药物要根据肾活检病理类型，并结合临床表现、肾功能状况综合分析谨慎选择应用。

（5）抗血小板凝集和（或）抗凝药物治疗。

（6）调脂治疗　脂质代谢异常患者应在饮食治疗基础上进行调脂治疗，可选用他汀类降脂药物。

（7）降尿酸治疗　高尿酸血症患者在饮食治疗基础上可进行降尿酸治疗。

第四节　急性肾损伤

急性肾损伤（acute kidney injury，AKI）以往称为急性肾衰竭，是由各种病因引起短时间内肾功能快速减退而导致的临床综合征，表现为肾小球滤过率（GFR）下降，伴有氮质产物如肌酐、尿素氮等潴留，水、电解质和酸碱平衡紊乱，重者出现多系统并发症。AKI 是常见危重病症，涉及临床各科，危重 AKI 患者死亡率高，存活患者约 50% 遗留永久性肾功能减退，部分需终身透析。

一、病因及发病机制

AKI 病因众多，根据病因发生的解剖部位可分为肾前性、肾性和肾后性三大类。肾前性 AKI 指各种原因引起肾实质血流灌注减少，导致肾小球滤过减少和 GFR 降低，约占 AKI 的 55%。肾性 AKI 指出现肾实质损伤，以肾缺血和肾毒性药物或毒素导致的急性肾小管坏死最为常见，其他还包括急性间质性肾炎、肾小球疾病和肾血管疾病等，约占 AKI 的 40%。肾后性 AKI 系急性尿路梗阻所致，梗阻可发生在从肾盂到尿道的尿路中任何部位，约占 AKI 的 5%。

二、病理变化

由于病因和病变程度不同，病理改变可有显著差异。肉眼见肾脏增大、质软，剖面可见髓质呈暗红色，皮质肿胀，因缺血而苍白。典型缺血性急性肾小管坏死光镜检查见肾小管上皮细胞片状和灶性坏死，从基膜上脱落，造成肾小管腔管型堵塞。近端小管 S3 段坏死最为严重，其次为髓祥升支粗段髓质部分。如基底膜完整性存在，则肾小管上皮细胞可迅速再生，否则肾小管上皮不能完全再生。肾毒性 AKI 形态学变化最明显的部位在近端肾小管曲部和直部，肾小管细胞坏死不如缺血性急性肾小管坏死明显。急性间质性肾炎病理特征是间质炎症细胞浸润，嗜酸粒细胞浸润是药物所致急性间质性肾炎的重要病理学特征。

三、临床表现

AKI 临床表现差异大，与病因和所处临床分期不同有关。明显的症状常出现于肾功能严重减退时，常见症状包括乏力、食欲缺乏、恶心、呕吐、尿量减少和尿色加深，容量过多时可出现急性左心衰竭。AKI 首次诊断常基于实验室检查异常，特别是血清肌酐绝对或相对升高，而不是基于临床症状与体征。

四、实验室和其他辅助检查

1. 血液检查

可有贫血，早期程度常较轻，如肾功能长时间不恢复，则贫血程度可以较重。另外，某些引起 AKI 的基础疾病本身也可引起贫血，如大出血和严重感染等。血肌酐和尿素氮进行性上升，高分解代谢患者上升速度较快，横纹肌溶解引起肌酐上升更快。血清钾浓度升高，血 pH 和碳酸氢根离子浓度降低，血钙降低，血磷升高。

2. 尿液检查

不同病因所致 AKI 的尿检异常相差甚大。肾前性 AKI 时无蛋白尿和血尿，可见少量透明管型。急性肾小管坏死时可有少量蛋白尿，以小分子蛋白为主；尿沉渣检查可见肾小管上皮细胞、上皮细胞管型和颗粒管型及少许红细胞、白细胞等；因肾小管重吸收功能减退，尿比重降低且较固定，多在 1.015 以下，尿渗透浓度$<350 mOsm/kgH_2O$，尿与血渗透浓度之比<1.1，尿钠含量增高，滤过钠排泄分数（FENa）$>1\%$。FENa 计算公式为：FENa＝（尿钠/血钠）/（尿肌酐/血清肌酐）$\times 100\%$。注意尿液检查须在输液、使用利尿剂前进行，否则会影响结果。肾小球疾病引起者可出现大量蛋白尿或血尿，且以畸形红细胞为主，FE-

Na＜1％。AIN 时可有少量蛋白尿，且以小分子蛋白为主；血尿较少，为非畸形红细胞；可有轻度白细胞尿，药物所致者可见少量嗜酸细胞，当尿液嗜酸粒细胞占总白细胞比例＞5％时，称为嗜酸粒细胞尿；可有明显肾小管功能障碍表现，FENa＞1％。肾后性 AKI 尿检异常多不明显，可有轻度蛋白尿、血尿，合并感染时可出现白细胞尿，FENa＜1％。

3. 影像学检查

尿路超声显像检查有助于鉴别尿路梗阻及慢性肾脏病。如高度怀疑存在梗阻，且与急性肾功能减退有关，可作逆行性肾盂造影。CT 血管造影、MRI 或放射性核素检查对了解血管病变有帮助，明确诊断仍需行肾血管造影，但造影剂可加重肾损伤。

4. 肾活检

肾活检是 AKI 鉴别诊断的重要手段。在排除了肾前性及肾后性病因后，拟诊肾性 AKI 但不能明确病因时，均有肾活检指征。

五、诊断和鉴别诊断

（一）诊断

根据原发病因，肾小球滤过功能急性进行性减退，结合相应临床表现，实验室与影像学检查，按照最新国际 AKI 临床实践指南，符合以下情况之一者即可临床诊断 AKI：①48h 内血肌酐（Scr）升高≥0.3mg/dL（≥26.5μmol/L）；②确认或推测 7 天内 Scr 较基础值升高≥50％；③尿量减少［≥0.5mL/(kg·h)，持续≥6h］。

（二）鉴别诊断

AKI 诊断和鉴别诊断的步骤包括：①判断患者是否存在肾损伤及其严重程度；②是否存在需要紧急处理的严重并发症；③评估肾损伤发生时间，是否为急性发生及有无基础慢性肾病；④明确 AKI 病因，应仔细甄别每一种可能的 AKI 病因。先筛查肾前性和肾后性因素，再评估可能的肾性 AKI 病因，确定为肾性 AKI 后，尚应鉴别是肾小管-间质病变抑或肾小球、肾血管病变。系统筛查 AKI 肾前性、肾性、肾后性病因有助于尽早准确诊断，及时采取针对性治疗。注意识别慢性肾功能减退基础上的 AKI。

六、治疗

应尽早识别并纠正可逆病因，及时采取干预措施避免肾脏受到进一步损伤，维持水、电解质和酸碱平衡，适当营养支持，积极防治并发症，适时进行肾脏替代治疗。

1. 早期病因干预治疗

在 AKI 起始期及时干预可最大限度地减轻肾脏损伤，促进肾功能恢复。强调尽快纠正可逆性病因和肾前性因素，包括扩容、维持血流动力学稳定、改善低蛋白血症、降低后负荷以改善心输出量、停用影响肾灌注药物、调节外周血管阻力至正常范围等。继发于肾小球肾炎、小血管炎的 AKI 常需应用糖皮质激素和（或）免疫抑制药治疗。临床上怀疑 AIN 时，需尽快明确并停用可疑药物，确诊为药物所致者，及时给予糖皮质激素治疗，起始剂量为 1mg/(kg·d)，总疗程 1～4 个月。肾后性 AKI 应尽早解除尿路梗阻，如前列腺增生症应通过膀胱留置导尿，肿瘤压迫输尿管可放置输尿管支架或行经皮肾盂造口术。

2. 营养支持治疗

可优先通过胃肠道提供营养，酌情限制水分、钠盐和钾盐摄入，不能口服者需静脉营养，营养支持总量与成分应根据临床情况增减。

3. 并发症治疗

密切随访 Scr、尿素氮和血电解质变化。高钾血症是 AKI 的主要死因之一，当血钾＞6mmol/L 或心电图有高钾表现或有神经、肌肉症状时需紧急处理。

4. 肾脏替代治疗

RRT 是 AKI 治疗的重要组成部分，包括腹膜透析、间歇性血液透析和 CRRT 等。目前腹膜透析较少用于重危 AKI 治疗。

AKI 时 RRT 目的包括"肾脏替代"和"肾脏支持"。前者是干预因肾功能严重减退而出现可能危及生命的严重内环境紊乱，主要是纠正严重水、电解质、酸碱失衡和氮质血症。其中紧急透析指征包括：预计内科治疗无效的严重代谢性酸中毒（动脉血 pH＜7.2）、高钾血症（K^+＞6.5mmol/L 或出现严重心律失常等）、积极利尿治疗无效的严重肺水肿以及严重尿毒症症状如脑病、心包炎、癫痫发作等；"肾脏支持"是支持肾脏维持机体内环境稳定，清除炎症介质、尿毒症毒素等各种致病性物质，防治可引起肾脏进一步损害的因素，减轻肾脏负荷，促进肾功能恢复，并在一定程度上支持其他脏器功能，为原发病和并发症治疗创造条件，如充血性心力衰竭时清除过多体液、肿瘤化疗时清除肿瘤细胞坏死产生的大量代谢产物等。

重症 AKI 倾向于早期开始肾脏替代治疗，RRT 治疗模式的选择以安全、有效、简便、经济为原则。血流动力学严重不稳定或合并急性脑损伤者，CRRT 更具优势。提倡目标导向的肾脏替代治疗，即针对临床具体情况，首先明确患者治疗需求，确定 RRT 具体治疗目标，根据治疗目标决定 RRT 时机、剂量及模式，并在治疗期间依据疗效进行动态调整，从而实行目标导向的精准肾脏替代治疗。

5. 恢复期治疗

AKI恢复期早期，威胁生命的并发症依然存在，治疗重点仍为维持水、电解质和酸碱平衡，控制氮质血症，治疗原发病和防止各种并发症。部分ATN患者多尿期持续较长，补液量应逐渐减少，以缩短多尿期。

第六章

血液系统疾病

第一节　缺铁性贫血

当机体对铁的需求与供给失衡，导致体内储存铁耗尽，继之红细胞内铁缺乏，不能满足正常红细胞生成的需要，最终引起缺铁性贫血，表现为小细胞低色素性贫血。膳食中铁不足是婴儿及儿童铁缺乏症最常见的病因；月经失血或妊娠是育龄期妇女最常见的病因；高龄人群主要由慢性失血引起。铁缺乏症与缺铁性贫血在全球是最常见的营养性和血液性疾病，全世界受累人群约20亿。在育龄妇女、婴幼儿中的发病率较高。在多数发展中国家，约有2/3的儿童和育龄期妇女缺铁，其中1/3患有缺铁性贫血。发达国家中亦有约20%的育龄妇女和40%的孕妇患缺铁性贫血。

一、病因及发病机制

（一）病因

1. 需铁量增加而铁摄入不足

多见于婴幼儿、青少年、妊娠期和哺乳期妇女。婴幼儿需铁量较大，若不补充蛋类、肉类等含铁量较高的辅食，易造成缺铁。青少年偏食易缺铁。女性月经过多、妊娠或哺乳，需铁量增加，若不补充高铁食物，易造成缺铁性贫血（iron deficiency anemia，IDA）。

2. 铁吸收障碍

常见于胃大部切除术后，胃酸分泌不足且食物快速进入空肠，绕过铁的主要吸收部位（十二指肠），使铁吸收减少。此外，多种原因造成的胃肠道功能紊乱，如长期不明原因腹泻、慢性肠炎、克罗恩病等均可因铁吸收障碍而发生 IDA。

3. 铁丢失过多

长期慢性铁丢失而得不到纠正则造成 IDA，如慢性胃肠道失血（包括痔疮、胃十二指肠溃疡、食管裂孔疝、消化道息肉、胃肠道肿瘤、寄生虫感染、食管-胃底静脉曲张破裂等）、月经过多（如宫内放置节育环、子宫肌瘤及月经失调等妇科疾病）、咯血和肺泡出血（如肺含铁血黄素沉着症、肺出血-肾炎综合征、肺结核、支气管扩张症、肺癌等）、血红蛋白尿（如阵发性睡眠性血红白尿症、冷抗体型自身免疫性溶血、人工心脏瓣膜、行军性血红蛋白尿等）及其他（如遗传性出血性毛细血管扩张症、慢性肾衰竭行血液透析、多次献血等）。

（二）发病机制

1. 缺铁对铁代谢的影响

当体内贮存铁减少到不足以补偿功能状态的铁时，铁代谢指标发生异常：贮铁指标（铁蛋白、含铁血黄素）减低、血清铁和转铁蛋白饱和度减低、总铁结合力和未结合铁的转铁蛋白升高、组织缺铁、红细胞内缺铁。转铁蛋白受体表达于红系造血细胞膜表面，其表达量与红细胞内血红蛋白合成所需的铁代谢密切相关，当红细胞内铁缺乏时，转铁蛋白受体脱落进入血液，成为血清可溶性转铁蛋白受体。

2. 缺铁对造血系统的影响

红细胞内缺铁，血红素合成障碍，大量原卟啉不能与铁结合成为血红素，以游离原卟啉的形式积累在红细胞内或与锌原子结合成为锌原卟啉，血红蛋白生成减少，红细胞胞质少、体积小，发生小细胞低色素性贫血，严重时粒细胞、血小板的生成也受影响。

3. 缺铁对组织细胞代谢的影响

组织缺铁，细胞中含铁酶和铁依赖酶的活性降低，进而影响患者的精神、行为、体力、免疫功能及患儿的生长发育和智力；缺铁可引起黏膜组织病变和外胚叶组织营养障碍。

二、临床表现

缺铁性贫血的初始症状很隐匿，病程进展缓慢，患者可以很好地适应这种状态，而可能使治疗延误。

（一）贫血的表现

头晕、头痛、面色苍白、乏力、易倦、心悸、活动后气短、眼花及耳鸣等。其中疲劳最常见，即使是潜在的铁缺乏（缺铁但不贫血）也可导致疲劳。

（二）组织缺铁的表现

发育迟缓、体力下降、智力低下、容易兴奋、注意力不集中、烦躁、易怒或淡漠、异食癖和缺铁性吞咽困难。

（三）对生长的影响

铁缺乏可以影响婴儿的生长，缺乏纠正后可以恢复。

（四）对神经、肌肉系统的损害

即使是轻度的缺铁性贫血，也可以影响肌肉的性能。运动最大负荷量、心率、血浆乳酸水平都和贫血的程度成反比。在铁缺乏时，机体抵御寒冷的能力会下降。偶尔有神经痛、麻木感。

（五）对上皮组织的影响

长时间的铁缺乏可以造成上皮组织结构或功能的特征性缺陷，特别是指甲、舌咽、口腔、胃肠。在缺铁的患者中，指甲会变脆、易碎或出现纵嵴，这些表现不特异，更具特征性的表现是指甲变扁、变平，最终产生凹面，形成"匙状甲"。口腔改变以舌乳头萎缩最常见，表现为舌灼痛，可自发或者在进食时发生，占舌 2/3 的丝状乳头最先萎缩并完全消失，严重者菌状乳头也可受累，使舌面完全光滑呈白色蜡状。这些通常在给予铁剂治疗 1～2 周后得到逆转；还可出现口角炎，表现为口角溃疡或皲裂，但在缺铁时不太特异，也可发生在维生素 B_2 和维生素 B_6 缺乏时。

（六）免疫和感染

铁缺乏与感染的关系很复杂。铁缺乏至少可以导致免疫应答的两个异常：淋巴细胞介导的免疫缺陷和巨噬细胞吞噬细菌的能力下降。细胞免疫缺陷的证据包括 T 细胞数量下降多达 35%，辅助性 T 细胞和抑制性 T 细胞都受到影响。

（七）异食癖

异食癖是铁缺乏的重要症状。

（八）生殖、泌尿系统

月经过多是铁缺乏的常见原因。

（九）骨骼系统

在长期缺铁性贫血的儿童中可以发现颅骨类似于珠蛋白生成障碍性贫血或慢性溶血性贫血的改变，板障变厚，外板变薄。另外，长骨的改变值得注意，尤其是掌骨和趾骨，髓质扩张，皮质变薄。这种改变可能是由于骨发育时红髓扩张导致。

（十）体征

皮肤、黏膜苍白，毛发干燥，指甲扁平、失去光泽、易碎裂，反甲或脾大。

三、实验室检查

确诊铁缺乏需依靠多项实验室检查。其中测定血清铁、铁蛋白和总铁结合力最重要，其他检查包括测定骨髓铁、红细胞游离原卟啉和血清转铁蛋白受体。

（一）血常规

① 小细胞低色素性贫血（MCV＜80fL，MCHC＜32％）。②血涂片示红细胞染色浅淡，中心淡染区扩大并与贫血程度成正比，重则为环形，网织红细胞正常：红细胞大小不等，这是铁缺乏的重要早期信号。铁剂治疗效果通过网织红细胞、血红蛋白含量的变化在 4 日内就可以看出来，比血液学的其他指标都要早。网织红细胞正常或轻度增多，网织红细胞的血红蛋白含量是铁缺乏的一个早期敏感指标。③白细胞数量一般正常，但患病时间长者可轻度减少。新近的大出血患者中性粒细胞可轻度增高，偶尔可以在外周血中发现中幼粒细胞。④血小板计数正常，亦可增加至正常水平的 2 倍，铁剂治疗后恢复正常。

（二）骨髓象

有核细胞增生明显活跃；幼红细胞增多，早幼红和中幼红比例增高，染色质颗粒致密，胞浆少；成熟红细胞中心浅染区扩大；粒系、巨核系多正常。铁染色示铁粒幼细胞极少或消失，细胞外铁缺少。

（三）血清铁和总铁结合力测定

血清铁降低，$<8.95\mu mol/L$（$50\mu g/dL$）。总铁结合力增高，$>64.44\mu mol/L$（$360\mu g/dL$）。转铁蛋白饱和度降低，$<15\%$。

（四）血清铁蛋白测定

血清铁蛋白降低，$<12\mu g/L$。尽管血清铁蛋白并不总是与铁的储备呈线性关系，但血清铁蛋白水平是反映储存铁的单个最好指标，是在无并发症时低于 $12\mu g/L$。在感染或炎症性疾病如类风湿关节炎，血清铁蛋白通常较高，但通常低于（50～60）$\mu g/L$。所有铁缺乏的血清检验中，血清铁蛋白测定最重要，低血清铁蛋白可以肯定铁缺乏。但此检验灵敏度较低，测出的值在正常范围内并不能排除铁缺乏。

（五）红细胞游离原卟啉测定

红细胞游离原卟啉增高，$>4.5\mu g/gHb$，表示血红素的合成有障碍，见于缺铁或铁利用障碍（如慢性疾病）。

（六）转铁蛋白受体

根据铁需要量调节，与缺铁的程度呈正相关，在储存铁耗竭时迅速降低，不受年龄、性别、妊娠、炎症、感染、肝病等的影响，是储存铁耗竭的最敏感指标。在鉴别缺铁性贫血和由慢性疾病引起的贫血很有用。特别是转达铁蛋白受体片段和血清铁蛋白的比值大小为 1.5，说明当前铁缺乏，<1.5 极有可能是因为慢性炎症性贫血所致。

四、诊断和鉴别诊断

缺铁性贫血的诊断包括两个方面：确立是否是缺铁引起的贫血和明确引起缺铁的病因。

低色素型贫血尚可见于珠蛋白生成障碍性贫血、血红蛋白病和铁粒幼细胞性贫血等，慢性病贫血常有低铁血症，铁粒幼红细胞常减少，均需注意鉴别。

五、治疗

（一）病因治疗

应尽可能去除导致缺铁的病因。如婴幼儿、青少年和妊娠妇女营养不足引起的缺铁性贫血，应改善饮食；月经过多引起的缺铁性贫血应调理月经；寄生虫感染者应驱虫治疗；恶性肿瘤者应手术治疗或放疗、化疗；消化性溃疡引起者应抑酸治疗等。

（二）口服铁剂

口服铁剂是治疗缺铁性贫血的首选方法。口服铁剂的种类很多，如硫酸亚铁

（每片 0.3g，含元素铁 60mg）、富马酸亚铁（每片 0.2g，含元素铁 66mg）、葡萄糖酸亚铁（每片 0.3g，含元素铁 34.5mg）、10％枸橼酸铁铵（每毫升含元素铁 20mg）、右旋糖酐铁（每片 25mg，含铁量 35％）、多糖铁复合物（力蜚能，每胶囊 150mg，含铁量 46％）和琥珀酸亚铁（每片 0.1g，含铁量 35％）等。口服铁剂有效者网织红细胞在治疗后 3～4 天即开始上升，第 10 天达高峰，随后血红蛋白上升，一般需要治疗 2 个月左右，血红蛋白恢复正常。贫血纠正后至少需要继续治疗 3 个月或使血清铁蛋白恢复到 50μg/L 以补足储存铁，否则易复发。

（三）注射铁剂常用右旋糖酐铁

注射铁剂总量可按下列公式计算：铁的总剂量（mg）＝［150－患者血红蛋白（g/L）］×患者体重（kg）×0.33。静脉注射铁剂不良反应多且有严重不良反应，宜慎重。

第二节 巨幼细胞贫血

巨幼细胞贫血是由叶酸、维生素 B_{12} 缺乏而引起的以贫血为主要临床表现的疾病。其骨髓红系及粒系、巨核系均呈巨幼样变，血象特征为红细胞及血红蛋白减少，成熟红细胞大小不一，形态异常，以大而卵圆形者多见。本病主要病理是各种原因引起叶酸、维生素 B_{12} 缺乏从而导致 DNA 合成受到阻碍。由于细胞分裂所必需的核内 DNA 量倍增能力明显下降，核的成熟迟缓，故骨髓内的幼红细胞在形态上出现核大、染色质疏松、核浆发育不平衡的巨幼红细胞。这种巨幼改变亦见于粒系和巨核系。本病无论任何年龄均可发生，尤其见于婴幼儿和妊娠期妇女。

一、病因及发病机制

（一）病因

主要是叶酸和维生素 B_{12} 缺乏所致。

1. 叶酸缺乏的病因

① 摄入量不足；②需要量增加；③药物影响，如甲氨蝶呤、乙胺嘧啶、苯妥英钠、苯巴比妥及柳氮磺吡啶均可影响叶酸吸收。

2. 维生素 B_{12} 缺乏的病因

多与胃肠道疾病或功能紊乱有关。①摄入减少，绝对素食者和老年人、萎缩性胃炎容易有维生素 B_{12} 摄入减少；②内因子缺乏，主要见于恶性贫血患者和全胃切除术后；③回肠疾病或细菌、寄生虫感染、外科手术后的盲袢综合征等均可影响维生素 B_{12} 的吸收；④其他，如先天性转钴胺素蛋白Ⅱ缺乏可影响维生素 B_{12} 的血浆转运和利用。

(二) 发病机制

叶酸和维生素 B_{12} 都是 DNA 合成过程中的重要辅酶，如果缺乏，细胞核中的 DNA 合成速度减慢，胞质内的 RNA 仍继续成熟，RNA 和 DNA 的比例失调，造成细胞核浆发育不平衡，细胞体积大而核发育较幼稚。这种巨幼变也可发生在粒细胞和巨核细胞。巨幼变的细胞大部分在骨髓内未成熟就被破坏，被称为无效性造血。

1. 叶酸的代谢

（1）叶酸又称蝶酰谷氨酸，属水溶性 B 族维生素。性质不稳定，易被光、热分解，在空肠近端吸收。叶酸以单谷氨酸形式的 5-甲基四氢叶酸存在于血浆中，半衰期 3min，以多谷氨酸盐在肝细胞中储存。

（2）人体自身基本上不能合成叶酸，必须通过食物摄入。

（3）人体内叶酸总量 $5\sim20mg$，仅能供 4 个月之用，因此容易发生叶酸缺乏。

（4）正常人需叶酸 $(50\sim100)\ \mu g/d$，妊娠及哺乳期需 $(300\sim500)\ \mu g/d$。

（5）叶酸主要经过肾排泄。胆汁排出的叶酸大部分于空肠再吸收，是为肠胆循环。

2. 维生素 B_{12} 的代谢

（1）维生素 B_{12} 又称氰钴胺，亦属水溶性 B 族维生素。

（2）人体主要从动物食品中获得维生素 B_{12}。

（3）食物中维生素 B_{12} 需与胃壁细胞分泌的内因子结合成复合物，才能在回肠末端吸收，与转钴胺素蛋白Ⅱ结合进入门静脉，再随血进入各组织。50% 存于肝细胞。

（4）人体维生素 B_{12} 贮存量为 $2\sim5mg$，每日需要量 $1\sim2\mu g$，生长发育或妊娠期需 $2\sim5\mu g/d$。

（5）每日从粪便中排出维生素 $B_{12}\ 0.5\sim1\mu g$，尿中排出 $0\sim0.25\mu g$，每日从食物中摄取维生素 $B_{12}\ 1\mu g$ 即可维持体内平衡。正常人要耗尽储存的维生素 B_{12} 需 $3\sim4$ 年，不易发生维生素 B_{12} 缺乏。

二、临床表现

1. 贫血

起病大多缓慢，主要有乏力、疲倦、心悸、气促、头晕、眼花、耳鸣等一般性贫血的症状。部分患者可有轻度黄疸。

2. 胃肠道症状

常有食欲缺乏、腹胀、便秘或腹泻。舌面光滑（镜面舌）、舌质绛红如瘦牛肉样（牛肉舌）等。

3. 神经系统症状

如足与手指感觉异常，表现为麻刺感、麻木以及深感觉障碍、共济失调、部分腱反射消失及锥体束征阳性、嗜睡、精神异常等。

三、实验室检查

血清叶酸和维生素 B_{12} 水平测定是最敏感的方法。对于疑难病例，测定血浆转钴胺素蛋白水平及转钴胺素饱和度、血清甲基丙二酸水平及红细胞内叶酸水平有助于诊断。测定抗壁细胞抗体、抗内因子抗体和维生素 B_{12} 吸收试验则有助于病因诊断。

1. 血常规

属大细胞贫血，MCV 常大于 100fL。重症病例白细胞和血小板减少，可见巨大血小板。血涂片示红细胞大小不一，大卵圆形红细胞增多。中性粒细胞分叶过多，可有 6 叶或更多分叶，当血中 5 叶以上的中性粒细胞超过 5％或找到 6 叶以上的中性粒细胞，计算 100 个中性粒细胞的核叶平均数超过 3.5，5 叶以上和 4 叶以下中性粒细胞的比例超过 0.17，均具有诊断价值。网织红细胞计数正常或轻度增多。

2. 骨髓象

骨髓红系增生活跃，各系细胞均可见巨幼变。巨幼红细胞增多，巨幼红细胞占骨髓细胞总数的 30％～50％，其中巨原红细胞及巨早幼红细胞可达半数以上。可见巨大杆状核粒细胞和晚幼粒细胞。巨核细胞体积增大，分叶过多。叶酸缺乏可有环状铁粒幼细胞增多（<15％）。

3. 生化检查

血清胆红素可稍增高，血清叶酸及维生素 B_{12} 水平均可下降。正常血清叶酸浓度为 13.6～47.6nmol/L（6～21ng/mL），缺乏者常低于 6.81nmol/L（3ng/

mL），正常红细胞叶酸浓度为 362.6～1450.2nmol/L（160～640ng/mL），低于 227nmol/L（100ng/mL）表示缺乏。维生素 B_{12} 正常参考值为 148～664pmol/L（200～900pg/mL），低于 74pmol/L（100ng/mL）即为缺乏。如果怀疑恶性贫血，还应进行内因子抗体测定，如内因子抗体为阳性，还应做维生素 B_{12} 吸收试验。

4. 维生素 B_{12} 吸收试验

空腹口服[57]Co 标记的维生素 B_{12} 0.5μg，2h 后肌内注射未标记的维生素 B_{12} 吸收不良，恶性贫血常在 4％以下。如吸收不良，间隔 5 日重复上述试验，且同时口服 60mg 内因子，如排泄转为正常，则证实为内因子缺乏，否则为肠道吸收不良。如患者服用抗生素后吸收有所改善，提示肠菌过度繁殖与宿主竞争维生素 B_{12} 所致。

四、诊断和鉴别诊断

（一）诊断

根据病史及临床表现，血象呈现大细胞贫血，中性粒细胞分叶过多（5 叶者占 5％以上或有 6 叶者）就可考虑有巨幼细胞贫血，骨髓细胞呈现典型的"巨幼变"就可肯定诊断。根据血清叶酸浓度＜6.81nmol/L（3ng/mL），红细胞叶酸浓度＜227nmol/L（100ng/mL）应考虑为叶酸缺乏，血清维生素 B_{12}＜74pmol/L（100mg/mL）应考虑维生素 B_{12} 缺乏。另外，血清甲基丙二酸（正常值 70～270μmol/L）升高仅在维生素 B_{12} 缺乏时。

（二）鉴别诊断

本病应与引起全血细胞减少、大细胞贫血及骨髓有巨幼样改变的疾病相鉴别，特别是骨髓增生异常综合征中的难治性贫血、急性非淋巴细胞白血病中的红血病和红白血病、甲状腺功能减退症、肿瘤化疗后及先天性红细胞生成异常性贫血等。

1. 溶血性贫血

网织红细胞明显增高时 MCV 可增高，但巨幼细胞贫血网织细胞计数一般不超过 3％，且生化检查叶酸降低。

2. 骨髓增生异常综合征

原始及早幼粒细胞比例增加，骨髓中幼红细胞有类巨幼样改变，可见病态造血，如异常小巨核细胞，且骨髓活检发现幼稚前体细胞异常定位，可与巨幼细胞贫血相鉴别。

五、治疗

（一）病因治疗

治疗基础疾病，去除病因。注意改善饮食，增加新鲜蔬菜、水果的摄入。

（二）补充叶酸和维生素 B_{12}

1. 叶酸的补充

口服叶酸 $5\sim10mg$，3 次/日。对肠道吸收不良者也可肌内注射亚叶酸钙 $5\sim10mg$，1 次/日，直到血红蛋白恢复正常。妊娠妇女至少应给予叶酸每日 $400\mu g$。如伴随有维生素 B_{12} 的缺乏，单独给予叶酸会加重神经系统的表现，应同时联用维生素 B_{12}。如需紧急治疗，可在检测叶酸和维生素 B_{12} 后立即同时给予两种药物。

2. 维生素 B_{12} 的补充

维生素 B_{12} $100\mu g$ 肌内注射，1 次/日，直到血红蛋白恢复正常。对恶性贫血或全胃切除的患者需终身使用维生素 B_{12} 维持治疗（每月注射 1 次）。

（三）其他辅助治疗

合并铁缺乏者及时补充铁剂，同时补充氯化钾。

第三节　白细胞减少症和粒细胞缺乏症

白细胞减少症是指外周血白细胞计数 $<4\times10^9/L$。白细胞减少是由于中性粒细胞减少所造成，外周血中粒细胞绝对值低于 $1.5\times10^9/L$ 称为粒细胞减少症，常使患者对细菌感染和真菌感染的易感性增加。

一、病因及发病机制

（一）病因

1. 感染

细菌感染、病毒感染、立克次体及原虫感染等。

2. 理化因素

物理因素如电离辐射，化学因素如苯、二甲苯、其他化学溶剂和药物等。

3. 血液病

如白血病、再生障碍性贫血、恶性组织细胞增多症、骨髓增生异常综合征等。

4. 结缔组织病

系统性红斑狼疮。

5. 内在缺陷引起

遗传性粒细胞及周期性粒细胞减少症。

6. 过敏性疾病

异性蛋白或抗生素引起的过敏性休克。

7. 原因不明

慢性获得性白细胞减少。

8. 其他

脾大、门静脉高压症、Felty 综合征、晚期骨髓纤维化、脾功能亢进等。

(二) 发病机制

1. 生成减少

（1）造血组织减少　如再生障碍性贫血。
（2）骨髓被肿瘤细胞浸润，同时可伴纤维组织增生。
（3）放疗和化疗　抑制骨髓粒细胞生成。
（4）粒细胞无效造血　如巨幼细胞贫血、骨髓增生异常综合征。
（5）病毒感染　抑制骨髓造血。

2. 破坏过多

（1）免疫性　系统性红斑狼疮、新生儿同种免疫性粒细胞减少症、药物性免疫性粒细胞减少等。
（2）非免疫性　恶性组织细胞增生症、脾功能亢进、严重败血症等。
（3）分布异常　假性白细胞减少，见于异体蛋白反应及内毒素血症。
（4）释放障碍　罕见，见于惰性白细胞综合征。

二、临床表现

1. 白细胞减少症

多数无症状。部分患者主诉头晕、乏力、疲劳，但并不常有感染。少数易感染者，多为上呼吸道感染。中性粒细胞一般在 $1.0 \times 10^9/L$ 以上。

2. 粒细胞缺乏症

80％以上是由药物引起故应详细询问有关服药史。起病急，常表现为寒战、高热、全身酸痛、头痛、咽痛、口腔溃疡等，呈严重的菌血症或败血症。常见的感染部位为呼吸道、泌尿道、消化道、皮肤等。

三、实验室检查

1. 血象

白细胞计数减少及中性粒细胞绝对值减少，应同时注意红细胞、血红蛋白、网织红细胞及血小板计数，以除外其他疾病所致的白细胞减少。

2 骨髓象

了解粒系细胞的增生与成熟情况，有无形态异常，并能除外其他各种血液病。

3. 其他检查

有条件者，可做白细胞凝集试验与白细胞抗体检测。行自身抗体检查以排除结缔组织病导致粒细胞减少。

四、诊断与鉴别诊断

根据血常规检查的结果即可作出白细胞减少、中性粒细胞减少或粒细胞缺乏的诊断。为排除检查方法上的误差以及正常生理因素（运动、妊娠、季节等）、年龄和种族、采血部位等影响，必要时要反复检查，包括人工白细胞分类，才能确定白细胞减少或中性粒细胞减少的诊断。

鉴别中性粒细胞减少的病因对治疗很重要，注意了解有无药物、化学物质、放射线的接触史或放化疗史，有无感染性疾病、自身免疫性疾病、肿瘤性疾病史等。注意中性粒细胞减少发病的年龄、程度、发作的速度、持续时间及周期性，是否有基础疾病及家族史等。若有脾大，注意脾功能亢进的可能。

五、治疗

（一）白细胞减少症

易反复感染者，应注意预防感染，特别是呼吸道及皮肤黏膜感染。一旦发生感染，应根据感染部位和（或）细菌学检测结果选用抗菌药物。在选择药物时，应避免采用有可能导致白细胞减少的药物。对于原因不明、症状轻、病史长、骨髓象基本正常者，宜增强体质锻炼，定期随访，不过多依赖药物。药物治疗可选用以下 1～2 种应用，但疗效多为暂时性。

（1）盐酸小檗胺、利血生、氨肽素、鲨肝醇、肌苷、腺嘌呤（维生素 B_4）等。

（2）中药螺旋藻、贞芪扶正冲剂等亦可使用。

（二）粒细胞缺乏症

（1）尽可能停用引起粒细胞缺乏的可疑药物。

（2）应尽可能采取隔离措施或置患者于无菌层流室。

（3）合并感染的治疗　在抗菌药物使用前，采集有关标本（血液、痰、尿、咽拭子等），进行细菌学检查和培养。感染病菌多是革兰氏阴性杆菌或混合感染，耐甲氧西林的金黄色葡萄球菌与表皮葡萄球菌或粪肠球菌感染等。由于该类患者感染严重，如不及时治疗，常导致死亡。故即使病原体未明确，亦应以足量的广谱抗菌药物经验性治疗，一般首选第三代头孢菌素甚至碳青霉烯类与氨基糖苷类抗生素联合使用，如果怀疑有革兰氏阳性球菌感染，则可将氨基糖苷类改为糖肽类如万古霉素。但需注意观察肾功能，尤其是老年患者。如高热持续不退或高热再起，需注意真菌感染的可能，可使用抗真菌药物。待病原体培养和药物敏感试验结果回报后再调整用药。

（4）中性粒细胞低于 $1.0 \times 10^9 /L$ 者，又排除了急性髓系白血病或高危组骨髓增生异常综合征等血液系统肿瘤，可应用粒细胞集落刺激因子（G-CSF）或粒-巨噬细胞集落刺激因子（GM-CSF）或二者联用，每日 $5～10 \mu g/kg$，皮下注射，一般 5～7 天后粒细胞恢复正常。如应用长效的 PEG-rhG-CSF，出现粒缺发热不必加用造血生长因子，仅需考虑预防性抗感染治疗。该类药物使用期间，应每日作白细胞计数与分类检测。

（5）化疗前后 24h 应避免使用 G-CSF。对于化疗后未接受预防性使用 G-CSF 的患者，需进行风险评估：如存在败血症症状；血液中的中性粒细胞数减少到 $0.1 \times 10^9 /L$；预计粒缺持续时间＞10 天；肺炎或其他部位感染；侵袭性真菌感染；院内感染发热；上一疗程化疗后发生粒缺性发热；年龄＞65 岁。存在以上任一风险因素即需治疗性应用 G-CSF。无相关危险因素者可不使用 G-CSF。

（6）感染严重者可予大剂量丙种球蛋白静脉滴注。

第四节　急性白血病

急性白血病是一类造血干细胞的恶性克隆性疾病。发病时骨髓中异常的原始细胞和幼稚细胞（白血病细胞）大量增殖并抑制正常造血，可广泛浸润肝、脾、淋巴结等各种脏器。表现为贫血、出血、感染和浸润等征象。

一、病因及发病机制

人类白血病的病因和发病机制尚未完全清楚，可能与下列因素有关：①生物因素，如病毒感染和免疫功能异常。②物理因素，包括 X 线、γ 线等电离辐射。③化学因素，多年接触苯以及含有苯的有机溶剂与白血病发生有关。乙双吗啉、烷化剂和拓扑异构酶 Ⅱ 抑制剂有致白血病的作用。④遗传因素，白血病患者中有白血病家族史者占 8.1%，而对照组仅 0.5%，某些染色体畸变、断裂或 DNA 修复有缺陷的遗传性疾病常伴较高的白血病发病率，Down 综合征、Bloom 综合征等。白血病的发病机制可能是多步骤的，目前认为至少有两类分子事件共同参与发病，即所谓的"二次打击"学说。其一是各种原因所致的造血细胞内一些基因发生突变（如 ras、myc 等基因突变），激活某种信号通路，导致克隆性异常造血细胞生成，此类细胞获得增殖和（或）生存优势，并伴有凋亡受阻；其二是一些遗传学改变（如 $PML/RARA$ 等融合基因）可能会涉及某些转录因子导致造血细胞分化受阻。

二、临床表现

（一）正常血细胞减少的表现

1. 发热
多数起病急剧。发热大多数是由感染所致。

2. 出血
早期可有皮肤黏膜出血，继而内脏出血或并发弥散性血管内凝血。

3. 贫血
进行性加重。

（二）白血病细胞的浸润表现

淋巴结、肝、脾大，胸骨压痛。亦可表现其他部位浸润，如出现胸腔积液、腹腔积液或心包积液以及中枢神经系统皮肤软组织浸润等。

三、实验室检查

（1）血象 红细胞和血红蛋白浓度降低。白细胞数可低可高，分类计数可见幼稚细胞，血小板数减少。

（2）骨髓象　是诊断本病的主要依据。增生明显活跃，白血病细胞≥20％。

（3）细胞化学　主要用于协助形态学鉴别各类白血病，如过氧化酶、苏丹黑脂质、糖原染色、非特异性脂酶及氟化钠抑制试验。

（4）骨髓/血细胞免疫学分型。

（5）骨髓/血细胞染色体检测。

（6）骨髓/血细胞的有关基因检测。

（7）病理　对疑有髓外浸润者可行相应部位病理检查。

四、诊断与鉴别诊断

根据临床表现、血象和骨髓象特点，一般可以准确诊断白血病。但因白血病细胞 MICM 特征的不同，治疗方案及预后亦随之改变，故初诊患者应尽力获得全面 MICM 资料，以便评价预后，指导治疗，并应注意排除下述疾病。

1. 骨髓增生异常综合征

本病的 RAEB 型除病态造血外，外周血中有原始和幼稚细胞，全血细胞减少和染色体异常，易与白血病相混淆。但骨髓中原始细胞小于 20％。

2. 某些感染引起的白细胞异常

如传染性单核细胞增多症，血象中出现异形淋巴细胞，但形态与原始细胞不同，血清中嗜异性抗体效价逐步上升，病程短，可自愈。百日咳、传染性淋巴细胞增多症、风疹等病毒感染时，血象中淋巴细胞增多，但淋巴细胞形态正常，病程良性。骨髓原幼细胞不增多。

3. 巨幼细胞贫血

巨幼细胞贫血有时可与红白血病混淆。但前者骨髓中原始细胞不增多，幼红细胞 PAS 反应常为阴性，予以叶酸、维生素 B_{12} 治疗有效。

4. 急性粒细胞缺乏症恢复期

在药物或某些感染引起的粒细胞缺乏症的恢复期，骨髓中原粒细胞、幼粒细胞增多。但该症多有明确病因，血小板正常，原粒细胞、幼粒细胞中无 Auer 小体及染色体异常。短期内骨髓粒细胞成熟恢复正常。

五、治疗

（一）支持疗法

1. 防治感染

（1）患者应注意饮食、日常生活的清洁卫生，加强基础护理，强调无菌操作。化疗前尽可能清除感染灶。

（2）白血病继发感染，以革兰氏阴性杆菌居多。用药前，需详细询问病史及体检，取送各种培养标本。根据医院以及社区的流行病学结果选用相应的抗生素。注意耐甲氧西林金黄色葡萄球菌、真菌、厌氧菌及多重耐药菌的感染或合并感染。

2. 纠正贫血

严重的贫血可输注红细胞悬液，尽量使血红蛋白浓度维持在 60g/L 以上，遇有老年、需氧量增加，氧气供应缺乏可放宽输血阈值。对需要进行异基因造血干细胞移植的患者需输注辐照血，以免脏器组织产生明显缺氧症状。积极争取白血病缓解是纠正贫血最有效办法。

3. 防止出血

防止外伤和剧烈活动。血小板过少者输注血小板悬液。

4. 高尿酸血症防治

应鼓励患者多饮水，在治疗过程中给予别嘌醇 0.1g，口服，每日 3 次。

（二）化学治疗

1. 急性淋巴细胞白血病的诱导缓解治疗

最常用的方案为柔红霉素-长春新碱-泼尼松组成的联合方案，即 DVP 方案。

柔红霉素每日 $45mg/m^2$，静脉注射，第 1～3 日及第 22～24 日。

长春新碱每周 $1.4mg/m^2$，静脉注射，共 4 周。

泼尼松每日 60mg，分 3 次口服，第 1～28 天。

亦可酌情延长泼尼松及长春新碱治疗 2 周。

DVP 方案中的柔红霉素亦可用其他蒽环类药物替代，组成联合方案。亦可在以上 DVP 方案基础上，在加用左旋门冬酰胺酶（L-AsP）200U/kg，静脉滴注，每日或隔日 1 次，10 次为 1 个疗程，即组成 DVP-L 方案。

2. 急性非淋巴细胞白血病的诱导缓解治疗

方案颇多，可选择以下常用方案之一。

（1）三尖杉酯碱加阿糖胞苷方案（HA 方案）

三尖杉酯碱每日 3～4mg，静脉滴注，第 1～7 日。

阿糖胞苷每日 $100～200mg/m^2$，静脉滴注，第 1～7 日。

一般间歇 2 周再用第 2 疗程。亦可增加柔红霉素，组成 HAD 方案。

（2）柔红霉素加阿糖胞苷（DA 方案）

柔红霉素每日 $45～90mg/m^2$，静脉滴注，第 1～3 日。

阿糖胞苷每日 $100～200mg/m^2$，静脉滴注，第 1～7 日。

一般间歇 3 周再用第 2 疗程。

（3）IA 方案（去甲氧柔红霉素联合阿糖胞苷）

去甲氧柔红霉素 $8 \sim 12 mg/m^2 \times 3$ 天。

阿糖胞苷 $100 \sim 200 mg/m^2 \times 7$ 天。

（4）MA 方案，即阿糖胞苷联合米托蒽醌 $8 \sim 12 mg/d$，连用 3 天；或 $2 mg/d$，连用 $7 \sim 10$ 天。

（5）如同一方案两个疗程无效者应考虑其他方案，可有多种选择，依病情而定。

3. 急性早幼粒细胞白血病的诱导分化治疗

全反式维甲酸每日 $25 mg/m^2$，可合用三氧化二砷/硫化砷、细胞毒药物进行诱导治疗。

4. 缓解后治疗

急性白血病经过诱导治疗，取得完全缓解仅是治疗的第一步。缓解后的病例必须进行缓解后的治疗，否则易复发。缓解后治疗的疗程应视化学治疗方案而定，如大剂量强化治疗可在 $8 \sim 10$ 个疗程后结束治疗，常规剂量的缓解后治疗需要 3 年。根据残留结果调整疗程。

5. 中枢神经系统白血病的防治

（1）鞘内化疗　甲氨蝶呤 $8 \sim 12 mg/(m^2 \cdot 次)$ ［或阿糖胞苷 $30 \sim 50 mg/(m^2 \cdot 次)$］，地塞米松每次 $5 mg$ 加入上述化疗中，每周 $1 \sim 2$ 次，连用 $4 \sim 6$ 次，然后间隔 $4 \sim 6$ 周，鞘内注射 1 次，维持 $1 \sim 3$ 年。

（2）放疗　全颅加全脊髓放疗、扩大放疗、全颅放疗加鞘内注射。

（3）全身化疗　大剂量阿糖胞苷、甲氨蝶呤。

（三）其他

（1）异基因或自体骨髓移植及外周血干细胞移植或脐血移植。

（2）复发者可选用未用过的药物或方案或视病情而定。

（3）条件合适者可考虑临床试验。

第五节　过敏性紫癜

过敏性紫癜为一种较常见的血管变态反应性出血性疾病。病因常常难以确定，可能的病因包括细菌、病毒或寄生虫感染，昆虫叮咬，疫苗接种，食物或药物过敏等。发病机制主要为免疫异常介导白细胞崩解性小血管炎，致组织及脏器损伤。

本病主要见于青少年，成人也可发病，男性发病率略高于女性，春、秋季节为发病高峰期。

一、病因及发病机制

（一）病因

1. 感染

（1）细菌　主要为 β 型溶血性链球菌，以呼吸道感染最为常见。

（2）病毒　多见于发疹性病毒感染，如麻疹、水痘、风疹等。

（3）其他　寄生虫感染，以蛔虫感染多见。

2. 食物

主要是动物异体蛋白引起机体过敏所致，如鱼、虾、蟹、蛋、鸡肉、牛奶等。

3. 药物

（1）抗生素类　如青霉素及头孢菌素类抗生素等。

（2）解热镇痛药　如水杨酸类、保泰松、吲哚美辛及奎宁类等。

（3）其他药物　如磺胺类、阿托品、异烟肼及噻嗪类利尿药等。

（4）其他　如花粉、尘埃、疫苗接种、虫咬及寒冷刺激等。

（二）发病机制

发病机制不明，与免疫异常有关，各种刺激因子如感染源、过敏原等激活具有遗传易感性患者的 T 细胞，使其功能紊乱，致 B 细胞多克隆活化，分泌大量 IgA、IgE 和 TNF-α、IL-6 等炎症因子，形成 IgA 免疫复合物，引发异常免疫应答，导致系统性血管炎，造成组织和脏器损伤。

病理改变主要为全身性小血管炎。皮肤小血管周围中性粒细胞、嗜酸粒细胞浸润，间质水肿，血管壁纤维素样坏死；肠道黏膜可因微血管血栓出血坏死；肾小球毛细血管内皮增生，局部纤维化和血栓形成，免疫荧光检查可见 IgA 为主的免疫复合物沉积。

二、临床表现

（一）皮肤

多以皮肤紫癜为首发症状。典型的紫癜呈红色或紫红色，多为高出皮肤的葶麻疹样出血疹,压之不褪色。皮疹可融合成片,重者可发展为出血性疱疹、皮肤溃疡或坏死。紫癜多呈对称性分布,以四肢(尤其是下肢)的伸侧和臀部为多见,较少累及面部、掌心、足底和躯干。紫癜一般1~2周内消退,不留痕迹。紫癜可分批出现,每批间隔数日至数周不等,故常同时存在新旧不一的紫癜。紫癜也可于完全消退后多次再发。

(二)关节

可出现肿胀、酸痛,急性期疼痛较激烈,可影响活动。多见于膝、踝、肘、手指等关节,持续时间短,无后遗症或畸形。在皮肤紫癜未出现前易误诊为风湿病。

(三)消化道

常表现为急性腹绞痛,多位于脐周,呈阵发性,可伴有恶心、呕吐、黑粪和上消化道出血。多见于儿童。若不伴有皮肤紫癜,易误诊为急腹症。小儿病例可因肠道不规则蠕动诱发肠套叠。

(四)肾脏

30%左右的患者可出现肾脏损害。一般于皮肤紫癜后2~4周出现,也可出现于皮疹消退后。常见的肾脏损害表现为肉眼或镜下血尿,可伴有蛋白尿、管型尿、血压升高等。肾脏损害可很快恢复,也可持续数月,偶可转为慢性肾炎。个别患者可很快发生肾功能不全。

(五)少见表现

偶有中枢神经系统受累,表现为短暂轻瘫、抽搐、蛛网膜下隙出血、昏迷等。肺部受累较罕见,表现为肺出血和间质病变。其他少见受累部位还有睾丸、胸膜、心脏等。

根据其突出的临床表现,可分为皮肤型(单纯紫癜型)、腹型、关节型、肾炎型,若有两种以上合并存在时称为混合型。

三、实验室检查

(一)血象

血小板计数大多正常。白血病计数大多正常或轻至中度增多。寄生虫感染等诱因所致者嗜酸粒细胞可增多。一般无贫血。

（二）出凝血功能

出血时间、血块收缩时间大多正常，部分病例束臂试验阳性。凝血象（凝血酶原时间、活化部分凝血活酶时间、凝血酶时间、纤维蛋白原浓度）一般无异常。

（三）尿常规

肾脏受累时可有血尿、蛋白尿、管型尿等。

（四）大便常规

胃肠道受累时可出现便隐血阳性。有时可查到寄生虫或虫卵。

（五）骨髓象

一般无异常。

（六）其他检查

急性期红细胞沉降率可加快，C 反应蛋白常升高。约 1/3 的患者抗链 O 效价升高。约半数患者在急性期时血清 IgA、IgM 升高，补体正常。肾损害时血尿素氮和血肌酐可增高。

四、诊断和鉴别诊断

（一）诊断

对于皮肤紫癜症状典型者诊断常无困难，但有些患者以急性腹痛为早期表现者易误诊。

国内诊断标准如下。

1. 临床表现

（1）发病前 1～3 周常有低热、咽痛、上呼吸道感染及全身不适等症状。

（2）下肢大关节附近及臀部分批出现对称分布、大小不等的丘疹样紫癜，可伴荨麻疹或水肿、多形性红斑。

（3）病程中可有出血性肠炎或关节痛，少数患者腹痛或关节痛可在紫癜出现前 2 周发生，常有紫癜肾炎。

2. 实验室检查

血小板计数正常，血小板功能和凝血时间正常。

3. 组织学检查

受累部位皮肤真皮层的小血管周围中性粒细胞聚集，血管壁可有灶性纤维样坏死，上皮细胞增生和红细胞渗出血管外。免疫荧光检查显示血管炎病灶有 IgA 和补体 C3 在真皮层血管壁沉着。

4. 能除外其他疾病引起的血管炎

如冷球蛋白综合征、良性高球蛋白性紫癜、环形毛细血管扩张性紫癜、色素沉着性紫癜性苔藓样皮炎等。

临床表现符合，特别是非血小板减少性紫癜，有可扪及性典型皮疹，能除外其他类型紫癜者，可以确定诊断。鉴别诊断确有困难的则可做病理检查。

美国风湿协会制定了过敏性紫癜的四条诊断标准。①可触性紫癜：即皮肤表面轻微突起的可触及的出血性皮疹，不伴有血小板减少。②年龄：首次发病年龄20 岁或 20 岁以下。③肠绞痛：弥散性腹痛，进食后加重；或者诊断为缺血性肠病，通常表现为血便。④组织病理表现为小动脉或小静脉壁中性粒细胞浸润。满足以上标准 2 条或者 2 条以上即可诊断。本诊断标准的敏感性及特异性分别为87.1% 和 87.7%。

欧洲风湿联盟和儿科风湿学会对过敏性紫癜的诊断标准做了修订，其诊断标准为：可触性紫癜（必备条件）另加下述 4 项中的 1 项即可诊断。①弥散性腹痛；②组织病理学：皮肤、肾等以 IgA 为主的沉积物；③关节炎或者关节痛；④肾累及。本诊断标准的敏感性及特异性分别为 100% 和 87%。在这个诊断标准中删除了将发病年龄作为诊断标准的限制，强调了组织病理活检的特点是以 IgA 为主的沉积物，确定最重要的诊断标准为明显的可触性紫癜疹。

（二）鉴别诊断

1. 特发性血小板减少性紫癜

本病可出现紫癜，但因本病有明显血小板减少，可出现皮肤黏膜出血点，紫癜通常不高出皮面，不伴有关节及胃肠道症状，实验室检查显示血小板减少及特异性血小板抗体阳性，可资鉴别。

2. 系统性红斑狼疮等自身免疫性疾病

可出现皮肤紫癜病变，因这类患者常有关节疼痛、肾损伤，易与过敏性紫癜相混淆，但这类患者常有发热、颜面红斑、光敏感等特异性临床表现，化验检查呈现抗核抗体、双链 DNA 抗体、ENA 多肽抗体阳性，有别于过敏性紫癜，对紫癜伴有上述症状者要警惕自身免疫性疾病的可能，完善自身抗体检查鉴别并不困难。

五、治疗

迄今为止，对于过敏性紫癜的治疗目前尚无系统完整的随机对照研究实验，对过敏性紫癜的治疗主要采取支持和对症治疗。其原则是对症治疗结合临床分型和病理分级给予针对性治疗。

（一）一般对症治疗

急性期卧床休息，积极寻找和去除诱因是治疗该病的最佳途径。补充维生素、钙剂等以增强毛细血管抵抗力，降低毛细血管通透性等。

（二）单纯型过敏性紫癜

应用抗组胺药及钙剂治疗，无需应用激素治疗。

（三）胃肠型过敏性紫癜

单纯应用抑酸药、胃黏膜保护药、解痉药物效果不佳，此时需配合使用糖皮质激素治疗，可服泼尼松 $1\sim2mg/(kg\cdot d)$，持续 $1\sim2$ 周，随后逐渐减量，总疗程 $2\sim3$ 周。对于缓解胃肠道绞痛、出血症状有较好效果。

（四）关节型过敏性紫癜

单用解热镇痛药物效果不佳，可试用激素治疗，对于缓解关节症状有明确疗效。

（五）肾型过敏性紫癜

肾的受损程度是决定预后的关键因素，因此，对于肾型过敏性紫癜的治疗成为治疗过敏性紫癜的关键。目前，大多学者认为在过敏性紫癜病程中应用糖皮质激素治疗不能预防肾型过敏性紫癜的发生，诊断肾型过敏性紫癜后多推荐联合治疗，采用糖皮质激素联合免疫抑制药。常用免疫抑制药包括：环孢素、环磷酰胺、硫唑嘌呤、雷公藤总苷等。有学者将甲泼尼松、尿激酶、环磷酰胺联合应用治疗肾型过敏性紫癜，发现可明显减少尿蛋白，并阻止肾新月体形成和肾小球硬化，长期随访未发现患者肾病进展。另有学者发现使用激素联合环孢素治疗肾型过敏性紫癜要优于单用激素治疗，能够防止肾型过敏性紫癜肾纤维化的进展。血管紧张素转换酶抑制药（ACEI）和血管紧张素受体拮抗药（ARB）类应用可减轻蛋白尿，保护肾功能，延缓疾病的发展，已有肾功能不全者不宜使用。国外部分研究发现对儿童肾型过敏性紫癜的治疗，采用糖皮质激素联合咪唑立宾取得了较好疗效。

（六）其他

对于重症过敏性紫癜患者，如肾受累严重、消化道出血等，大剂量丙种球蛋白冲击治疗［400mg/(kg·d)，持续 3～5 天］可有效缓解症状。多数情况下重症混合型过敏性紫癜急性期应以腹部处理为重点，必要时请外科处理。恢复期则以保护肾为重点，肾型过敏性紫癜要长期随访。

参考文献

[1] 王伟，卜碧涛，朱遂强．神经内科疾病诊疗指南［M］．北京：科学出版社，2019．

[2] 段志军．消化内科学［M］．2版．北京：中国协和医科大学出版社，2020．

[3] 田德安．消化疾病诊疗指南［M］．3版．北京：科学出版社，2020．

[4] 钱家鸣，孙钢．消化内科诊疗常规［M］．2版．北京：人民卫生出版社，2020．

[5] 王晨，王捷．内科疾病学［M］．北京：高等教育出版社，2019．

[6] 林允照．常见老年疾病的管理与康复［M］．杭州：浙江工商大学出版社，2019．

[7] 赵冰．循环系统疾病［M］．北京：中国医药科技出版社，2019．

[8] 曾和松，汪道文．心血管内科疾病诊疗指南［M］．北京：科学出版社，2019．

[9] 王拥军．哈里森神经内科学［M］．3版．北京：科学出版社，2018．

[10] 艾略特，安特曼，高润霖．心血管病治疗学［M］．北京：科学出版社，2018．

[11] 翟晓波，李晓蕾．心血管疾病用药相关问题［M］．上海：世界图书出版社，2018．

[12] 吴斌，李惠玲．心血管病及并发症鉴别诊断与治疗［M］．郑州：河南科学技术出版
社，2019．

[13] 郎尼，布纳德，王炳银．心血管药物应用精要［M］．北京：科学出版社，2019．

[14] 张小丽．心血管疾病诊治理论与实践［M］．长春：吉林科学技术出版社，2019．

[15] 谭慧琼，刘亚欣．阜外心血管重症手册［M］．北京：人民卫生出版社，2019．

[16] 韩雅玲．哈里森心血管病学［M］．北京：科学出版社，2019．

[17] 赵水平．心血管疾病规范化诊疗精要［M］．长沙：湖南科学技术出版社，2018．

[18] 姚成增．心血管内科常见病诊疗手册［M］．北京：人民卫生出版社，2018．

[19] 樊朝美．心血管病新药与临床应用［M］．北京：科学出版社，2018．

[20] 何平，谭业辉．血液系统疾病［M］．北京：中国医药科技出版社，2019．

[21] 张耀辉，张斌，冀庆华．血液科疾病临床诊疗技术［M］．北京：中国医药科技出版
社，2017．

[22] 阮长耿，沈志祥，黄晓军．血液病学高级教程［M］．北京：中华医学电子音像出版
社，2016．

[23] 彭永德．内科疾病临床思辨［M］．北京：人民卫生出版社，2018．

[24] 陈亚红，杨汀．慢性阻塞性肺疾病［M］．北京：人民卫生出版社，2017．

[25] 王刚，宋涛．呼吸系统疾病防与治［M］．北京：中国中医药出版社，2017．

[26] 王伟岸．胃肠病学手册［M］．北京：人民卫生出版社，2016．

[27] 姜泊．胃肠病学［M］．北京：人民卫生出版社，2015．

[28] 马爱群，王建安．心血管系统疾病［M］．北京：人民卫生出版社，2015．

[29] 张雅慧．心血管系统疾病［M］．北京：人民卫生出版社，2015．

[30] 徐欣昌，田晓云．消化系统疾病［M］．北京：人民卫生出版社，2015．